해부학 워크북

The Anatomy Student's REVIEW WORKBOOK

Ken Ashwell

이창현 외 공역

메디컬에듀케이션

Contributors :
Author : Ken Ashwell, BMedSc, MBBS, PhD
Design : Tony Seddon

해부학 워크북

The Anatomy Student's REVIEW WORKBOOK

2023년 2월 23일 초판 인쇄
2023년 2월 28일 초판 발행

저　　자 Ken Ashwell
역　　자 이창현 외 공역
발 행 인 이문수
발 행 처 메디컬에듀케이션(Medical Education)
등　　록 제 2021-000122 호
주　　소 경기도 용인시 수지구 신수로 767, B동 732호(동천동, 분당수지 U-TOWER)
전　　화 Tel. 02-6482-3461 Fax. 02-6499-3463
이 메 일 medu@medupub.com
홈페이지 www.medupub.com

I S B N 979-11-6900-095-6
정　　가 25,000 원

The

Anatomy Student's REVIEW WORKBOOK

Test and reinforce your anatomical knowledge

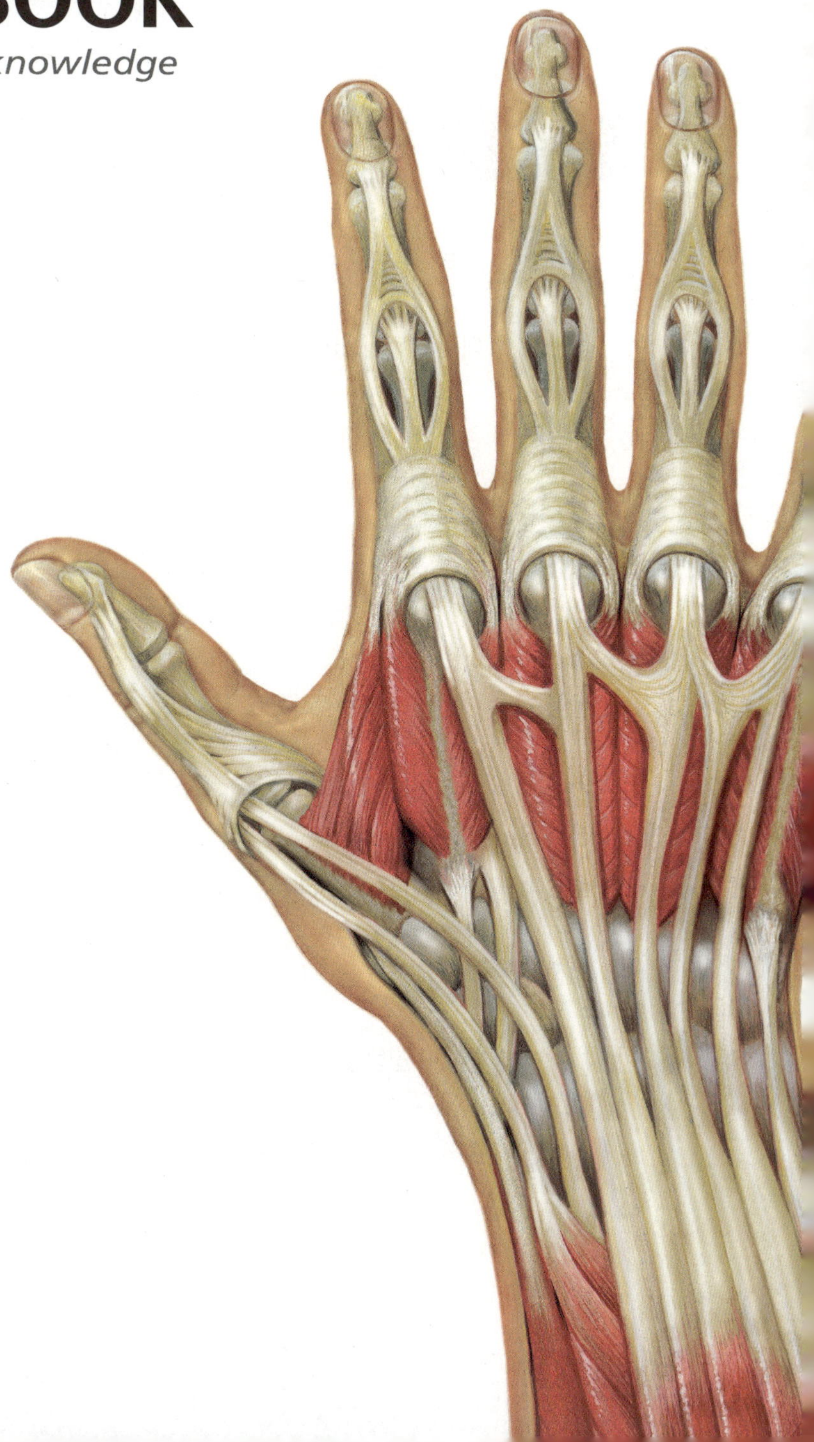

역자

대표역자

이창현 우석대학교 한의과대학

공역자

강은희 경남정보대학교 간호학과

강인혜 대원대학교 응급구조과

권민지 경일대학교 간호학과

권 진 한경국립대학교 의료보장구학

김미희 서정대학교 간호학과

김영준 혜전대학교 작업치료과

김영화 경일대학교 응급구조학과

김영희 위덕대학교 간호학과

김정선 강동대학교 물리치료과

김정애 초당대학교 간호학과

박대성 광주보건대학교 응급구조과

박우권 경복대학교 작업치료과

송미승 세한대학교 간호학과

유영건 선린대학교 응급구조과

윤중수 경동대학교 임상병리학과

윤현경 을지대학교 간호학과

정종희 전북과학대학교 간호학과

추현심 한림성심대학교 간호학과

홍보균 경북과학대학교 작업치료과

홍수미 부산과학기술대학교 간호학과

역자 머리말

Preface

이 교재는 BARRON'S The Anatomy Student's REVIEW WORKBOOK(Ken Ashwell, Quatro Publishing plc, UK) 초판을 번역한 실습교재로서 학생들의 해부학적 주요 개념을 강화시키고 핵심내용에 대한 지식을 다양한 문제형으로 테스트하기 위해서 만들어진 교재이다.

이 교재의 주제는 1장. 인체계통과 조직; 2장. 근육뼈대계통; 3장. 신경계통; 4장. 순환계통; 5장. 호흡계통; 6장. 소화계통; 7장. 비뇨계통; 8장. 내분비계통; 9장. 생식계통; 10장. 혈액; 11장. 면역계통으로 나누어 계통별로 기술하였다.

각 계통별로 구성된 장(chapter)은 인체의 계통과 관련된 주요 용어의 정의와 개념을 요약하여 간결하게 기술하였고, 관련된 그림은 컬러로 나타냈다. 또한 각 주제의 내용과 관련된 임상 관련 질환 등에 대한 병인, 증상, 징후 및 치료에 대한 내용들을 보강하여 실제적인 의료정보에 대한 중요성을 인식할 수 있도록 하였다.

각 장에는 퀴스문세와 자세평가 훈련을 할 수 있도록 다양한 테스트 방식의 문제형, 신체의 각 계통에 있는 기관들의 세부 구조들의 위치를 구분하고 기억하는 데 도움을 주기 위하여 그림에 표시한 구조들의 이름을 기술하는 문제형, 그림에 색칠하는 문제형을 제시하였다. 또한 문제 풀이를 한 후 직접 그 결과를 확인할 수 있도록 해답을 교재의 마지막에 제시하였다.

이 교재는 인체와 관련된 직종에서 면허와 자격시험을 치르는 보건의료 전공자인 간호학, 임상병리학, 물리치료학, 작업치료학, 방사선학, 응급구조사, 치과위생사, 치과기공사, 보조공학사, 보건행정 등 다양한 분야의 전공자에게 도움을 줄 것이다.

끝으로 이 교재가 나오기까지 최선을 다해 집필하였지만 미비한 점들이 있을 것으로 사료되오니, 이 교재를 사용하는 학생들의 끊임없는 조언을 부탁하며, 이 교재가 나오기까지 성심껏 도움을 주신 메디컬에듀케이션 이문수 사장님과 임직원 여러분께 감사드립니다.

2023년 2월

옮긴이 대표 **이 창 현**

목차

Contents

교재활용법

How this book works

해부학은 몸의 모양, 위치 및 특징을 인식하는 시각적인 지식일 뿐만 아니라 몸의 각 부분들의 구조와 기능에 대한 서술적이거나 사실적인 정보가 통합된 복합적인 과목이다. 학생들이 강의내용과 실제적인 수업 관련 자료들을 복습한 후에는 다른 시험공부를 위한 특별한 주제에 대한 관심을 집중시키고 약점을 찾아내기 위하여 잘 만들어진 문제를 이용하여 학습내용을 테스트해야 한다. 반복적으로 연관된 지식들을 테스트하고 교육적인 자료들을 복습해야 만 학생들은 그 분야에 대하여 철저한 이해를 향해 점진적으로 나아 갈 수 있다.

이러한 압축적이고 상세한 내용의 교재는 다양한 문제를 통해 실제적인 지식 평가방법을 결합하였다. 또한, "Match the statement to the reason" 연습문제를 사용하여 해부학에서 구조/기능 관계 뒤에 숨어있는 이유에 대한 깊은 이해도를 점검할 수 있다.

이 교재의 주제는 몸의 계통별로 나누어 도움이 되는 요약, 간결한 주요 용어의 정의와 개념에 대하여 기술하였다. 주제 내용과 관련된 임상을 이해하기 위하여 각 계통별로 유용한 텍스트상자에 강조하고자 하는 내용들을 보강함으로써, 학생들은 실제적인 정보에 대한 중요성을 인식할 수 있을 것이다.

모든 문제에 대한 해답은 356p에 기술하였다.

요약 페이지

광범위한 주제에 대한 간결한 요약, 표시, 완전한 컬러 그림들을 주요 용어의 정의와 결합시켰다.

정의

알파벳 순서로 배열하였고, 다음 페이지에 있는 그림에 표시한 몸의 각 부분에 대한 정의를 간결하게 도입부에 기술하였다.

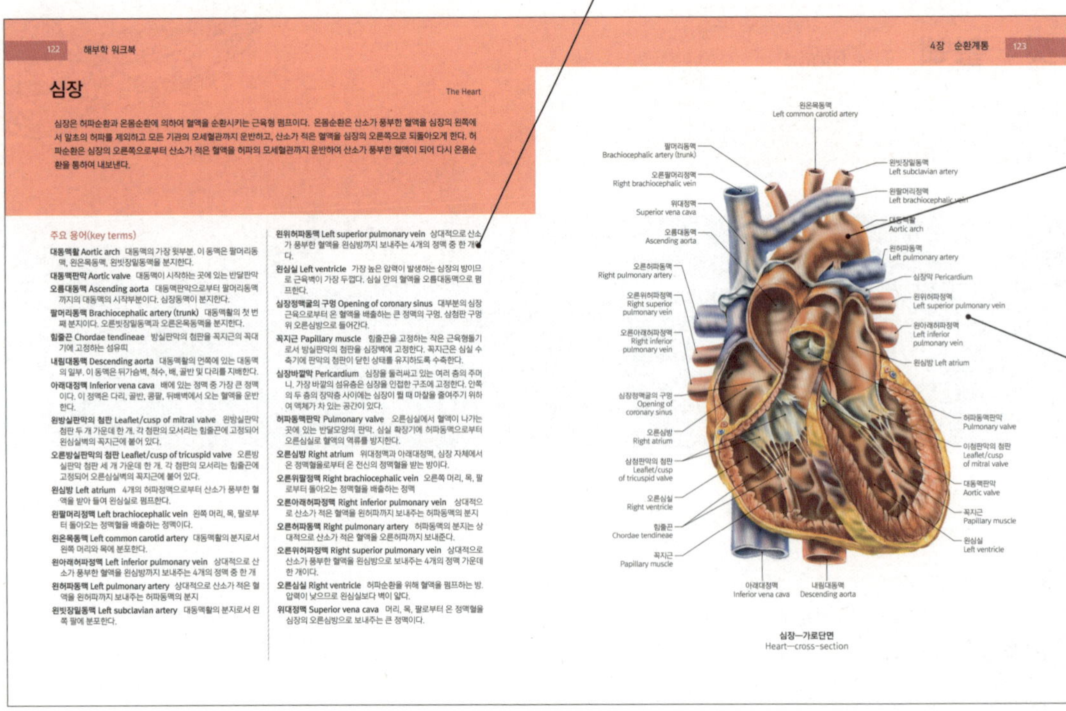

그림

그림은 전체적인 몸의 계통, 한 개의 기관 또는 한 개의 몸 부위를 보여준다.

표시

표시는 보여주고자 하는 몸계통, 기관 또는 부위의 중요한 구조들의 이름이다. 각각의 표시된 구조들은 다음 페이지에 있는 주요 용어 부분에 정의가 기술되어 있다.

연습문제 페이지

연습문제는 전체 5가지로 구성되어 있다.
설명은 각 페이지에 있으며, 정답은 356p에 있다.

각 장의 이름

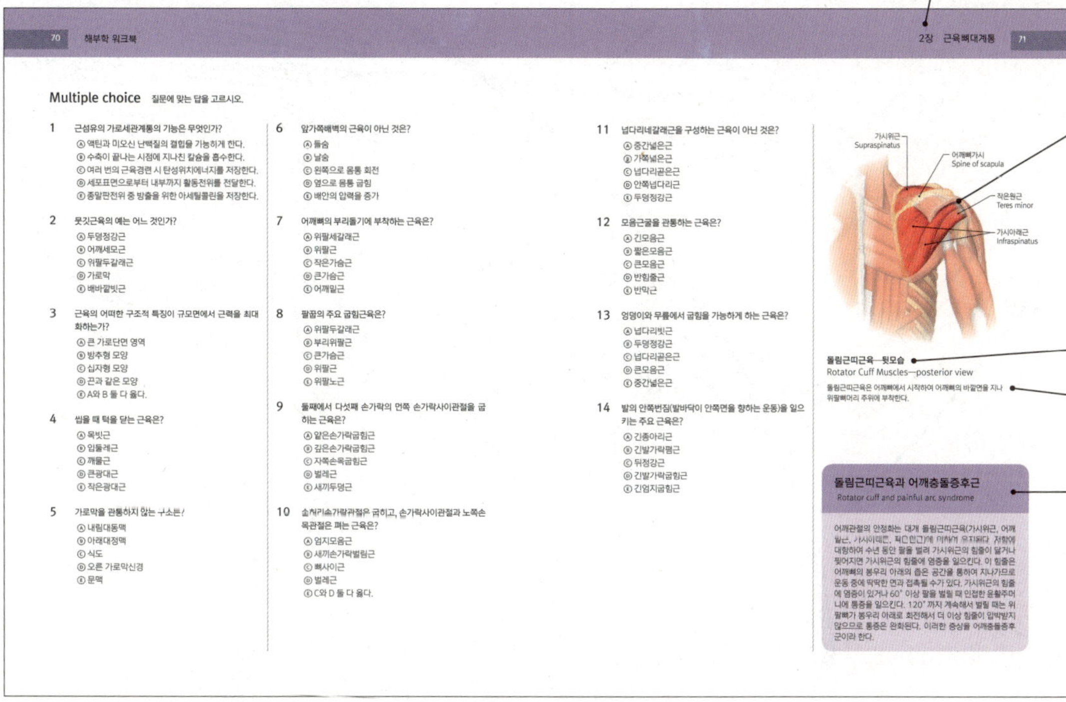

컬러 삽화

전체가 컬러이며, 표시한 해부학 그림은 연습문제를 위한 정보를 제공하기 위한 그림이다.

그림제목

그림설명

텍스트 상자

각 몸계통과 관련된 단순한 임상개념과 흔한 손상 또는 질환들에 대한 정보 소개를 요약하였다.

Color and label 페이지

이 페이지에서는 다양한 몸 부위의 위치를 구분하고 기억하는 데 도움이 되도록 색상 및 라벨 활동을 한다.

빈칸 표시

번호가 있는 빈칸은 몸 부위를 나타낸다.
해부학적 지식을 테스트하기 위해 빈칸을 채운다.

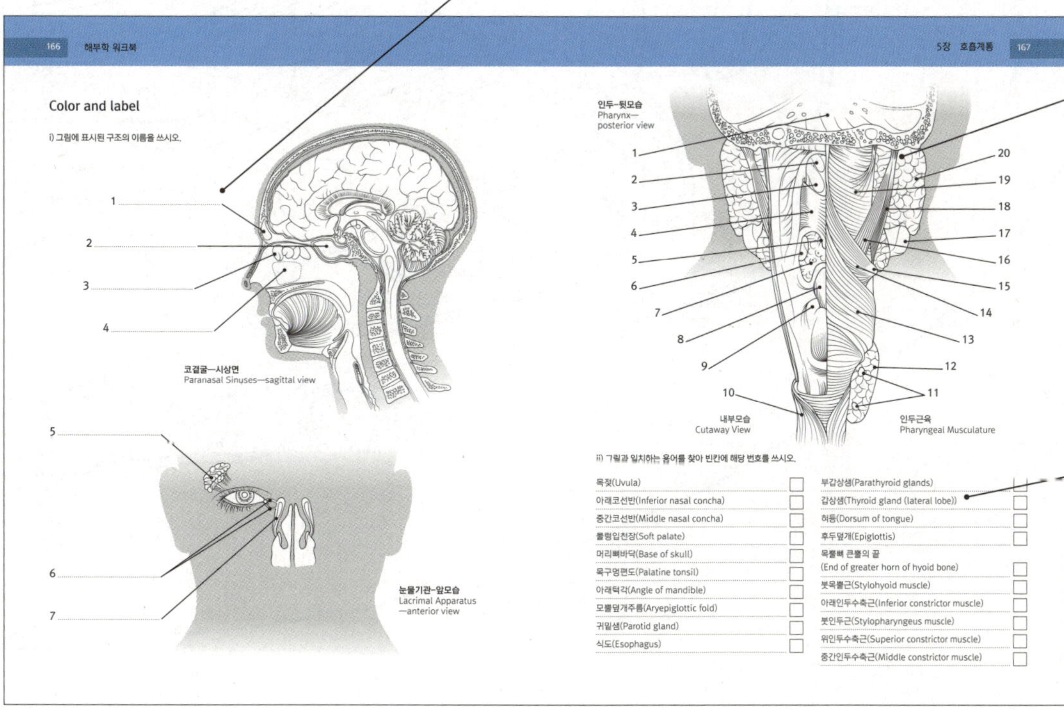

그림

흑백 그림으로 된 부위를 색칠하면 여러분의 머리에 각 몸 부위의 부분들의 모양과 위치를 새기게 되어 이 후에 그 부위의 구조를 더욱 쉽게 시각화할 수 있게 된다.

구조와 일치하는 그림의 번호 연결하기

표에 있는 구조의 이름과 그림에 표시한 번호의 구조물과 일치한 그림의 번호를 연결한다.

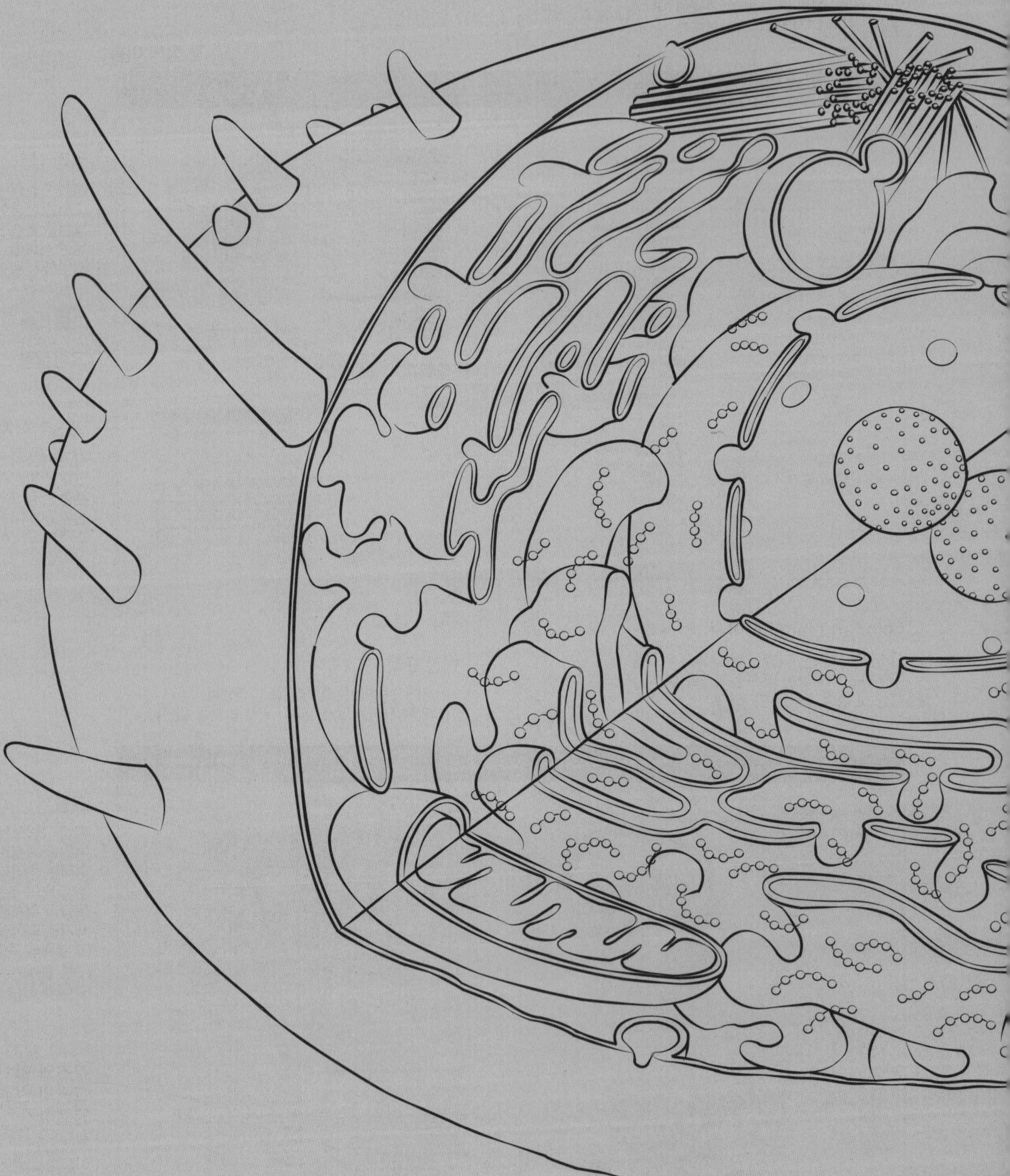

1

인체계통과 조직

BODY SYSTEMS AND TISSUES

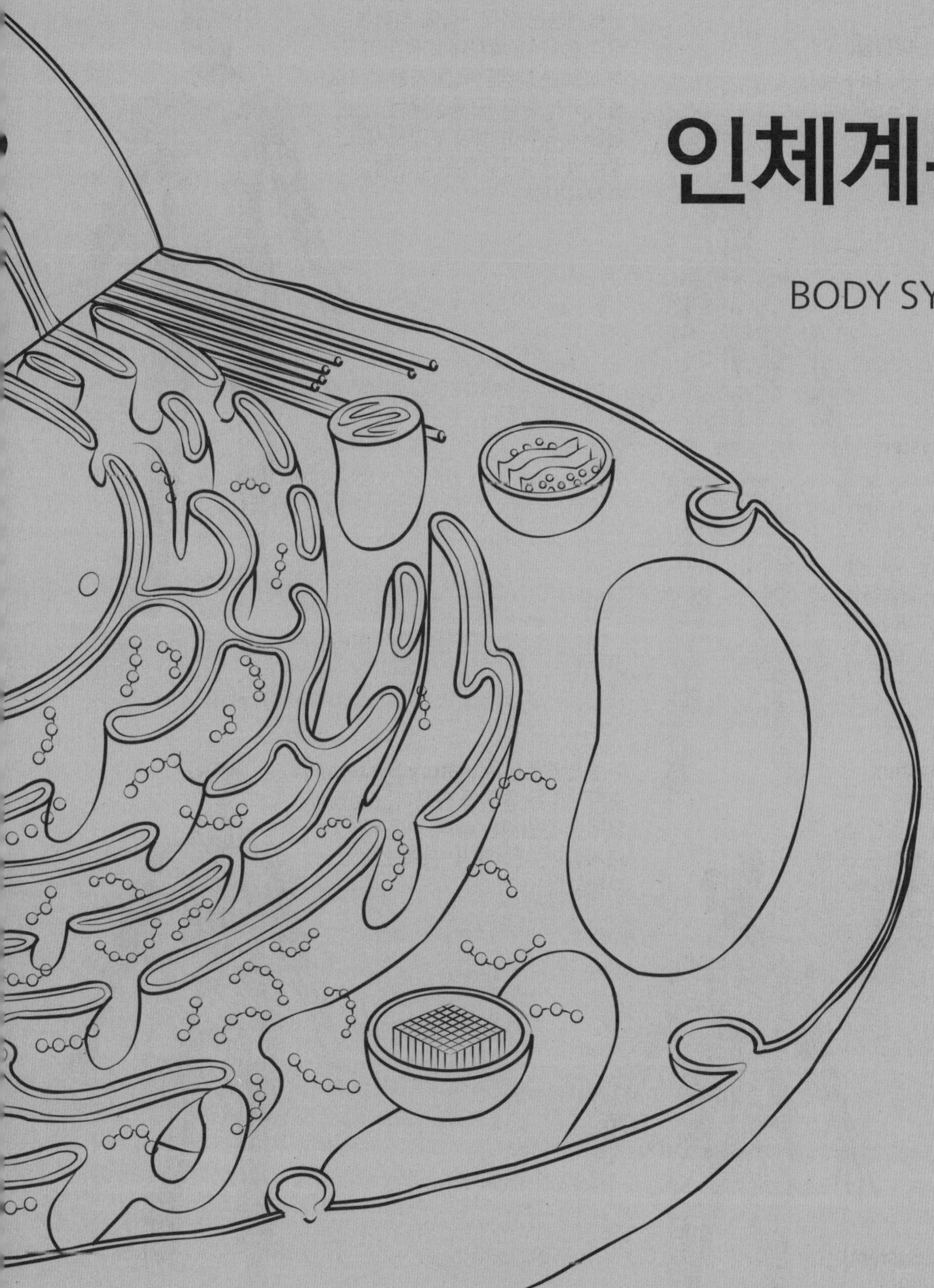

인체계통의 개요

Body Systems Overview

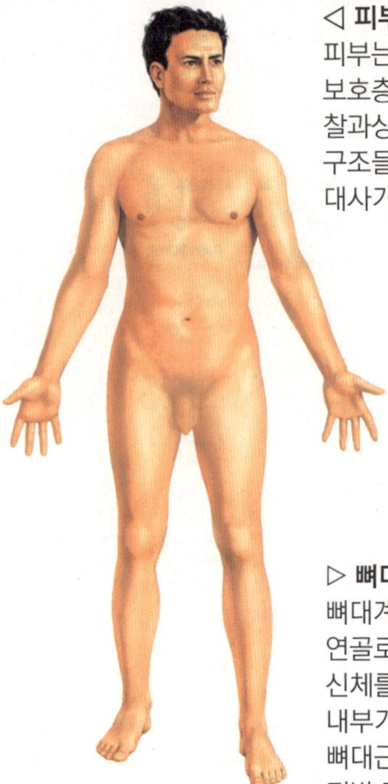

◁ **피부(Skin)**
피부는 신체의 외부에 있는 보호층이다. 피부는 탈수, 미생물, 찰과상 및 방사선 조사로부터 내부의 구조들을 보호하며, 이외에도 감각과 대사기능을 한다.

▷ **근육계통(Muscular System)**
근육계통은 뼈대근육에 의하여 우리 몸을 내 의지대로 움직이게 하고 또는 내장근육을 자율적으로 움직이게 한다. 근육섬유는 힘줄에 의하여 뼈에 부착시키고, 얼굴의 표정근육들은 피부에 부착시킨다.

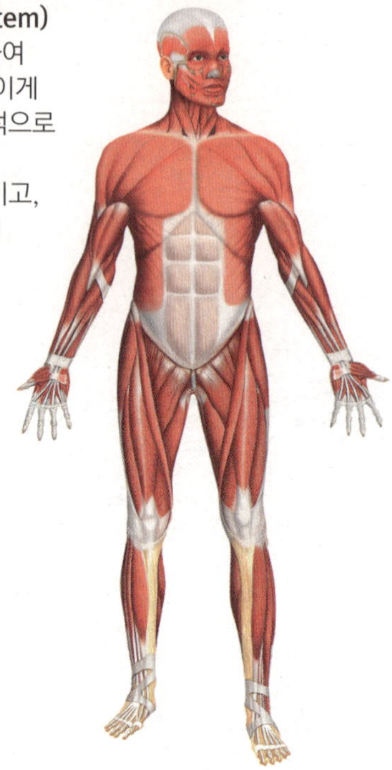

▷ **뼈대계통(Skeletal System)**
뼈대계통은 신체의 뼈와 연골로 구성된다.
신체를 견고하게 하며 유연한 내부기관들을 지지할 뿐만 아니라 뼈대근육의 부착점 제공, 칼슘 저장, 지방 저장 및 조혈작용을 한다.

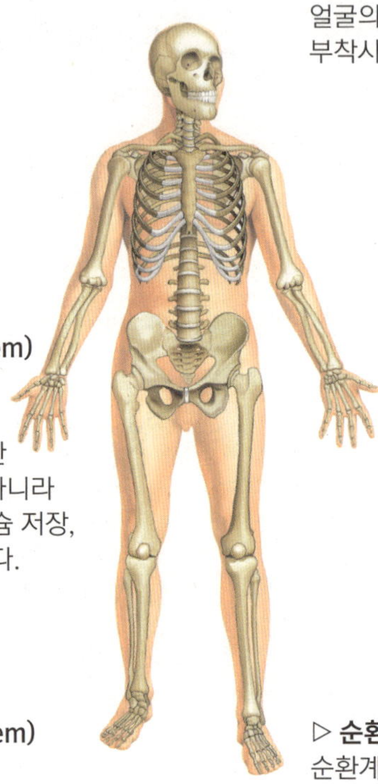

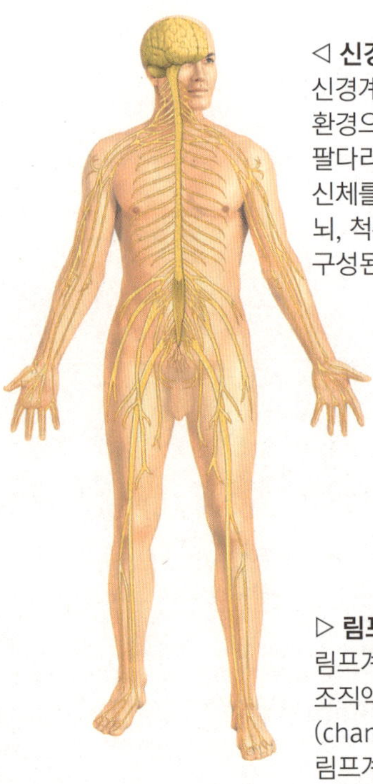

◁ **신경계통(Nervous System)**
신경계통은 신체의 내, 외부 환경으로부터 온 정보를 처리한다. 팔다리의 운동을 가능하게 하고, 또한 신체를 변화시킨다. 신경계통에는 뇌, 척수, 말초신경 및 신경절로 구성된다.

▷ **순환계통(Circulatory System)**
순환계통은 혈액을 펌프하는 심장과 혈액을 운반하는 동맥, 세동맥, 모세혈관, 세정맥 및 정맥으로 구성된다.

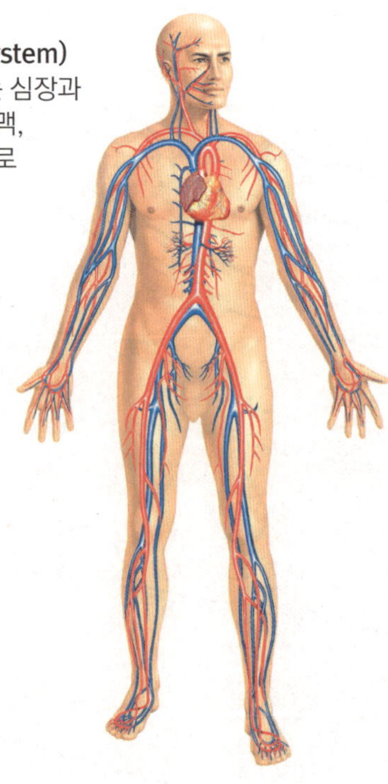

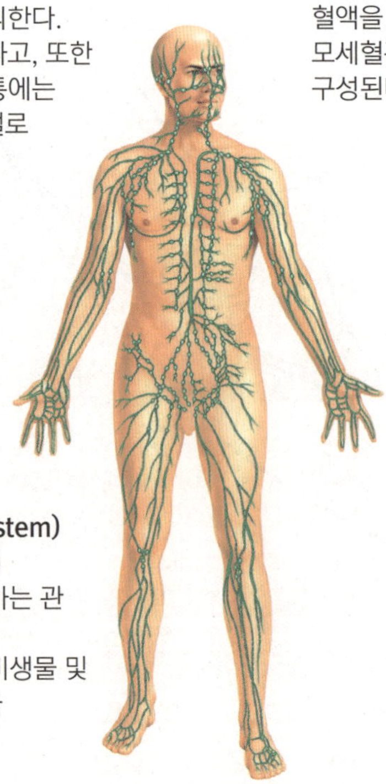

▷ **림프계통(Lymphatic System)**
림프계통은 림프절을 통하여 조직액을 배출하는 연속된 가는 관(channel)으로 구성된다.
림프계통에는 이종단백질, 미생물 및 암세포를 제거하는 림프구와 큰포식세포가 있다.

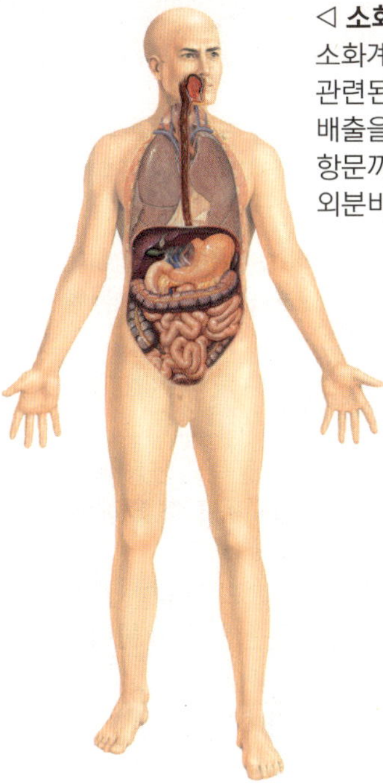

◁ **소화계통(Digestive System)**
소화계통은 음식의 섭취, 소화 및 흡수와 관련된 기능과 물과 소화되고 남은 찌꺼기의 배출을 담당한다. 소화계통은 입에서 항문까지 이어진 소화관과 관련된 샘(침샘, 외분비 이자 및 간)으로 구성된다.

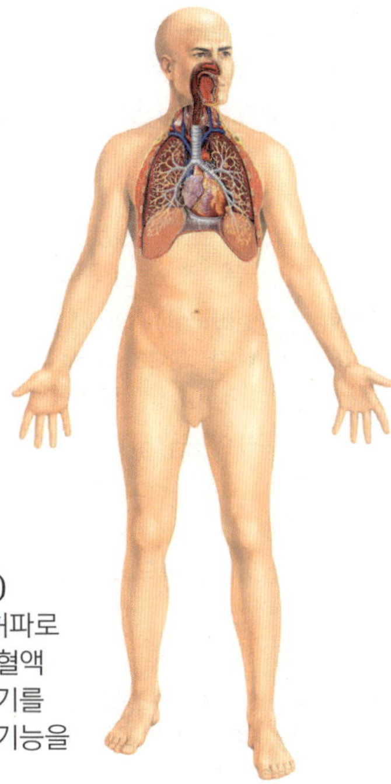

▷ **호흡계통(Respiratory System)**
호흡계통은 코, 후두, 기도(관) 및 허파로 구성된다. 호흡계통은 허파꽈리와 혈액 사이의 가스교환을 위하여 주로 공기를 허파로 보내주고 가스를 내보내는 기능을 한다.

▽ **내분비계통(Endocrine System)**
내분비계통은 항상성(비교적 일정한 신체의 내부상태)을 유지하는 일련의 샘으로 구성된다. 내분비샘에는 뇌하수체, 갑상샘, 부신, 내분비이자샘이 있다.

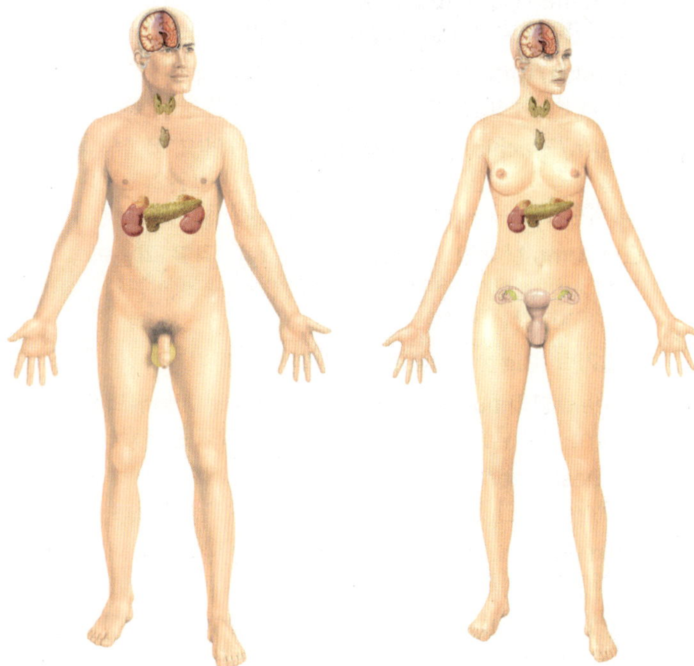

▽ **비뇨계통(Urinary System)**
비뇨계통은 콩팥, 요관, 방광 및 요도로 구성되며 질소노폐물(오줌 내 요소)의 배출에 관여하며, 또한 혈액의 pH(수소이온농도)와 이온농도를 조절하는 기능을 한다.

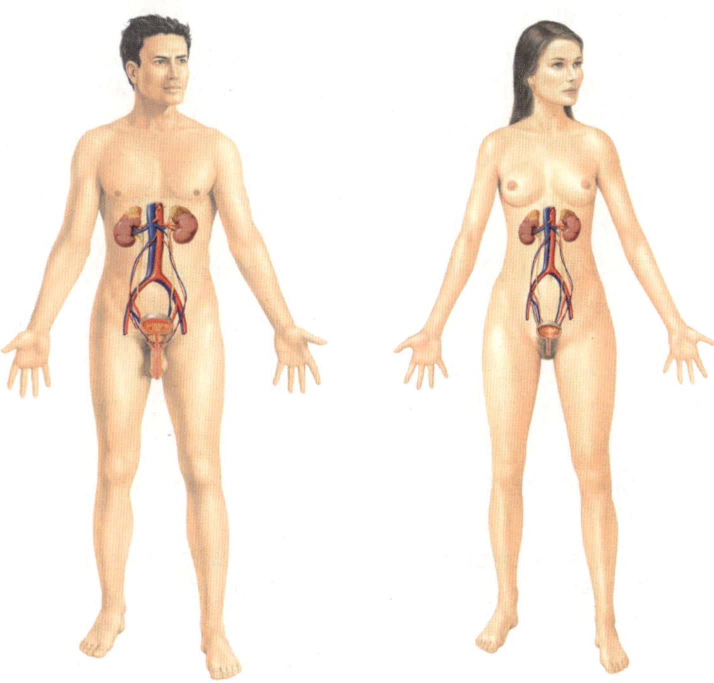

▽ **생식계통(Reproductive System)**
남성과 여성생식계통은 다음 세대를 위한 출산과 육아와 관련된 계통이다. 이 계통에는 성세포 및 관련된 샘, 발기조직, 자궁, 젖 등이 포함된다.

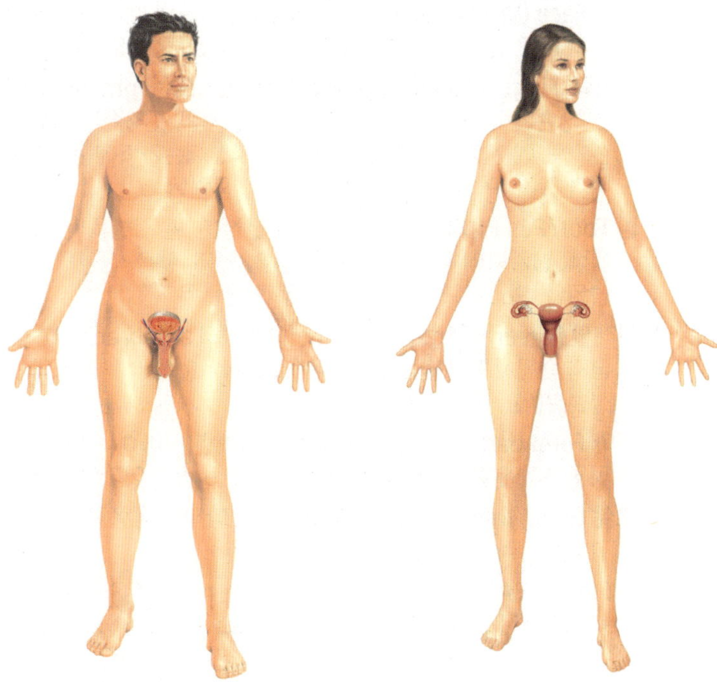

신체의 부위

Body Regions

주요 용어(key terms)

배 Abdomen (배의 abdominal) 가슴의 아래와 골반의 위에 있는 몸통부위. Abdominal: 배와 관련된

발목 Ankle/Tarsus (발목의 tarsal) 다리와 발의 연결부위. Tarsal: 발목 또는 발의 몸쪽부위와 관련된

위팔 Arm/Brachium (위팔의 brachial) 위팔의 몸쪽부위로서 위팔뼈와 이 뼈를 둘러싸고 있는 근육, 근막(결합조직), 신경 및 혈관으로 구성. Brachial: 위팔과 관련된

겨드랑 Armpit/Axilla (겨드랑의 axillary) 위팔, 가슴벽 및 어깨뼈 사이에 위치한 위팔의 바닥에 있는 오목한 공간. Axillary: 겨드랑과 관련된

엄지발가락 (Big toe/Hallux) 발의 첫 번째 발가락

볼 Cheek (뺨의 buccal) 대체로 위턱뼈와 광대뼈 위의 얼굴부위나 입의 가쪽벽까지 이어짐. Buccal: 볼과 관련된

가슴 Chest/Thorax (가슴의 thoracic) 12개의 갈비뼈와 복장뼈로 둘러싸인 신체의 일부분. Thoracic: 가슴과 관련된

턱 Chin (턱의 mental) 아래턱뼈의 뾰족한 아래부분. Mental: 턱과 관련된

귀 ear (귀의 otic) 바깥귀, 더욱 정확하게 청각장치의 바깥부분, 중간부분 및 속부분을 의미함. Otic: 귀와 관련된

팔꿈치 Elbow (팔오금 antecubital) 위팔과 아래팔의 연결부위. Antecubital region: 팔꿉관절의 앞에 있는 오목한 부분(팔오금)

눈 Eye (눈의 ocular 또는 orbital) 시각기관. 눈 그리고 관련된 샘, 근육, 혈관. 신경은 뼈로된 눈확(orbital cavity) 내에 위치한다. Ocular: 눈 자체와 관련된. Orbital: 뼈로된 눈확과 관련된

얼굴 Face (얼굴의 facial) 머리의 앞쪽. 얼굴의 뼈대는 얼굴근육과 매우 민감한 피부로 덮여있다. Facial: 얼굴과 관련된

손가락 Fingers/Digits (손가락의 digital 또는 phalangeal) 손의 손가락. 중심에는 손가락뼈가 위치함(첫째손가락(엄지손가락)에는 2개의 뼈가, 둘째에서 다섯째손가락에는 3개의 뼈가 있다. Phalangeal: 손가락뼈와 관련된

발 Foot/Pes (발의 pedal) 다리의 끝부분. 발은 발목뼈, 발허리뼈, 발가락뼈 및 관련된 근육, 힘줄, 인대, 혈관, 신경으로 구성된다. Pedal: 발에 있는 구조들과 관련된

아래팔 Forearm/Antebrachium (아래팔의 antebrachial) 팔꿉과 손목사이에 있는 팔의 부분. Antebrachial: 아래팔의 구성성분(예, 신경)과 관련된

이마 Forehead (이마의 frontal) 머리뼈인 이마뼈 위의 부분. 피부아래에 얇은층인 이마근이 위치. Frontal: 이마와 관련된

고샅 Groin/Inguen (고샅의 inguinal) 다리와 앞쪽 배벽의 연결 부위. Inguinal: 고샅부위와 관련된

손 Hand 팔의 먼쪽끝. 손은 손허리뼈(손바닥), 손가락뼈(손가락), 관련된 근육, 힘줄, 혈관, 신경으로 구성되어 있다.

머리 Head 얼굴과 뇌를 둘러싸고 있는 부분이 위치. 머리는 위창자관과 호흡기도의 입구뿐만 아니라 주요 감각기관이 위치한다.

무릎뼈 Kneecap/Patella (무릎뼈의 patellar) 무릎 앞에 튀어나온 부분. 넙다리네갈래근의 힘줄에 있는 종자뼈인 무릎뼈에 의해 돌출. Patellar: 무릎뼈와 관련된

종아리 Leg/Crus (종아리의 crural) 무릎과 발목 사이에 있는 다리의 일부분. Crural: 종아리에 있는 구조와 관련된

입 Mouth (입의 oral) 위로는 단단입천장과 물렁입천장에 의해 둘러싸이고, 아래로는 혀가 위치하고, 양쪽은 볼에 의해 둘러싸인 얼굴에 있는 구멍. Oral: 입과 관련된

목 Neck (cervical) 머리와 몸통을 연결하는 몸의 일부분. 중심에는 목뼈가 위치하고 뼈 주위에는 근육, 혈관, 신경이 둘러싸고 있다. Cervical: 목과 관련된

코 Nose (코의 nasal) 얼굴에 튀어나온 돌기로서 연골과 뼈로 구성되어 있으며 코안의 입구가 자리잡고 있다. Nasal: 코와 관련된

손바닥 Palm (손바닥의 palmar) 손의 몸쪽 부분으로서 손허리뼈, 관련된 근육, 혈관, 신경에 의해 형성. Palmar: 손바닥과 관련된

골반 Pelvis (골반의 pelvic) 양쪽에 있는 2개의 볼기뼈, 정중선에 있는 엉치뼈와 꼬리뼈에 의해 형성된 뼈대의 일부분. Pelvic: 골반과 관련된

두덩 Pubis (두덩의 pubic) 뼈로된 골반 앞쪽에 있는 두덩부위. 볼기뼈의 두덩뼈와 주위조직이 위치. Pubic: 두덩(뼈)과 관련된

머리뼈 Skull/Cranium (머리뼈의 cranial) 머리뼈는 얼굴뼈와 뇌머리뼈로 구성된다. 머리뼈는 뇌를 보호한다. Cranial: 머리뼈와 관련된

넙다리 Thigh (넙다리의 femoral) 다리의 몸쪽부위로서 중심에는 넙다리뼈가 위치하고, 앞쪽에는 넙다리네갈래근이 위치하며, 뒤쪽과 안쪽에는 각각 넙다리뒤근과 모음근이 위치한다. Femoral: 넙다리와 관련된

엄지손가락 Thumb/Pollex (엄지손가락의 pollical) 손의 첫번째 손가락. Pollical: 엄지손가락과 관련된

발가락 Toes/Digit (발가락의 digital 또는 phalangeal) 다리에 있는 첫째에서 다섯째 발가락. 발가락뼈가 위치한다. Digital: 발가락 또는 손가락과 관련된. Phalangeal: 발가락 또는 손가락과 관련된

몸통 Trunk/Torso 가슴안과 배골반안 및 근육과 뼈대로 된 벽으로 구성된다.

배꼽 Umbilicus (배꼽의 umbilical) 출생 전 탯줄이 부착된 곳의 오므라진 흉터. Umbilical: 배꼽과 관련된

손목 Wrist (손목의, carpal) 손목은 손목뼈와 아래팔에서 손가락으로 근육의 힘을 전달하는 힘줄로 구성되어 있다. Carpal: 손목과 관련된

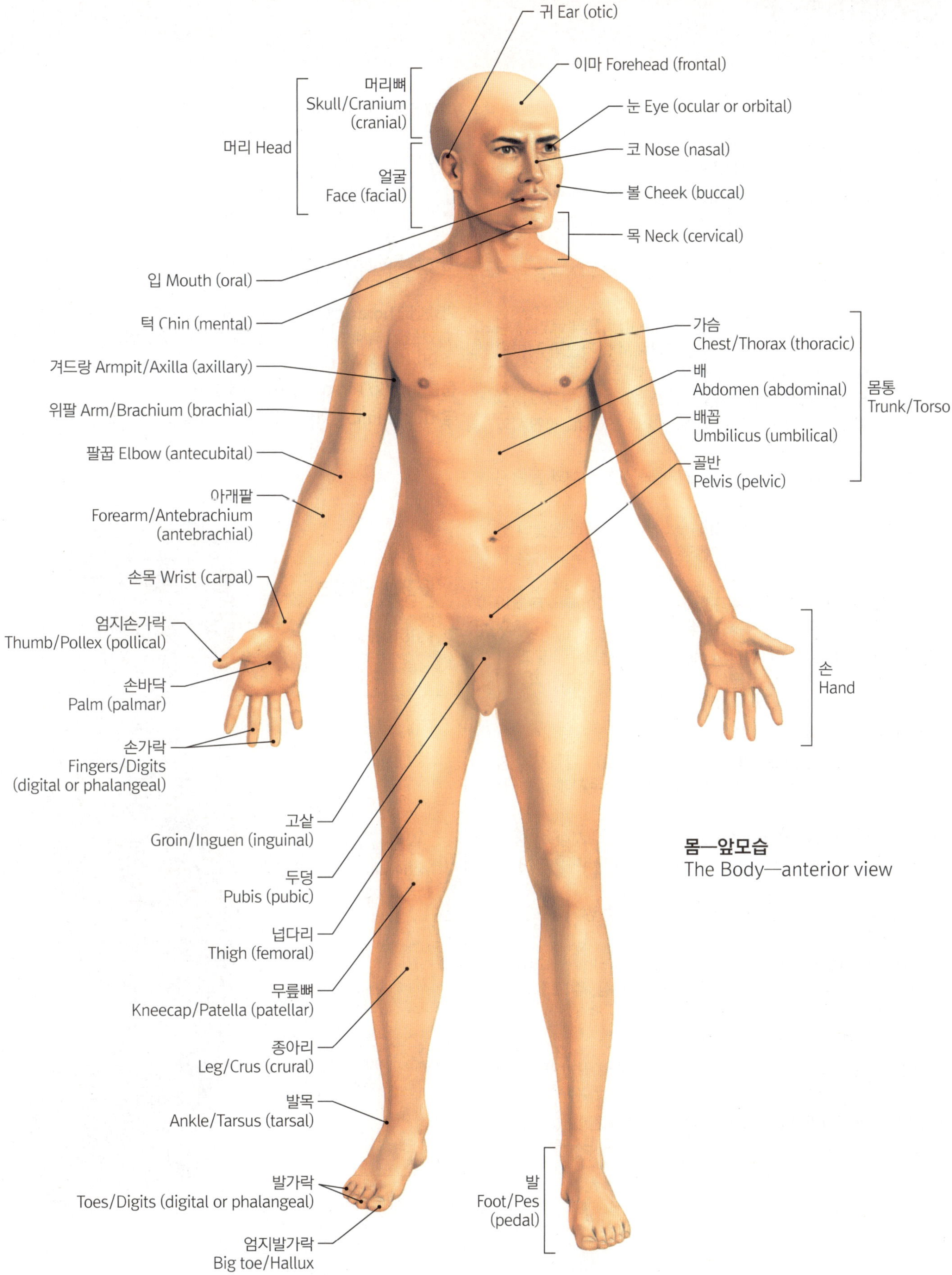

몸—앞모습
The Body—anterior view

신체의 부위

Body Regions

주요 용어(key terms)

배안 Abdominal cavity 배골반안의 위쪽부분으로 위, 창자, 간, 콩팥 및 이자가 위치한다.

배골반안 Abdominopelvic cavity 몸에서 가장 큰 배쪽공간으로서 위로는 가로막이, 아래로는 골반바닥을 이루는 근육이 위치한다.

등 Back (등의 dorsal) 몸의 등쪽부분으로서 척주와 관련된 근육이 위치한다.

엉덩이 Buttock/Gluteus (엉덩이의 gluteal) 몸의 골반과 위쪽 넙다리의 뒤쪽에 위치한 근육부분으로서 볼기근과 지방으로 구성되어 있다. Gluteal: 엉덩이와 관련된

장딴지 Calf/Sura (장딴지의 sural) 뒤쪽 종아리의 근육부분으로서, 대체로 종아리세갈래근이 위치한다. Sural: 장딴지와 관련된

머리안 Cranial cavity 머리뼈의 내부. 뇌, 뇌하수체와 관련된 혈관들이 자리잡고 있다.

가로막 Diaphragm 가슴안과 배안을 나누는 근육과 힘줄이 넓게 펴진 구조이다. 가로막은 대동맥, 아래대정맥 및 식도가 관통한다.

등쪽공간 Dorsal cavity 등쪽공간에는 뇌, 척수, 이들을 둘러싸고 있는 막(뇌척수막)이 위치한다.

팔꿉 Elbow/Olecranon (팔꿉의 olecranal) 팔꿉은 위팔과 아래팔의 연결부위이다. 팔꿉의 뒤쪽면은 뼈 돌출부인 팔꿈치머리가 위치한다. Olecranal: 팔꿈치머리와 관련된

머리 Head pp. 14–15 참조

뒤꿈치 Heel/Calcaneus (뒤굼치의 camcaneal) 뒤꿈치의 중심에는 뒤꿈치뼈가 위치한다. Calcaneal: 뒤꿈치에 있는 구조들과 관련된

허리 Lower back (허리의 lumbar) 허리뼈가 위치하고, 중심에는 옆구리근육이 위치하는 몸의 부위. Lumbar: 허리와 관련된

다리 Lower limb 다리는 넙다리, 종아리, 발 및 발가락으로 구성되어 있다.

가슴세로칸 Mediastinum 두 개의 가슴막주머니가 둘러싸고 있는 허파 사이에 있는 가슴에 있는 공간. 심장, 주요 혈관 및 식도가 위치한다.

목 Neck (목의, cervical) pp. 14–15 참조

골반안 Pelvic cavity 볼기뼈, 엉치뼈, 꼬리뼈 및 골반가로막에 둘러싸인 공간. 방광, 생식기관, 곧창자 및 항문이 위치한다.

심장막안 Pericardial cavity 가슴의 가슴세로칸에 있는 심장을 둘러싸고 있는 주머니다. 심장이 뛸 때 자유롭게 움직이도록 하기 위하여 공간에 장액이 차 있다.

어깨 Shoulder(어깨봉우리의 acromial) 빗장뼈, 어깨뼈 및 위팔뼈가 만나는 곳. 어깨는 어깨뼈가시, 어깨뼈봉우리, 먼쪽 빗장뼈에서 시작하고 위팔뼈머리를 덮고 있는 어깨세모근에 의해 둥근 모양을 하고 있다. Acromial: 어깨봉우리와 관련된

발바닥 Sole (발바닥의 plantar) 발의 발바닥면 또는 아랫면. Plantar: 발바닥의

척수관 Spinal canal 척주의 길이를 따라 펼쳐진 속이 빈 공간. 이 곳에는 척수와 종말끈이 있다.

가슴안 Thoracic cavity 몸통의 위앞쪽에 있는 공간. 정중선에 있는 가슴세로칸과 허파를 둘러싸고 있는 쌍으로 된 가슴막주머니에 의해 나뉜다.

몸통 Trunk/Torso pp.14–15 참조

팔 Upper limb 위팔, 아래팔, 손 및 손가락으로 구성된다.

몸공간—시상면
Body Cavities—sagittal view

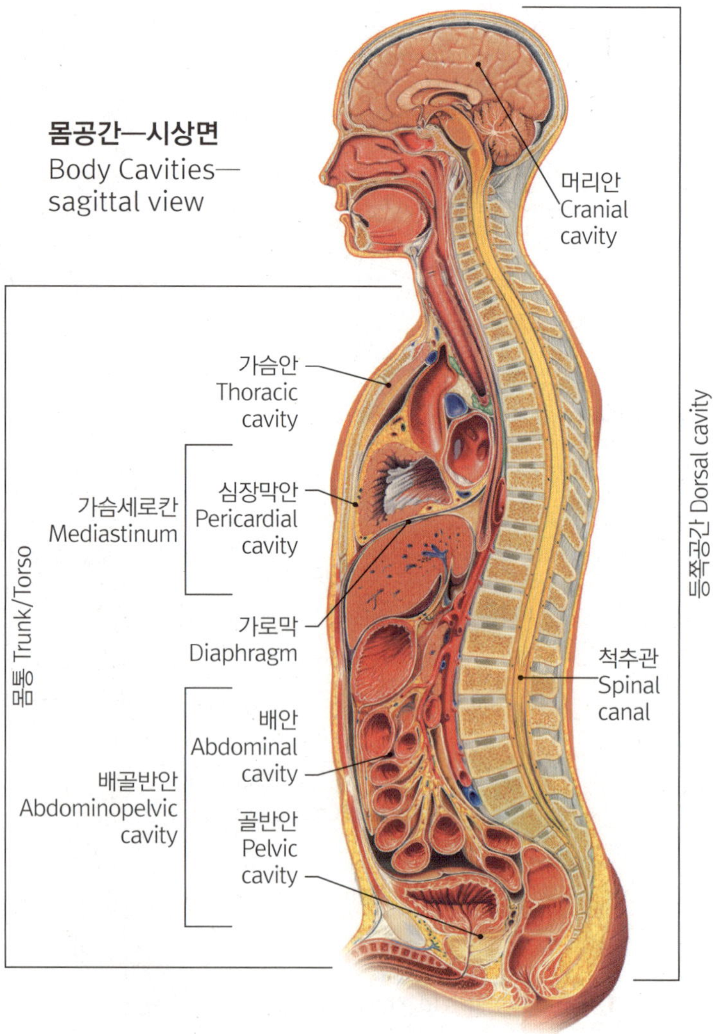

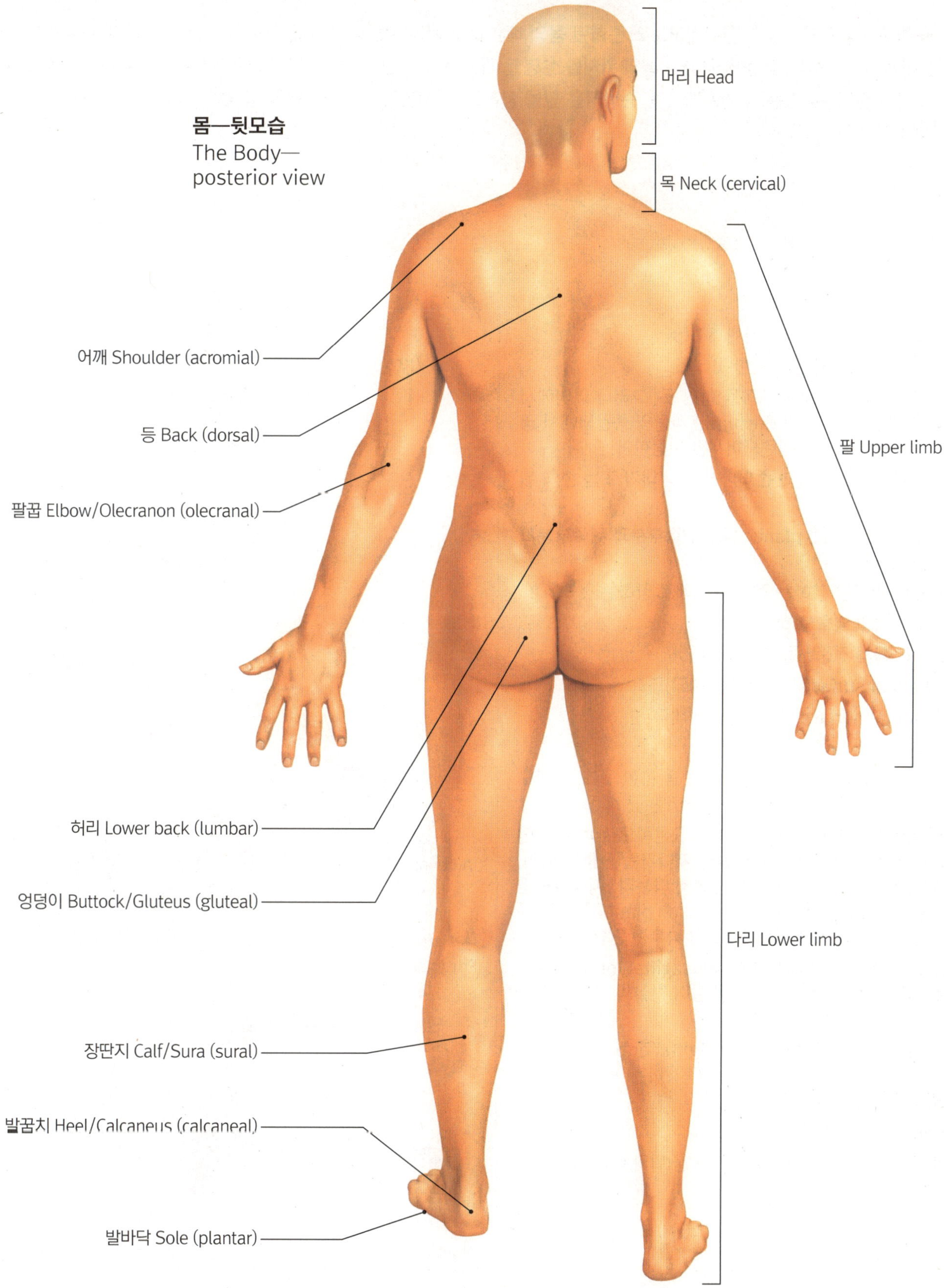
몸—뒷모습
The Body—
posterior view
머리 Head
목 Neck (cervical)
어깨 Shoulder (acromial)
등 Back (dorsal)
팔꿈 Elbow/Olecranon (olecranal)
팔 Upper limb
허리 Lower back (lumbar)
엉덩이 Buttock/Gluteus (gluteal)
다리 Lower limb
장딴지 Calf/Sura (sural)
발꿈치 Heel/Calcaneus (calcaneal)
발바닥 Sole (plantar)

인체의 방향과 해부학적 단면

View Orientation and Anatomical Planes

해부학 공부에는 명확한 소통이 필요하므로 표준화된 몸의 배열과 합의된 서술적인 용어 사용이 가능해야 한다. 해부학적 자세는 표준화된 몸의 자세로서 몸의 각 부분들의 위치를 설명할 때 사용해야 한다. 해부학적 자세에서 사람은 두발로 똑바로 서서 앞을 보아야 한다. 두 손은 옆으로 내리며, 손바닥은 앞을 향하고, 엄지손가락이 가쪽면을 향해야 한다. 머리는 세우고 눈은 앞쪽을 향해야 한다.

주요 용어(key terms)

앞 Anterior 몸의 앞쪽을 향한 자세

먼쪽 Distal 팔다리에서 끝을 향한 곳

등쪽 Dorsal 몸통에서 몸의 뒤쪽을 향한 곳, 그러나 머리에서는 위쪽을 향한 곳. 차이는 dorsum은 사람의 중간뇌에서 굽어지는 신경계통의 축과 관련되어서만 한정한다.

등쪽면 Dorsal surface (발과 손의) 발의 꼭대기 또는 손의 뒤쪽

이마면 Frontal (coronal) plane 몸을 앞쪽부분과 뒤쪽부분으로 나누는 해부학적 단면

아래 Inferior 발쪽을 향하는 것 또는 아래로 향하는 것

가쪽 Lateral 몸의 옆을 향하는 것

안쪽 Medial 몸의 정중선을 향하는 것

손바닥면 Palmar surface 손의 앞(손바닥)면

발바닥면 Plantar surface 발의 아랫(발바닥)면

뒤 Posterior 몸의 뒤쪽을 향한 곳

몸쪽 Proximal 다리가 몸통에 부착한 곳을 향한 곳 또는 관모양(팔과 다리)의 구조가 시작되는 곳을 향한 곳

시상단면 Sagittal plane 몸을 왼쪽과 오른쪽으로 나누는 단면. 이 단면의 한 개는 몸의 정중선을 지나가는 단면이 되어, 몸을 왼쪽과 오른쪽으로 똑같이 반절씩 나눈다. 시상옆단면(para-sagittal plane 또는 paramedian plane)은 몸을 똑같이는 아니지만 왼쪽과 오른쪽으로만 나누는 단면이다.

시상단면 Sagittal (정중시상단면 midsagittal or median) plane 몸을 왼쪽과 오른쪽으로 똑같이 반절씩 나누는 단면이다.

시상단면 Sagittal (시상옆단면 parasagittal or paramedian) plane 정중선에 평행한 단면으로서 똑같이는 아니지만 왼쪽과 오른쪽으로만 나누는 단면이다.

위 Superior 몸의 위쪽을 향한 곳

가로단면 Transverse (axial) plane 몸을 위와 아래로 나누는 단면이다.

인체의 방향
View Orientation

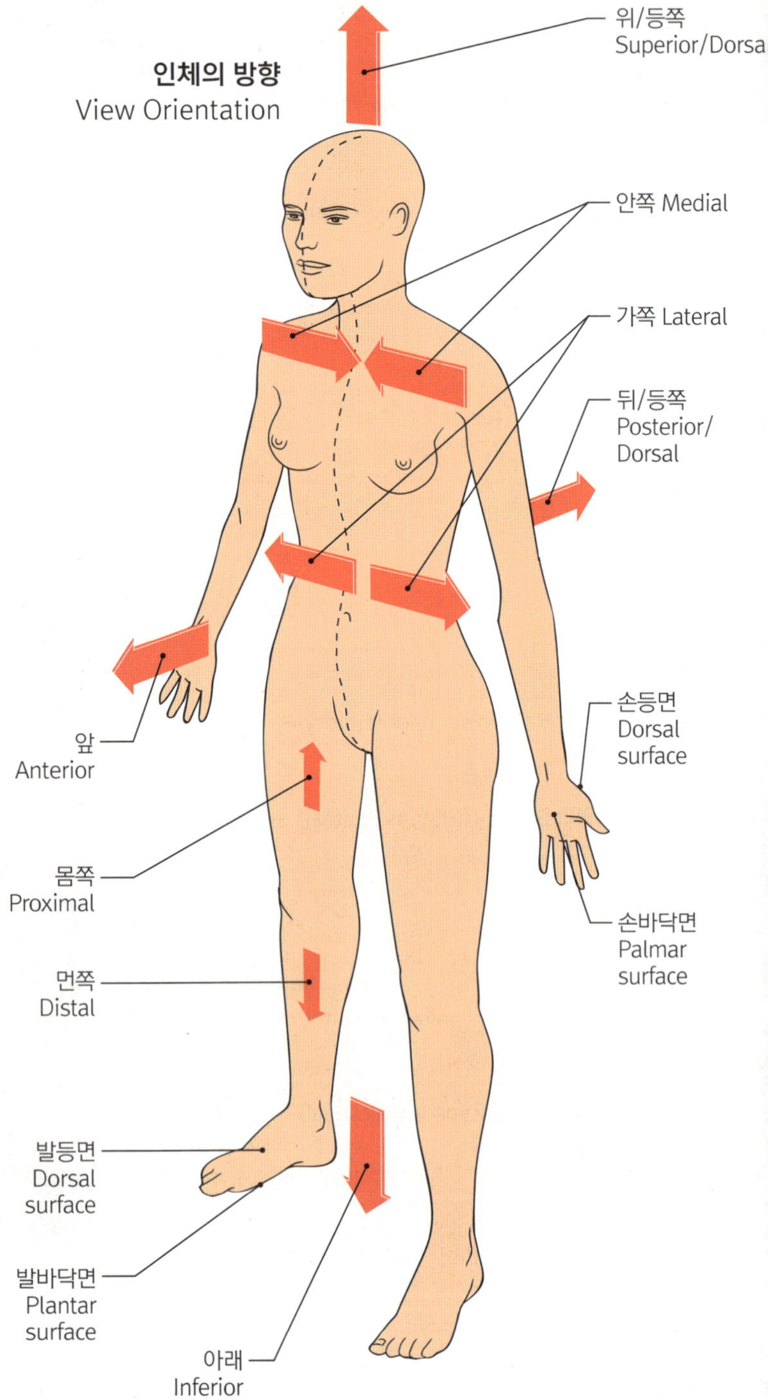

해부학적 단면 Anatomical Planes

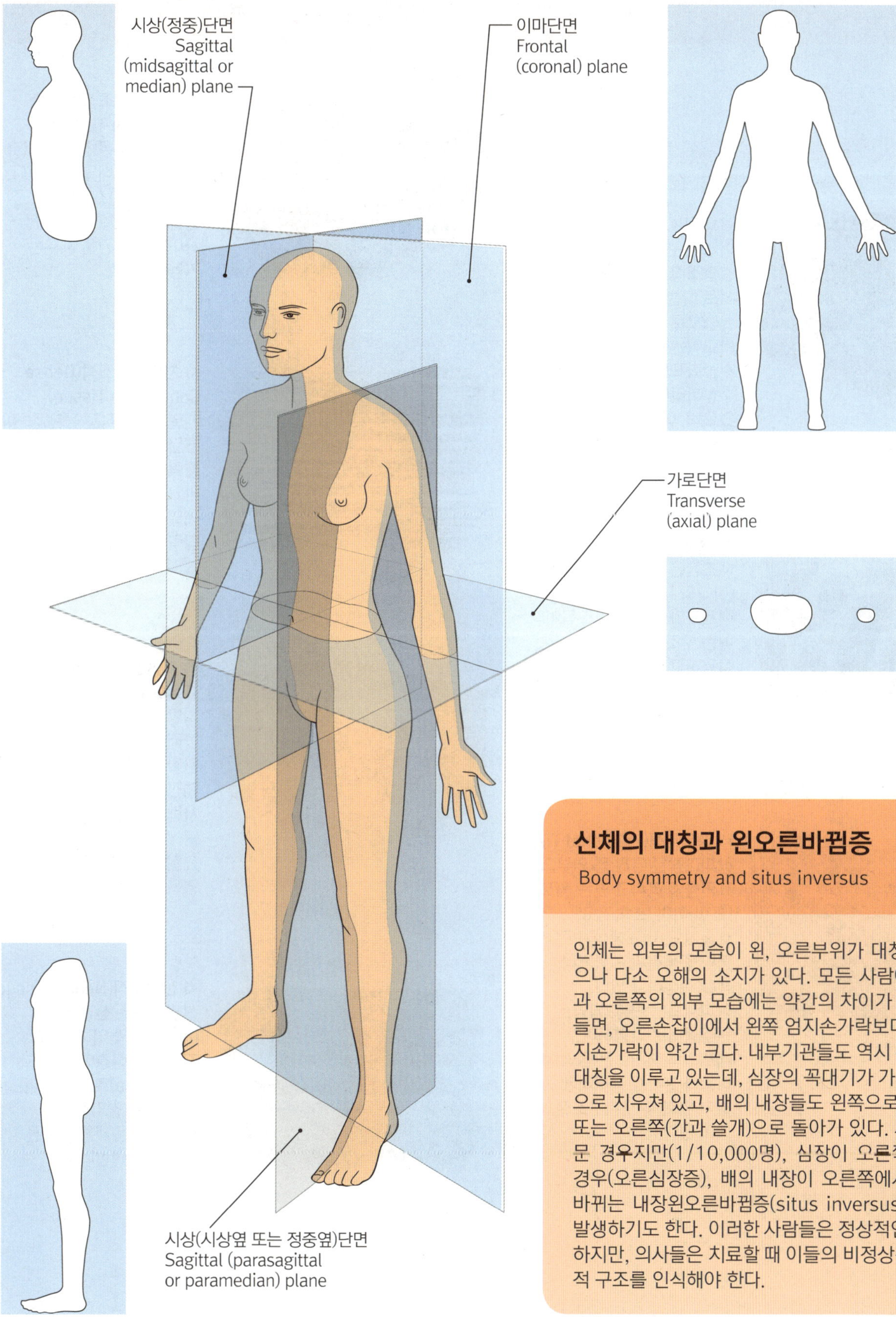

신체의 대칭과 왼오른바뀜증

Body symmetry and situs inversus

인체는 외부의 모습이 왼, 오른부위가 대칭적인 것 같으나 다소 오해의 소지가 있다. 모든 사람에게서 왼쪽과 오른쪽의 외부 모습에는 약간의 차이가 있다 – 예를 들면, 오른손잡이에서 왼쪽 엄지손가락보다 오른쪽 엄지손가락이 약간 크다. 내부기관들도 역시 뚜렷하게 비대칭을 이루고 있는데, 심장의 꼭대기가 가슴의 왼쪽편으로 치우쳐 있고, 배의 내장들도 왼쪽으로(지라와 위) 또는 오른쪽(간과 쓸개)으로 돌아가 있다. 사람에서 드문 경우지만(1/10,000명), 심장이 오른쪽에 위치한 경우(오른심장증), 배의 내장이 오른쪽에서 왼쪽으로 바뀌는 내장왼오른바뀜증(situs inversus totalis)이 발생하기도 한다. 이러한 사람들은 정상적인 삶을 유지하지만, 의사들은 치료할 때 이들의 비정상적인 해부학적 구조를 인식해야 한다.

조직

Tissues

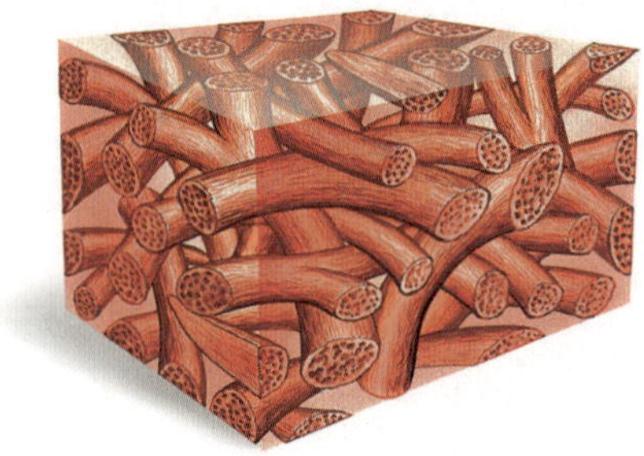

◁ **아교(Collagen)**
이러한 구조적 단백질은 결합조직 대부분을 차지한다. 서로 다른 5가지 이상의 유형으로 나눈다. 모든 아교에는 아미노산인 수산화프롤린, 수산화라이신이 함유되어 있으며, 이들은 비타민 C가 있어야 만들어진다.

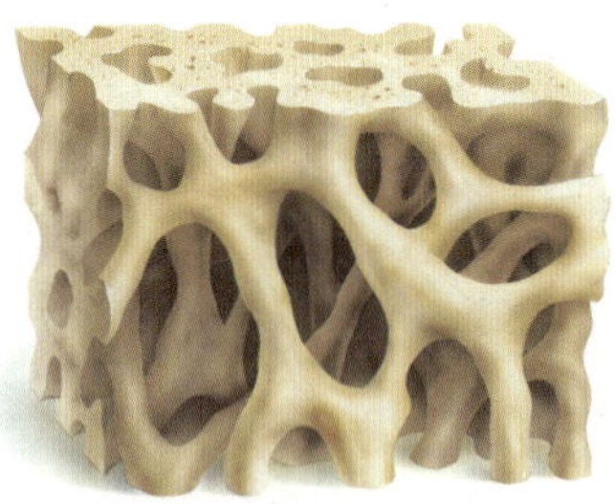

◁ **뼈조직(Bone Tissue)**
뼈조직은 세포밖바탕질(아교와 무기질염) 내에 뼈세포가 위치하는 조직이다. 뼈는 구조적 물질로서 작용하고 칼슘과 인을 저장한다.

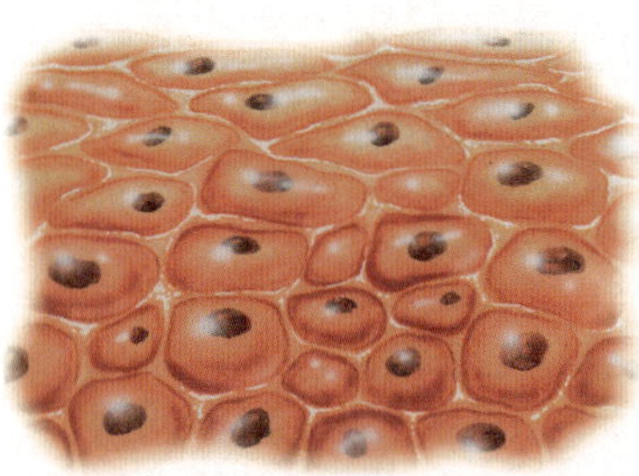

◁ **상피조직(Epithelial Tissue)**
상피조직은 우리 몸 외부의 표면을 둘러싸고 있는 세포(표피)이며, 소화기도, 호흡기도, 비뇨생식기도의 점막을 둘러싸고 있거나 샘을 형성하고 있다. 상피세포는 편평, 입방, 원주형태로 다양하며, 세포의 꼭대기면은 점액의 이동과 흡수를 용이하게 하기 위해 특이한 구조로 되어 있다.

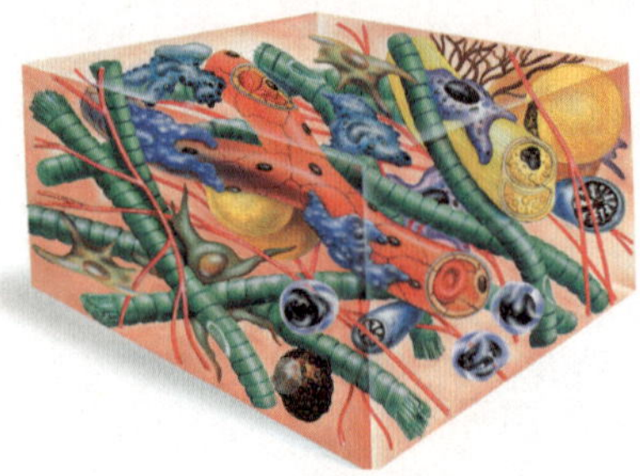

◁ **성긴결합조직(Loose Connective Tissue)**
이 결합조직은 섬유가 서로 비스듬하게 배열되어 있다. 이 조직은 최소한의 구조적 힘을 갖고 있으며, 기관들 사이에서 공간을 채우는 기능을 한다.

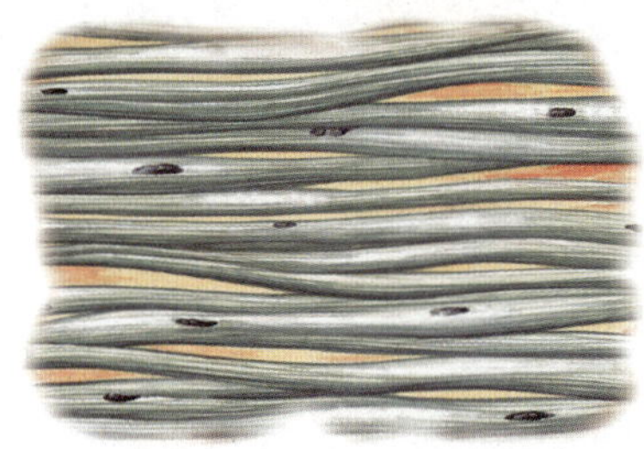

◁ **치밀결합조직(Dense Connective Tissue)**
치밀결합조직은 높은 장력에 견딜 수 있는 조직이다. 장력은 인대와 힘줄같이 많은 아교섬유가 평행하게 배열되어 있기 때문에 장력에 견디게 된다.

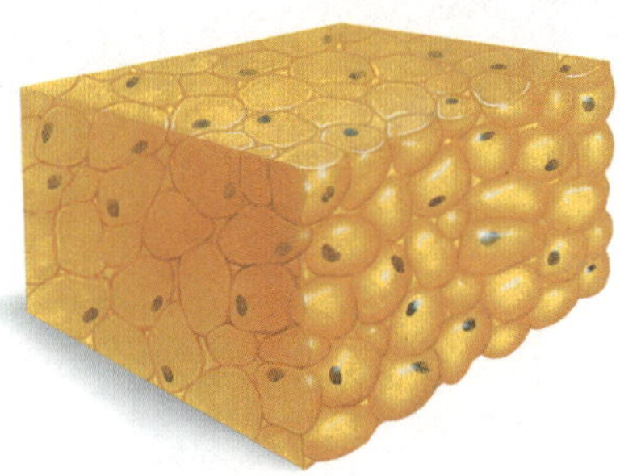

◁ **지방조직(Adipose Tissue)**
지방조직은 성인의 피부 아래에서 노란색 지방으로 관찰되는데 주로 에너지를 저장한다. 갈색지방은 사립체가 많으며, 신생아의 등 위쪽인 어깨뼈 주위에서 관찰되며 체온조절을 위하여 열을 발생시킨다.

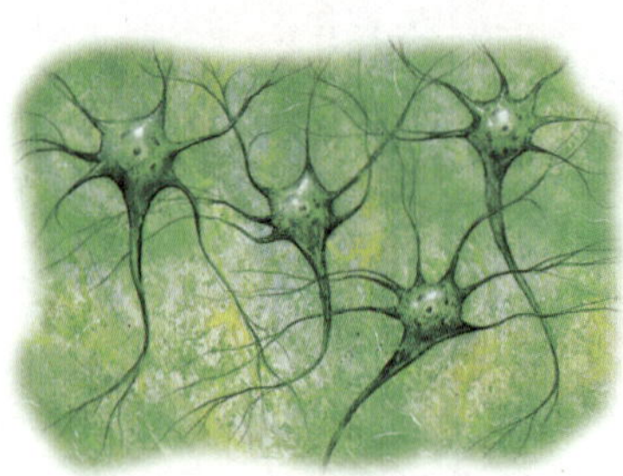

◁ **신경조직(Neural Tissue)**
신경조직은 신경세포(neuron)와 이 세포를 지지하는 신경아교세포(neuroglia)로 구성된다. 이 조직은 감각정보를 인지하여 몸계통의 빠른 조절에 관여한다.

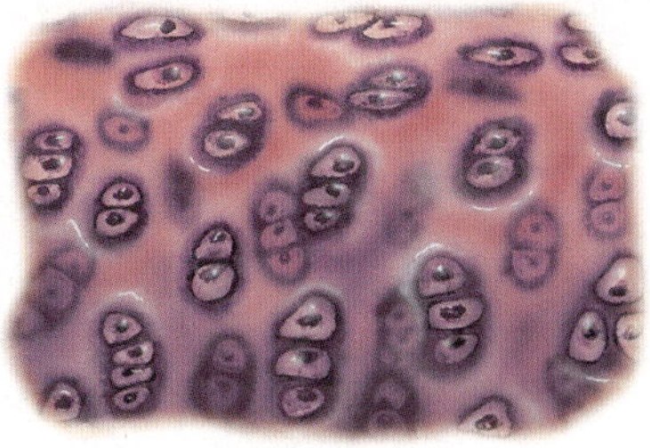

◁ **연골조직: 유리연골 (Cartilage Tissue: Hyaline Cartilage)**
이 연골은 윤활관절의 표면에서 관찰되며, 관절이 움직일 때 압박과 완화의 저항주기에 견디는 능력을 갖고 있다. 이러한 주기에 윤활액은 유리연골과 관절공간 사이에서 교환이 일어난다.

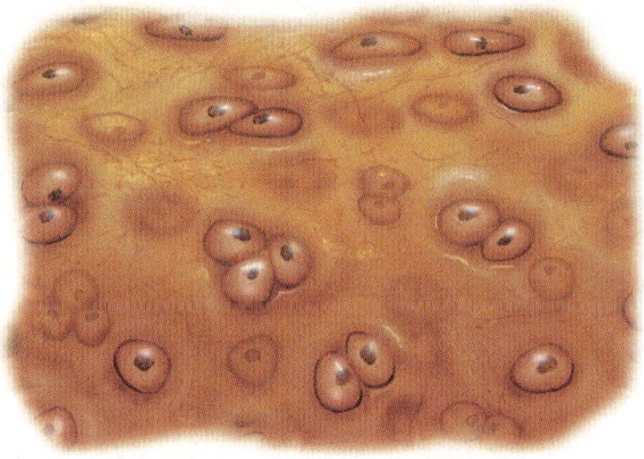

◁ **연골조직: 탄력연골 (Cartilage Tissue: Elastic Cartilage)**
우리 몸의 일 부분에서 관찰되는 이 연골은 바깥귀 (pinna or auricle)와 같이 탄력이 필요한 곳에 위치하고, 이러한 유형의 연골에는 많은 양의 탄력섬유가 함유되어 있다.

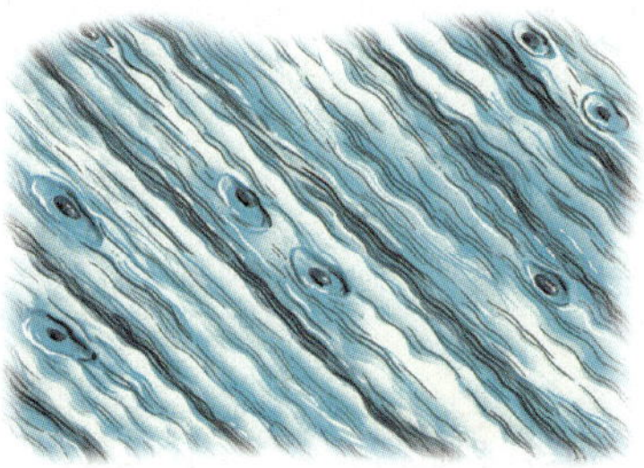

◁ **연골조직: 섬유연골 (Cartilage Tissue: Fibrocartilage)**
이 연골은 척추사이원반의 가장자리와 같이 압박을 많이 받는 부위에 존재한다.
이 연골에는 섬유조직 (아교섬유)이 많이 함유되어 있다.

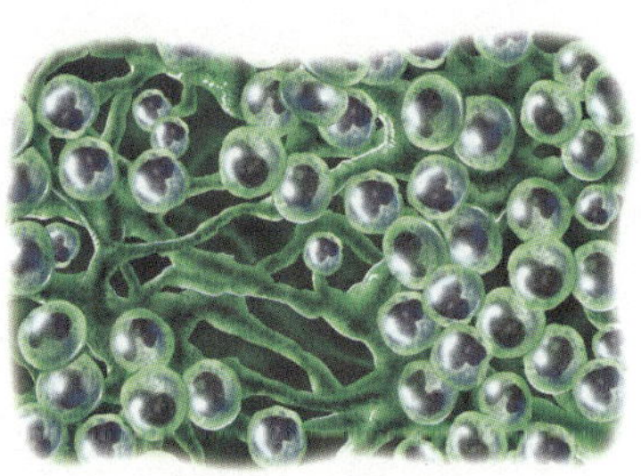

◁ **면역계통의 조직(Immune System Tissue)**
면역계통의 조직은 세포밖바탕질로부터 과도한 조직액의 배출과 조직액 내 미생물과 암세포의 면역감시에 관여한다.
이 조직은 림프관으로 구성되어 있으며,
이 림프관은 림프구 덩어리인 림프절을 통하여 조직액인 림프를 배출한다.

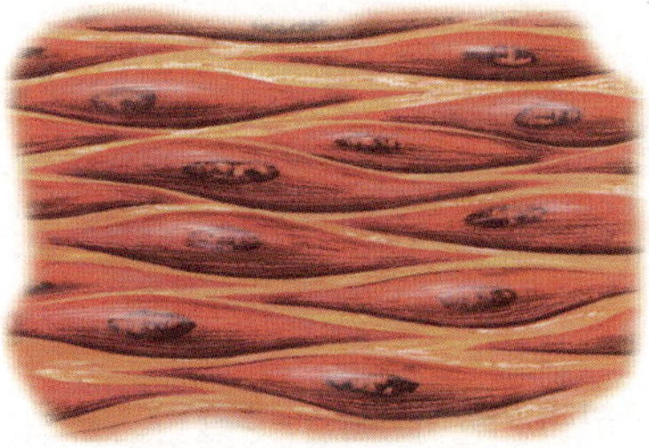

◁ **근육조직: 민무늬근육 (Muscle Tissue: Smooth Muscle)**
민무늬근육은 가로무늬가 없고 내 마음대로 움직일 수 없으며, 호흡기도, 소화기도 및 비뇨생식기도와 혈관의 벽에서 관찰된다.

◁ **근육조직: 뼈대근육 (Muscle Tissue: Skeletal Muscle)**
뼈대근육은 가로무늬가 있고 내 마음대로 움직일 수 있으며, 대체로 최소한 한 곳은 뼈대에 붙어 있다.
이 근육은 내 마음대로 수축을 하거나 또는 조절된 이완운동을 할 수 있다.

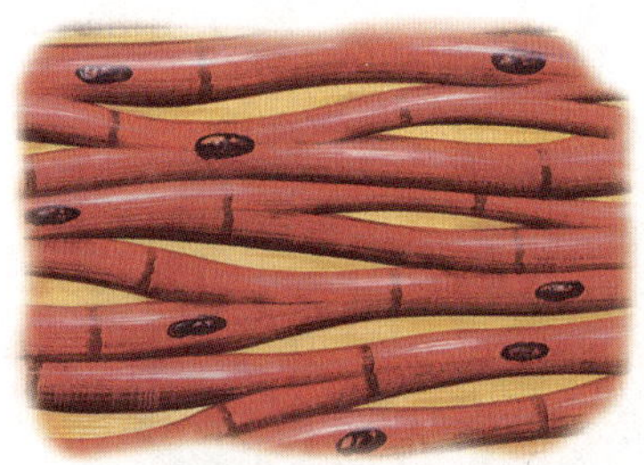

◁ **근육조직: 심장근육 (Muscle Tissue: Cardiac Muscle)**
심장근육은 가로무늬가 있고 내 마음대로 움직일 수 없으며, 오직 심장의 벽에서만 관찰된다.
이 조직은 자율신경의 조절하에서 심장 내의 자극 전도나 심장박동을 조절하는 조직에 의해서 활성화된다.

True or false 문장의 설명이 옳으면 T, 옳지 않으면 F로 표시하시오.

1 정중단면은 몸을 거의 똑같이 반으로 나누는 단면이다.

2 허리둘레를 지나는 단면은 수평단면 또는 가로단면이다.

3 가슴세로칸은 가슴안과 배안을 나누는 근육형 구조이다.

4 배쪽몸공간을 더 세분하면 가슴안, 배안 및 골반안으로 나눌 수 있다.

5 배쪽몸공간은 목에서부터 골반의 출구까지 연속된다.

6 등쪽몸공간은 심장과 허파가 위치한다.

7 림프계통은 큰 내부 기관들 내에 주로 면역계통을 이루는 세포들이 집단적으로 모여 있는 구조로 이루어졌다.

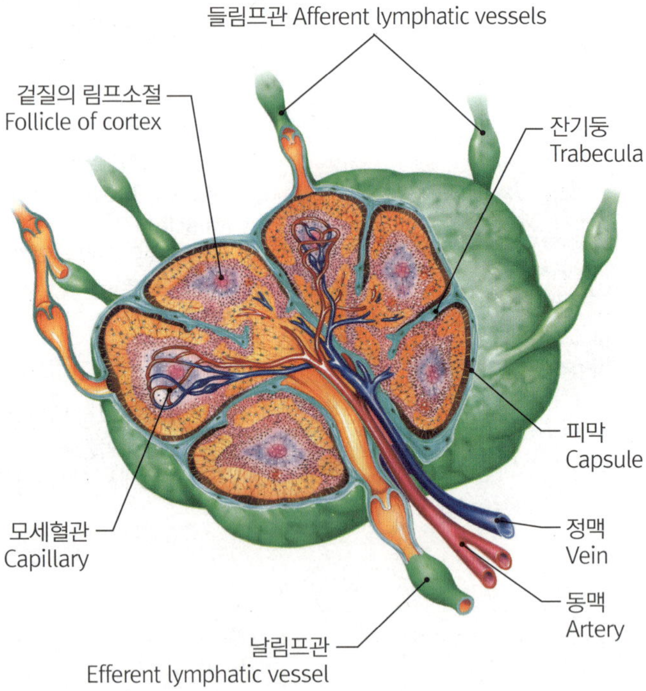

림프절 Lymph Node

림프관을 따라 모여있는 림프절은 들림프관을 통하여 들어오는 림프를 여과하고 깨끗하게 한다. 여과하자마자 날림프관은 림프를 정맥계통으로 운반한다.

8 항상성은 상대적으로 일정한 내부상태를 유지하려고 하는 몸의 능력을 말한다.

9 신경계통과 내분비계통 둘 다 신체 내의 정보전달에 관여한다.

10 유전물질(DNA)이 함유된 세포소기관은 중심소체이다.

11 핵소체는 세포체의 주변에 위치한다.

12 효소가 함유된 용해소체는 노폐물, 바이러스, 세균 및 세포찌꺼기를 파괴한다.

13 뼈는 무기질인 탄산칼슘과 단백질인 아교로 구성되어 있다.

14 긴뼈의 끝은 대개 탄력연골층으로 둘러싸여 있다.

15 섬모는 점액과 찌꺼기를 이동시키는 세포표면의 운동성 있는 돌기이다.

16 긴뼈의 원통형 구조는 주어진 무게를 위한 최소한의 힘을 제공한다.

17 민무늬근육세포는 긴뼈의 바깥막에 집중해 있다.

18 신경계통은 며칠에서 몇 달 사이의 기간 이상으로 주로 몸의 변화를 조절하는 데 관여한다.

19 소화기관의 운동은 주로 민무늬근육의 작용에 의하여 일어난다.

20 소화기관의 샘은 상피조직으로부터 유래하였다.

섬모기능의 결함

Defects in cilia function

섬모는 규칙적으로 움직이는 세포소기관으로서 체액을 통하여 세포를 움직이게 하고(짚신벌레와 같이) 세포를 지나 체액을 퍼지게(사람의 호흡상피세포 같이) 한다. 카르타게너증후군(Kartagener syndrome)은 호흡기도와 자궁관 점막상피세포의 섬모결함 및 정자의 편모결함을 초래하는 희귀한 유전적 질환이다. 이 질환에 걸린 환자는 호흡기도 감염, 중이염 및 코곁굴염이 재발할 가능성이 있다. 남녀 모두에서 정자가 유영을 못하기 때문에 수정능력이 감소하고 자궁관의 상피가 난자를 이동할 수 없게 한다.

Multiple choice 질문에 맞는 답을 고르시오.

1 호흡계통의 기능이 아닌 것은?

Ⓐ 가스교환
Ⓑ 체온조절
Ⓒ 수소이온농도조절
Ⓓ 정보전달
Ⓔ 요산배출

2 비뇨계통에 속하지 않는 기관은?

Ⓐ 콩팥
Ⓑ 정낭
Ⓒ 방광
Ⓓ 요관
Ⓔ 요도

3 배쪽몸공간에서 관찰할 수 있는 구조는?

Ⓐ 뇌
Ⓑ 척수
Ⓒ 솔방울샘
Ⓓ 지라
Ⓔ 뇌하수체

4 신경계통의 축과 관련한 우리 몸의 방향에서, 몸통에서는 몸의 등쪽을 향하는 방향을 의미하나 머리에서는 위쪽을 향하는 방향은?

Ⓐ 앞
Ⓑ 배쪽
Ⓒ 뒤
Ⓓ 꼬리쪽
Ⓔ 등쪽

5 두 눈과 두덩부위를 관통하는 단면은 어느 단면에 속하는가?

Ⓐ 시상옆단면
Ⓑ 정중단면
Ⓒ 이마단면
Ⓓ 수평 또는 가로단면
Ⓔ 빗단면

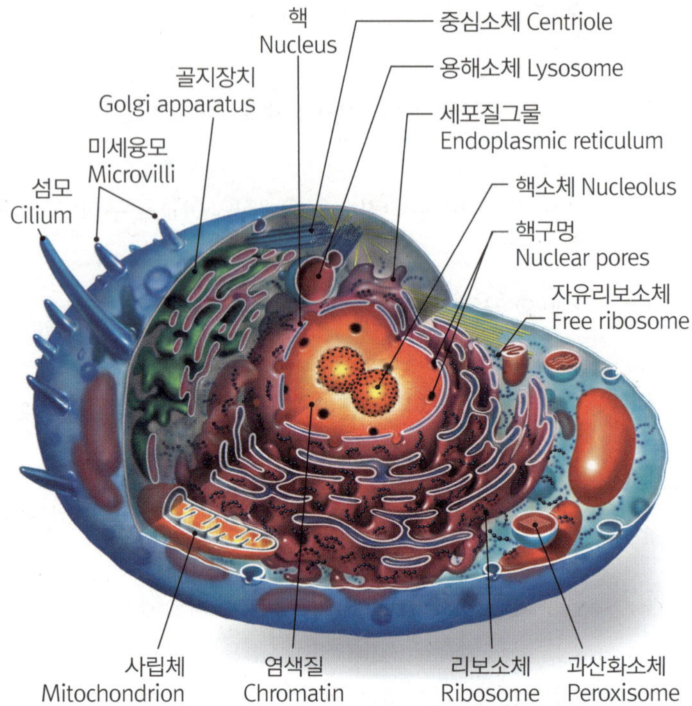

세포의 구조 Cell Structure

세포는 살아있는 물체의 기본적인 단위이다. 인체에는 수조 개의 세포로 구성되어 있고, 각각의 세포에는 고유한 유전물질(DNA)을 갖고 있다.

6 다음과 같은 세포소기관에서 단백질 생산에 관여하는 세포소기관은?

Ⓐ 핵
Ⓑ 핵소체
Ⓒ 중심소체
Ⓓ 리보소체
Ⓔ 사립체

7 다음 중 핵 속에서 관찰되는 구조는 무엇인가?

Ⓐ 리보소체
Ⓑ 핵소체
Ⓒ 사립체
Ⓓ 미세융모
Ⓔ 골지장치

8 미세융모의 기능은?

Ⓐ 흡수를 위한 세포표면적 증가
Ⓑ 몸에서 세포의 자유로운 이동을 가능하게 함
Ⓒ 인접한 세포들 사이에서 핵물질을 전달
Ⓓ 세포층을 형성하기 위해 세포를 서로 결합시켜 줌
Ⓔ 포도당을 대사화하여 에너지 생산을 위한 표면을 제공

9 골지장치의 기능은?

Ⓐ 세포활동을 조절하기 위하여 유전정보를 저장하고 회수함
Ⓑ 지질과 단백질을 생산
Ⓒ 운반과 분비를 위하여 단백질과 지질을 포장
Ⓓ 세포체 주위에서 정보를 전달
Ⓔ ATP 형태로 에너지 생성

10 중심소체의 기능은?

Ⓐ 세포막을 위한 단백질과 지질 생산
Ⓑ 세포의 활동을 위한 에너지를 발생
Ⓒ DNA에 저장된 정보를 이용하여 세포활동을 조절
Ⓓ 세포분열 중 염색체의 이동을 용이하게 함
Ⓔ 섭취한 찌꺼기로부터 지질과 이종단백질을 파괴

11 사립체 DNA의 결함은 어떠한 문제를 일으킬 가능성이 높은가?

Ⓐ 세포에서 에너지 생산과 관련된 문제
Ⓑ 세포분열과 관련된 문제
Ⓒ 단백질 합성 결함
Ⓓ 세포 찌꺼기의 비정상적인 분해
Ⓔ 전혀 문제 없음

12 섬모를 갖고 있는 세포가 관찰되는 곳은?

Ⓐ 피부의 표피
Ⓑ 소화기관 점막상피
Ⓒ 방광 점막상피
Ⓓ 코곁굴
Ⓔ 뇌의 뇌실

13 미세융모가 있는 세포를 관찰할 수 있는 곳은?

Ⓐ 대뇌 겉질
Ⓑ 작은창자 점막상피
Ⓒ 기관 점막상피
Ⓓ 지라의 내부
Ⓔ 방광의 벽

14 편모를 가지고 세포는 어느 유형의 세포에서 관찰되는가?

Ⓐ 호흡상피세포
Ⓑ 가쪽뇌실의 맥락얼기
Ⓒ 콩팥 상피세포
Ⓓ 샘창자 점막상피세포
Ⓔ 정자

사립체질환

Mitochodrial disease

사립체는 세포의 동력원이며, 초기의 진화기에 우리의 조상세포 내부에서 공생하던 미생물에서 유래하였다. 사립체는 자체의 DNA를 갖고 있으며, 사립체에 결함이 있으면 심각한 질환을 야기할 것이다. 사립체는 적혈구를 제외한 모든 세포에서 관찰되므로 사립체질환은 널리 퍼지며 또한 심각한 영향을 미친다: 근육을 약화시키고, 신경학적 문제를 야기하고, 학습장애, 치매가 조기발병하며, 심장 기능이상, 간과 콩팥질환. 치료는 어려우며, 미래의 치료방법은 정상적인 유전자를 질환이 있는 환자에게 전달하는 치료 방법(유전자치료법)을 시행해야 할 것이다.

Color and label

i) 그림에 표시된 구조의 이름을 쓰시오.

세포의 구조 Cell Structure

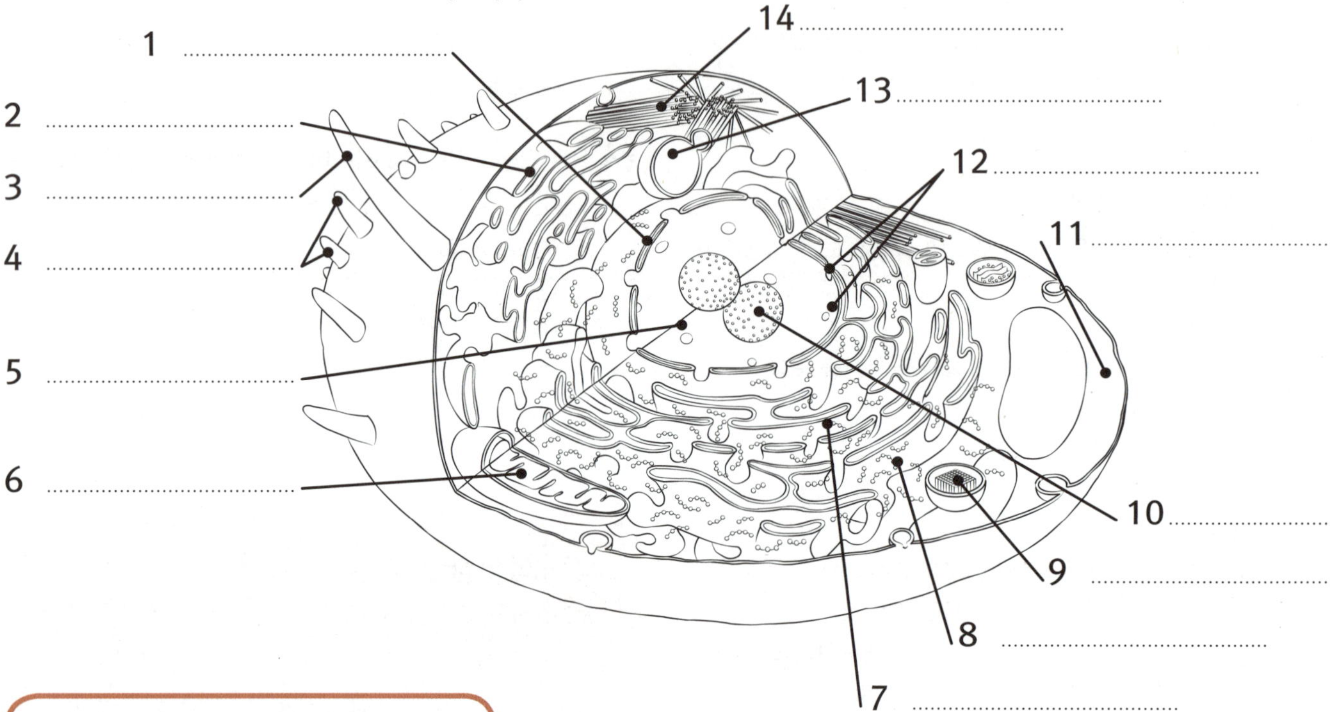

ii) 다음과 같은 구조를 표시된 색으로 색칠하시오.

- 말이집(Myelin sheath)
- 세포체(Cell body)
- 핵소체(Nucleolus)

신경세포 Neuron

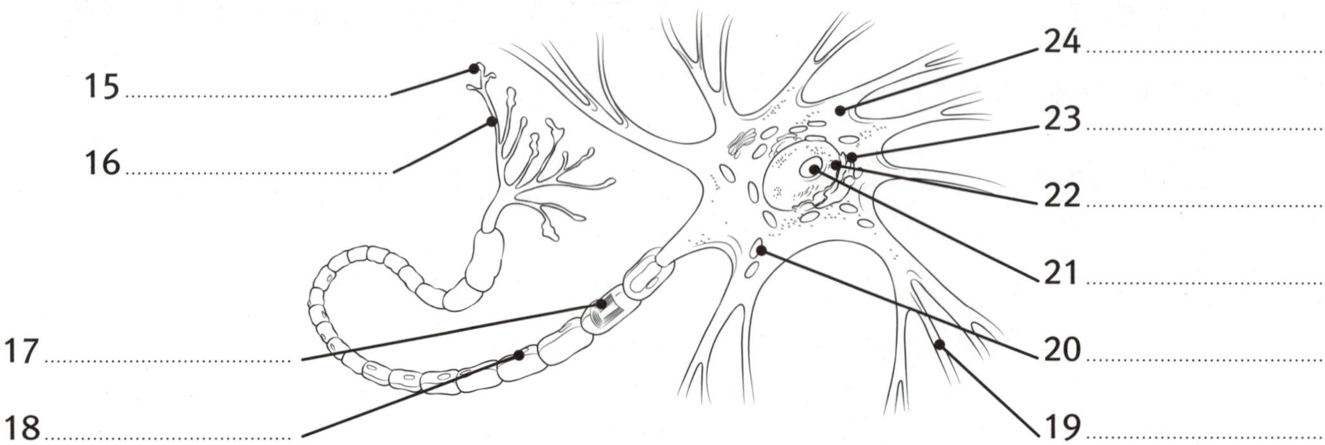

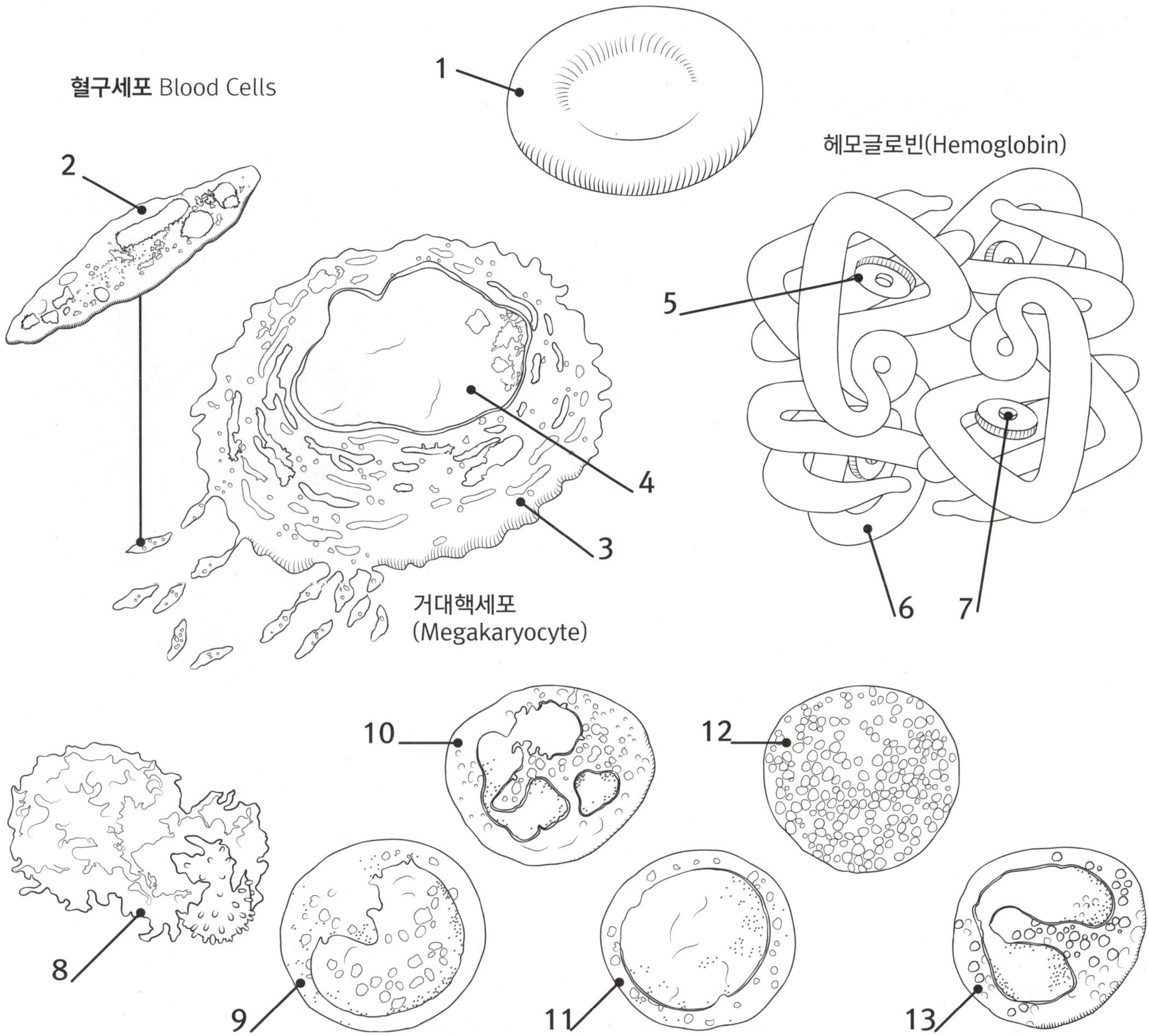

iii) 그림과 일치하는 용어를 찾아 빈칸에 해당 번호를 쓰시오.

- 글로빈단백질 가닥(Globin protein strand) ☐
- 세포질(Cytoplasm) ☐
- 호산구(Eosinophil) ☐
- 단핵구(Monocyte) ☐
- 적혈구(Red blood cell) ☐
- 헴(Heme) ☐
- 림프구(Lymphocyte) ☐
- 큰포식세포(Macrophage) ☐
- 핵(Nucleus) ☐
- 철이온(Iron ion) ☐
- 호중구(Neutrophil) ☐
- 호염기구(Basophil) ☐
- 혈소판(Platelet) ☐

Multiple choice 질문에 맞는 답을 고르시오.

1 결합조직의 유형에 속하지 않는 것은?

Ⓐ 뼈
Ⓑ 힘줄
Ⓒ 혈액
Ⓓ 땀샘
Ⓔ 지방조직(지방)

2 상피조직의 유형에 속하지 않는 것은?

Ⓐ 땀샘
Ⓑ 기름샘
Ⓒ 지방조직
Ⓓ 각막
Ⓔ 후각점막

3 상피조직을 나타내는 특징은 어느 것인가?

Ⓐ 촉각에 예민하게 반응
Ⓑ 몸의 외부에서만 관찰
Ⓒ 항상 한 개의 세포로 구성
Ⓓ 분비기능이 없다.
Ⓔ 우리 몸의 내, 외부 표면을 덮고 있다.

4 성긴결합조직의 예는 어느 것인가?

Ⓐ 힘줄
Ⓑ 인대
Ⓒ 피부밑조직
Ⓓ 널힘줄
Ⓔ 혈액의 혈청

5 치밀결합조직의 기능은?

Ⓐ 장력에 저항하고 잠재적인 에너지를 저장
Ⓑ 지질과 칼슘을 저장하는 부위를 제공
Ⓒ 뇌의 명령을 받아 내 마음대로 움직임을 가능하게 함
Ⓓ 점프 중 압축력에 저항
Ⓔ A와 D 둘 다 옳다.

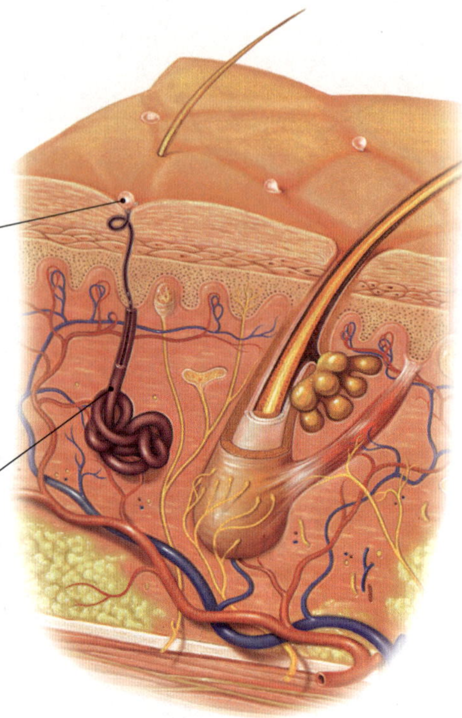

땀샘 Sweat Gland

땀샘은 땀을 피부표면에 방출하여, 증발할 때 피부를 시원하게 함으로써 체온조절에 관여한다.

6 말초신경계통 조직의 예는 어느 것인가?

Ⓐ 등쪽뿔신경절
Ⓑ 대뇌겉질
Ⓒ 자율신경절
Ⓓ 척수의 회색질
Ⓔ A와 C 둘 다 옳다.

7 다음 설명 중 지방과 관련된 옳은 내용은?

Ⓐ 갈색과 노란색 유형으로 구성
Ⓑ 직접 근육세포로부터 발생
Ⓒ 종종 배안의 체액안에 축적된다.
Ⓓ 혈액이 풍부하게 분포한다.
Ⓔ 위에 기술한 내용 어느 것도 옳지 않다.

8 근육조직에 대한 설명중 어느 것이 옳은가?

Ⓐ 내 마음대로 움직일 수 있는 민무늬근육
Ⓑ 민무늬근육은 1분에 150번 이상 규칙적으로 움직인다.
Ⓒ 심장은 내 마음대로 움직일 수 있는 근육이다.
Ⓓ 뼈대근육과 심장근육은 둘 다 가로무늬근육이다.
Ⓔ 민무늬근육은 심장근육보다 더 많은 혈액을 공급받는다.

9 탄력연골은 몸의 어느 부위에서 관찰되는가?

Ⓐ 바깥귀
Ⓑ 윤활관절면
Ⓒ 바깥코
Ⓓ 두덩연골결합
Ⓔ A와 C 둘 다 옳다.

10 섬유연골은 몸의 어느 부위에서 관찰되는가?

Ⓐ 넙다리뼈 머리
Ⓑ 척추사이원반
Ⓒ 심장
Ⓓ 바깥귀
Ⓔ 머리뼈

암은 어디에서 왔는가?

Where does cancer come from?

암은 다른 조직보다는 일부 조직유형으로부터 많이 발생한다. 대부분의 암은 몸의 표면을 덮고 있는 상피조직으로부터 발생한다(예, 피부, 기도, 소화기 내장 점막상피). 이 부위들은 항상 발암물질에 노출되기 때문이다. 정상적인 상피조직은 활발하게 분열하므로 암을 일으킬 수 있는 유전자가 빠르게 종양으로 성장하게 한다. 암은 뼈, 근육 또는 지방에 있는 세포(뼈육종, 근육종, 지방육종)에서의 발생은 흔하지는 않다.

11 갈색지방은 어느 부위에서 관찰되는가?

Ⓐ 신생아의 어깨뼈 사이
Ⓑ 뼈의 골수공간
Ⓒ 배의 창자간막
Ⓓ 지라의 피막
Ⓔ 가슴세로칸의 림프절 사이

12 건강한 사람의 체질량 지수에서 뼈대근육은 대략 체중의 몇%를 차지하는가?

Ⓐ 10%
Ⓑ 20%
Ⓒ 30%
Ⓓ 40%
Ⓔ 50%

13 체온 절연체로서의 기능이 좋은 조직은 어느 것인가?

Ⓐ 뼈대근육
Ⓑ 신경조직
Ⓒ 지방조직
Ⓓ 표피조직
Ⓔ 내분비조직

14 몸이 휴식할 때 대사요구가 가장 높은 조직은 어느 조직인가?

Ⓐ 지방조직
Ⓑ 창자벽
Ⓒ 허파조직
Ⓓ 혀조직
Ⓔ 뇌조직

Color and label

i) 그림에 표시된 구조의 이름을 쓰시오.

피부 Skin

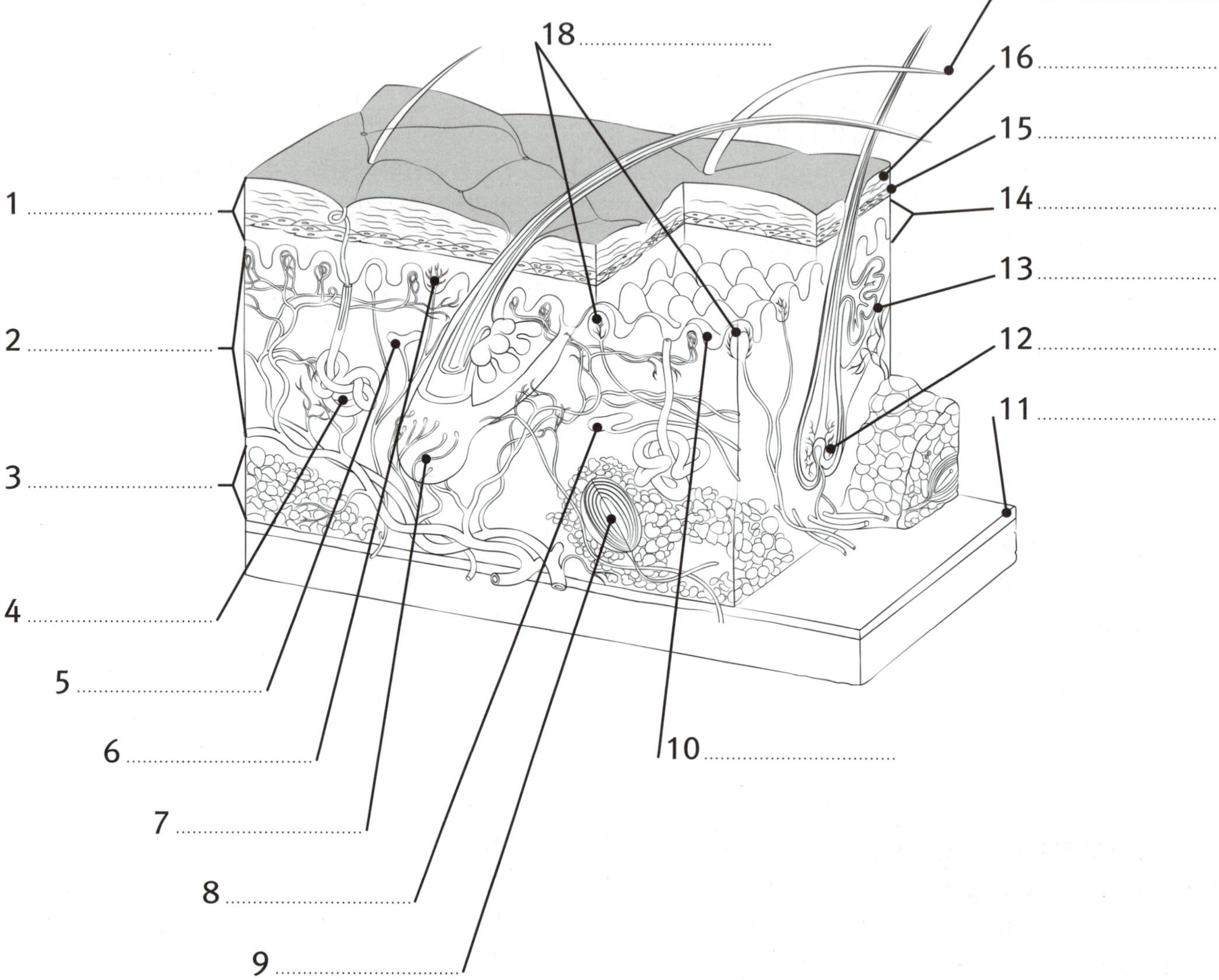

손, 발톱 Nail

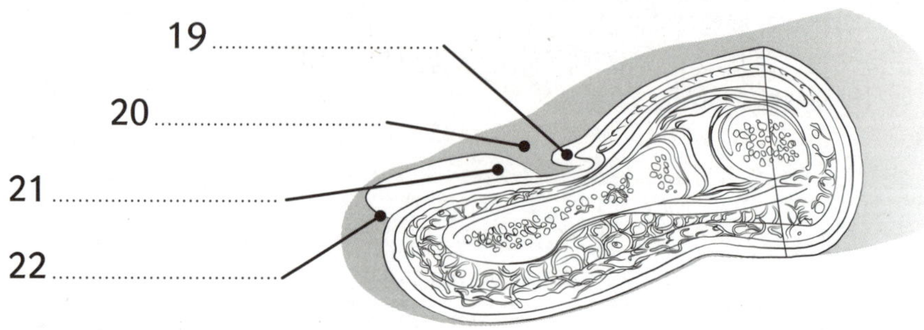

털 Hair

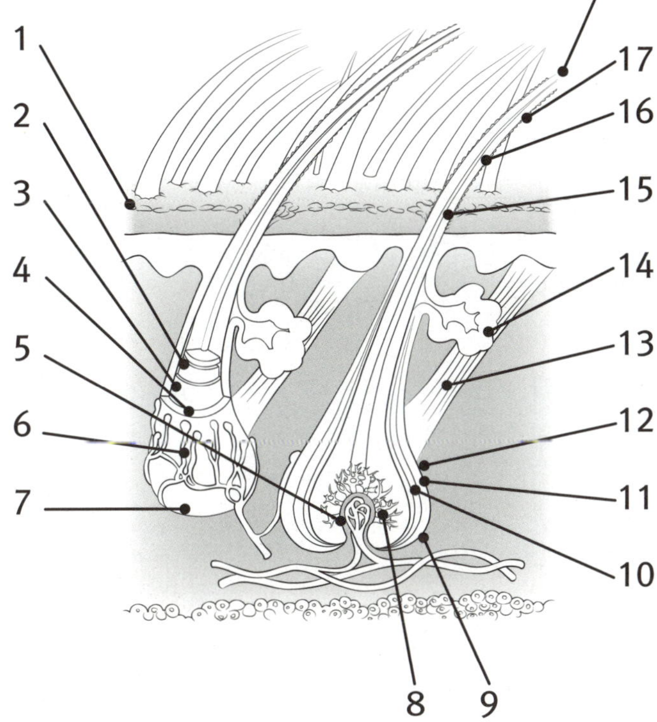

머리덮개
Scalp

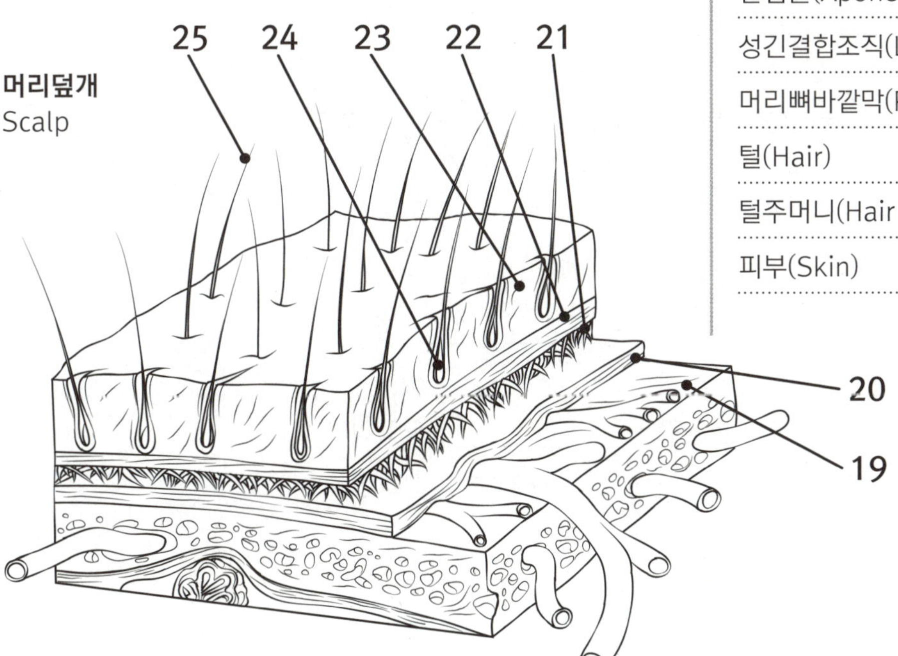

ii) 그림과 일치하는 용어를 찾아 빈칸에 해당 번호를 쓰시오.

- 신경(Nerve) ☐
- 속질(Medulla) ☐
- 속상피뿌리집(Internal root sheath) ☐
- 털껍질(Cuticle) ☐
- 진피유두(Dermal papilla) ☐
- 표피(Epidermis) ☐
- 털주머니집(Follicle sheath) ☐
- 털망울(Hair bulb) ☐
- 멜라닌세포(Melanocyte) ☐
- 속상피뿌리집(Internal root sheath) ☐
- 털세움근(Erector pili muscle (arrector pili)) ☐
- 털주머니집(Follicle sheath) ☐
- 머리뼈(Skull bone) ☐
- 기름샘(Sebaceous gland) ☐
- 털껍질전구상피세포(Precuticular epithelium) ☐
- 겉질(Cortex) ☐
- 바깥상피뿌리집(External root sheath) ☐
- 털줄기(Hair shaft) ☐
- 바깥상피뿌리집(External root sheaths) ☐
- 널힘줄(Aponeurosis) ☐
- 성긴결합조직(Loose areolar tissue) ☐
- 머리뼈바깥막(Pericranium) ☐
- 털(Hair) ☐
- 털주머니(Hair follicle) ☐
- 피부(Skin) ☐

Fill in the blanks 빈칸에 알맞은 답을 쓰시오.

1 어깨와 팔꿉 사이의 부위에 대한 올바른 해부학적 용어는 ______________ 이다.

2 출생기 전에 탯줄이 부착된 부위는 ______________ 이다.

3 앞배벽과 다리가 연결되는 부위는 ______________ 이다.

4 팔꿉과 손목 사이의 부위에 대한 올바른 해부학적 용어는 ______________ 이다.

5 해부학적 구조를 설명할 때 사용되는 몸과 각 부위의 표준화된 자세는 ______________ 이다.

6 해부학 용어에서 무릎과 발목 사이의 부위는 ______________ 이다.

7 몸쪽 위팔과 가슴벽 사이에 있는 부위는 ______________ 이다.

8 목을 의미할 때 사용하는 해부학 용어는 ______________ 이다.

9 무릎 뒤쪽에 있는 오목한 부위는 ______________ 오목이다.

10 엄지손가락의 해부학 용어는 ______________ 이다.

11 심장을 둘러싸고 있는 몸 공간은 ______________ 이다.

12 분비물을 주로 혈액 속으로 분비하는 샘들로 구성된 인체의 계통은 ______________ 이다.

13 발의 아랫면은 ______________ 면이다.

14 방사선, 열손실, 마찰 및 미생물로부터 몸을 보호하는 구조물은 ______________ 이다.

15 해부학적 자세로 서 있을 때 팔꿉의 앞에 있는 오목한 공간은 ______________ 오목이다.

16 전령RNA를 사용하여 단백질분자를 만드는 능력을 갖고 있는 세포소기관은 자유 ______________ 이다.

17 신경세포는 세포체로부터 멀리 떨어져 있는 곳으로부터 신경자극을 전달하기 위하여 특징적인 구조인 ______________ 있다.

18 세포분열기에 세포의 DNA와 관련된 단백질들은 ______________ 가 되어 핵안에서 흩어진다.

19 최적의 탄성 성질을 갖고 있는 섬유의 유형은 ______________ 이다.

20 결합조직 대부분을 차지하고 뼈의 주요 구성성분이 되는 단백질은 ______________ 이다.

뼈형성부전증
Osteogenesis imperfecta

뼈조직은 힘과 탄력을 주기 위하여 생물학적 섬유(주로 아교)와 무기질결정(수산화인회석)이 혼합되어 있다. 뼈형성부전증은 드물게 발생하나, 심각한 유전적 질환(100,000명당 7명이 발생)으로서 아교의 생성 결함에 의하여 뼈의 힘이 약해지는 질환이다. 중간 정도의 경우(milder case), 골절위험이 증가하고, 청각소실, 안구의 공막에 파란색 또는 회색의 색깔을 띤다. 심한 경우(severe case)에는 골절이 흔하게 발생하여 키가 작으며, 심각한 장애, 치아 비정상 및 호흡기에 문제를 야기시킨다.

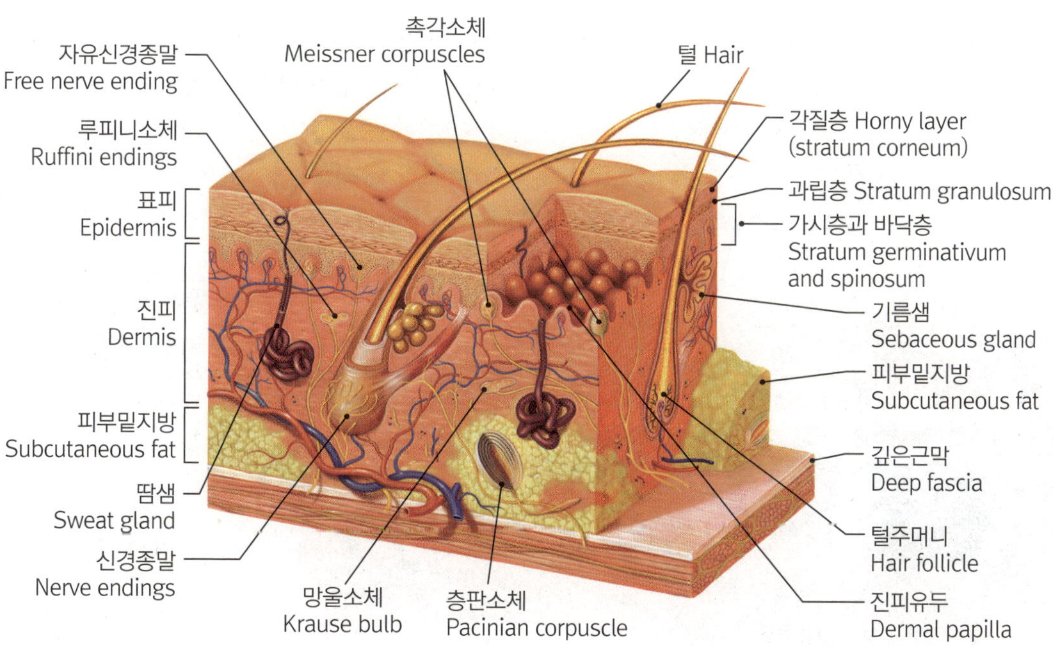

피부 Skin

피부는 가장 큰 기관으로서 외부 환경으로부터 몸을 보호하고, 내부기관의 보호층을 형성한다. 피부를 구성하는 3층의 조직은 표피, 진피 및 피부밑조직이다.

Match the statement to the reason 각각의 문장과 이유가 타당한 것끼리 연결하시오.

1 해부학자는 항상 몸의 각 부위의 위치를 신뢰하도록 다른 해부학자에게 설명할 수 있다. 그 이유는...

2 내분비계통은 우리 몸의 다양한 부위에 작용한다. 그 이유는...

3 심장근육은 현미경으로 관찰 시 가로무늬가 관찰된다. 그 이유는...

4 흉터는 종종 시간이 지나면서 하얗게 된다. 그 이유는...

5 유리연골은 관절의 표면을 덮고 있는 이상적인 조직이다. 그 이유는...

a 호르몬을 분비하는 샘들은 우리 몸 전신으로 보내기 위하여 혈류를 통하여 보낸다.

b 관절공간의 윤활액은 관절이 받는 부하에 따라 조직으로 들어가거나 또는 빠져나오기도 한다.

c 해부학자는 관찰한 구조에 대한 정보를 전달할 때에는 표준화된 해부학적 자세와 통일된 용어를 사용한다.

d 아교결합조직은 조직 손상 시 중요한 단계에서 생성된다.

e 구성세포들은 수축단백질들이 서로 미끄러지도록 규칙적으로 배열되어 있다.

혈액의 구성성분
Components of Blood

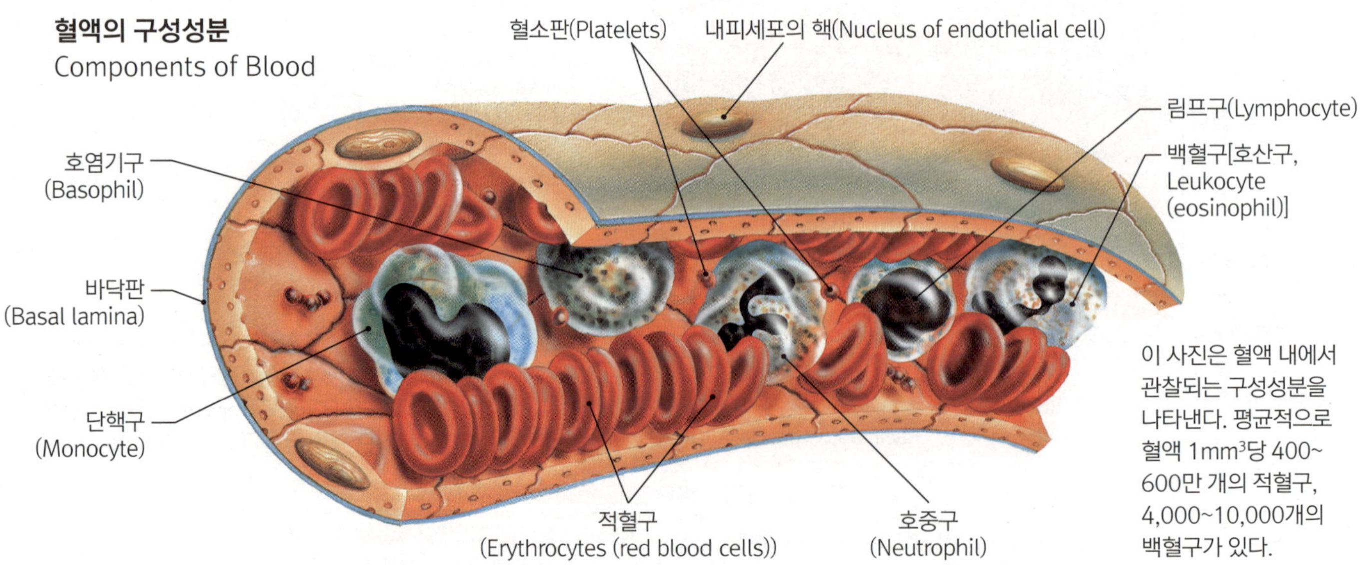

이 사진은 혈액 내에서 관찰되는 구성성분을 나타낸다. 평균적으로 혈액 1mm³당 400~600만 개의 적혈구, 4,000~10,000개의 백혈구가 있다.

1	뼈는 기계적인 힘과 갈라짐에 대한 저항력을 제공한다. 그 이유는...	a	매우 유연한 조직으로서 몸의 각 부분들을 변형시키나 본래의 모양과 크기로 돌아오게 한다.
2	혈액은 결합조직으로 간주한다. 그 이유는...	b	세포성분은 적혈구, 백혈구, 혈소판으로 구성되는데 이들 세포성분은 용해된 단백질, 지질단백질, 영양소, 호르몬, 가스가 함유된 액체성 바탕질(혈장) 내에 들어 있다.
3	탄력연골은 바깥귀와 코에서 관찰된다. 그 이유는...	c	전도속도를 증가시키기 위한 지방층(말이집)으로 둘러싸인 축삭에 의하여 서로 연결된 신경세포로 구성되어 있다.
4	면역계통의 세포는 미생물과 암세포의 침입에 대한 몸의 조직을 감시하기 위하여 최적의 위치에 자리잡고 있다. 그 이유는...	d	구성물질은 유기질인 섬유(대개 아교단백질)가 무기질인 바탕질(수산화인회석) 내에 묻혀 있다.
5	신경조직은 몸안에서 빠르게 내부 정보를 전달하게 한다. 그 이유는...	e	지나친 체액을 정맥계통으로 배출하는 림프관을 따라 결절구조(림프절)가 분포한다.

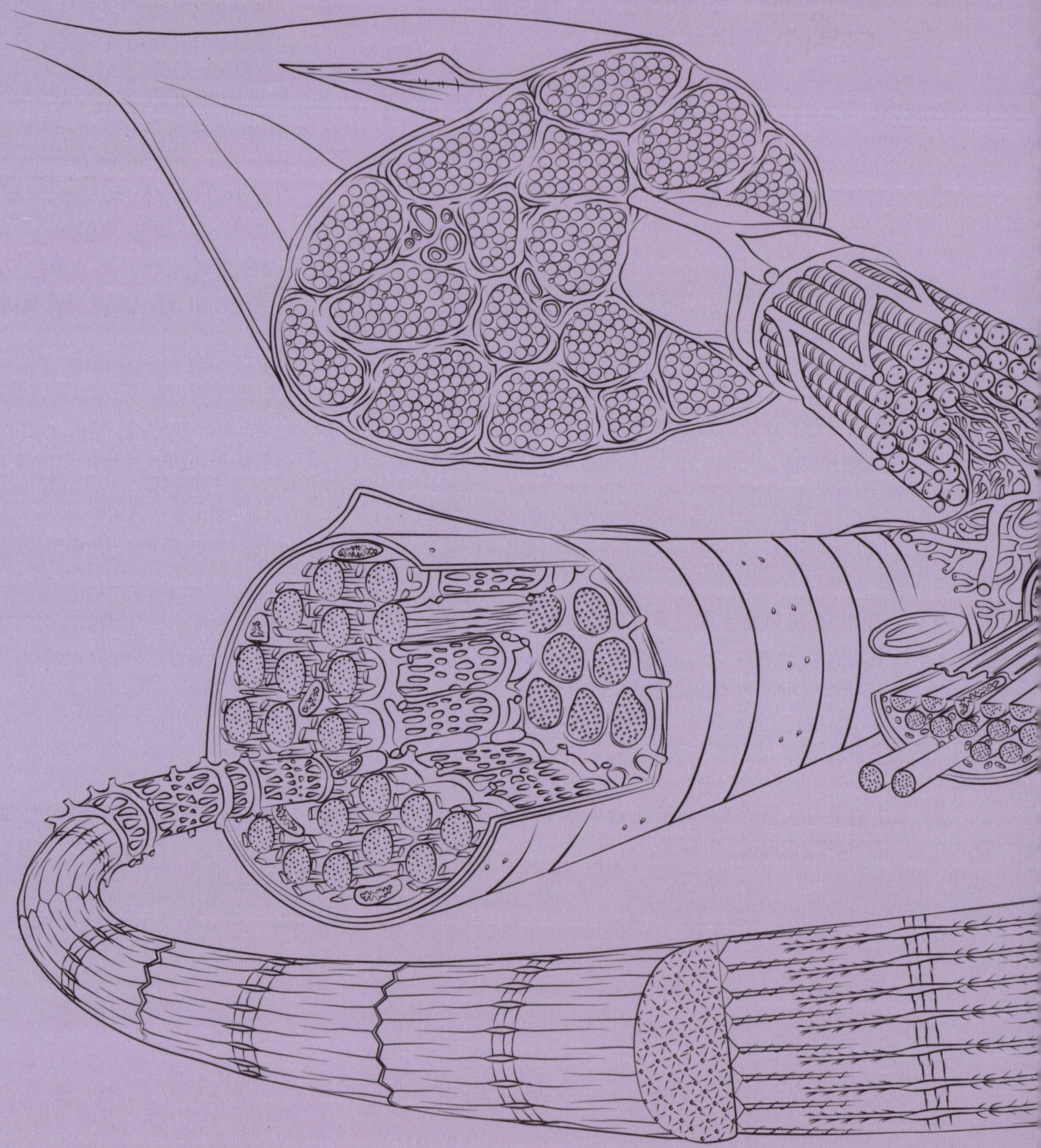

2

근육뼈대계통

THE MUSCULOSKELETAL SYSTEM

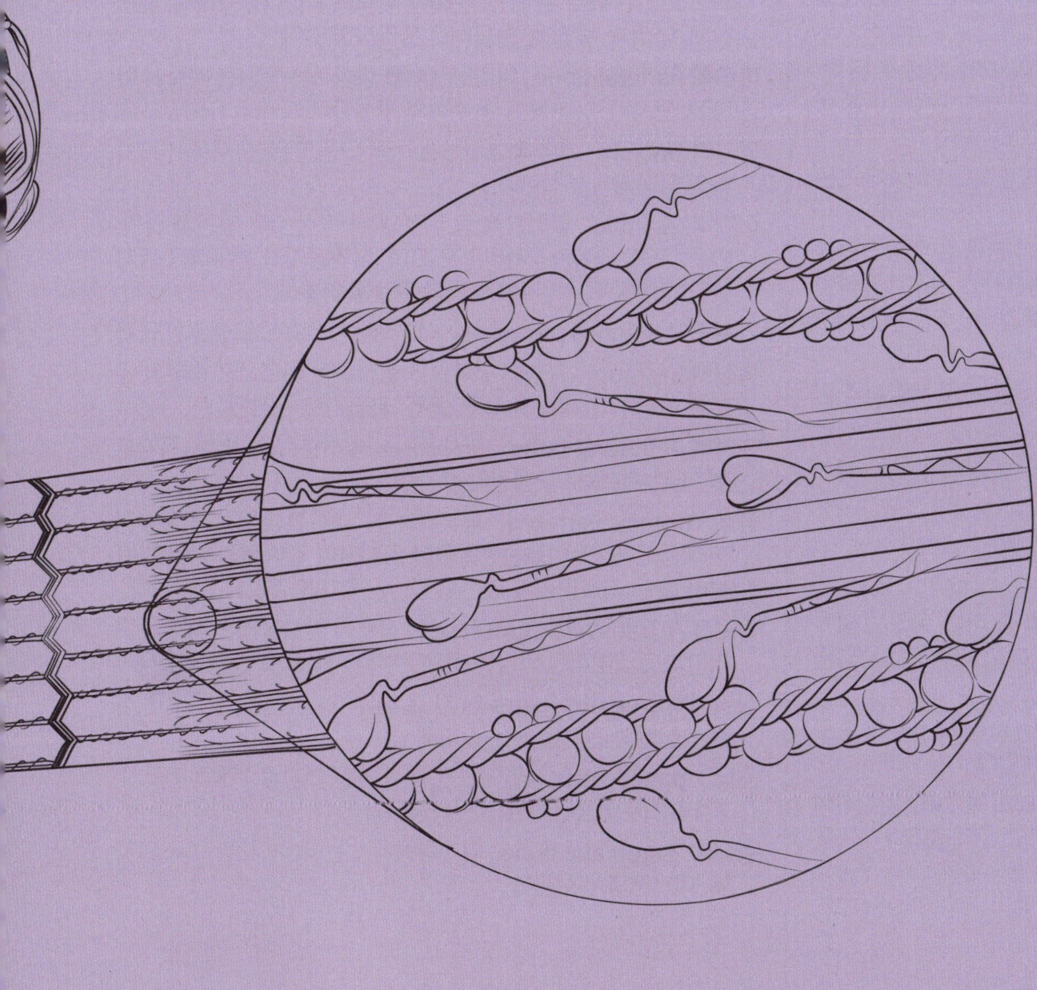

몸통뼈대와 관절

Axial Skeleton and Joints

몸통뼈대는 머리뼈, 목뿔뼈, 척주, 갈비뼈, 복장뼈로 구성된다. 몸통뼈대의 역할은 주로 신경계통과 다른 내장기관을 보호한다. 팔다리뼈대는 팔에서는 오직 복장빗장관절에 의하여 몸통뼈대에 부착하고, 다리에서는 강한 엉치엉덩관절에 의하여 부착한다. 몸통뼈대를 이루고 있는 뼈들 사이에는 윤활관절을 이루고 있으나 상대적으로 적은 운동이 일어난다.

주요 용어(key terms)

봉우리 Acromion 어깨뼈 가시의 먼쪽 끝. 먼쪽 빗장뼈와 윤활관절을 형성하고 부리봉우리인대와 어깨세모근의 부착점을 제공

앞콧구멍 Anterior nasal (piriform) aperture 머리뼈에서 뼈로된 코안의 앞쪽 구멍

고리뼈 Atlas (C1) 첫째 목뼈

중쇠뼈 Axis (C2) 둘째 목뼈

목뼈 Cervical vertebrae 7개의 목부위 척추뼈(C1–C7)에 의해 형성된 척주의 부위. 윗쪽의 2개는 순서대로 각각 고리뼈, 중쇠뼈라한다.

빗장뼈 Clavicles 팔이음뼈의 앞쪽부분을 형성하는 쌍으로 된 뼈. 빗장뼈는 어깨뼈가 가슴우리 주위를 움직이게 하도록 지주를 형성한다.

꼬리뼈 Coccyx 척주의 끝 부분이다. 꼬리의 흔적으로서 4개 또는 5개의 척추분절만 남아있다.

갈비연골 Costal cartilage 갈비뼈의 앞쪽 끝에 붙은 유리연골 막대. 1~7 갈비연골은 직접 복장뼈와 관절하고; 8~10 갈비연골은 바로 위의 연골과 관절하며; 11, 12 갈비연골은 복장뼈와 전혀 관절하지 않고 근육에 묻혀있다.

거짓갈비뼈 False ribs (8~10 갈비뼈) 간접적으로 복장뼈와 관절하는 갈비뼈

뜬갈비뼈 Floating ribs (11과 12 갈비뼈) 복장뼈와 직, 간접적으로 전혀 관절하지 않는 뼈

이마뼈 Frontal bone 이마 정면에 위치한 뼈

위팔뼈 Humerus 위팔에 위치한 뼈

엉덩뼈 Ilium 볼기뼈를 구성하는 3개의 뼈 중 하나. 위로는 넓게 벌어진 엉덩뼈 능선이 있고, 날개모양을 하고, 아래로는 엉덩뼈 몸통을 형성한다.

아랫니 Lower teeth 성인에서 양쪽에 2개의 앞니, 1개의 송곳니, 2개의 작은어금니, 3개의 큰어금니가 있다.

허리뼈 Lumbar vertebra 아래 등, 즉 허리의 척추뼈. 각 허리뼈는 몸통이 크고, 척추 고리판이 짧고 두껍고, 고리뿌리와 꼭지돌기가 위관절돌기로부터 뒤쪽방향으로 돌출되었다.

아래턱뼈 Mandible 아래턱의 뼈. 치아를 지지하는 이틀가장자리가 있고, 관자뼈와 관절하는 쌍으로 된 관절돌기와 쌍으로 된 근육돌기가 위치한다.

위턱뼈 Maxilla 안쪽 뺨을 이루고 있는 뼈. 눈확의 아래 가장자리를 형성하고 윗니를 지지한다.

뒤통수뼈 Occipital bone 머리뼈 뒤쪽 밑면에 위치한 뼈. 목의 척추 뒤에 위치하는 근육들의 부착점을 제공하고, 뒤통수뼈관절융기에 고리뼈(첫째목뼈)가 관절한다.

눈확 Orbit 안구, 눈물샘, 바깥눈근육, 신경, 혈관, 눈확지방이 자리잡고 있는 뼈로 된 공간. 눈확은 위턱뼈, 이마뼈, 광대뼈, 입천장뼈, 나비뼈, 벌집뼈, 눈물뼈로 둘러싸여 있다.

마루뼈 Parietal bone 머리덮개뼈를 형성하는 편평한 뼈로서 이마뼈, 관자뼈, 나비뼈, 뒤통수뼈와 관절한다.

엉치뼈 Sacrum 척추뼈에서 5개의 뼈가 융합된 큰 뼈로서 볼기뼈의 엉덩뼈에 부착한다.

어깨뼈 Scapula 팔이음뼈 중 뒤쪽에 위치하는 뼈. 앞면과 뒷면, 안쪽, 가쪽, 위쪽가장자리가 있으며, 부리돌기와 봉우리가 위치한다. 접시오목은 위팔뼈머리와 관절을 이룬다.

가시돌기 Spinous processes 척추뼈에서 뒤쪽으로 돌출한 돌기

복장뼈 Sternum 가슴의 앞쪽벽을 형성하는 뼈로서 가슴우리 일부를 형성한다. 복장뼈 자루, 몸통, 칼돌기로 구성된다.

관자뼈 Temporal bone 관자뼈는 비늘부분, 고실부분, 꼭지부분, 바위부분으로 구성된다.

등뼈 Thoracic vertebra 등부위의 척추뼈. 전형적인 등뼈는 척추뼈 몸통에 위, 아래반관절면이 위치하여 갈비뼈의 머리와 관절하고, 긴 가로돌기에 있는 관절면은 갈비뼈결절과 관절한다.

가로돌기 Transverse processes 척추의 가로돌기는 척추뼈 고리판과 고리뿌리가 만나는 곳으로부터 가쪽으로 펼쳐져 있다.

참갈비뼈 True ribs (pairs 1–7) 갈비뼈가 갈비연골을 통하여 직접 복장뼈와 관절을 하는 갈비뼈

윗니 Upper teeth 성인에서 양쪽에 2개의 앞니, 1개의 송곳니, 2개의 작은어금니, 3개의 큰어금니가 있다.

광대뼈 Zygomatic bone 위가쪽뺨에 있는 뼈이다. 위턱뼈, 관자뼈, 이마뼈와 관절한다.

몸통뼈대—앞모습
Axial Skeleton—anterior view

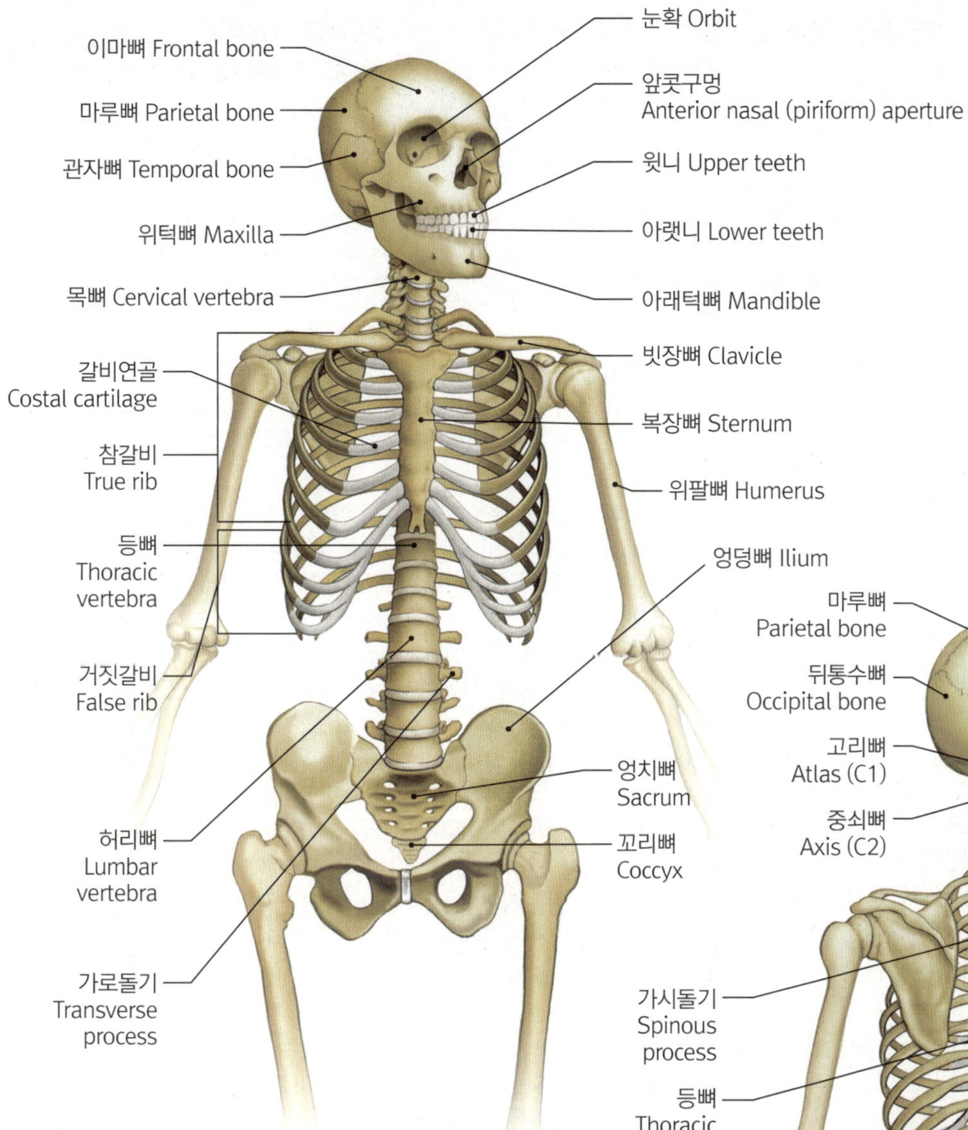

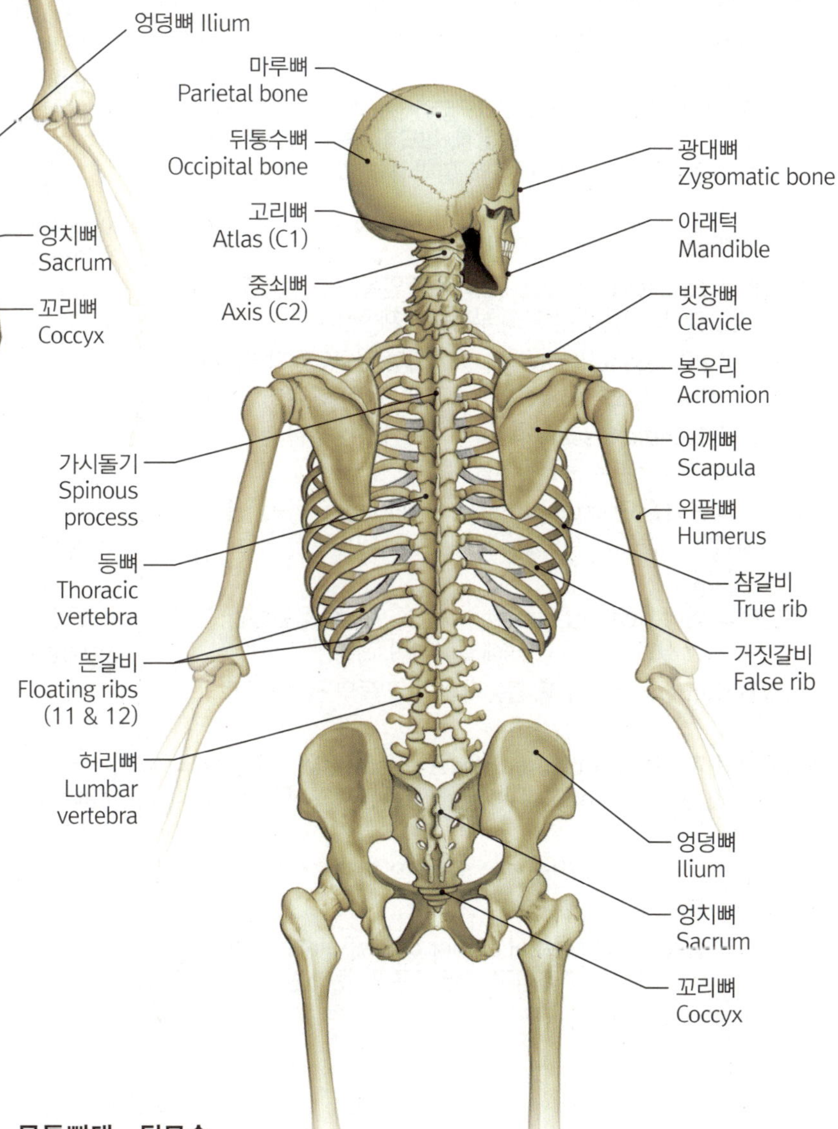

몸통뼈대—뒷모습
Axial Skeleton—posterior view

팔뼈와 관절

Bones and Joints of the Upper Limb

팔뼈는 상대적으로 느슨한 어깨근육과 윤활관절인 복장빗장관절에 의하여 몸통뼈대에 부착된 팔이음뼈(어깨뼈와 빗장뼈); 위팔을 이루는 한 개의 뼈(위팔뼈); 아래팔뼈(자뼈와 노뼈); 손목뼈(8개의 손목뼈); 손바닥뼈(손허리뼈); 손가락뼈(엄지손가락뼈 2개, 나머지 손가락뼈 3개)로 구성되어 있다.

주요 용어(key terms)

봉우리빗장관절 Acromioclavicular joint 어깨뼈의 봉우리와 빗장뼈의 먼쪽 사이에서 관절하는 평면관절. 관절면은 대부분 섬유연골이다.

봉우리 Acromion 어깨뼈 가시의 먼쪽끝이다. 빗장뼈 먼쪽과 윤활관절을 이룬다. 부리봉우리인대와 어깨세모근의 부착점을 제공한다.

손목뼈 Carpal bones 손목을 이루는 8개의 뼈이다. 몸쪽열은(가쪽부터 안쪽으로) 손배뼈, 반달뼈, 세모뼈, 콩알뼈로 구성되고, 먼쪽열은 큰마름뼈, 작은마름뼈, 알머리뼈, 갈고리뼈로 구성된다.

빗장뼈 Clavicle pp. 38-39 참조

부리돌기 Coracoid process 어깨뼈의 앞쪽돌기. 위팔두갈래근의 짧은갈래와 작은가슴근의 부착점을 제공한다.

접시오목공간 Glenoid cavity 어깨뼈의 접시오목과 위팔뼈의 머리 사이에 있는 관절공간

접시오목 Glenoid fossa 어깨뼈의 가쪽에 있는 얕은 관절면으로서 위팔뼈의 머리와 윤활관절을 이룬다(어깨관절).

위팔뼈의 큰결절 Greater tubercle of humerus 몸쪽 위팔뼈의 가쪽면에 있는 융기부로서 가시위근, 가시아래근, 작은원근이 부착한다.

위팔뼈의 머리 Head of humerus 몸쪽 위팔뼈의 관절면. 반구보다 약간 작고, 해부목에 의해 둘러싸여 있다.

위팔뼈 Humerus 팔의 뼈. 몸통과 몸쪽, 먼쪽의 관절면으로 구성된다.

어깨뼈의 가쪽모서리 Lateral border of scapula 위팔세갈래근의 긴갈래(접시아래결절), 작은원근, 큰원근의 부착점을 제공한다.

작은결절 Lesser tubercle 몸쪽 위팔뼈의 앞쪽에 있는 거칠거칠한 융기부

어깨뼈의 안쪽모서리 Medial border of scapula 어깨뼈의 안쪽 가장자리로서 어깨올림근, 작은마름근, 큰마름근의 부착점을 제공한다.

손허리뼈 Metacarpal bones 손바닥에 위치하는 뼈로서 엄지손가락쪽에서 새끼손가락쪽까지 첫째에서 다섯째 손가락허리뼈라고 번호를 붙인다. 손허리뼈 사이의 공간에는 근육으로 채워져있다.

손가락뼈 Phalanges 손가락을 이루는 뼈로서 엄지손가락은 2개(첫마디뼈와 끝마디뼈)이고, 둘째에서 다섯째 손가락은 3개의 뼈(첫마디뼈,중간마디뼈 끝마디뼈)로 구성된다. 단수: phalanx

노뼈 Radius 아래팔의 가쪽뼈로서 자뼈와 함께 중쇠윤활관절을 이룬다. 이 관절은 자뼈를 축으로 하여 노뼈가 회전운동을 하게 한다(엎침과 뒤침).

어깨뼈 Scapula 팔이음뼈 중 뒤쪽에 위치하는 뼈. 앞면과 뒷면, 안쪽, 가쪽, 위쪽가장자리가 있으며, 부리돌기와 봉우리가 위치한다. 접시오목은 위팔뼈와 관절을 이룬다.

어깨관절 Shoulder joint 어깨윤활관절이며, 이 관절은 관절주머니와 돌림근띠근육(가시위근, 가시아래근, 작은원근)에 의해 안정화되어 자유롭게 움직이는 절구관절이다.

어깨뼈 가시 Spine of scapula 어깨뼈 뒷면에 위치하는 가쪽으로 주행하는 날카로운 융기부이다. 이 가시는 가시위오목과 가시아래오목을 나눈다.

어깨뼈밑오목 Subscapular fossa 어깨뼈 앞면에 있는 오목한 부위이다. 위팔을 안쪽으로 회전시키는 어깨밑근의 부착점을 제공한다.

어깨뼈의 위모서리 Superior border of scapula 어깨뼈의 위쪽 가장자리로서 얇고, 날카롭다. 이 가장자리는 어깨위신경이 지나가는 어깨뼈패임에 의해 부리돌기와 연결된 부위에서 단절되어 있다.

자뼈 Ulna 아래팔의 안쪽 뼈로서 몸쪽은 위팔뼈와 관절하고(팔꿉의 위팔자윤활관절 형성), 노뼈와 중쇠관절을 이룬다(몸쪽과 먼쪽 노자윤활관절 형성).

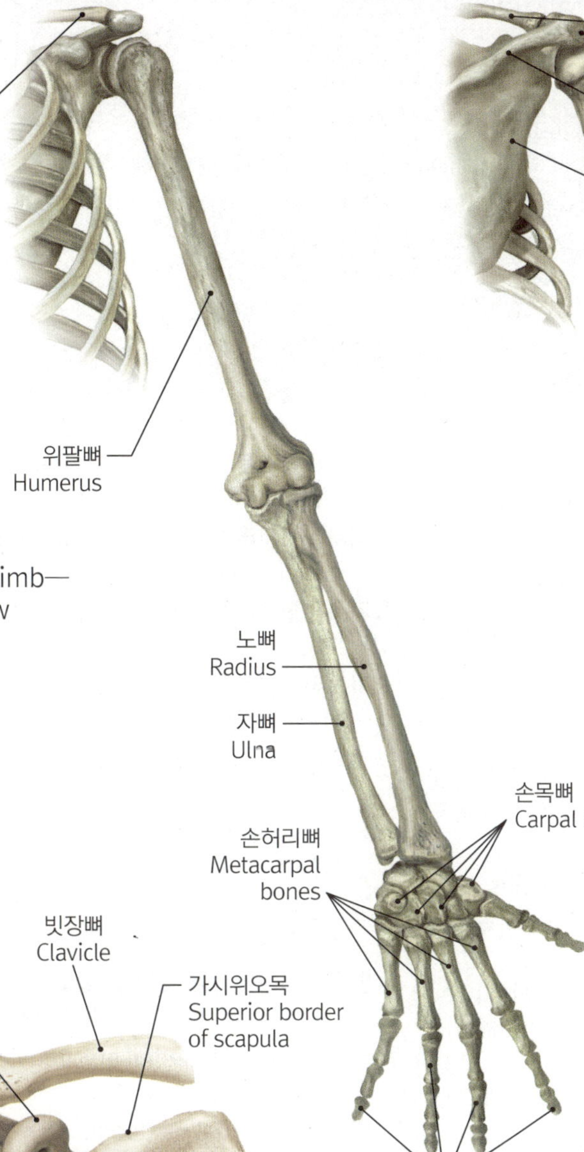

왼팔—앞모습
Left Upper Limb—anterior view

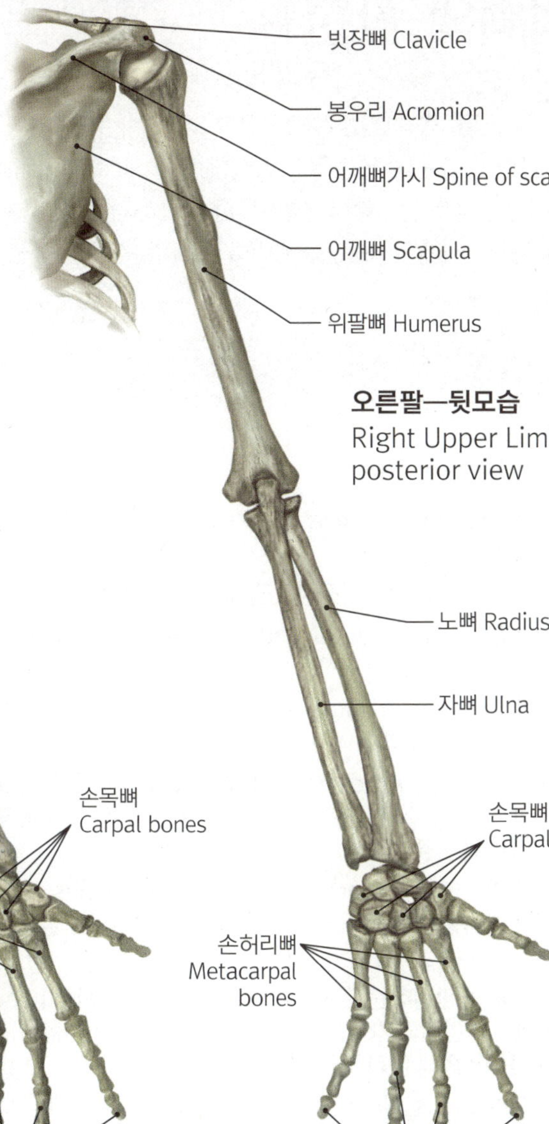

오른팔—뒷모습
Right Upper Limb—posterior view

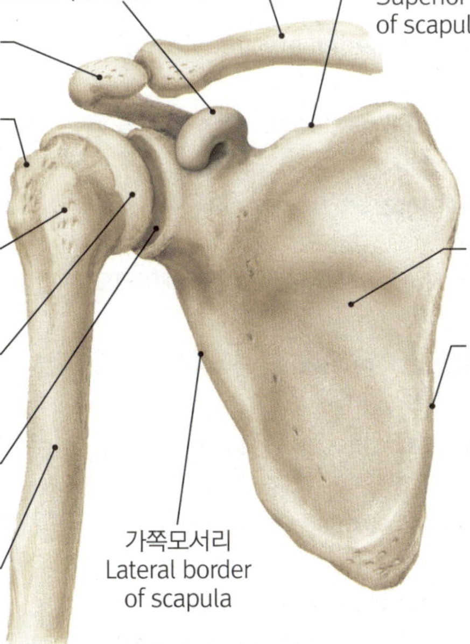

어깨관절—앞모습
Shoulder Joint—anterior view

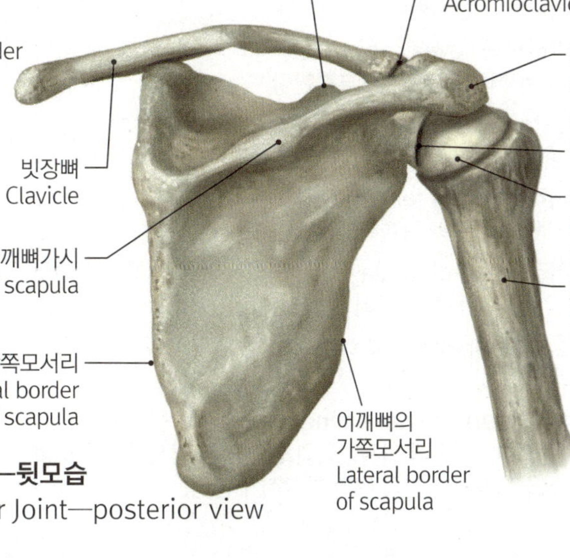

어깨관절—뒷모습
Shoulder Joint—posterior view

다리뼈와 관절

Bones and Joints of the Lower Limb

다리뼈는 다리이음뼈인 볼기뼈(엉덩뼈, 궁둥뼈, 두덩뼈로 구성)가 절구에서 3개의 뼈가 융합된 뼈로서 엉치뼈와 관절하여 엉치엉덩관절을 이룬다; 넙다리에 위치한 한 개의 뼈(넙다리뼈); 쌍으로 된 종아리에 위치한 뼈(강한 정강뼈와 핀과 같은 종아리뼈); 7개로 구성된 발목뼈(목말뼈, 발꿈치뼈, 발배뼈, 입방뼈, 3개의 쐐기뼈); 5개로 구성된 발허리뼈; 14개로 구성된 발가락뼈(엄지발가락은 2개의 뼈로, 나머지 발가락뼈는 3개로 구성)로 구성된다.

주요 용어(key terms)

모음근결절 Adductor tubercle 안쪽관절융기의 가장 위쪽에 있는 현저하게 돌출한 융기

앞모서리 Anterior border 정강이 앞에 있는 정강뼈의 능선

앞융기사이구역 Anterior intercondylar area 쌍으로 된 정강뼈 위관절면 사이에 있는 구역

종아리뼈머리끝 Apex of fibula 종아리뼈의 위쪽끝. 무릎관절을 따라 주행하는 한 개의 인대가 부착한다.

목말뼈를 위한 관절면 Articular facet for talus 종아리뼈는 발목관절의 가쪽부분을 형성한다. 이 뼈의 아래쪽 끝은 목말뼈 활차의 가쪽면과 관절한다.

안쪽복사의 관절면 Articular facet of medial malleolus 먼쪽 정강뼈는 발목관절의 안쪽부분을 형성하며, 관절연골을 갖고 있다.

종아리뼈 머리와 관절하는 관절면 Articular surface with head of fibula 정강뼈의 가쪽관절융기에 있는 편평하고 원형인 관절면은 종아리뼈의 머리와 관절한다.

발꿈치뼈 Calcaneus 발뒤꿈치의 뼈로서 os calcis라고 한다. 목말뼈와 입방뼈의 윗면과 관절하는 관절면이 있다.

넙다리뼈 Femur 넙다리의 뼈이다.

종아리뼈 Fibula 종아리의 가쪽에 있는 가는 뼈로서 체중은 받지 않는다.

종아리패임 Fibular notch 먼쪽 정강뼈의 가쪽면에 있는 패임으로서 종아리뼈와 관절한다.

넙다리뼈 머리오목 Fovea capitis 넙다리뼈의 머리에 있는 오목으로서 넙다리뼈 머리인대가 부착한다.

큰돌기 Greater trochanter 몸쪽 넙다리뼈에 위치한 큰 돌출구조이다. 중간볼기근과 작은볼기근이 부착한다.

넙다리뼈 머리 Head of femur 넙다리뼈의 공모양의 몸쪽 끝으로서 볼기뼈의 절구와 관절하여 엉덩윤활관절을 이룬다.

종아리뼈 머리 Head of fibula 종아리뼈의 확장된 몸쪽부분으로서 정강뼈 가쪽관절융기에 있는 원형 관절면에 관절한다.

아래관절면 Inferior articular surface 정강뼈의 아랫면으로서 목말뼈의 활차 윗면과 관절한다.

융기사이융기 Intercondylar eminence 정강뼈 몸쪽끝의 중심에 있는 융기부. 무릎 내 십자인대와 관절면과 일치하도록 도와주는 반달을 정강뼈의 앞과 뒤에 부착하게 한다.

융기사이오목 Intercondylar fossa 넙다리뼈의 안쪽과 가쪽 관절융기 사이에 있는 오목한 공간

뼈사이모서리 Interosseous border 정강뼈의 예리한 가쪽 가장자리

가쪽관절융기 Lateral condyle 정강뼈의 확장된 위쪽끝의 가쪽부분

가쪽위관절융기 Lateral epicondyle 넙다리뼈의 가쪽관절융기의 가쪽면에 있는 융기부

가쪽복사 Lateral malleolus 종아리뼈의 아래쪽끝은 발목의 가쪽복사를 형성한다.

가쪽면 Lateral surface 종아리뼈의 가쪽면에는 앞정강근이 부착한다.

작은돌기 Lesser trochanter 넙다리뼈의 몸통과 목이 연결되는 부위의 뒤쪽에 있는 융기부

안쪽관절융기 Medial condyle 정강뼈의 확장된 위쪽끝의 안쪽부분이며, 넙다리뼈의 안쪽관절융기와 관절한다.

안쪽위관절융기 Medial epicondyle 넙다리뼈의 안쪽관절융기의 안쪽면에 있는 융기부

안쪽복사 Medial malleolus 발목의 안쪽 융기부로서 먼쪽 정강뼈로 형성된다.

발허리뼈 Metatarsal bones 발목뼈와 발가락뼈 사이에 위치한 5개의 뼈

넙다리뼈목 Neck of femur 넙다리뼈머리와 큰결절 사이에 있는 부위

종아리뼈목 Neck of fibula 종아리뼈의 좁은 윗부분으로서 종아리뼈머리 바로 먼쪽에 위치

무릎뼈 Patella kneecap 이라고도 하며, 넙다리네갈래근의 힘줄에 묻혀있는 삼각형 모양의 종자뼈

무릎면 Patellar surface 무릎뼈와 관절하는 먼쪽 넙다리뼈의 관절면

발가락뼈 Phalanges 발가락의 뼈

넙다리뼈의 몸통 Shaft (diaphysis) of femur 넙다리뼈의 주요 관모양의 부위

위관절면 Superior articular surfaces (medial and lateral facets) 정강뼈 위쪽의 쌍으로 된 관절면

목말뼈 Talus 가장 위쪽에 위치한 발목뼈로서 머리, 목, 몸통으로 나뉜다.

오른다리—앞모습
Right Lower Limb—anterior view

왼다리—뒷모습
Left Lower Limb—posterior view

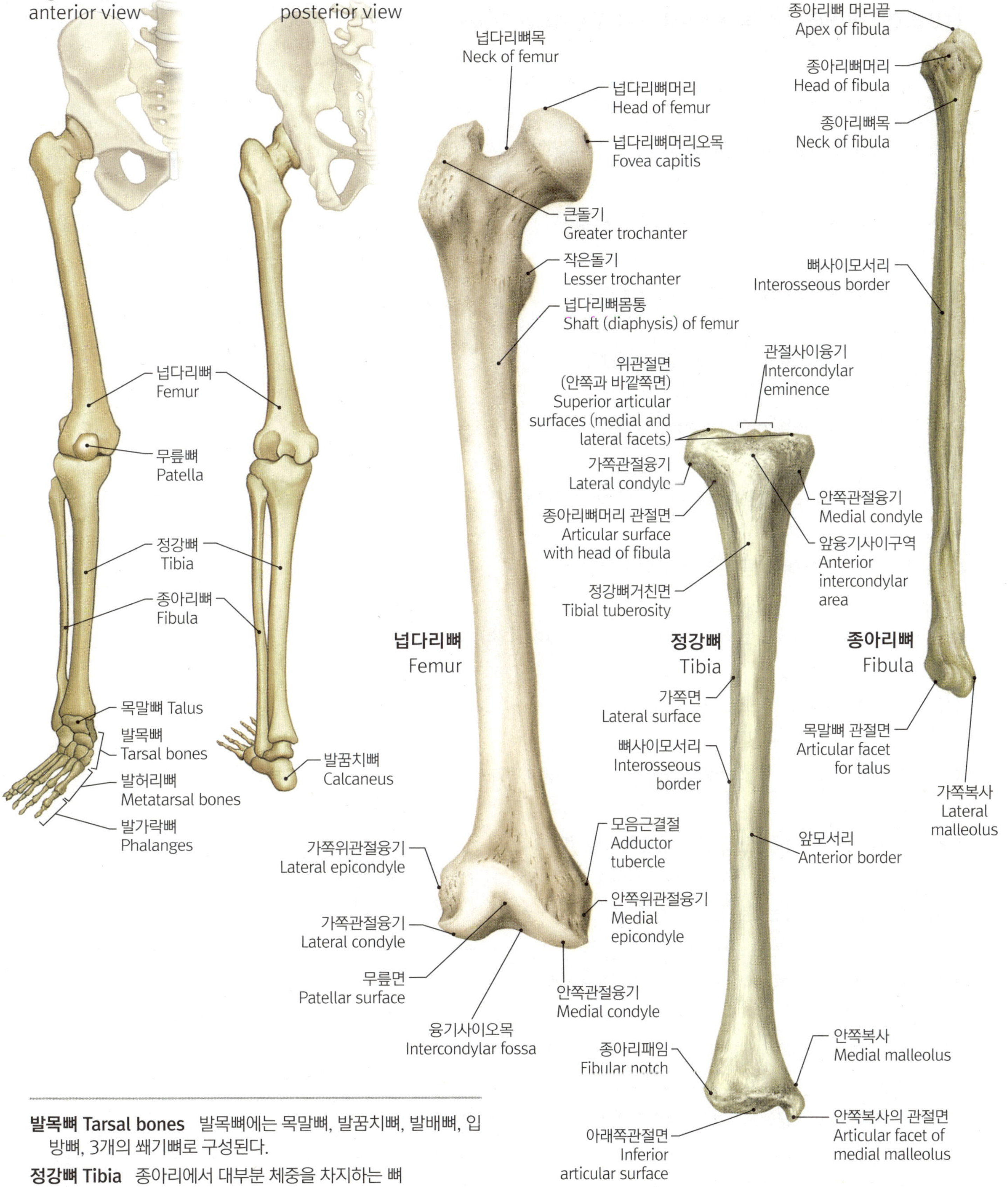

발목뼈 Tarsal bones 발목뼈에는 목말뼈, 발꿈치뼈, 발배뼈, 입방뼈, 3개의 쐐기뼈로 구성된다.

정강뼈 Tibia 종아리에서 대부분 체중을 차지하는 뼈

정강뼈거친면 Tibial tuberosity 몸쪽 정강뼈의 앞쪽 모서리에 있는 융기부

True or false 문장의 설명이 옳으면 T, 옳지 않으면 F로 표시하시오.

1	몸통뼈대는 머리뼈, 척주, 갈비뼈, 복장뼈, 목뿔뼈로 구성된다.	
2	목뿔뼈는 척주와 직접 연결되었다.	
3	세 쌍의 뜬갈비뼈는 복장뼈와 직접 접촉하지 않는다.	
4	5개의 허리뼈는 몸통의 회전을 가능하게 한다.	
5	5개의 엉치뼈의 융합은 성인 초기에 일어난다.	
6	팔이음뼈는 어깨뼈, 빗장뼈, 위팔뼈로 구성된다.	
7	위팔뼈는 먼쪽으로 확장된 작은머리와 도르래가 위치한다.	
8	노뼈거친면은 노뼈의 몸쪽끝을 향하여 위치한다.	
9	손목뼈의 몸쪽열에 있는 뼈는 손배뼈, 반달뼈, 세모뼈, 콩알뼈이다.	
10	손바닥의 뼈를 집단적으로 발허리뼈라고 한다.	
11	볼기뼈를 구성하는 3개의 뼈는 엉덩뼈, 궁둥뼈, 두덩뼈이다.	
12	볼기뼈를 구성하는 뼈는 두덩연골결합에서 만난다.	
13	앉을 때 바닥에 닿는 곳은 궁둥뼈가시이다.	
14	넙다리뼈 몸쪽의 둥근 머리는 절구와 맞게 되어 있다.	
15	넙다리뼈의 몸통은 무릎관절의 안쪽을 향하여 굽어져 있다.	
16	넙다리뼈의 먼쪽끝에는 2개의 관절융기가 위치하며, 각각 타원형의 가로단면 형태를 나타낸다.	
17	종아리에서 가장 두꺼운 뼈는 정강뼈이다.	

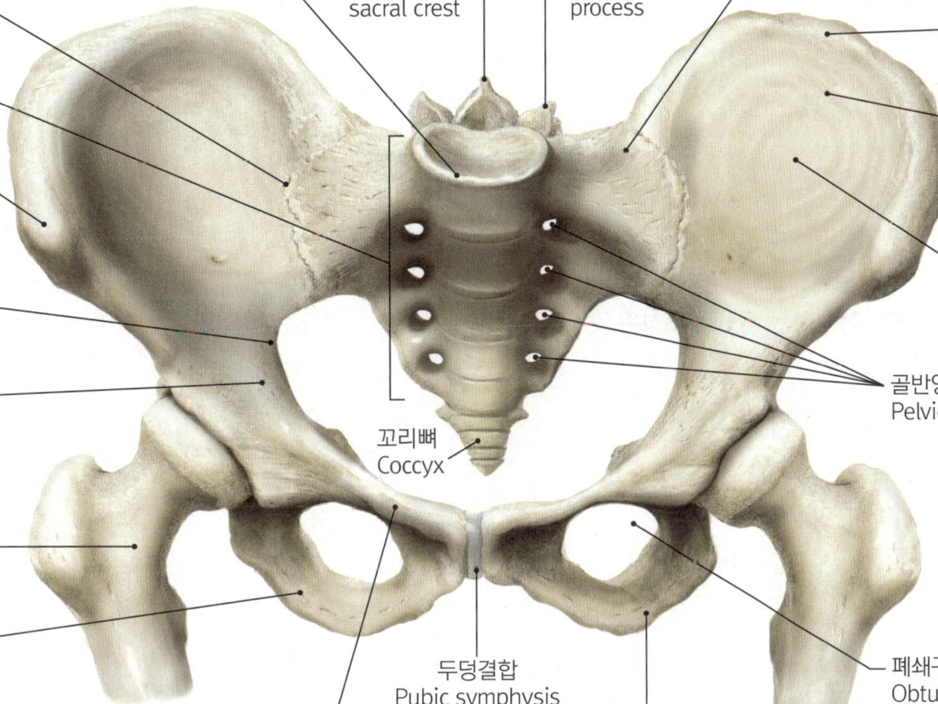

여성골반—앞모습 Female Pelvis—anterior view

남성과 여성골반의 구성은 같지만, 모양과 크기는 다르다.
남성골반은 일반적으로 무거운 체중을 지지해야 하기 때문에 보다 크다.
여성골반의 입구는 출산 시 신생아의 머리가 지나갈 수 있도록 보다 넓다.

골절된 넙다리의 목

Fractured neck of femur

몸쪽 넙다리뼈는 좁은 목에 의하여 지지받고 있는 거의 둥근 모양의 머리를 갖고 있다. 넙다리뼈 목의 골절은 자동차사고나 뼈엉성증 질환의 노인들에게서 흔하게 일어난다. 골절부위의 압박이 일어나서 다리가 짧아지거나 회전이 흔하게 일어난다.

넙다리뼈 머리는 이러한 유형의 골절에서 혈액 공급이 넙다리뼈 목을 통하여 지나가므로 괴사되기 쉽다. 넙다리뼈 목의 골절은 넙다리뼈 머리, 목, 절구의 완전한 외과적인 대체시술 또는 골절부위의 고정장치 삽입이 요구된다.

Multiple choice 질문에 맞는 답을 고르시오.

1 머리뼈가 아닌 것은?

Ⓐ 관자뼈
Ⓑ 나비뼈
Ⓒ 목뿔뼈
Ⓓ 보습뼈
Ⓔ 눈물뼈

2 머리뼈안의 벽을 형성하는 뼈들로 구성된 것은?

Ⓐ 이마뼈, 나비뼈, 보습뼈
Ⓑ 마루뼈, 관자뼈, 광대뼈
Ⓒ 뒤통수뼈, 마루뼈, 코뼈
Ⓓ 중쇠뼈, 이마뼈, 마루뼈
Ⓔ 아래턱뼈, 나비뼈, 뒤통수뼈

3 윗니가 위치하는 뼈는?

Ⓐ 입천장뼈
Ⓑ 나비뼈
Ⓒ 벌집뼈
Ⓓ 위턱뼈
Ⓔ 정답이 없다.

4 성인의 영구치에 대한 설명이 옳은 것은?

Ⓐ 총 20개이다.
Ⓑ 앞니는 총 8개이다.
Ⓒ 마지막 작은어금니는 사랑니라고 한다.
Ⓓ 송곳니는 작은어금니와 큰어금니 사이에 위치
Ⓔ 큰어금니는 뿌리가 오직 1개이다.

5 빗장뼈와 직접 연결된 갈비뼈(참갈비뼈)는 몇 개인가?

Ⓐ 3
Ⓑ 5
Ⓒ 7
Ⓓ 9
Ⓔ 12

6 거짓갈비뼈에 관한 설명이 옳은 것은?

Ⓐ 위에 있는 갈비뼈의 갈비연골에 연결된다.
Ⓑ 콩팥을 보호한다.
Ⓒ 직접 칼돌기에 부착한다.
Ⓓ 성인에서는 연골성이다.
Ⓔ A와 B 둘 다 옳다.

7 위팔뼈는 테두리에 둘러싸인 밋밋하고 둥근 머리를 갖고 있는데 이를 무엇이라 하는가?

Ⓐ 외과목
Ⓑ 작은머리
Ⓒ 접시테두리
Ⓓ 나선선
Ⓔ 외과목

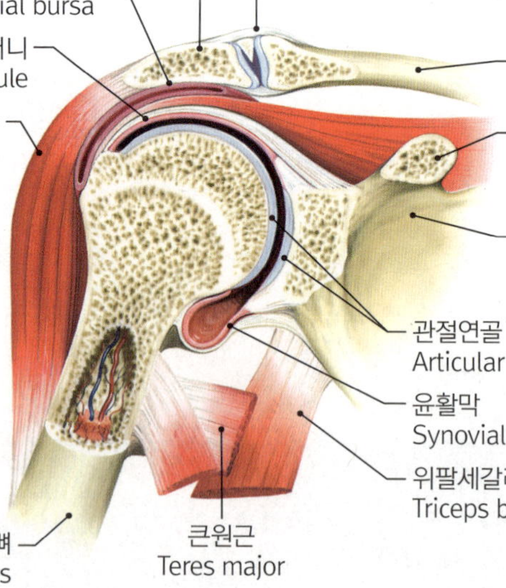

어깨뼈—가로단면 Shoulder—cross-section

어깨에서 일어나는 밋밋한 운동은 여러 가지 요인에 의하여 일어난다. 관절면 사이의 작은 접촉면과 느슨하고 윤활작용이 좋은 관절주머니가 마찰이 없게 운동하게 한다.

8 위팔뼈의 외과목은 어떠한 곳인가?

Ⓐ 노신경이 위팔뼈 몸통의 뒤쪽을 지나가는 곳
Ⓑ 위팔뼈에서 매우 골절되기 쉬운 곳
Ⓒ 위팔동맥이 위팔뼈 몸통과 밀접한 관계가 있는 곳
Ⓓ 외과의사가 이식을 위해 뼈를 제거할 수 있는 부위
Ⓔ 대부분의 위팔세갈래근이 부착하는 부위

9 자뼈는 위팔뼈의 어느 부분과 관절하는가?

Ⓐ 작은머리
Ⓑ 도르래
Ⓒ 머리
Ⓓ 안쪽 관절융기
Ⓔ 정답이 없다.

10 먼쪽 노뼈와 직접 관절하는 뼈는?

Ⓐ 손배뼈
Ⓑ 세모뼈
Ⓒ 큰마름뼈
Ⓓ 알머리뼈
Ⓔ 갈고리뼈

어깨탈구
Shoulder dislocation

어깨관절의 안정화는 마주보는 관절면이 작고 인대가 비교적 약하므로 주로 주위의 근육에 의존한다. 어깨탈구는 공을 잡기 위해 팔을 격렬하게 뒤로 젖힐 때와 같이, 특히 위팔을 벌리거나 펼 때 일어나는 흔한 손상이다. 어깨관절 앞에 있는 약한 인대가 찢어져 위팔뼈 머리가 부리돌기 아래와 접시오목 주위의 테두리 앞 공간으로 평하고 터져서 발생한다. 탈구가 재발되면 인대의 외과적인 수선이 필요하다.

11 엉덩이에서 만져지는 넙다리뼈의 부위는?

Ⓐ 작은돌기
Ⓑ 안쪽관절융기
Ⓒ 거친선
Ⓓ 큰돌기
Ⓔ 넙다리목

12 안쪽 관절융기 바로 위에 있는 넙다리의 현저한 특징적인 구조는?

Ⓐ 큰돌기
Ⓑ 모음근결절
Ⓒ 작은결절
Ⓓ 큰넙다리뼈머리
Ⓔ 융기사이융기

13 정강뼈의 몸쪽끝에서 관찰되는 특징적인 구조는?

Ⓐ 가쪽으로 융기된 한 개의 관절면
Ⓑ 넙다리뼈의 관절융기와 일치하는 디스크모양의 관절면
Ⓒ 양쪽으로 융기된 쌍으로 된 편평한 관절면
Ⓓ 넙다리뼈와 관절하는 쌍으로 된 관절융기위능선
Ⓔ 정답이 없다.

14 긴뼈는 내부에 골수공간이 있다. 어떤 기능을 하는가?

Ⓐ 조혈작용이 일어난다.
Ⓑ 칼슘과 인을 저장한다.
Ⓒ 면역계통을 감시하는 세포가 우세하다.
Ⓓ 에너지를 황색지방 형태로 저장할 수 있다.
Ⓔ A와 B 둘 다 옳다.

Color and label

뼈의 구조—
넓다리뼈머리의
가로단면
Bone structure—
cross-sectional view of
the femoral head

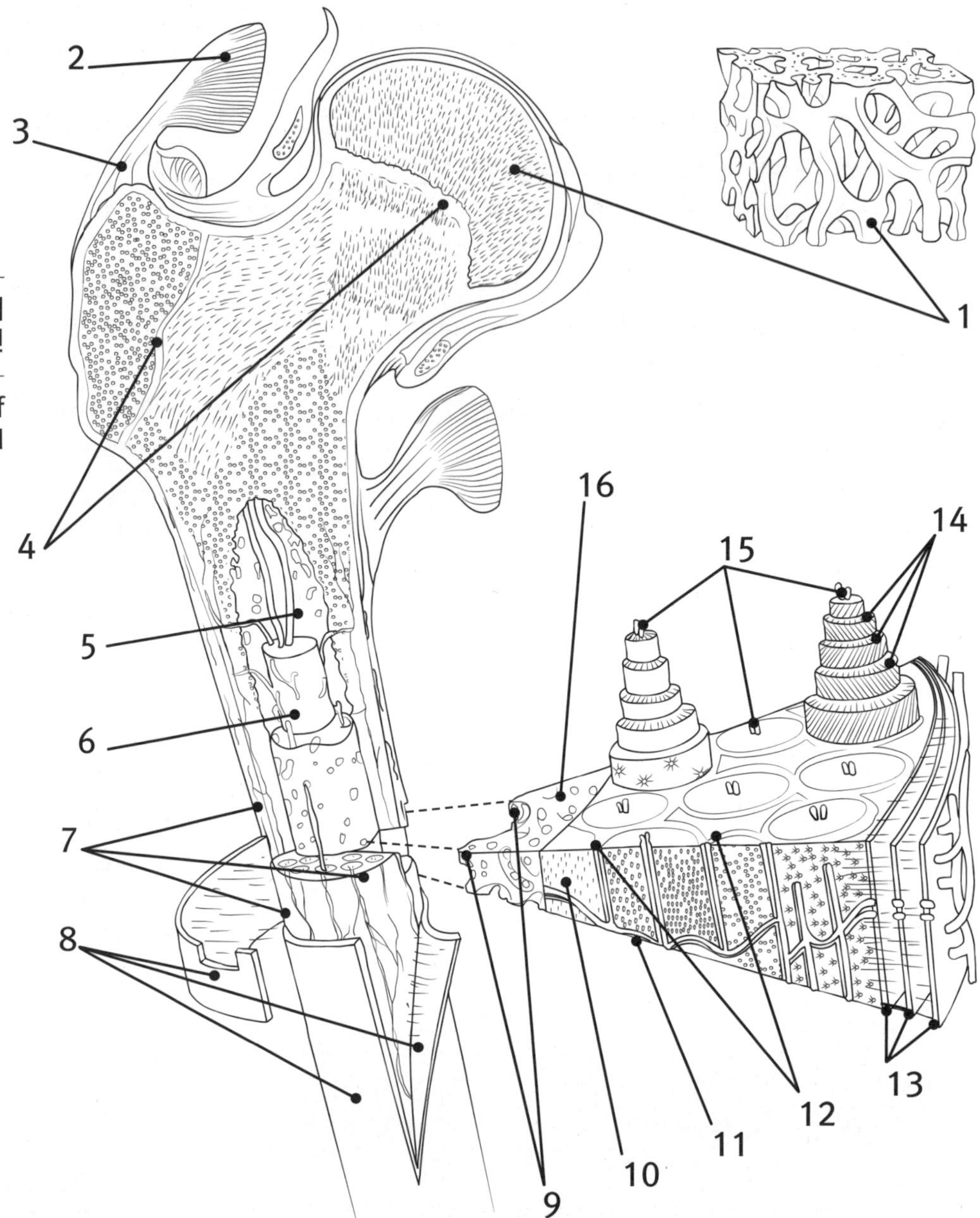

i) 그림과 일치하는 용어를 찾아 빈칸에 해당 번호를 쓰시오.

용어	번호	용어	번호
골수공간(Marrow cavity)	☐	뼈속막(Endosteum)	☐
근육(Muscle)	☐	볼크만관(관통관)(Volkmann's canal)	☐
힘줄(Tendon)	☐	속주위층판(Inner circumferential lamella)	☐
동심원상의 층판(Concentric lamellae)	☐	사이질층판(Interstitial lamellae)	☐
해면뼈(Spongy bone)	☐	바깥주위층판(Outer circumferential lamellae)	☐
뼈막(Periosteum)	☐	뼈끝판(Epiphyseal plate)	☐
겉질뼈(Cortical bone)	☐	골수(Bone marrow)	☐
중심관(하버스관)(Haversian canals)	☐	해면뼈의 뼈잔기둥(Trabecula of spongy bone)	☐

ii) 그림에 표시된 구조의 이름을 쓰시오.

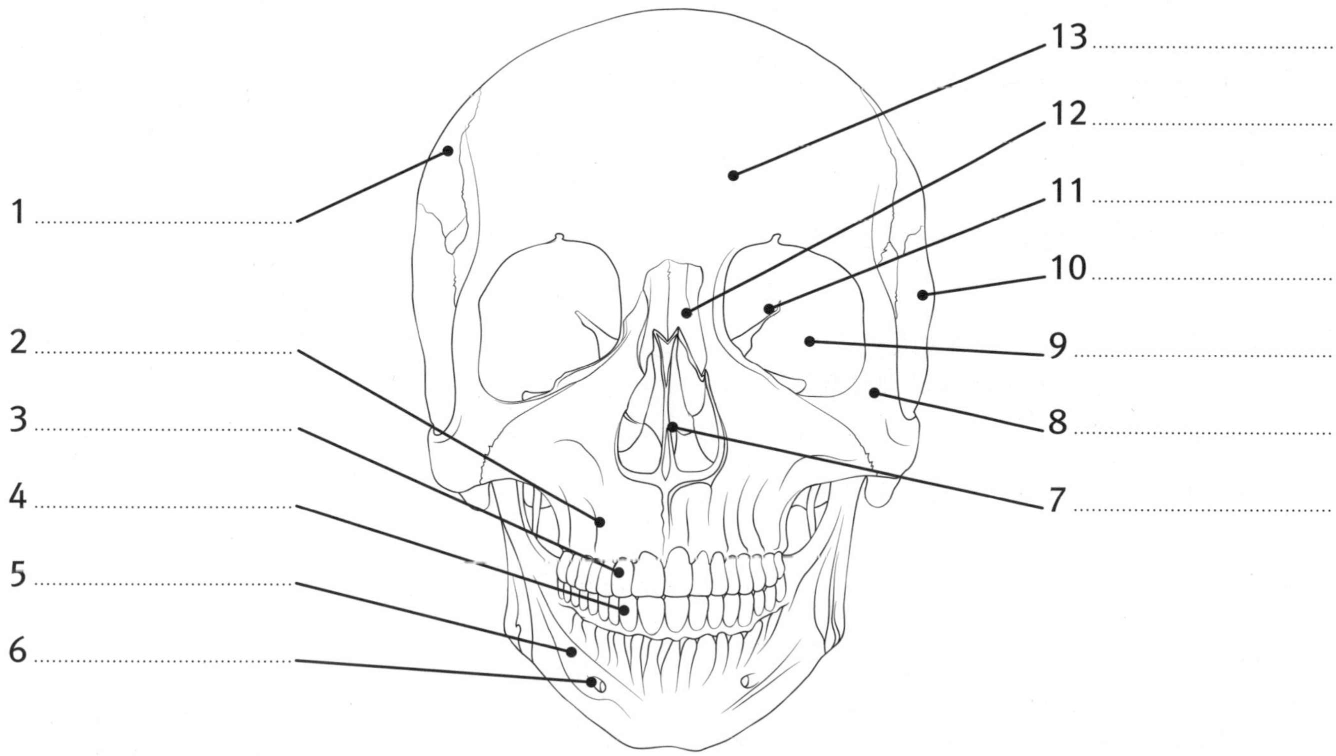

머리뼈—앞모습
Bones of the Skull—anterior view

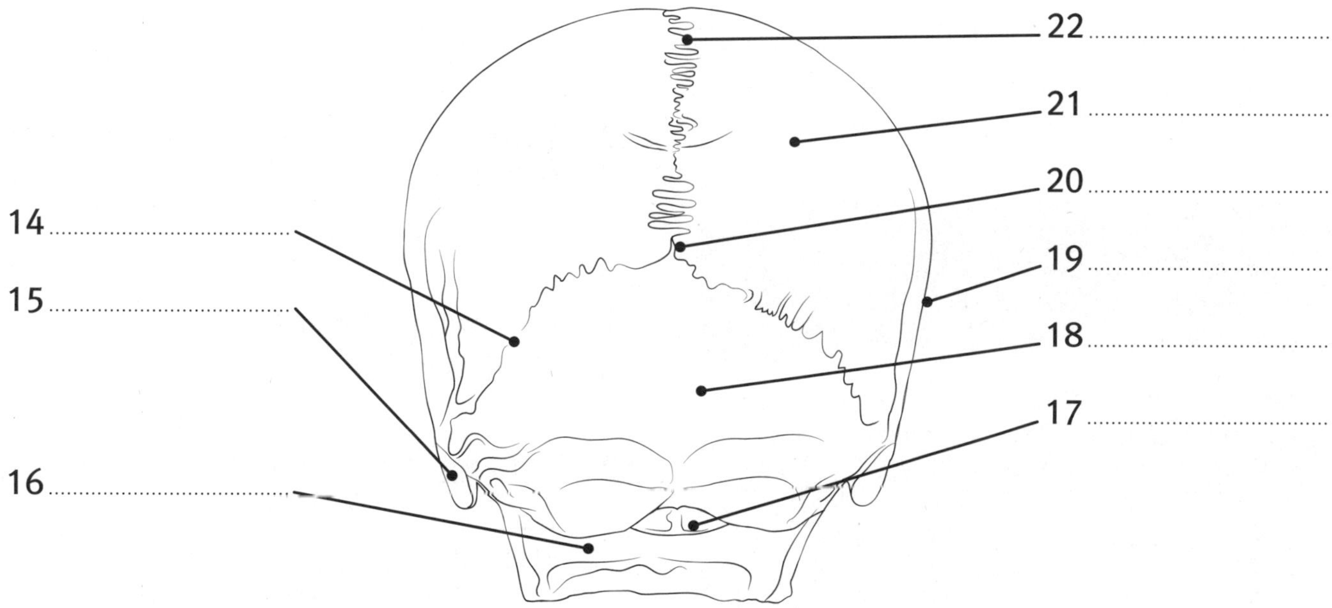

머리뼈—뒷모습
Bones of the Skull—posterior view

Fill in the blanks 빈칸에 알맞은 답을 쓰시오.

1 뼈조직의 혈관 공급은 하버시안계통의 관을 서로 연결하는 ______________ 을 주행하는 혈관에 의해 이루어진다.

2 뼈조직을 통해서 세로로 주행하는 관과 해면뼈의 동심원 모양의 층판에 둘러싸인 구조를 ______________ 라고 한다.

3 뼈의 바깥에 있는 매우 민감한 결합조직층을 ______________ 라고 한다.

4 뼈 둘레에서의 성장은 뼈의 바깥에 있는 ______________ 에 의해서 뼈조직의 축적이 일어나고, 골수공간의 ______________ 에 의해서 뼈조직의 제거가 일어난다.

5 머리뼈는 두 개의 주요 부분으로 나눈다: ______________ 와 ______________ 이다.

6 뼈의 내부까지 들어가는 혈관은 ______________ 을 통하여 뼈의 표면을 관통한다.

7 척주는 ______________ 목뼈, ______________ 등뼈, ______________ 허리뼈, ______________ 융합된 엉치뼈 그리고 ______________ 분리되거나 융합된 꼬리뼈로 구성된다.

8 ______________ 는 혀근육의 부착점을 제공하고 허탈로부터 기도를 보호한다.

9 엉치뼈는 신경섬유가 통과하는 ______________ 와 ______________ 엉치뼈구멍이 있다.

10 위팔뼈의 몸쪽끝에는 고랑에 의해 나누어지는 2개의 앞가쪽융기인 ______________ 와 ______________ 가 있다.

11 몸쪽 자뼈에는 위팔뼈와 관절하는 ______________ 패임이 있다.

12 손가락뼈는 엄지손가락에는 ______________ 와 ______________ 손가락뼈가 있고, 둘째부터 다섯째 손가락에는 ______________ , ______________ , ______________ 손가락뼈가 있다.

외상성 목손상
Traumatic neck injury

목뼈는 광범위한 운동을 하기 때문에 척주에서 가장 약한 부위이다. 불행하게도 이러한 기능은 머리의 충격 또는 자동차사고와 같은 높은 가속도에 의하여 손상을 받기 쉽다. 목뼈의 위쪽부위는 가장 약하며, 골절 또는 첫째와 둘째 목뼈의 탈구와 같은 손상에 의해 목의 척수가 절단되거나 가로막과 같은 호흡관련 근육의 조절이 안 되면 그 결과는 치명적이다. 목뼈의 아래쪽부위의 골절과 탈구는 사지마비를 일으킬 수 있다.

13 ____________ 는 두덩뼈의 위가지와 아래가지가 각각 ____________ 와 ____________ 가 함께 결합되어 형성된 볼기뼈에 있는 공간이다.

14 궁둥뼈가시는 큰 ____________ 패임과 작은 ____________ 패임을 나누는 구조이다.

15 엉덩부위의 제일 높은 위치에서 만져지는 볼기뼈의 부위는 ____________ 능선이다.

16 넙다리뼈 뒷면에 있는 현저하게 발달한 능선으로서 근육과 근육사이중격이 부착하는 부위는 ____________ 이다.

17 2개의 넙다리뼈 관절융기 사이의 공간을 ____________ 라고 한다.

18 정강뼈의 먼쪽부분의 발목의 안쪽면에서 뼈가 돌출된 구조를 형성하는 구조는 ____________ 이다.

19 발배뼈는 ____________ 뼈와 3개의 ____________ 뼈 사이에 위치한다.

20 ____________ 는 발꿈치뼈에 지지받고 있는 뼈이다.

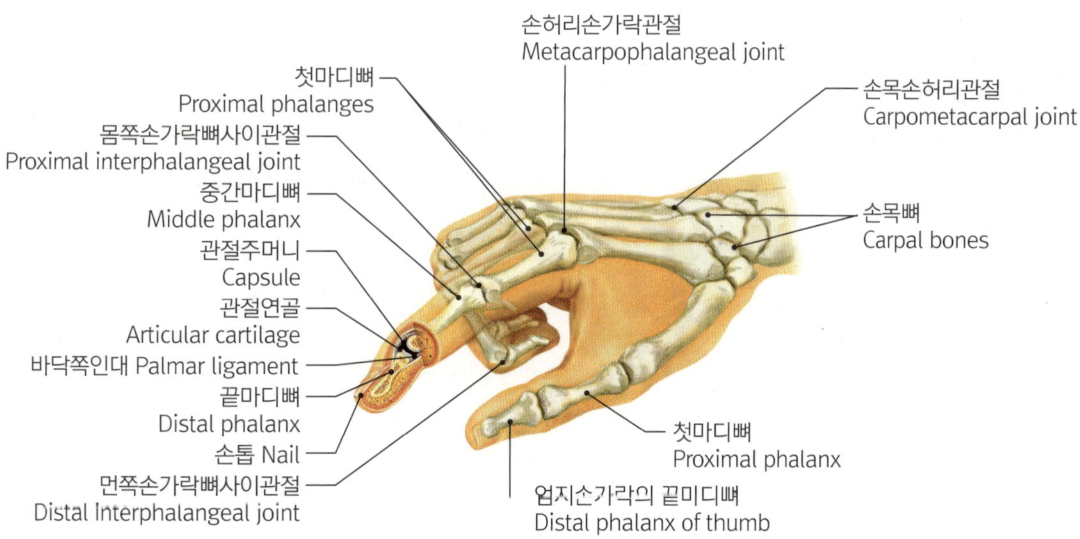

손뼈 Bones of the Hand

4개의 손가락은 각각 3개의 손가락뼈로 구성되며, 엄지손가락은 2개의 손가락뼈로 구성된다.

Match the statement to the reason 각각의 문장과 이유가 타당한 것끼리 연결하시오.

1 뼈의 미세구조는 일반적인 장력과 압축력에 저항할 수 있게 한다. 그 이유는...

2 긴뼈의 성장은 전적으로 성인이 되기 전에 일어난다. 그 이유는...

3 척추뼈 몸통의 크기는 척주 아래쪽으로 내려가면서 증가한다. 그 이유는...

4 넙다리뼈의 몸통은 무릎쪽으로 가면서 안쪽으로 휘어져 있다. 그 이유는...

5 어린이들은 성인보다 불완전골절 (greenstick fracture)이 일어나기 쉽다. 그 이유는...

a 긴뼈의 끝에 있는 연골성 뼈끝(성장)판은 아동기와 청소년기에 점진적으로 뼈로 대치된다.

b 아래쪽 척추뼈의 몸통쪽으로 가면서 위쪽의 척추뼈 몸통보다 몸통(trunk), 머리, 다리의 무게 때문에 보다 큰 압축력을 지탱해야만 한다.

c 어린이의 뼈는 성인의 뼈보다 더욱 유연하다.

d 뼈의 잔기둥은 정상적인 무게를 지지하기 위하여 뼈를 통한 힘의 전달선을 따라서 배열되었다.

e 걸을 때 정중선에 가까워지게 하여 몸과 지면 사이의 접촉면을 유지하게 한다. 그래서 걸을 때 몸통의 흔들림을 줄여주고, 몸의 균형을 유지하는 데 필요한 에너지를 줄여준다.

1 깊게 호흡하는 능력은 40대 이후에는 감소한다. 그 이유는...

2 고리뼈(첫째목뼈, C1)는 머리뼈의 중심 바로 밑에 위치한다. 그 이유는...

3 목뼈의 전굴(목뼈가 뒤쪽으로 오목함)은 출생 후 3개월 이후에 나타나기 시작한다. 그 이유는...

4 넙다리뼈머리는 넙다리뼈목의 골절에 의한 무혈관성 괴사에 취약하다. 그 이유는...

5 먼쪽 노뼈의 골절은 노인에서 흔하게 일어나는 손상이다. 그 이유는...

a 이러한 정교한 균형은 똑바로 걸을 때 머리를 들게 하려는 근육의 노력을 줄여준다.

b 넙다리뼈머리에 분포하는 혈관은 넙다리뼈목을 통하여 지나간다.

c 골절은 균형을 잃었을 때 손을 펼치면서 넘어졌을 때 일어난다.

d 갈비연골의 뼈되기는 가슴벽의 유연성을 감소시킨다.

e 유아는 출생 후 3개월부터 머리를 들기 시작한다.

뼈 형성 Bone Formation

뼈는 각각의 혈관을 둘러싸면서 계속적으로 형성한다(a와 b).
혈관이 완전히 둘러싸이면 많은 뼈가 주위에 침착되어 뼈단위가 형성된다(c).
이 과정이 계속 반복되어 두께로의 뼈성장이 일어난다(d).

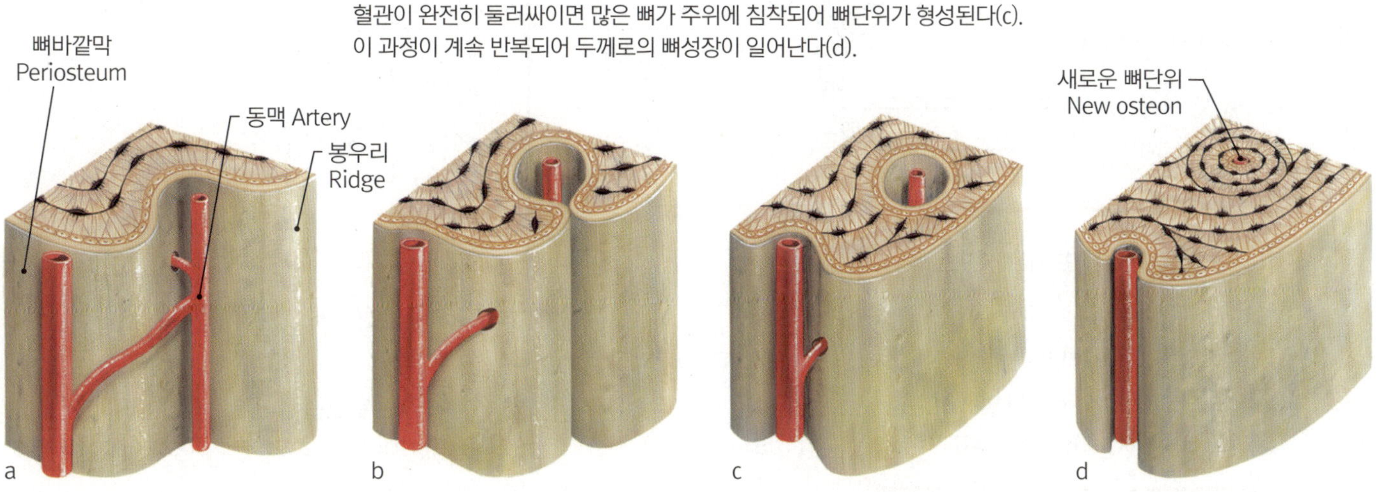

Color and label

i) 그림에 표시된 구조의 이름을 쓰시오.

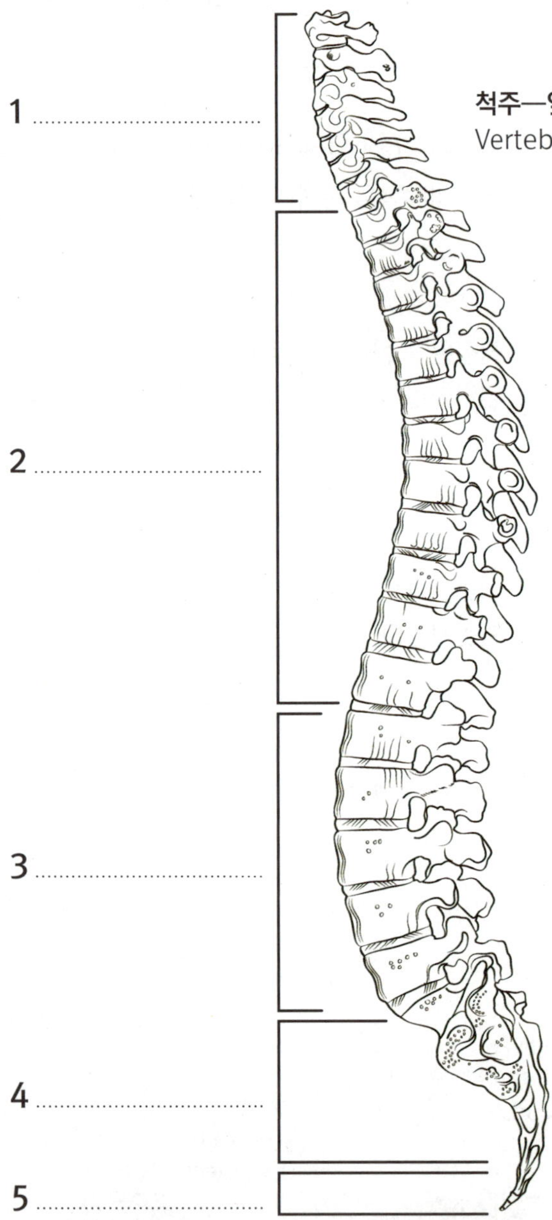

척주—옆모습
Vertebral Column—lateral view

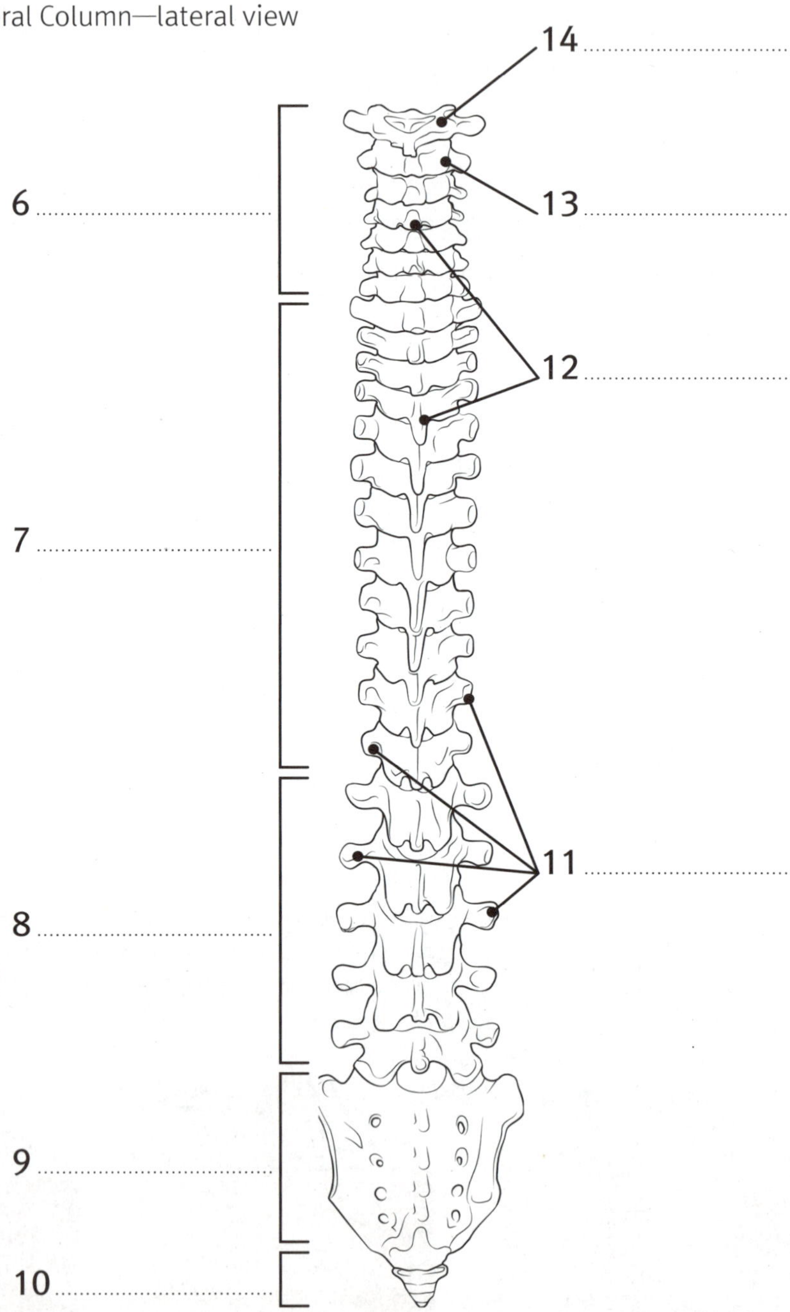

척주—뒷모습
Vertebral Column—posterior view

ii) 다음과 같은 구조를 표시된 색으로 색칠하시오.

- 엉치부위(Sacral region)
- 허리부위(Lumbar region)
- 가슴부위(Thoracic region)

목뼈 Cervical Vertebra

위모습
superior view

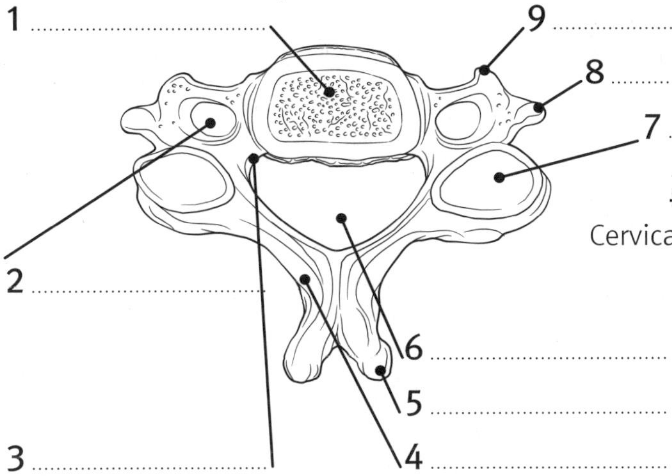

옆모습
lateral view

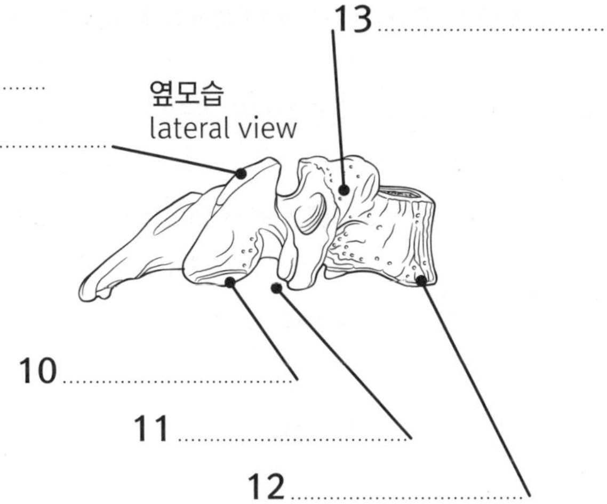

가슴뼈 Thoracic Vertebra

위모습
superior view

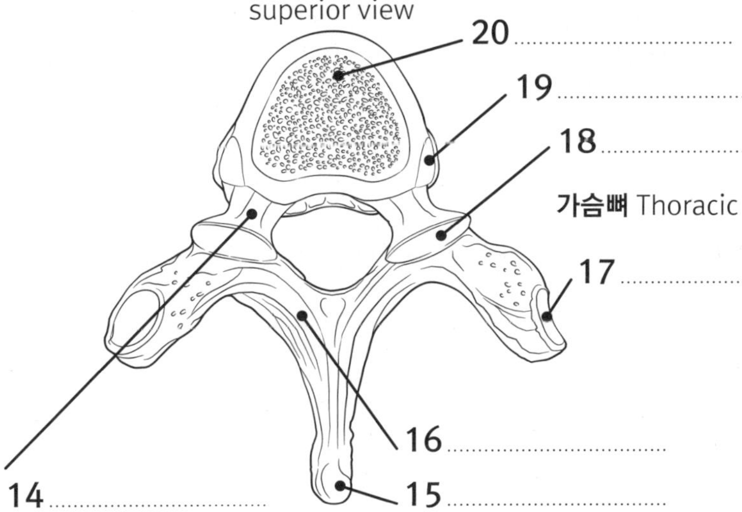

옆모습
lateral view

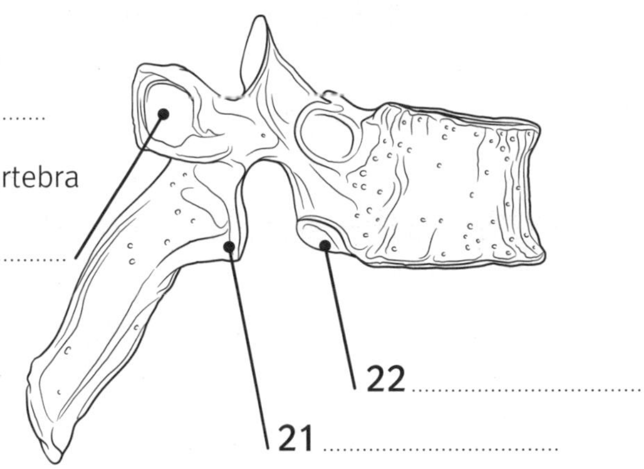

허리뼈 Lumbar Vertebra

위모습
superior view

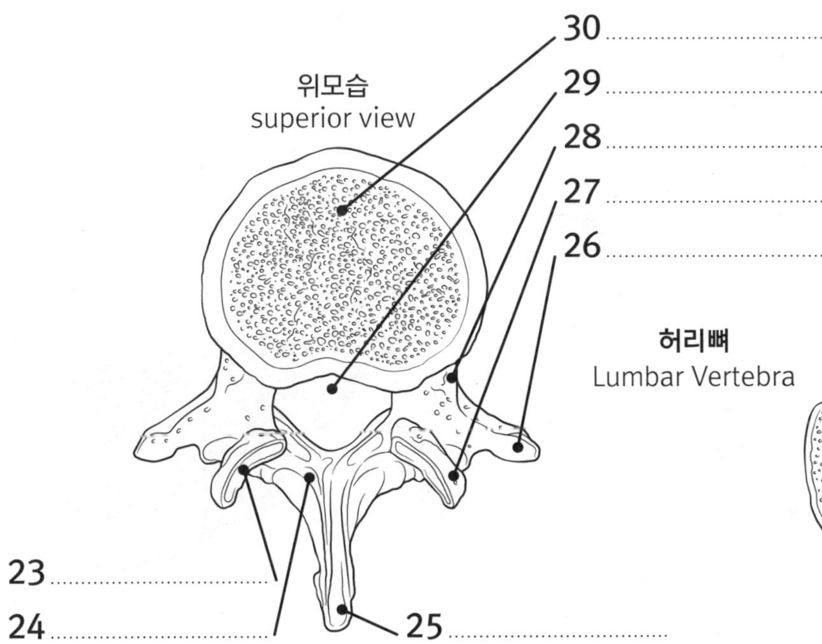

iii) 그림에 표시된 구조의 이름을 쓰시오.

옆모습
lateral view

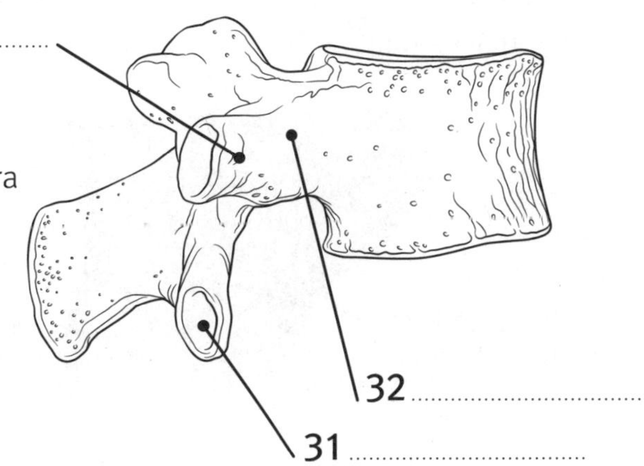

True or false 문장의 설명이 옳으면 T, 옳지 않으면 F로 표시하시오.

1 가장 기계적으로 안정화된 관절은 윤활관절이다.

2 섬유관절은 머리뼈의 봉합, 치아의 못박이관절에서 그 예를 관찰할 수 있다.

3 절구관절은 3개의 축주위를 움직이게 하는 몸에서 가장 잘 움직이는 관절이다.

4 손목에서 노손배관절과 같은 타원관절은 오직 한 개의 축 주위를 움직이게 한다.

5 섬유연골관절은 두 개의 관절면 사이에 섬유연골원반이 끼어있는 관절이다.

6 척추사이원반은 중심에 속질핵에 의해 둘러싸인 섬유테가 위치한다.

7 첫째 손허리뼈의 바닥과 큰마름뼈 사이의 관절은 평면관절이다.

8 무릎관절은 굽힘과 폄운동만을 가능하게 하므로 경첩관절이다.

9 발목뼈 사이의 관절은 모두 평면관절이다.

10 발목관절은 정강뼈, 종아리뼈, 목말뼈 사이의 관절이다.

미끄럼(평면)관절
Gliding (Plane) Joint

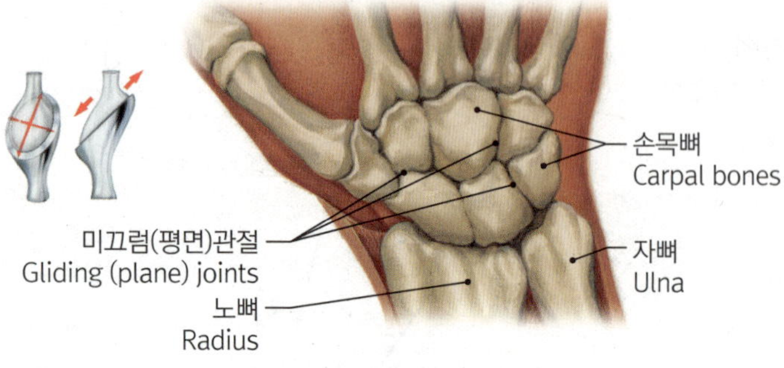

안장관절
Saddle Joint

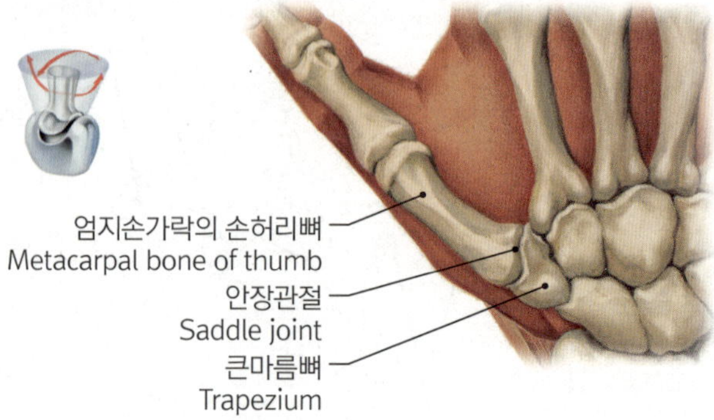

Multiple choice 질문에 맞는 답을 고르시오.

1 어깨뼈와 위팔뼈 사이의 관절은 잘 움직일 수 있으나 기계적으로 불안정하다. 그 이유는 무엇인가?

Ⓐ 어깨뼈의 접시오목이 상대적으로 얕게 패여있다.
Ⓑ 관절의 위쪽면 위에 뼈의 돌출구조가 없다.
Ⓒ 관절을 안정화시키는 근육이 없다.
Ⓓ 관절을 보호하는 인대가 없다.
Ⓔ 관절주머니가 어깨뼈 뒤쪽으로 쉽게 벗겨진다.

2 첫째 손목손허리관절(엄지손가락의 바닥에서)은 어느 운동이 가능한가?

Ⓐ 회전
Ⓑ 안쪽번짐
Ⓒ 굽힘
Ⓓ 폄
Ⓔ C와 D 둘 다 옳다.

3 경첩관절의 좋은 예는 무엇인가?

Ⓐ 고리중쇠관절
Ⓑ 몸쪽과 먼쪽 노자관절
Ⓒ 등뼈 척추뼈사이관절
Ⓓ 발목뼈사이관절
Ⓔ A와 B 둘 다 옳다.

4 타원관절은 어느 부위에서 관찰되는가?

Ⓐ 팔꿉관절
Ⓑ 발목관절
Ⓒ 손허리손가락관절
Ⓓ 손목뼈사이관절
Ⓔ 손목관절

5 엉덩관절의 안정화는 무엇에 의해 유지되는가?

Ⓐ 넙다리뼈머리와 절구오목을 연결하는 넙다리뼈머리인대
Ⓑ 넙다리뼈머리의 관절면과 절구의 관절면과의 관절
Ⓒ 엉덩관절을 둘러싸고 있는 근육
Ⓓ 강한 엉덩넙다리인대, 두덩넙다리인대, 궁둥넙다리인대
Ⓔ 모두 옳다.

6 서 있을 때 무릎관절의 안정화는 무엇에 의하여 이루어지는가?

Ⓐ 둘러싸고 있는 근육의 장력
Ⓑ 강한 앞, 뒤 세로인대
Ⓒ 정강뼈에 대한 먼쪽 넙다리뼈의 회전
Ⓓ 무릎인대의 장력
Ⓔ 정답이 없다.

7 발가락뼈사이관절은 어느 관절 유형의 예인가?

Ⓐ 타원관절
Ⓑ 중쇠관절
Ⓒ 절구관절
Ⓓ 경첩관절
Ⓔ 안장관절

Ellipsoidal Joint
타원관절

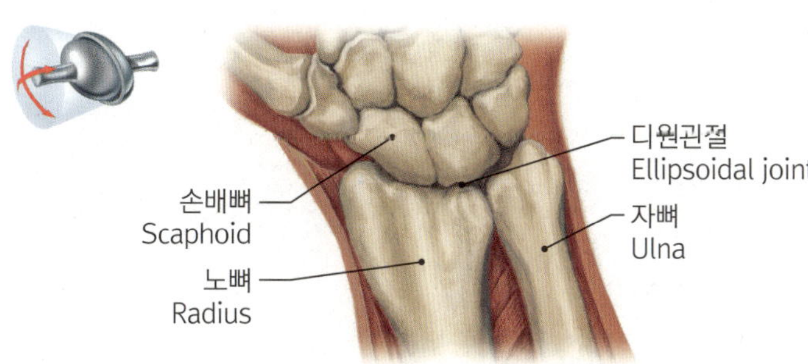

Fill in the blanks 빈칸에 알맞은 답을 쓰시오.

1 머리뼈의 꼭대기에서 관찰되는 봉합에는 ____________ 와 ____________ 봉합이 있다.

2 턱관절은 ____________ 의 ____________ 와 ____________ 뼈 사이에 형성된 양쪽이 타원형인 타원관절이다.

3 머리를 옆으로 흔들게 하는 관절은 ____________ 관절이다.

4 머리를 끄덕끄덕하게 하는 관절은 ____________ 관절이다.

5 척주의 허리부위에 있는 척추뼈 사이의 관절은 연속된 ____________ 단면형태로 배열되어 있어 몸통 ____________ 운동을 가능하게 하나 ____________ 운동은 불가능하다.

6 쌍으로 된 노자관절의 몸쪽과 먼쪽은 아래팔에서 ____________ 과 ____________ 운동을 가능하게 한다.

7 타원형의 손허리손가락관절은 손가락의 ____________ 운동과 ____________ 운동을 가능하게 하고 ____________ 운동은 제한한다.

8 무릎관절은 ____________ , ____________ , ____________ , ____________ 운동을 가능하게 한다.

9 중간발에서의 운동은 발바닥면이 안쪽으로 돌아가게 하는 ____________ 운동과 가쪽으로 돌아가게 하는 ____________ 운동을 가능하게 한다.

10 발목의 염좌는 대개 ____________ 인대와 ____________ 인대의 섬유가 찢어져 발생한다.

중쇠관절
Pivot Joint

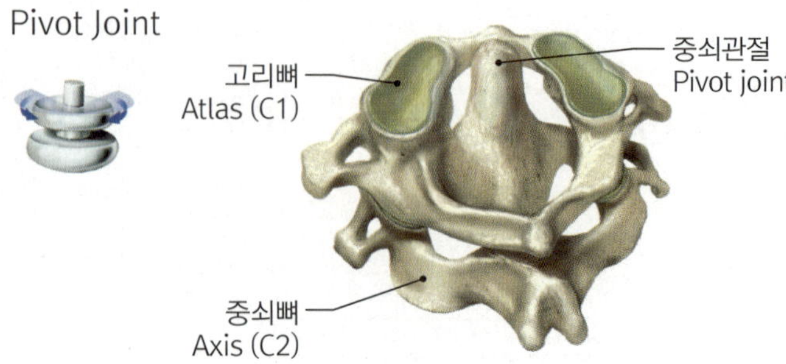

Match the statement to the reason 각각의 문장과 이유가 타당한 것끼리 연결하시오.

1 머리뼈 봉합의 섬유관절은 매우 기계적으로 안정화되어 있다. 그 이유는...

2 몸통의 회전운동은 주로 척주의 등뼈부위에서 일어난다. 그 이유는...

3 엉덩관절은 매우 기계적으로 안정화 되어 있다. 그 이유는...

4 윤활관절은 서로 관절면의 자유로운 운동을 가능하게 한다. 그 이유는...

5 어깨의 탈구는 대개 위팔뼈를 아래쪽과 앞쪽으로 비정상적인 운동을 하기 때문에 발생한다. 그 이유는...

a 절구의 소켓은 넙다리뼈머리를 둘러쌀 정도로 깊다. 강하게 둘러싸고 있는 인대가 관절을 안정화한다.

b 이 부위의 척추뼈사이단면은 척추뼈사이원반의 중심 또는 속질핵의 중심에서 호를 그리듯이 배열되어 있다.

c 관절연골면 사이에는 얇은 필름같이 윤활작용을 하는 윤활액이 있다.

d 접시위팔인대는 어깨뼈의 접시테두리의 앞면으로부터 쉽게 벗겨진다.

e 뼈의 가장자리는 뼈모서리의 복잡한 상호연결에 의해 서로 끼워져 있다.

절구관절
Ball-and-Socket Joint

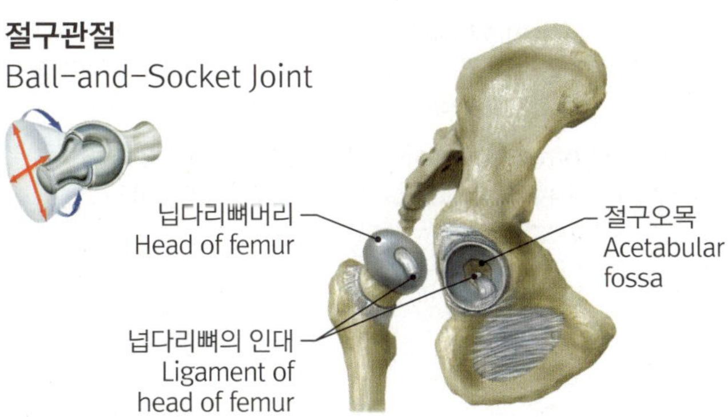

경첩관절
Hinge Joint

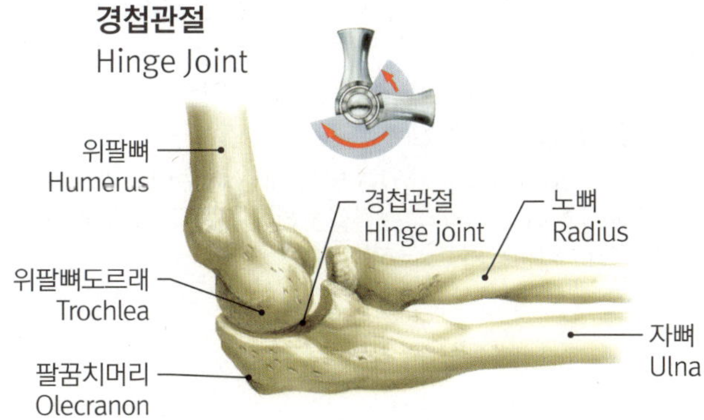

머리, 목, 몸통의 근육

Muscles of the Head, Neck, and Trunk

머리와 목의 근육은 얼굴을 움직이는 근육(표정근), 눈을 움직이는 근육(안구바깥근육), 씹는 근육(씹기근육), 머리와 목을 움직이는 근육(목근육)으로 나눈다. 몸통의 근육은 척주의 굽힘, 폄, 회전에 관여하는 근육, 허파의 환기(갈비사이근의 도움으로 주로 가로막)와 관련된 근육, 앞가쪽 배근육, 골반과 비뇨생식가로막을 형성하는 근육으로 나눈다.

주요 용어(key terms)

어깨세모근 Deltoid 어깨뼈 가시, 봉우리, 가쪽 빗장뼈에서 시작하여 위팔뼈의 세모근거친면에 붙는다. 활성화된 세모근의 부위에 따라 위팔의 벌림, 굽힘 또는 폄기능을 한다.

입꼬리내림근 Depressor anguli oris 입의 모서리에 붙는다. 입의 모서리를 아래로 끌어 내린다.

배바깥빗근 External abdominal oblique 가쪽배벽의 가장 바깥층의 근육이다. 양쪽 근육이 수축하면 배안의 압력을 증가시킨다.

이마근 Frontalis 이마에 있는 종이와 같이 얇은 근육이다. 머리덮개널힘줄 앞쪽 끝에 붙어 있으며 뒤통수근과 번갈아가며 작용하여 머리덮개를 앞과 뒤로 움직이다.

머리덮개널힘줄 Galea aponeurotica 머리덮개를 지지하는 치밀하고 움직이는 얇게 퍼진 결합조직

엉덩뼈능선 Iliac crest 엉덩뼈의 큰 위능선. 가쪽배근육과 허리네모근이 부착한다.

넓은등근 Latissimus dorsi 등에 있는 가장 넓은 근육. 아래쪽 등뼈, 허리뼈, 엉치뼈에서 시작하여 위팔뼈에 부착한다. 수영과 등산할 때 위팔뼈를 힘있게 모으거나 펴는 근육이다 .

윗입술올림근 Levator labii superioris 입의 근육으로서 정중선 가까이의 윗입술에 부착하여 윗입술을 올린다.

깨물근 Masseter 씹기근육 중 한 개로서 사각형 근육이다. 광대활에서 시작하여 턱뼈의 가지에 부착한다. 아랫턱을 올린다.

뒤통수근 Occipitalis 머리덮개 뒤에 있는 얼굴근육으로서 머리덮개널힘줄에 부착한다. 수축하면 머리덮개를 뒤로 잡아당긴다.

눈둘레근 Orbicularis oculi 눈을 둘러싸고 있는 얼굴근육이다. 완전히 수축하면 눈을 단단히 닫는다.

입둘레근 Orbicularis oris 입술을 둘러싸고 있는 얼굴근육이다. 수축하면 입이 오므리게 된다

큰가슴근 Pectoralis major 안쪽 빗장뼈에, 위쪽 여섯 개 갈비연골에서 시작하여 위팔뼈의 큰결절능선에 붙는다. 위팔을 모으고, 안쪽으로 회전시키고, 굽히는 기능을 한다.

배곧은근 Rectus abdominis 길고, 얇은 종이와 같은 근육으로 복장뼈의 칼돌기와 다섯째에서 일곱째 갈비연골에서 시작하여 두덩뼈능선에 부착한다. 몸통을 앞으로 굽히게 한다.

앞톱니근 Serratus anterior 위쪽 8개 갈비뼈가 있는 가슴부위를 곡선으로 주행하면서 시작하여 어깨뼈의 안쪽모서리에 부착한다. 어깨뼈를 앞쪽으로 잡아당긴다.

목빗근 Sternocleidomastoid 복장빗장관절에서 시작하여 머리뼈의 꼭지돌기에 붙는다. 두 목빗근이 함께 작용하면 머리를 목쪽으로 굽히게 하고, 한쪽만 작동하면 머리를 반대편으로 회전하게 한다.

복장목뿔근 Sternohyoid 복장뼈의 자루에서 시작하는 근육띠로서 목뿔뼈의 몸통에 붙는다. 후두, 목뿔뼈, 입의 바닥을 아래로 내리는 기능을 한다.

관자근 Temporalis 씹기근육으로서 관자우묵에서 시작하여 아래턱뼈가지 앞모서리와 근육돌기에 붙는다. 아래턱뼈를 올린다.

큰원근 Teres major 어깨뼈의 아래각 근처 등쪽에서 시작하여 위팔뼈의 작은결절의 능선에 붙는다. 팔을 모은다.

작은원근 Teres minor 돌림근띠근육 중 한 개이다. 어깨뼈의 등쪽면에서 시작하여 위팔뼈의 큰 결절에 붙는다. 팔을 가쪽으로 회전한다.

등허리근막 Thoracolumbar fascia 아래 등과 허리부위의 척추뼈 가시에서 시작하는 넓고 얇은 근막으로서 엉덩능선과 엉치뼈에 붙는다. 넓은등근을 둘러싸고 있다.

등세모근 Trapezius 뒤통수뼈, 목뼈, 위쪽 등뼈에서 시작하여 가쪽 빗장뼈, 어깨뼈 가시와 봉우리에 붙는다. 어깨뼈를 올리고 회전시킨다.

위팔세갈래근 Triceps brachii 위팔 뒷면에 있는 세갈래 근육이다. 어깨뼈의 접시아래결절과 위팔뼈의 뒤쪽에서 시작하여 팔꿈치머리에 붙는다. 아래팔을 펴는 기능을 한다.

큰광대근 Zygomaticus major 뺨의 광대뼈에서 입꼬리까지 펼쳐지는 근육띠이다. 입꼬리를 가쪽으로 잡아 당긴다.

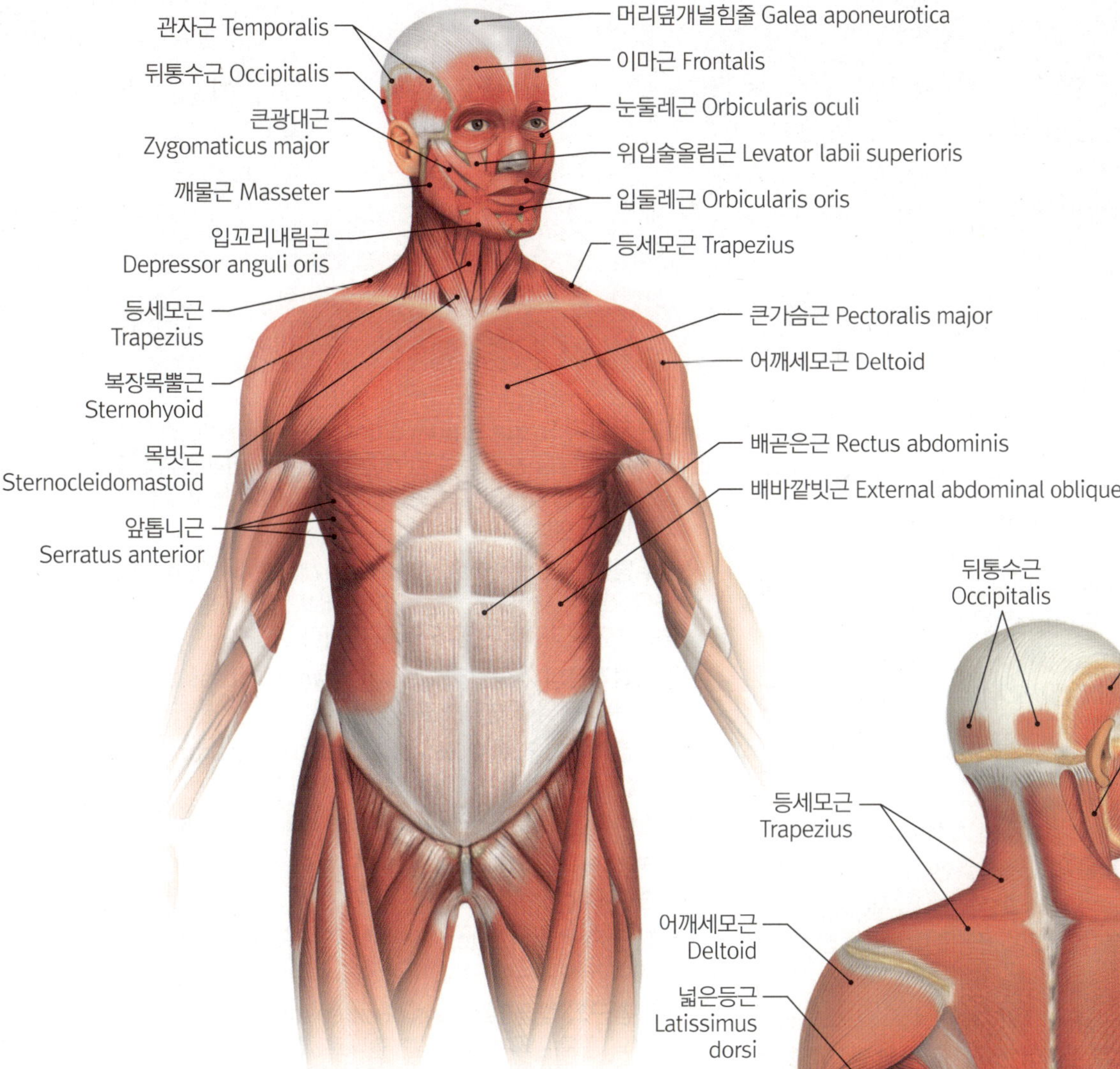

머리, 목, 몸통의 얕은층근육—앞모습
Superficial Muscles of the Head, Neck, and Trunk—anterior view

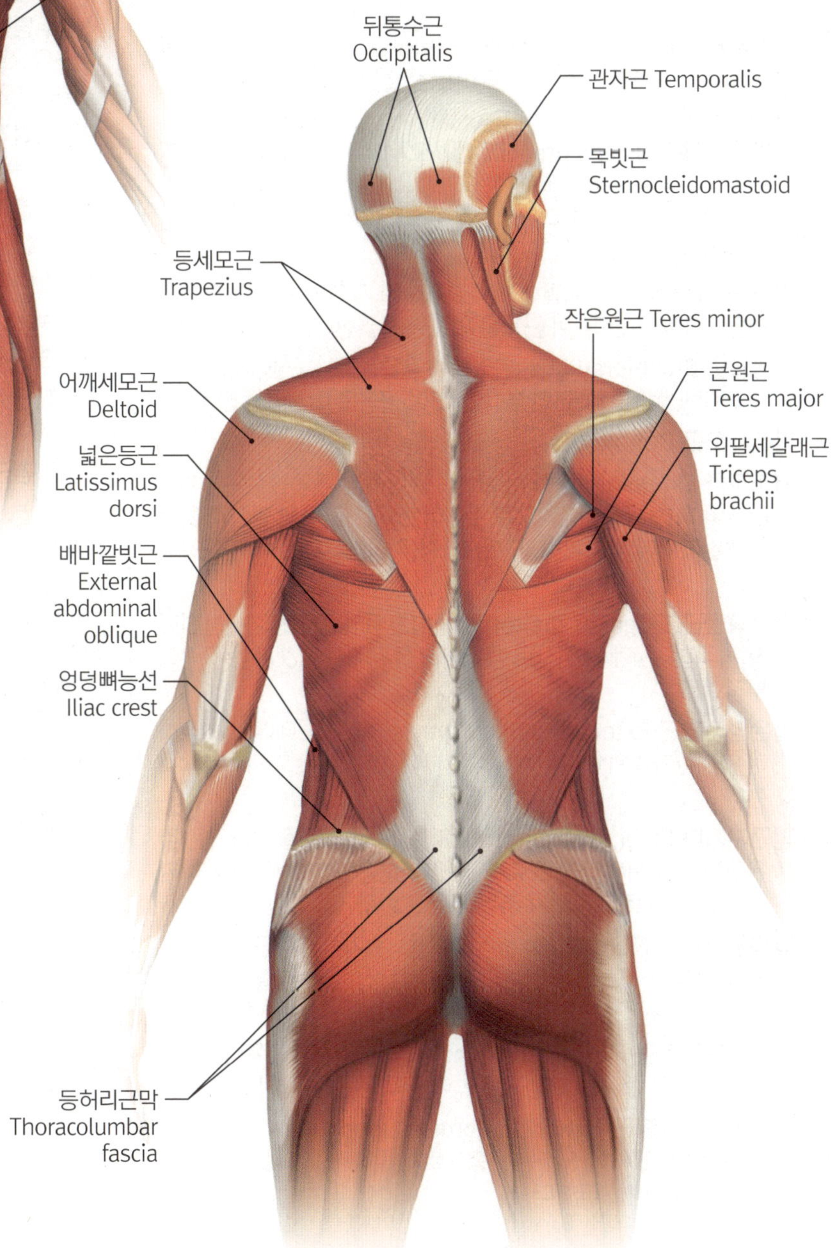

머리, 목, 몸통의 얕은층근육—뒷모습
Superficial Muscles of the Head, Neck, and Trunk—posterior view

팔의 근육

Muscles of the Upper Limb

팔의 근육은 팔이음에 있는 근육(어깨뼈와 위팔뼈를 움직이는 근육), 위팔의 근육(주로 위팔두갈래근, 위팔근, 위팔세갈래근), 아래팔의 근육(굽힘근과 폄근들), 아래팔의 회전근육, 손자체에 있는 근육(각각 엄지손가락과 새끼손가락 바닥의 엄지두덩과 새끼두덩에 위치), 손바닥에 있는 근육으로 나눈다.

주요 용어(key terms)

긴엄지벌림근 Abductor pollicis longus 첫째 손허리뼈까지 주행하는 긴 힘줄을 갖고있는 아래팔근육이다. 엄지손가락을 벌린다.

팔꿈치근 Anconeus 위팔뼈의 가쪽위관절융기에서 시작하여 팔꿈치머리의 가쪽면에 부착한다. 아래팔을 회전할 때 필꿉관절을 안정화한다.

위팔두갈래근 Biceps brachii 접시오목 바로 위의 결절과 부리돌기에서 두 갈래로 시작하여 아래팔의 노뼈거친면과 위팔두갈래근널힘줄에 부착한다. 이 근육은 아래팔을 굽히고 뒤침하는 근육이다.

위팔근 Brachialis 위팔뼈에서 시작하여 자뼈의 거친면과 갈고리돌기에 부착한다. 이 근육은 아래팔을 굽힌다.

위팔노근 Brachioradialis 위팔뼈의 가쪽관절위능선에서 시작하여 먼쪽 노뼈의 가쪽면에 부착한다. 이 근육은 아래팔을 굽힌다.

어깨세모근 Deltoid pp. 60–61 참조

새끼폄근 Extensor digiti minimi 위팔뼈의 가쪽관절위능선에서 시작하여 새끼손가락으로 주행하는 다른 근육의 힘줄과 함께 새끼손가락에 부착한다. 새끼손가락을 독립적으로 펴는 근육이다.

손가락폄근 Extensor digitorum 위팔뼈의 가쪽관절위능선에서 시작하여 4개의 힘줄로 나누어져 둘째에서 다섯째 손가락에 부착한다.

짧은엄지폄근 Extensor pollicis brevis 먼쪽 노뼈에서 시작하여 엄지손가락의 첫마디뼈에 부착한다. 이 근육은 엄지손가락을 편다.

폄근지지띠 Extensor retinaculum 손목의 등쪽을 지나가는 깊은근막이 두꺼워진 구조로서, 폄근이 운동할 때 손목을 지나가는 폄근 힘줄을 고정시켜 주는 기능을 한다.

굽힘근섬유집 Fibrous flexor sheath 손가락굽힘근의 얕은층과 깊은층의 힘줄을 둘러싸고 있는 섬유집이다. 힘줄은 마찰을 줄여주기 위하여 윤활막으로 둘러싸여 있다.

자쪽손목굽힘근 Flexor carpi ulnaris 위팔뼈의 안쪽위관절에서 시작하여 콩알뼈에 부착한다. 이 근육은 손을 굽히고 모은다.

얕은손가락굽힘근 Flexor digitorum superficialis 위팔뼈의 안쪽위관절에서 시작하는 근육으로서 둘째에서 다섯째 손가락의 중간마디뼈를 굽힌다.

굽힘근지지띠 Flexor retinaculum 손목을 지나는 강한 섬유띠로서 손목활을 손목굴로 바꿔준다. 이 띠는 아래팔의 굽힘근이 작동할 때 굽힘근의 힘줄이 활모양으로 휘지 못하게 붙들어 매는 역할을 한다.

새끼두덩근 Hypothenar muscles 새끼손가락의 바닥에 있는 근육으로서 새끼손가락을 굽히거나 또는 벌리는 작용을 하고, 엄지손가락과의 맞섬을 가능하게 한다.

위팔세갈래근의 가쪽갈래 Lateral head of triceps brachii 위쪽 위팔뼈의 뒤쪽에서 시작한다.

위팔세갈래근의 긴갈래 Long head of triceps brachii 어깨뼈의 접시오목 바로 아래의 결절에서 시작한다.

짧은손바닥근 Palmaris brevis 자신경과 자동맥을 보호하는 작은 근육으로서 이 근육이 수축하면 손바닥이 더욱 오목해진다.

큰가슴근 Pectoralis major pp. 60–61 참조

원엎침근 Pronator teres 위팔뼈의 안쪽관절융기위능선에서 시작하여 노뼈에 부착한다. 아래팔을 엎침하는 기능을 한다.

손가락폄근의 힘줄 Tendons of extensors of the digits 각 손가락의 등쪽위에서 폄근 덮개형태로 끝마디뼈까지 부착한다.

노쪽손목굽힘근의 힘줄 Tendon of flexor carpi radialis 둘째와 셋째손허리뼈의 바닥에 부착한다. 손의 벌림과 굽힘운동을 한다.

자쪽손목굽힘근의 힘줄 Tendon of flexor carpi ulnaris 콩알뼈에 부착하여 콩알뼈, 갈고리뼈, 다섯째 손허리뼈 사이의 인대에 의하여 다른 손목뼈에 힘을 제공한다.

긴손바닥근 Tendon of palmaris longus 굽힘근지지띠와 손바닥널힘줄에 부착하여 손바닥널힘줄에 장력을 제공한다.

위팔세갈래근의 힘줄 Tendon of triceps brachii 팔꿈치머리에 부착하여 아래팔을 펴게 한다.

엄지두덩근 Thenar muscles 엄지손가락의 바닥에 위치하는 근육으로서 엄지손가락을 벌리거나 굽히게 하고, 또한 다른 손가락과 맞섬을 가능하게 한다.

위팔세갈래근 Triceps brachii 위팔의 뒷면에 위치하는 세갈래의 근육으로서 어깨뼈의 오목아래결절과 위팔뼈의 뒤쪽에서 시작하여 팔꿈치머리에 부착한다. 아래팔을 펴는 기능을 한다.

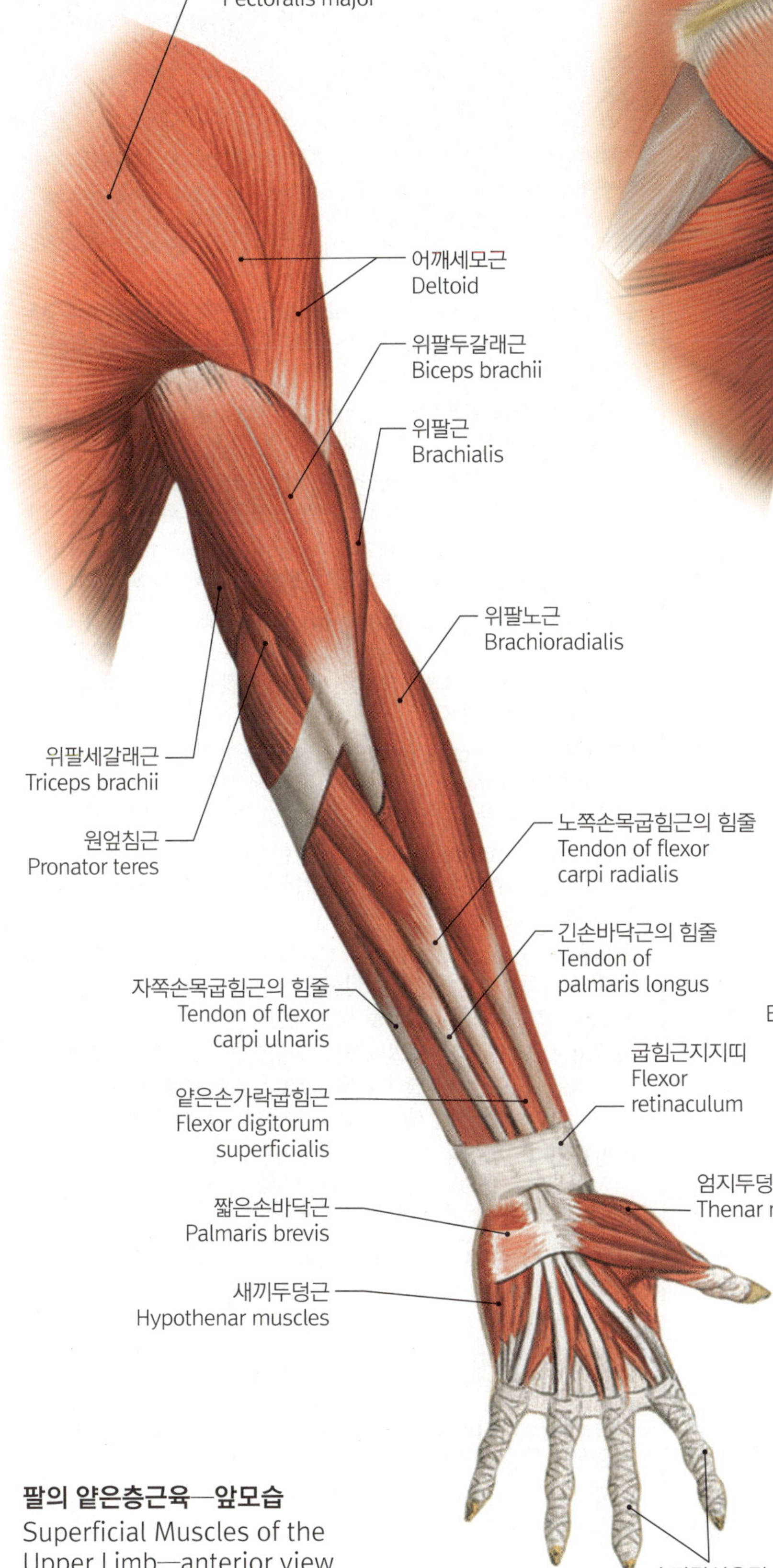

팔의 얕은층근육—앞모습
Superficial Muscles of the Upper Limb—anterior view

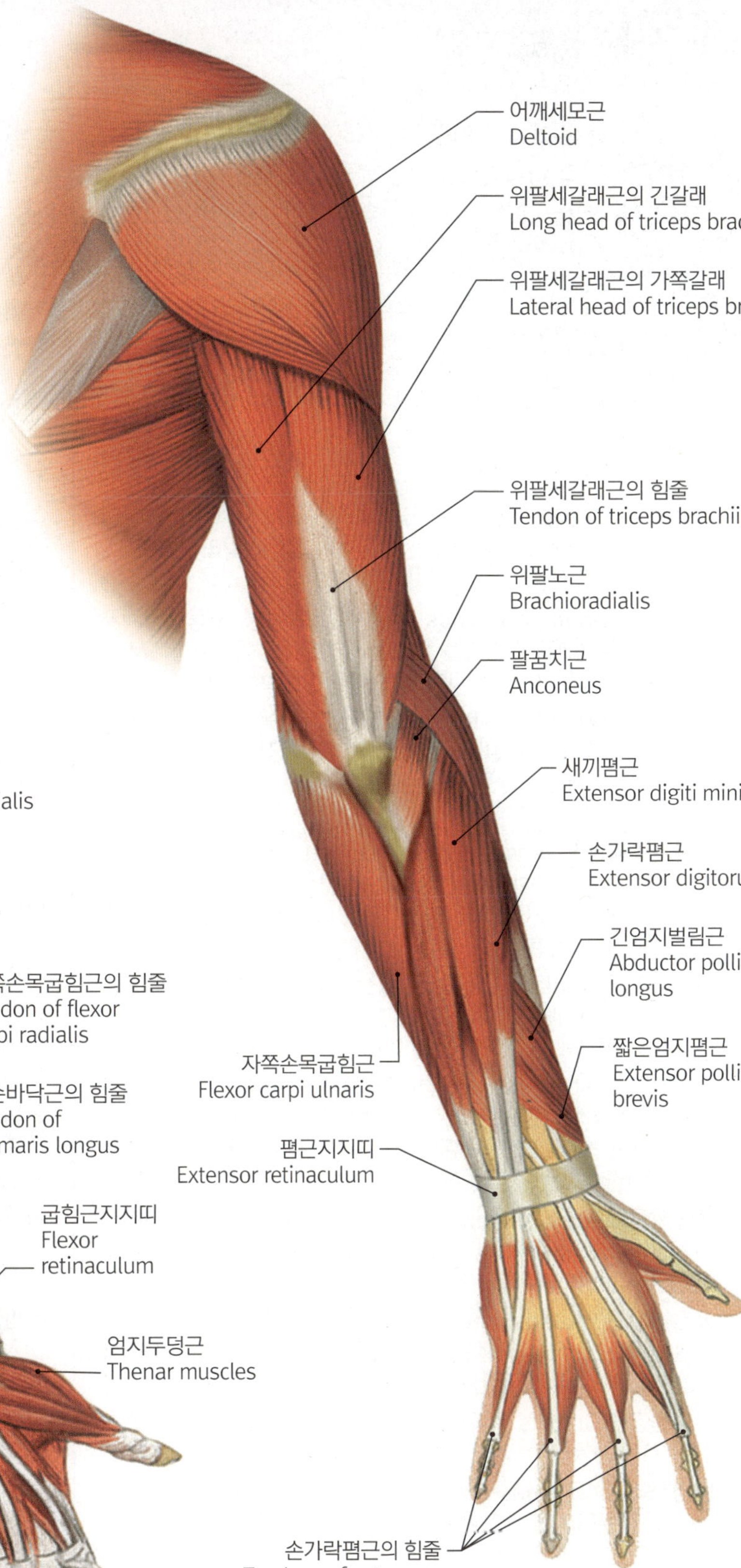

팔의 얕은층근육—뒷모습
Superficial Muscles of the Upper Limb—posterior view

다리의 근육

Muscles of the Lower Limb

다리의 근육은 볼기부위의 근육(주로 넙다리뼈를 가쪽과 뒤쪽으로 움직이는 근육); 넙다리 앞쪽근육, 넙다리 안쪽근육, 넙다리 뒤쪽근육(각각 넙다리네갈래근, 넙다리모음근, 넙다리뒤근육); 종아리근육은 앞가쪽과 뒤쪽의 근육으로 나눔; 발 자체에 있는 근육은 4층으로 구분. 신경과 근육은 결합조직 단면을 따라 주행하고 근육의 구획을 나눈다.

주요 용어(key terms)

긴모음근 Adductor longus 두덩뼈 몸통에서 시작하여 넙다리뼈 뒤쪽 능선의 안쪽선(거친선)에 부착한다. 넙다리를 모으고, 굽힘운동과 폄운동 중 넙다리를 안정화한다.

큰모음근 Adductor magnus 두 부분으로 구성: 궁둥두덩가지에서 넙다리까지 주행하는 큰 모음근부분과 궁둥뼈결절에서 넙다리뼈의 모음근결절까지 주행하는 폄부분으로 나눔.

넙다리두갈래근 Biceps femoris 넙다리뒤근육으로서 두덩뼈결절에서 시작하는 긴갈래와 넙다리뼈에서 시작하는 짧은갈래로 구성. 두 갈래의 공통된 힘줄은 무릎 뒤에 있는 다리오금의 가쪽 경계를 이룬다.

긴발가락폄근 Extensor digitorum longus 정강뼈의 가쪽관절융기에서 시작하여 4개의 힘줄로 나뉘어 둘째에서 다섯째 발가락에 부착하기 전 발목의 폄근지지띠 아래를 지나간다. 발가락을 펴는 기능을 한다.

긴종아리근 Fibularis (peroneus) longus 정강뼈의 가쪽관절융기와 종아리뼈에서 시작한다. 힘줄은 안쪽쐐기뼈와 첫째 발허리뼈의 바닥에 부착하기 전 발 아래를 지나간다.

장딴지근 Gastrocnemius 넙다리뼈에서 시작하는 두갈래 근육이다. 두갈래의 근육은 서로 모여 한 장의 막이 되어 밑에 있는 가자미근의 힘줄과 융합된다. 이 근육은 종아리를 굽히고 발을 발바닥굽힘하는 기능을 한다.

큰볼기근 Gluteus maximus 엉덩뼈, 엉치뼈의 등쪽, 꼬리뼈에서 시작하는 큰 근육이다. 넙다리뼈와 넙다리근막의 엉덩정강띠에 부착한다. 넙다리의 힘있는 폄근이다.

중간볼기근 Gluteus medius 엉덩뼈의 볼기면(뒤가쪽면)에 있는 근육으로서 넙다리뼈의 큰돌기 가쪽면에 부착한다. 넙다리를 벌리고, 보행주기, 디딤기 때 골반을 지지한다.

두덩정강근 Gracilis 두덩뼈 몸통에서 정강뼈 위안쪽까지 주행하는 가는 근육이다. 넙다리의 굽힘, 모음, 안쪽회전에 관여한다.

엉덩허리근 Iliopsoas 큰허리근과 엉덩근의 힘줄이 합쳐져 넙다리의 작은돌기에 부착한다. 이러한 결합된 힘줄은 넙다리를 굽히는 기능을 한다.

엉덩정강띠 Iliotibial tract 엉덩뼈능선에서 강한 결합조직띠로 시작하여 무릎뼈의 옆면에 부착하는 치밀결합조직이다(가쪽지지띠).

아래폄근지지띠 Inferior extensor retinaculum 두 개의 폄근지지띠 가운데 하나로서 발목관절 앞쪽과 가쪽으로 지나가는 폄근을 제 위치에 고정시킨다.

샅고랑인대 Inguinal ligament 앞위엉덩뼈가시와 두덩뼈결절을 연결하는 인대이다. 고환으로부터 정관을 지나가게 하는 고샅굴의 바닥을 형성한다.

장딴지근, 가쪽갈래 Lateral head of gastrocnemius 넙다리뼈의 가쪽관절융기 가쪽면에서 시작한다.

장딴지근, 안쪽갈래 Medial head of gastrocnemius 넙다리뼈의 다리오금면과 넙다리뼈의 안쪽관절융기의 위에서 시작한다.

두덩근 Pectineus 두덩뼈의 두덩뼈선(pectineal line)에서 시작하여 넙다리뼈에 부착한다. 넙다리를 모으는 기능을 한다.

넙다리네갈래근 Quadratus femoris 엉덩뼈의 앞아래엉덩뼈가시. 넙다리의 앞가쪽. 안쪽등에서 시작하여 넙다리 앞면을 주행하고 무릎뼈를 지나 정강뼈 거친면에 부착한다. 넙다리 굽힘, 종아리 폄기능을 한다.

넙다리곧은근 Rectus femoris 앞아래엉덩뼈가시와 절구의 위머리에서 시작하여 공동 힘줄인 무릎뼈 힘줄을 형성하여 정강뼈 거친면에서 끝난다. 넙다리 굽힘, 종아리 폄기능을 한다.

반막근 Semimembranosus 편평한 힘줄에 의해 궁둥뼈결절에서 시작하여 정강뼈 안쪽에 부착한다. 종아리를 굽히고 넙다리를 펴는 기능을 한다.

반힘줄근 Semitendinosus 넙다리두갈래근의 긴갈래 힘줄과 함께 시작한다. 길고, 얇은 힘줄은 정강뼈 안쪽의 위에 부착한다. 종아리를 굽히고 넙다리를 펴는 기능을 한다.

가자미근 Soleus 종아리뼈 뒤와 뒤종아리 근육사이막에서 시작한다. 장딴지근의 힘줄과 함께 두껍고, 강한 힘줄을 형성하여 발꿈치뼈에 부착한다. 발에서 발바닥굽힘을 하게 한다.

위폄근지지띠 Superior extensor retinaculum 두 개의 폄근지지띠 가운데 하나로서 발목관절 앞쪽과 가쪽으로 지나가는 폄근을 제 위치에 고정시킨다.

앞정강근 Tibialis anterior 정강뼈의 가쪽관절융기와 앞쪽뼈사이막에서 시작하여 안쪽쐐기뼈와 첫째발허리뼈에 부착한다. 발을 안쪽번짐과 발등굽힘을 하게 한다.

중간넓은근 Vastus intermedius 넙다리뼈 앞가쪽에서 시작하여 공동 힘줄인 무릎뼈 힘줄로 함께 끝난다. 종아리 폄기능을 한다.

가쪽넓은근 Vastus lateralis 넙다리뼈 위쪽 넓게 시작하여 공동 힘줄인 무릎뼈 힘줄로 함께 끝난다. 종아리 폄기능을 한다.

안쪽넓은근 Vastus medialis 넙다리뼈 안쪽에서 시작하여 공동 힘줄인 무릎뼈 힘줄로 함께 끝난다. 종아리 폄기능을 한다.

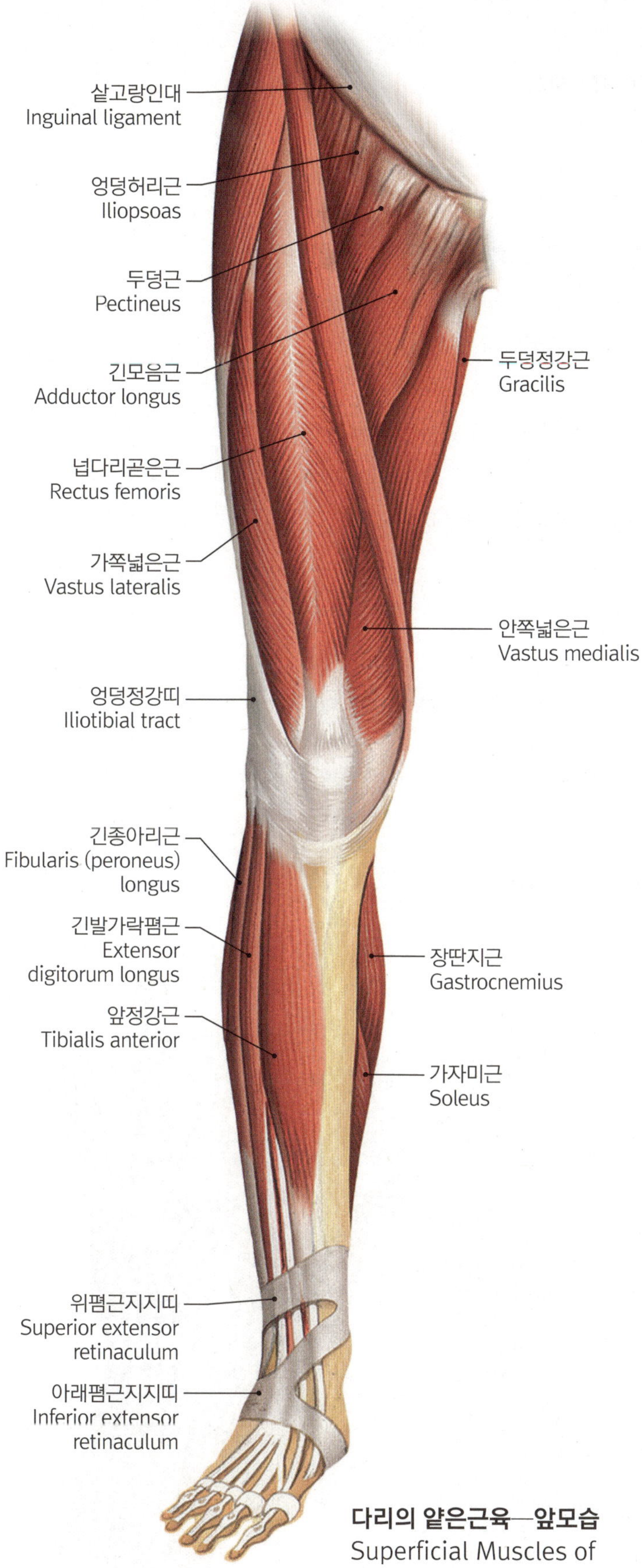

다리의 얕은근육—앞모습

Superficial Muscles of the Lower Limb —anterior view

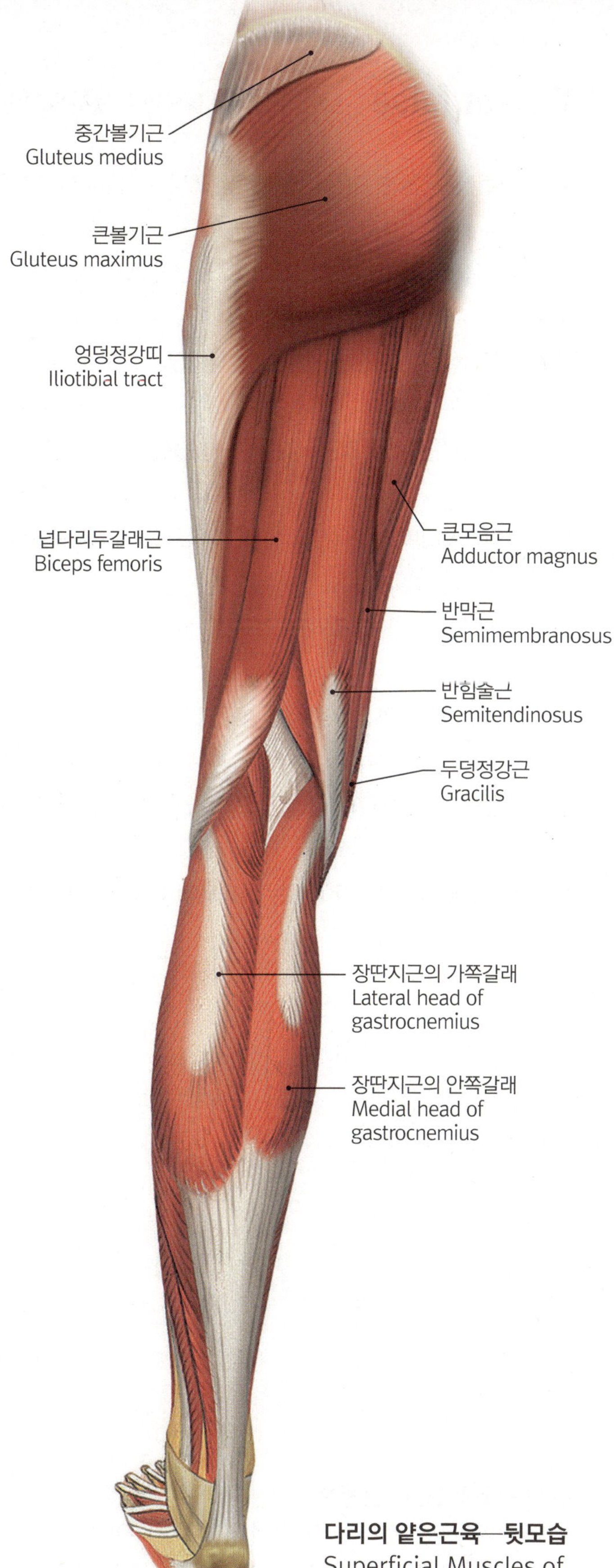

다리의 얕은근육—뒷모습

Superficial Muscles of the Lower Limb —posterior view

True or false 문장의 설명이 옳으면 T, 옳지 않으면 F로 표시하시오.

1	얼굴근육은 한쪽은 뼈에 부착되고 다른쪽은 피부밑조직에 붙는다.	
2	근육의 수축은 기본적으로 트로포닌과 트로포미오신단백질 사이의 상호작용에 의하여 이루어진다.	
3	두힘살근은 두 개의 힘살로 이루어졌기 때문에 이러한 이름이 명명되었다.	
4	동심성 근육, 고리근육 또는 조임근육은 대개 몸의 구멍의 입구를 둘러싸고 있는 곳에서 관찰된다.	
5	앞가쪽배벽의 근육은 (바깥에서 속으로) 배가로근, 배바깥빗근, 배속빗근으로 배열되어 있다.	
6	여성에서 골반가로막은 요도, 질, 항문곧창자관이 관통한다.	
7	골반가로막의 안쪽섬유는 방광의 목을 지지하는 중요한 역할을 하고 배뇨 개시를 조절한다.	
8	돌림근띠근육(가시아래근과 작은원근)은 위팔뼈의 가쪽회전에 관여한다.	
9	위팔두갈래근의 두갈래는 어깨뼈의 접시위결절과 부리돌기에 부착한다.	

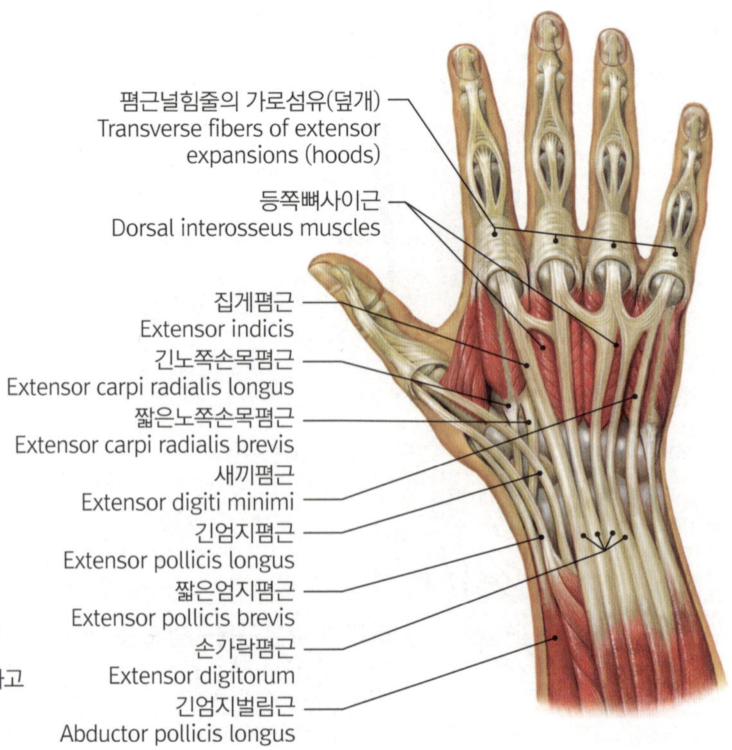

손의 근육과 힘줄—손등쪽

Muscles and Tendons of the Hand—dorsal view

손의 근육은 아래팔의 근육과 함께 결합하여 손과 손가락의 미세하고 정교한 미세한 운동 능력을 가능하게 한다.

10	위팔세갈래근은 어깨뼈의 접시위결절에 부착한다.	
11	위팔두갈래근의 기능은 팔꿉에서 굽힘 기능만 한다.	
12	위팔세갈래근은 노뼈의 갈고리돌기에 부착한다.	
13	아래팔의 앞쪽구획 근육은 손가락과 손목의 굽힘에 관여한다.	
14	집게폄근은 가리킬 때 독립적으로 둘째손가락을 펴게 한다.	
15	손 자체의 모든 근육은 엄지두덩근과 새끼두덩근에만 한정되어 있다.	
16	큰볼기근의 주요 역할은 한 다리로 서 있을 때 엉덩이를 지지하는 것이다.	
17	무릎을 펴는 근육은 넙다리네갈래근이다.	
18	발의 가쪽번짐에 관여하는 근육은 종아리의 가쪽에 위치한다.	
19	장딴지근은 오직 발목관절에서만 운동을 일으킨다.	
20	발의 근육은 5층으로 배열되어 있다.	

넙다리근육손상

Thigh muscle injury

넙다리의 근육, 특히 넙다리네갈래근과 모음근은 격렬한 스포츠를 할 때 빠른 스트레칭에 의하여 손상받기 쉽다. 넙다리네갈래근의 파열은 넙다리 앞쪽의 갑작스러운 통증, 부종, 타박상을 일으킨다. 모음근의 파열은 고샅부위에 통증을 갑자기 일으키며, 종창도 일어나지만 깊은부위이므로 관찰할 수 없다. 염좌는 대개 잡아당기거나, 보호, 휴식, 냉찜질, 압박, 거상의 원리로 치료한다.

Color and label

i) 그림에 표시된 구조의 이름을 쓰시오.

근섬유—미세구조
Muscle Fiber—microstructure

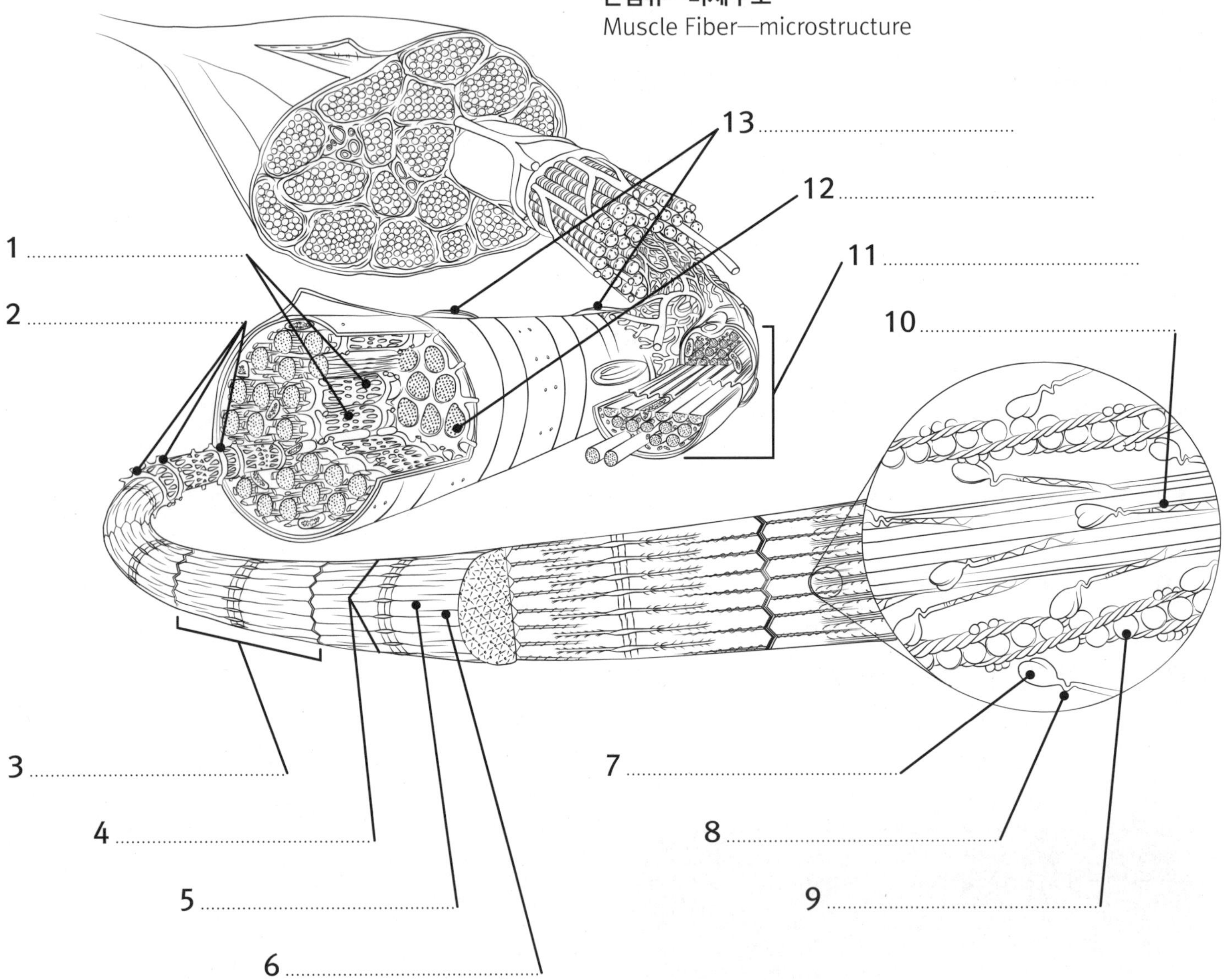

근육모양 Muscle Shapes

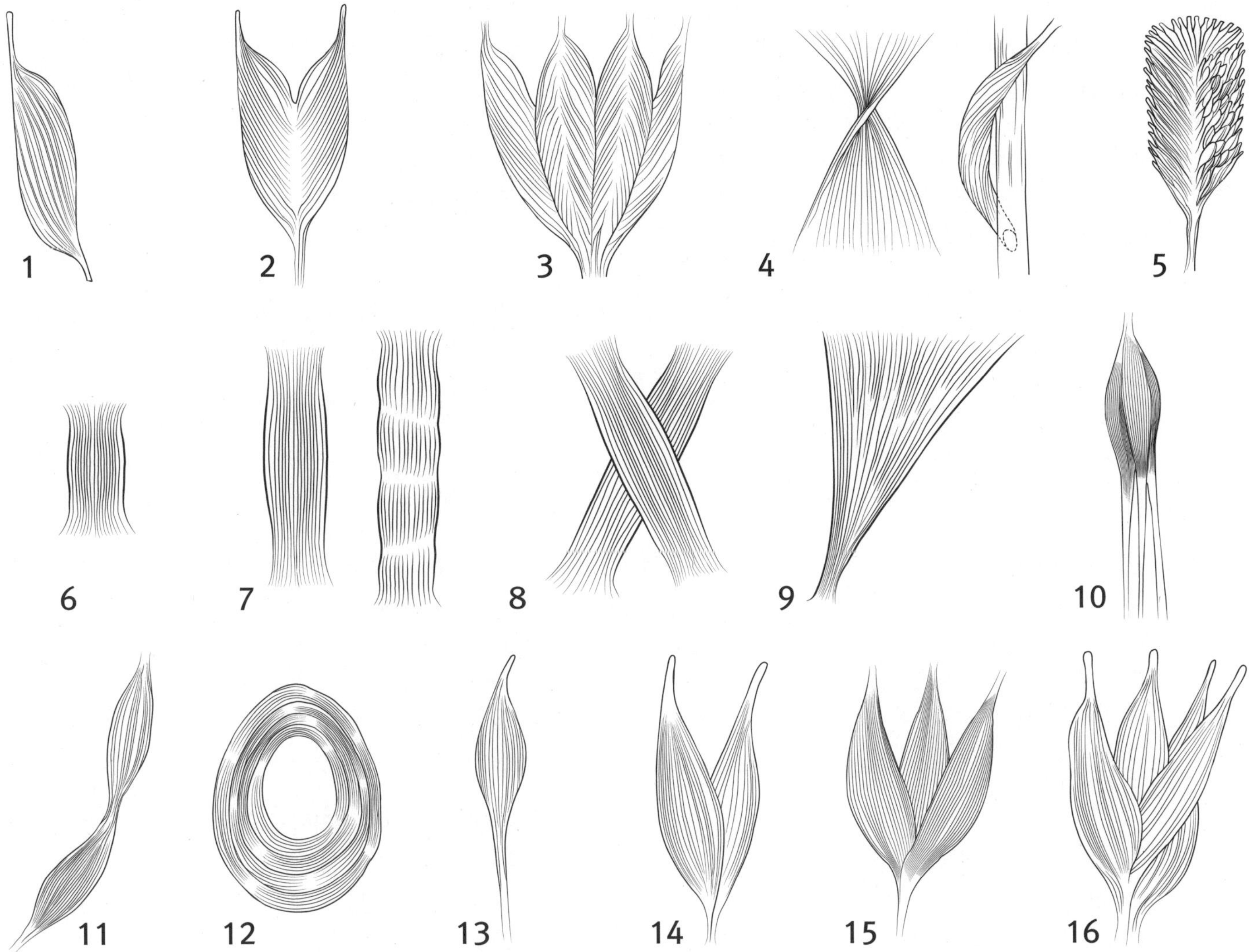

ii) 그림과 일치하는 용어를 찾아 빈칸에 해당 번호를 쓰시오.

- 뭇깃근(Multipennate) ☐
- 부챗살근육(Radial) ☐
- 반깃근(Unipennate) ☐
- 네갈래근(Quadricipital) ☐
- 깃근육(Bipennate) ☐
- 네모근육(Quadrate) ☐
- 돌림근육(Circular) ☐
- 십자근육(Cruciate) ☐
- 뭇꼬리근(Multicaudal) ☐
- 세모근육(Triangular) ☐
- 두힘살근(Digastric) ☐
- 띠근육(Strap) ☐
- 방추상근(Fusiform) ☐
- 두갈래근(Biceps) ☐
- 세갈래근(Triceps) ☐
- 나선근육(Spiral) ☐

Multiple choice 질문에 맞는 답을 고르시오.

1 근섬유의 가로세관계통의 기능은 무엇인가?

Ⓐ 액틴과 미오신 단백질의 결합을 가능하게 한다.
Ⓑ 수축이 끝나는 시점에 지나친 칼슘을 흡수한다.
Ⓒ 여러 번의 근육경련 시 탄성위치에너지를 저장한다.
Ⓓ 세포표면으로부터 내부까지 활동전위를 전달한다.
Ⓔ 종말판전위 중 방출을 위한 아세틸콜린을 저장한다.

2 뭇깃근육의 예는 어느 것인가?

Ⓐ 두덩정강근
Ⓑ 어깨세모근
Ⓒ 위팔두갈래근
Ⓓ 가로막
Ⓔ 배바깥빗근

3 근육의 어떠한 구조적 특징이 규모면에서 근력을 최대화하는가?

Ⓐ 큰 가로단면 영역
Ⓑ 방추형 모양
Ⓒ 십자형 모양
Ⓓ 끈과 같은 모양
Ⓔ A와 B 둘 다 옳다.

4 씹을 때 턱을 닫는 근육은?

Ⓐ 목빗근
Ⓑ 입둘레근
Ⓒ 깨물근
Ⓓ 큰광대근
Ⓔ 작은광대근

5 가로막을 관통하지 않는 구조는?

Ⓐ 내림대동맥
Ⓑ 아래대정맥
Ⓒ 식도
Ⓓ 오른 가로막신경
Ⓔ 문맥

6 앞가쪽배벽의 근육이 아닌 것은?

Ⓐ 들숨
Ⓑ 날숨
Ⓒ 왼쪽으로 몸통 회전
Ⓓ 옆으로 몸통 굽힘
Ⓔ 배안의 압력을 증가

7 어깨뼈의 부리돌기에 부착하는 근육은?

Ⓐ 위팔세갈래근
Ⓑ 위팔근
Ⓒ 작은가슴근
Ⓓ 큰가슴근
Ⓔ 어깨밑근

8 팔꿉의 주요 굽힘근육은?

Ⓐ 위팔두갈래근
Ⓑ 부리위팔근
Ⓒ 큰가슴근
Ⓓ 위팔근
Ⓔ 위팔노근

9 둘째에서 다섯째 손가락의 먼쪽 손가락사이관절을 굽히는 근육은?

Ⓐ 얕은손가락굽힘근
Ⓑ 깊은손가락굽힘근
Ⓒ 자쪽손목굽힘근
Ⓓ 벌레근
Ⓔ 새끼두덩근

10 손허리손가락관절은 굽히고, 손가락사이관절과 노쪽손목관절은 펴는 근육은?

Ⓐ 엄지모음근
Ⓑ 새끼손가락벌림근
Ⓒ 뼈사이근
Ⓓ 벌레근
Ⓔ C와 D 둘 다 옳다.

11 넙다리네갈래근을 구성하는 근육이 아닌 것은?

Ⓐ 중간넓은근
Ⓑ 가쪽넓은근
Ⓒ 넙다리곧은근
Ⓓ 안쪽넙다리근
Ⓔ 두덩정강근

12 모음근굴을 관통하는 근육은?

Ⓐ 긴모음근
Ⓑ 짧은모음근
Ⓒ 큰모음근
Ⓓ 반힘줄근
Ⓔ 반막근

13 엉덩이와 무릎에서 굽힘을 가능하게 하는 근육은?

Ⓐ 넙다리빗근
Ⓑ 두덩정강근
Ⓒ 넙다리곧은근
Ⓓ 큰모음근
Ⓔ 중간넓은근

14 발의 안쪽번짐(발바닥이 안쪽면을 향하는 운동)을 일으키는 주요 근육은?

Ⓐ 긴종아리근
Ⓑ 긴발가락폄근
Ⓒ 뒤정강근
Ⓓ 긴발가락굽힘근
Ⓔ 긴엄지굽힘근

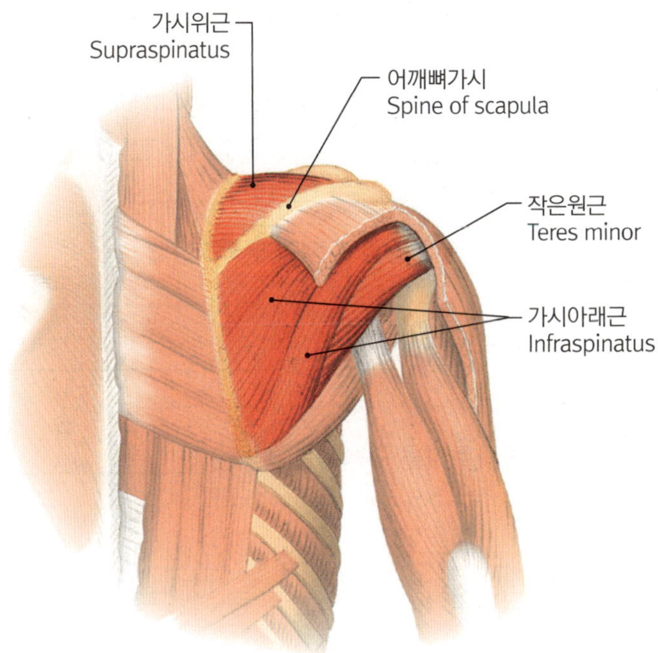

돌림근띠근육—뒷모습
Rotator Cuff Muscles—posterior view

돌림근띠근육은 어깨뼈에서 시작하여 어깨뼈의 바깥면을 지나 위팔뼈머리 주위에 부착한다.

돌림근띠근육과 어깨충돌증후근

Rotator cuff and painful arc syndrome

어깨관절의 안정화는 대개 돌림근띠근육(가시위근, 어깨밑근, 가시아래근, 작은원근)에 의하여 유지된다. 저항에 대항하여 수년 동안 팔을 벌려 가시위근의 힘줄이 닳거나 찢어지면 가시위근의 힘줄에 염증을 일으킨다. 이 힘줄은 어깨뼈의 봉우리 아래의 좁은 공간을 통하여 지나가므로 운동 중에 딱딱한 면과 접촉될 수가 있다. 가시위근의 힘줄에 염증이 있거나 60° 이상 팔을 벌릴 때 인접한 윤활주머니에 통증을 일으킨다. 120° 까지 계속해서 벌릴 때는 위팔뼈가 봉우리 아래로 회전해서 더 이상 힘줄이 압박받지 않으므로 통증은 완화된다. 이러한 증상을 어깨충돌증후군이라 한다.

Fill in the blanks 빈칸에 알맞은 답을 쓰시오.

1 씹기근육에는 ______________ , ______________ , ______________ , ______________ 근육들이 있다.

2 목빗근은 양쪽의 근육이 작용하면 저항에 대하여 목을 ______________ 을 하게 하고, 한쪽의 근육만 작용하면 머리를 ______________ 으로 돌리게 한다.

3 가로막은 세 종류의 뼈에 부착하는데 ______________ , ______________ , ______________ 뼈이다.

4 골반가로막은 ______________ , ______________ , ______________ , ______________ 뼈에 부착한다.

5 골반가로막을 구성하는 근육은 ______________ , ______________ , ______________ , ______________ 근육이다.

6 팔굽혀펴기에 사용되는 두 종류의 근육은 ______________ 과 ______________ 근육이다.

7 아래팔을 엎침하는 근육은 ______________ 과 ______________ 근육이다.

8 위팔두갈래근은 어깨위 부착가 팔꿉아래의 부착에 의하여 팔꿉에서 ______________ 운동을 하게 하고, 어깨에서 ______________ 운동을, 아래팔에서 ______________ 운동을 가능하게 한다.

9 아래팔에서 뒤침에 관여하는 근육은 ______________ 과 ______________ 근육이다.

10 정밀조종잡기(precision grip)는 손의 ______________ 근육의 작용에 의하여 일어난다.

11 틀어쥐기(power grip)는 아래팔의 ______________ 근육의 작용에 의하여 일어난다.

12 보행주기 중 디딤기 때 한쪽 다리에 체중을 지지하는 기능을 하는 근육군은 ______________ 이다.

14 넙다리 근육은 세 군으로 배열되어 있는데 넙다리네갈래근, ______________ , ______________ 근육이다.

15 넙다리네갈래근에서 유일하게 두 개의 관절을 지나가는 근육은 ______________ 근육이다.

16 넙다리뒤근육(hamstring group)에는 ____________ , ____________ , ____________ 근육이 있다.

17 엉덩이를 가쪽으로 회전시키는 근육은 ____________ , ____________ , ____________ , 넙다리 ____________ 근육이 있다.

18 넙다리에서 모음근은 ____________ , ____________ , ____________ , ____________ , ____________ , ____________ 근육이 있다.

골반바닥의 근육(여성)—앞모습

Pelvic Floor Muscles (Female)—anterior view

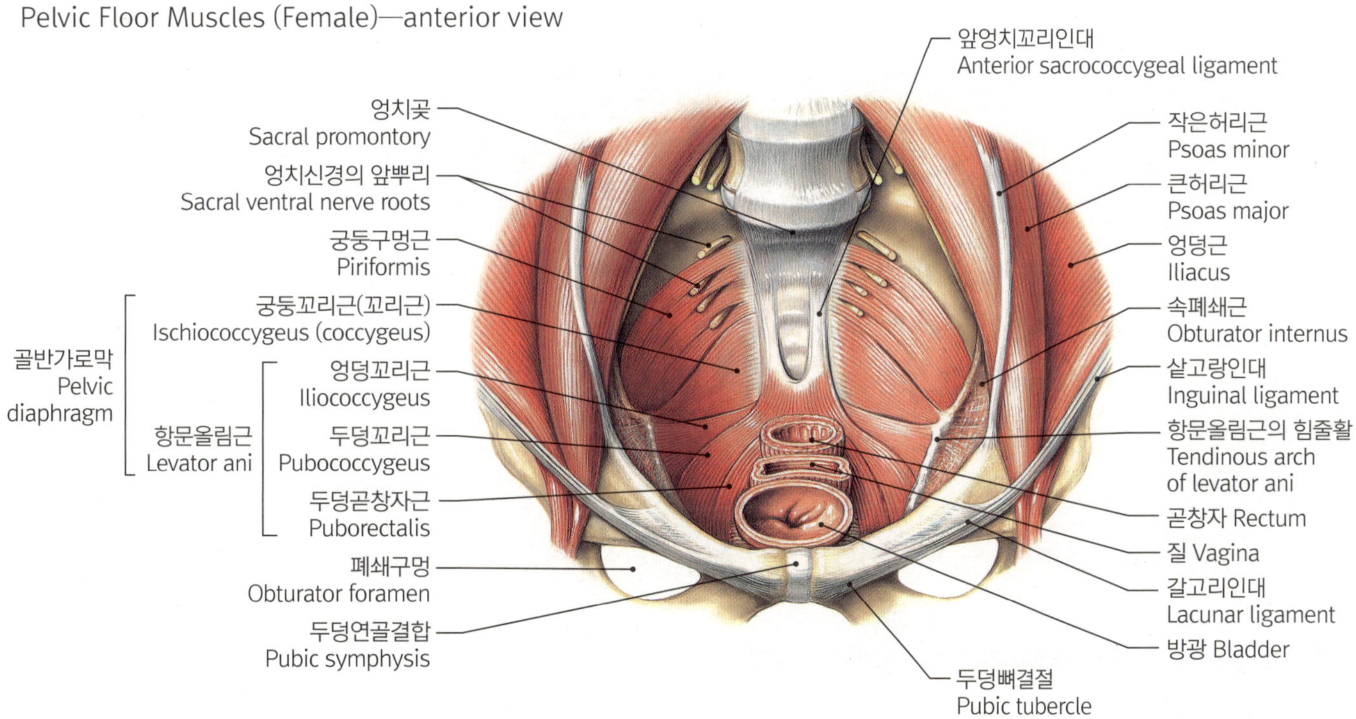

골반바닥의 근육은 골반내장을 위해 근육성 요람을 형성할 수 있도록 골반에 걸쳐있다.

Color and label

머리와 목의 얕은근육과 깊은근육—앞모습
Superficial and Deep Muscles of the Head and Neck—anterior view

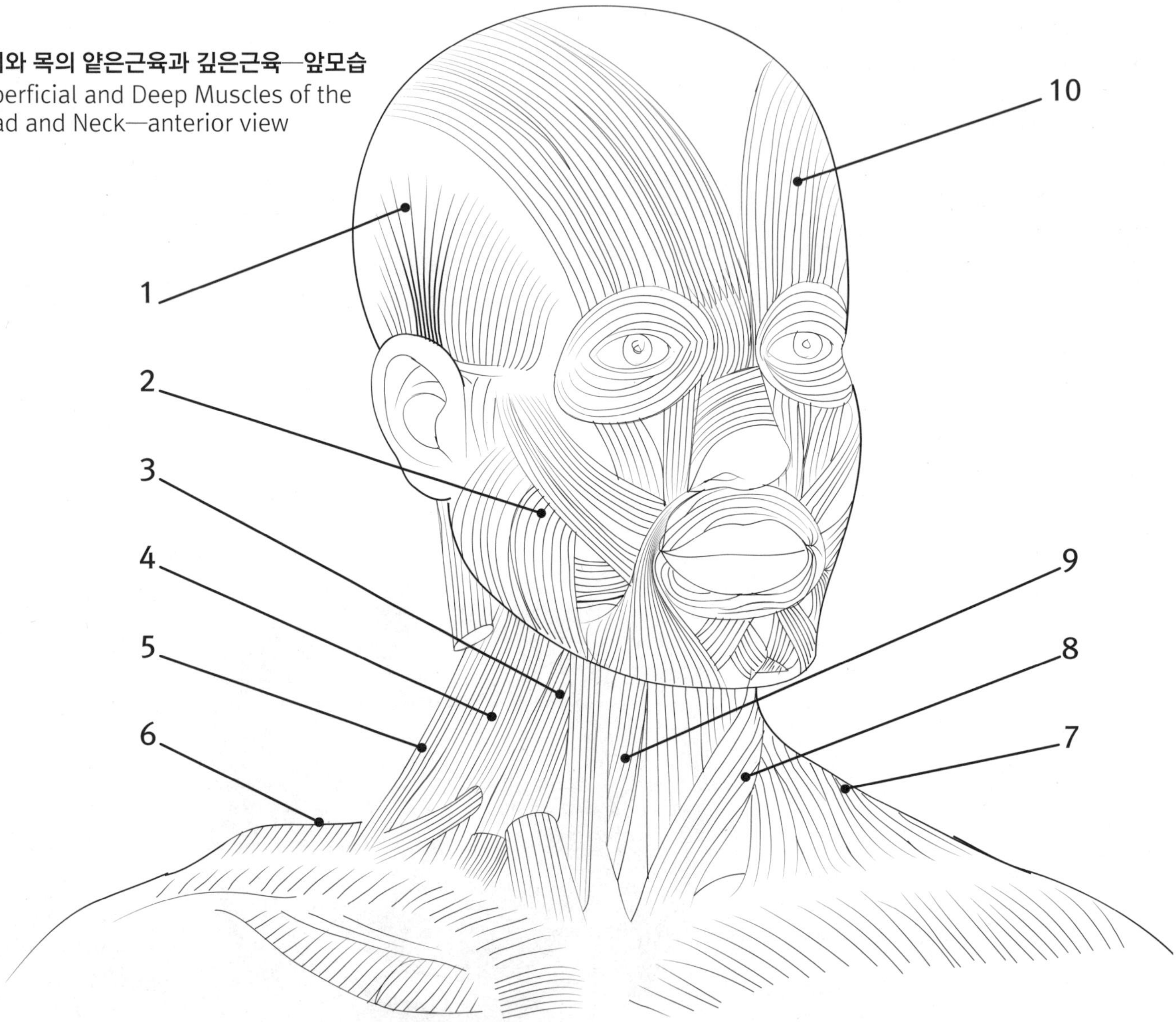

i) 그림과 일치하는 용어를 찾아 빈칸에 해당 번호를 쓰시오.

용어	번호	용어	번호
중간갈비근(Scalenus medius)		등세모근(절단)(Trapezius (cut))	
이마근(Frontalis)		관자근(Temporalis)	
앞갈비근(Scalenus anterior)		등세모근(Trapezius)	
목빗근(Sternocleidomastoid)		복장목뿔근(Sternohyoid)	
어깨올림근(Levator scapulae)		깨물근(Masseter)	

ii) 그림에 표시된 구조의 이름을 쓰시오.

iii) 등세모근은 빨간색으로 넓은등근은 주황색으로 색칠하시오.

등의 얕은근육—뒷모습

Superficial Muscles of the Back—posterior view

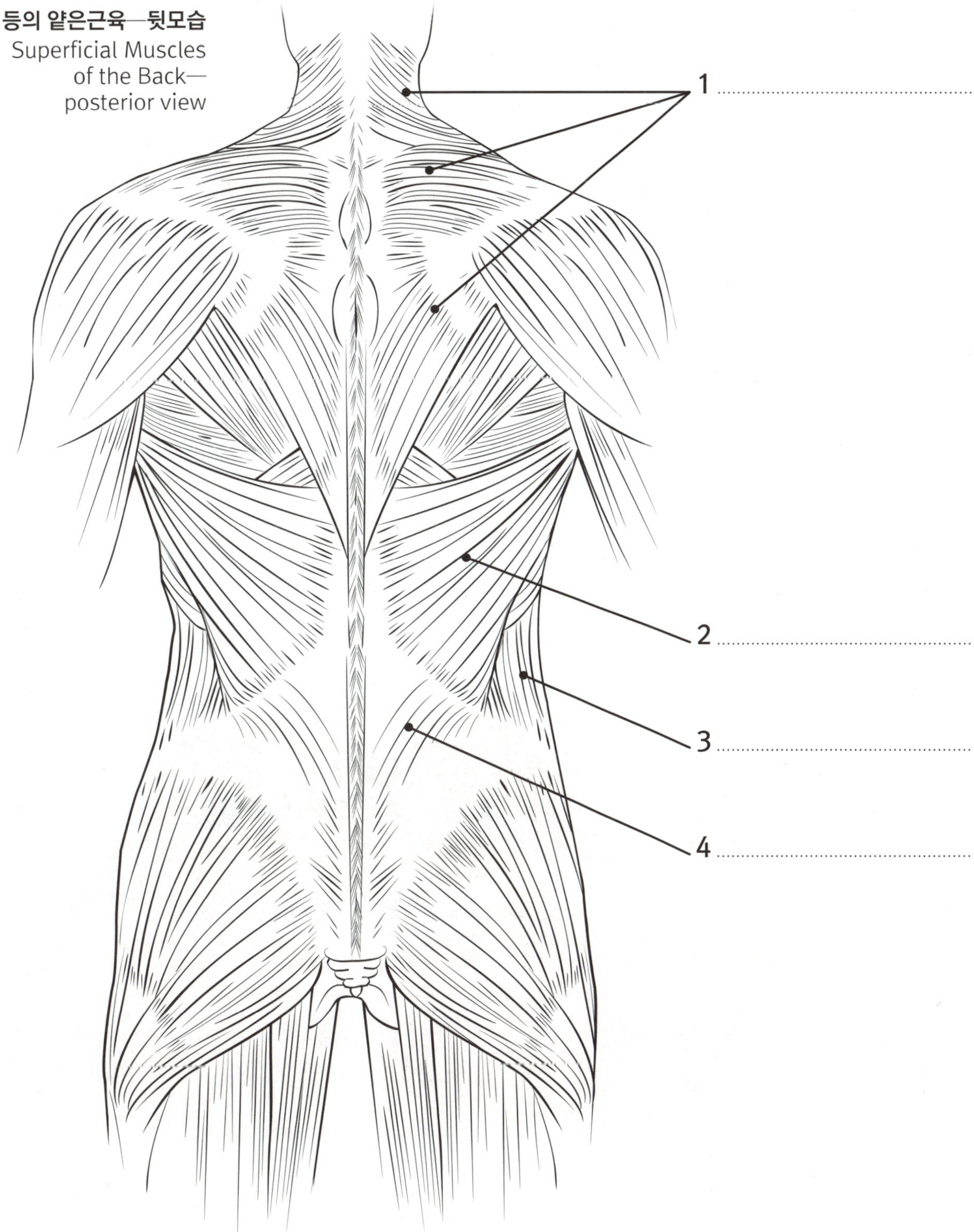

Match the statement to the reason 각각의 문장과 이유가 타당한 것끼리 연결하시오.

1 위팔두갈래근은 아래팔을 뒤침할 수 있다. 그 이유는...

2 안쪽넓은근은 비스듬하게 무릎뼈에 접근한다. 그 이유는...

3 종아리세갈래근은 발바닥굽힘과 무릎의 굽힘을 가능하게 한다. 그 이유는...

a 안쪽과 가쪽 장딴지근은 무릎관절 위의 넙다리뼈에 부착하고, 이 세 갈래의 근육(두 갈래의 장딴지근과 한 개의 가자미근)은 발목관절 아래의 발꿈치뼈에 부착한다.

b 이 근육의 근섬유는 거의 수평방향으로 배열되어 있어 먼쪽 넙다리뼈의 관절융기사이면에 대하여 무릎뼈를 안정화하게 한다.

c 아래팔이 해부학적 위치에 있을 때, 위팔두갈래널힘줄이 노뼈 주위에서 휘어져 노뼈거친면에 부착한다.

목의 근육—가로단면

Muscles of the Neck—transverse section

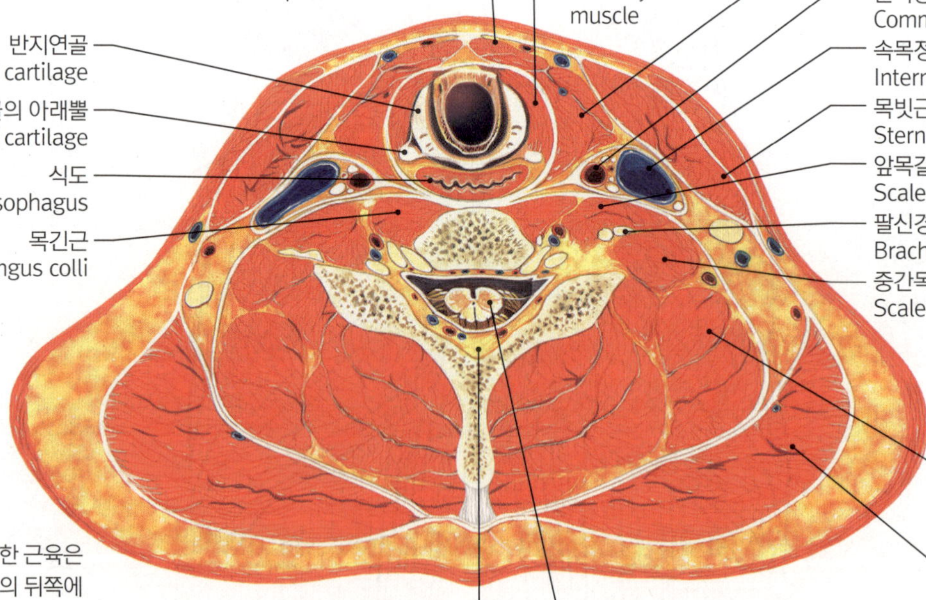

목부위를 둘러싸고 있는 강한 근육은 머리의 무게를 지지하고 목의 뒤쪽에 있는 목뼈와 목의 앞쪽에 있는 내장쪽 부위를 보강하고 있다.

1 현대인의 목근육은 우리의 가장 가까운 포유류와 비교해서 상대적으로 약하다. 그 이유는...

2 가로막은 몸통의 아래쪽으로부터 심장까지 정맥혈을 돌아오게 하는 데 도움을 준다. 그 이유는...

3 골반가로막 운동은 배뇨자제를 유지하는 데 중요한 기능을 한다. 그 이유는...

4 큰볼기근은 계단을 올라가는 데 중요한 기능을 한다. 그 이유는...

5 넓은등근은 자유형 수영선수에서 잘 발달되어 있다. 그 이유는...

a 남성에서 골반가로막의 안쪽섬유(전립샘올림근)와 여성에서 두덩질근은 방광목을 지지하고 방광을 비우게 하는 것을 조절한다.

b 이 근육은 힘있는 엉덩관절 폄근육이다.

c 현대인은 머리를 안정화하기 위하여 근육을 이용하는 것보다는 머리뼈의 균형에 의존한다.

d 이 근육은 팔을 위로 올릴 때 위팔뼈의 모음과 폄기능을 한다.

e 이 근육은 가슴의 압력보다 배의 압력을 올리기 위하여 배를 압박한다.

환기와 관련된 근육과 허파질환

Muscles of ventilation and lung disease

정상적인 허파의 환기에 요구되는 대부분의 근육 운동은 들숨 시에 일어난다. 그 이유는 들숨 시 증강되는 탄성위치에너지의 힘이 허파 밖으로 공기를 내보내려고 하기 때문이다.
들숨에 관여하는 근육은 가로막이다. 이 근육이 수축하면 가슴의 수직용적을 증가시킨다. 추가적인 들숨을 일으키는 근육은 바깥갈비사이근과 갈비뼈에 부착된 팔이음근(큰가슴근, 작은가슴근, 앞톱니근)이다. 후자의 근육들은 공기를 허파로 들여보내기 위해 힘들게 호흡을 하는 만성폐쇄성 허파질환 환자들에게서 볼 수 있다. 예를 들어, 힘들게 숨을 내쉬려고 하는 천식 환자에서는 앞가쪽배벽의 근육을 사용한다.

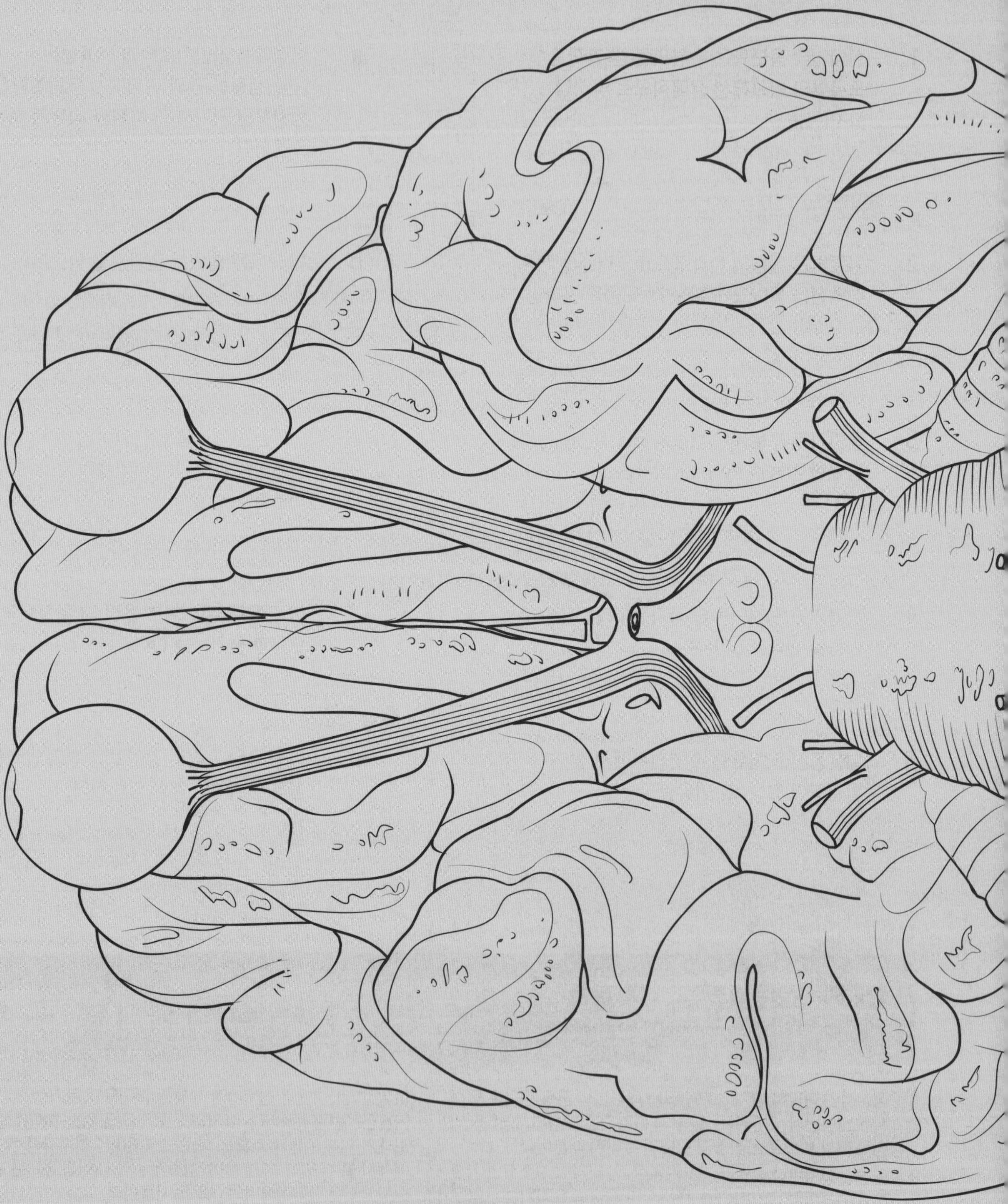

3

신경계통

THE NERVOUS SYSTEM

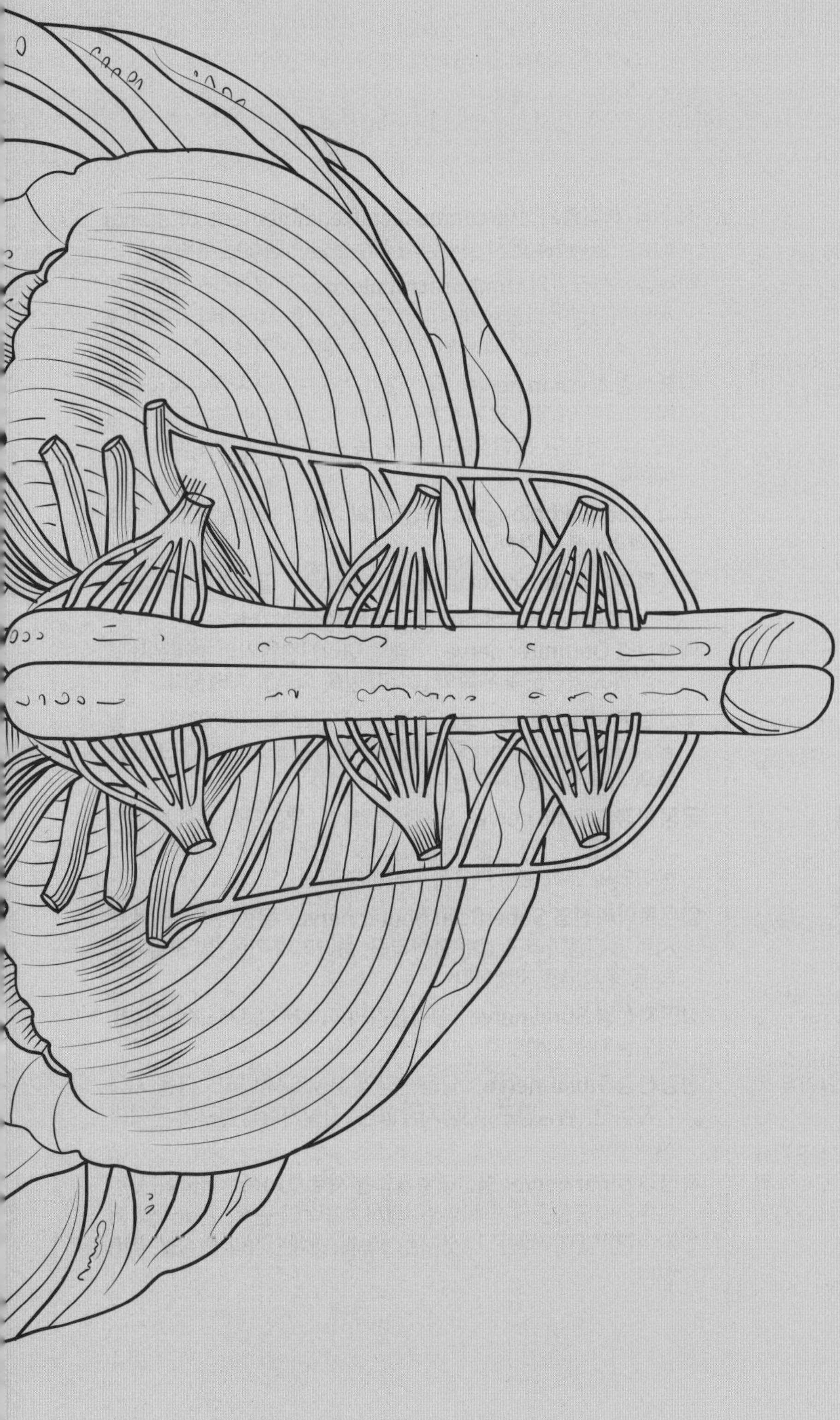

말초신경계통

The Peripheral Nervous System

말초신경계통은 뇌와 척수의 바깥에 위치하는 신경계통의 일부분이다. 이 계통에는 신경세포체의 집단(신경절)과 말초신경으로 구성되어 있다. 신경절은 감각기능(예, 뇌신경의 감각신경절과 척수신경의 척수신경절(spinal 또는 dorsal root ganglia)) 또는 운동기능(자율신경절; 교감신경계통과 부교감신경계통의 일부)을 한다. 소화기도 내에도 신경얼기가 위치한다(창자신경계통).

주요 용어(key terms)

겨드랑신경 Axillary (circumflex) nerve 팔신경얼기의 분지 중 하나이며 어깨세모근, 작은원근, 어깨관절, 위팔 뒤쪽의 피부를 지배한다.

팔신경얼기 Brachial plexus 척수신경 C5에서 T1신경에 의해서 형성되어 팔을 지배한다. 이 신경얼기의 주요 가지는 노신경, 자신경, 정중신경, 겨드랑신경, 근육피부신경이다.

말총 Cauda equina 척수가 끝나는 부분 위에 있는 척추관에 있는 허리신경, 엉치신경, 꼬리신경의 뿌리는 말꼬리와 유사하다고 하여 말총이라고 한다.

척수의 목팽대 Cervical enlargement of spinal cord C5-T1 척수분절은 팽대되었다. 이 팽대부위는 팔과 관련된 감각정보를 받아들이는 신경세포와 운동을 조절하는 신경세포가 위치한다.

목신경 Cervical nerve 목신경얼기의 분지들은 목의 근육과 피부 및 머리의 뒤쪽을 지배한다.

온종아리신경 Common fibular nerve 다리오금을 따라 종아리뼈목까지 내려가는 궁둥신경의 분지로서 얕은종아리신경과 깊은종아리신경으로 분지한다.

깊은종아리신경 Deep fibular nerve 앞정강근, 긴엄지폄근, 긴발가락폄근, 셋째종아리근, 발목관절, 첫째와 둘째발가락사이의 등쪽 피부를 지배한다.

발가락신경 Digital nerve 발가락의 양쪽면을 따라 주행하여 양쪽면의 감각을 담당한다.

넙다리신경 Femoral nerve 허리신경얼기의 가장 큰 분지로서 큰허리근 뒤에서 나와 고샅인대 깊은부위를 지나 넙다리 앞에 있는 넙다리삼각으로 들어간다. 이 신경은 넙다리네갈래근, 두덩근, 두덩정강근, 허리엉덩근, 넙다리 앞과 종아리의 앞안쪽 피부에 분포한다.

갈비사이신경 Intercostal nerve 인접한 갈비뼈 사이의 공간을 주행한다. 위쪽의 갈비사이신경은 갈비사이근과 가슴의 피부를 지배한다. 아래쪽의 갈비사이신경은 배를 가로질러 배의 근육과 피부를 지배한다.

가쪽넙다리피부신경 Lateral femoral cutaneous nerve 허리신경얼기의 분지로서 넙다리의 가쪽피부를 지배한다.

척수의 허리엉치팽대 Lumbosacral enlargement of spinal cord 둘째허리에서 셋째엉치 척수분절이 팽대된 부위

허리엉치신경얼기 Lumbosacral plexus 둘째허리신경에서 셋째엉치신경이 그물을 형성하여 다리와 샅을 지배한다. 뒤배벽에 있는 허리신경얼기와 골반 안에 있는 엉치신경얼기로 나뉜다.

정중신경 Median nerve 팔신경얼기의 분지로 자쪽손목굽힘근을 제외한 아래팔 앞쪽 모든 근육과 손가락깊은굽힘근 중간 절반을 지배한다. 또한 엄지근육, 가쪽 손바닥과 손가락 피부를 지배한다.

숨뇌 Medulla oblongata 뇌줄기의 가장 아래부분으로서 척수와 다리뇌를 연결한다.

근육피부신경 Musculocutaneous nerve 팔신경얼기의 분지로서 위팔두갈래근과 아래팔의 피부를 지배한다.

폐쇄신경 Obturator nerve 아래쪽 허리신경얼기의 분지로서 넙다리의 모음근군과 위쪽의 넙다리 안쪽 피부를 지배한다.

노신경 Radial nerve 팔신경얼기의 분지로서 위팔세갈래근, 팔꿈치근, 위팔노근, 아래팔의 폄근 구획의 근을 지배한다. 또한 손등의 가쪽 피부를 지배한다.

궁둥신경 Sciatic nerve 엉치신경얼기의 분지로서 몸에서 가장 크다. 정강신경과 온종아리신경으로 나뉘며 넙다리 뒤쪽근육과 종아리와 발의 모든 근육을 지배한다.

얕은종아리신경 Superficial fibular nerve 온종아리신경의 분지로서 긴종아리근, 짧은종아리근, 종아리의 가쪽, 발과 발가락의 등쪽 피부를 지배한다.

장딴지신경 Sural nerve 정강신경의 피부분지로서 종아리, 발, 발뒤꿈치를 지배한다.

정강신경 Tibial nerve 궁둥신경의 분지로서 다리오금을 지나 가자미근, 뒤정강근, 긴엄지굽힘근, 긴발가락굽힘근에 근육가지를 낸다.

자신경 Ulnar nerve 팔신경얼기의 분지로서 자쪽손목굽힘근, 깊은손가락굽힘근의 안쪽부분, 새끼손가락의 근육, 손바닥의 뼈사이근, 엄지모음근, 다섯째손가락과 넷째손가락 반절을 지배한다.

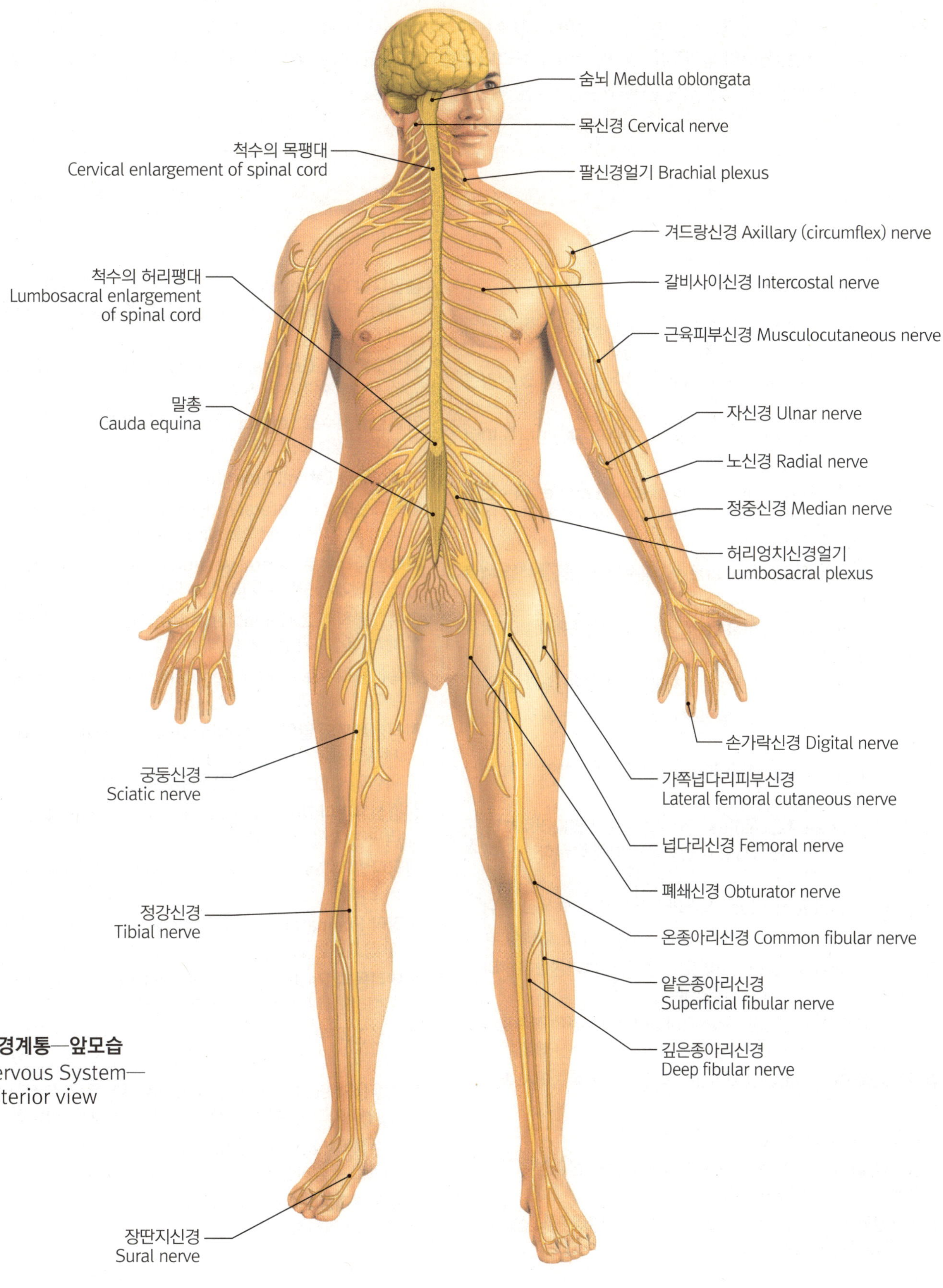

신경계통—앞모습
Nervous System—
anterior view

척수

The Spinal Cord

척수는 척주내에 있는 중추신경계통의 일부분이다. 척수는 32쌍 이상의 척수신경이 부착되어 있고, 위로는 뇌와 연결되어 있다. 척수는 뒤가쪽모서리와 앞가쪽모서리에 각각 뒤뿌리와 앞뿌리를 갖고 있다. 뒤뿌리는 피부, 다리, 몸통, 내부장기로부터 받은 감각정보를 운반하며, 앞뿌리는 근육에 운동과 자율적인 명령을 운반한다.

주요 용어(key terms)

앞겉질척수로 Anterior corticospinal tract 대뇌겉질에서 거의 모든 위치의 척수까지 가는 내림척수신경로

앞정중틈새 Anterior median fissure 척수의 앞쪽에 있는 깊은 고랑

앞뿌리동맥 Anterior radicular artery 척수의 앞잔뿌리를 따라 주행하고, 분포하는 가는 동맥

척수신경의 앞가지 Anterior ramus of spinal nerve 척수신경의 분지로서 근육, 뼈, 관절, 팔다리의 피부, 앞가쪽 체벽 및 배쪽 몸안의 기관을 지배한다.

앞척수동맥 Anterior spinal artery 척수의 앞정중틈새를 세로로 주행하는 동맥

앞척수정맥 Anterior spinal vein 척수의 앞정중틈새를 세로로 주행하는 정맥

거미막 Arachnoid 경막아래에 위치하는 가는 거미줄과 같은 막

축삭 Axon 신경세포의 긴 돌기로서 자극을 뇌 또는 몸의 다른 부위로 전달한다.

중심관 Central canal 척수의 중심에 적은 양의 체액이 차 있는 관

쐐기다발 Cuneate fasciculus 몸통의 위쪽과 팔다리로부터 온 촉각, 진동, 의식적인 고유감각 정보를 숨뇌에 전달하는 오름 축삭 다발

뒤섬유단 Dorsal funiculus 척수의 뒷면에 있는 백색질 부위

뒤뿔 Dorsal horn 감각 정보를 받아들이는 척수의 회색질 부위

뒤잔뿌리 Dorsal rootlets 피부표면, 근육, 내부기관으로부터 감각정보를 운반하는 가는 신경섬유

뒤척수소뇌로 Dorsal spinocerebellar tract 위쪽 척수로부터 소뇌까지 무의식적인 고유감각을 운반하는 척수신경로

뒤가쪽고랑 Dorsolateral sulcus 척수의 뒤가쪽면에서 세로로 주행하는 고랑

경막 Dura mater 뇌척수막의 강한 바깥층

신경속막 Endoneurium 다발을 이루고 있는 신경섬유 각각을 둘러싸고 있는 가는 결합조직

신경바깥막 Epineurium 척수신경 전체, 즉 여러 개의 신경다발들을 둘러싸고 있는 결합조직집

널판다발 Gracile fasciculus 몸통의 아래쪽과 팔다리로부터 온 촉각, 진동, 의식적인 고유감각 정보를 숨뇌에 전달하는 오름 축삭 다발

회색교통가지 Gray ramus communicans 교감신경줄기와 척수신경을 연결하는 신경

가쪽겉질척수로 Lateral corticospinal tract 대뇌겉질에서 거의 모든 위치의 척수까지 전달하는 내림척수신경로

가쪽섬유단 Lateral funiculus 척수의 가쪽면에 있는 백색질부위

가쪽그물척수로 Lateral reticulospinal tract 뇌줄기의 그물체에서 척수까지 전달하는 내림척수신경로

가쪽안뜰척수로 Lateral vestibulospinal tract 뇌줄기의 가쪽안뜰핵에서 모든 위치의 척수까지 전달하는 내림척수신경로

안쪽그물척수로 Medial reticulospinal tract 뇌줄기의 그물체에서 척수까지 전달하는 내림척수신경로

안쪽안뜰척수로 Medial vestibulospinal tract 뇌줄기의 안뜰핵에서 척수까지 전달하는 내림척수신경로

신경집세포의 말이집 Myelin sheath of Schwann cell 신경집세포의 세포질은 말초신경의 축삭 주위를 둘러싸고 있으며, 말이집에서 한 개의 신경섬유마디사이분절을 형성한다.

신경섬유마디 Node of Ranvier 말이집신경에서 말이집으로 둘러싸여 있지 않은 부위

신경다발막 Perineurium 신경섬유의 다발을 둘러싸고 있는 결합조직집

연질막 Pia mater 뇌척수막에서 가장 얇으며, 뇌척수 표면과 직접 접촉하는 층이다.

뒤뿌리동맥 Posterior radicular artery 척수의 뒤뿌리를 따라 주행하면서 뒤뿌리를 지배하는 동맥

척수신경의 뒤가지 Posterior ramus of spinal nerve 등부위의 근육, 뼈, 관절 및 피부를 지배하는 척수신경의 가지

뒤척수동맥 Posterior spinal artery 뒤뿌리가 부착하는 척수의 고랑을 따라 세로로 주행하는 한 쌍의 동맥 중 하나의 동맥

뒤척수정맥 Posterior spinal vein 척수의 뒤정중틈새를 따라 세로로 주행하는 정맥

척수신경절 Spinal (dorsal root) ganglion 척수신경의 뒤뿌리를 따라 위치하는 감각신경세포의 집단

척수—가로단면 Spinal Cord—cross-sectional view

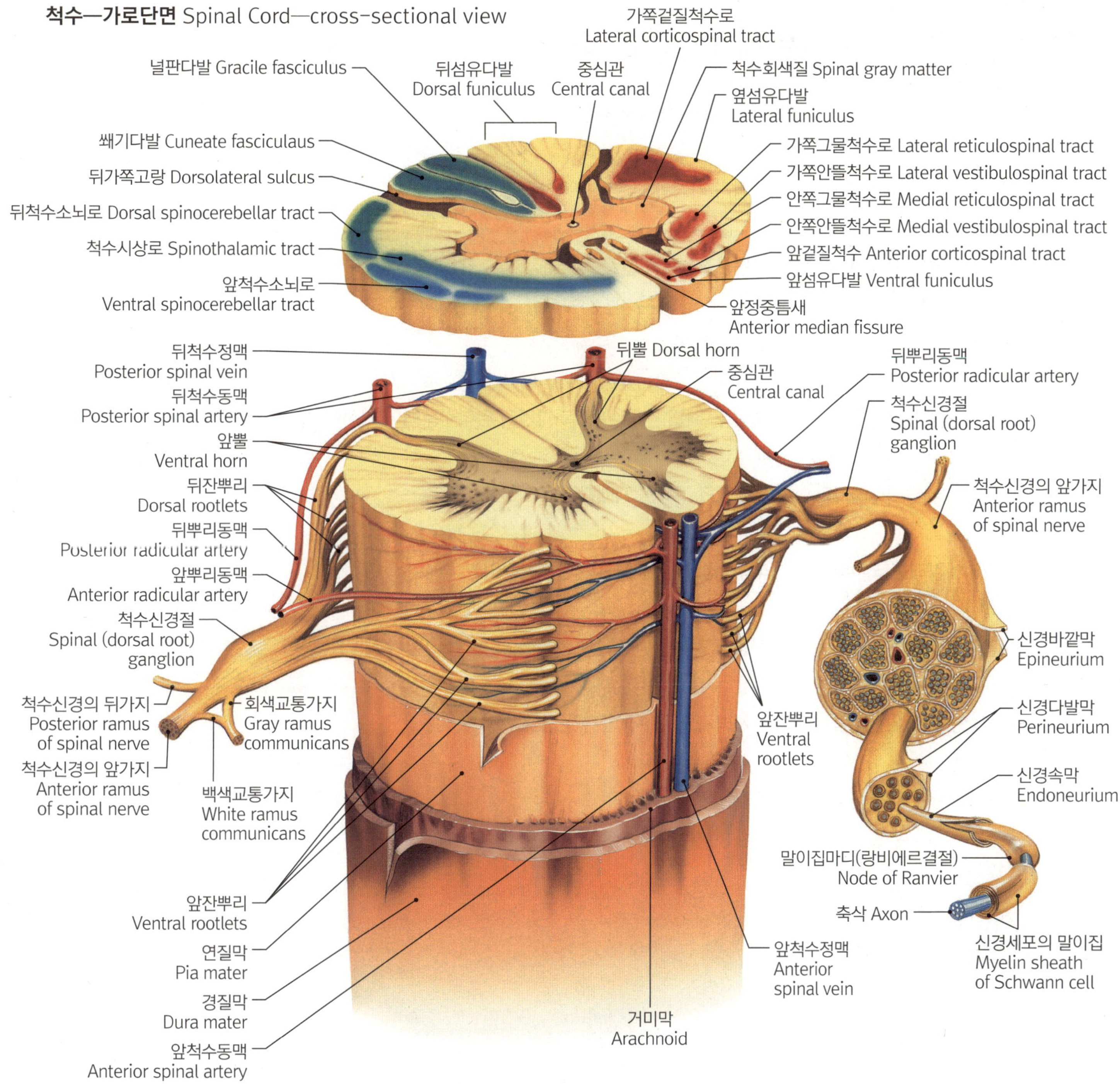

척수회색질 Spinal gray matter 척수의 중심에서 관찰된 H모양의 부위

척수시상로 Spinothalamic tract 모든 위치의 척수에서 시상까지 통증, 온도, 단순한 접촉 정보를 운반하는 척수신경로

앞섬유단 Ventral funiculus 척수의 앞면에 있는 백색질 부위

앞뿔 Ventral horn 운동신경의 세포체와 관련된 사이신경이 위치하는 척수의 회색질 부위

앞잔뿌리 Ventral rootlets 척수의 앞면으로부터 척수신경까지 운동신경의 축삭을 운반하는 얇은 신경섬유

앞척수소뇌로 Ventral spinocerebellar tract 아래쪽 척수로부터 소뇌까지 무의식적인 고유감각을 운반하는 척수신경로

백색교통가지 White ramus communicans 교감신경절과 척수신경을 연결하는 신경

True or false 문장의 설명이 옳으면 T, 옳지 않으면 F로 표시하시오.

1	척수내 오름신경로와 내림신경로는 회색질 내에 위치한다.	
2	척수의 뒤뿔은 피부, 근육, 관절의 감각 기능과 관련된 신경세포가 위치한다.	
3	척수의 앞뿌리에는 뼈대근육의 운동신경세포와 연접이전 내장자율신경의 축삭이 위치한다.	
4	척수신경절은 자율적인 내장운동기능을 한다.	
5	척수의 혈액공급은 정중선에 위치한 한 개의 앞척수동맥과 2개의 뒤척수동맥에 의하여 이루어진다.	
6	노신경은 위팔세갈래근과 아래팔의 폄근 근육을 지배한다.	
7	넙다리네갈래근을 지배하는 넙다리신경은 인체에서 가장 큰 신경이다.	
8	손목의 손목굴을 지나가는 정중신경의 압박을 받으면 손목굴증후군이 나타날 수 있다.	
9	노신경은 가쪽위관절융기 뒤쪽을 지나가므로 손상받기가 쉽다.	
10	궁둥신경은 뒤정강신경과 온종아리신경으로 나뉜다.	

Multiple choice 질문에 맞는 답을 고르시오.

1 척수안에서 관찰할 수 없는 조직 또는 세포 유형은?
Ⓐ 맥락얼기
Ⓑ 미세아교세포
Ⓒ 별아교세포
Ⓓ 희소돌기아교세포
Ⓔ 혈관내피세포

2 자율신경의 연접이전신경세포는 어느 곳에 위치하는가?
Ⓐ 뒤뿔
Ⓑ 앞뿔
Ⓒ 가쪽뿔
Ⓓ 백색질
Ⓔ 배안의 신경절

3 사람의 척수신경과 관련된 것은?
Ⓐ 목신경 7, 가슴신경 12, 허리신경 5, 엉치신경 5
Ⓑ 목신경 8, 가슴신경 11, 허리신경 5, 엉치신경 5
Ⓒ 목신경 8, 가슴신경 12, 허리신경 5, 엉치신경 5
Ⓓ 목신경 8, 가슴신경 12, 허리신경 4, 엉치신경 5
Ⓔ 목신경 7, 가슴신경 11, 허리신경 5, 엉치신경 5

4 정중신경이 지배하는 근육은?
Ⓐ 위팔두갈래근
Ⓑ 엄지두덩근
Ⓒ 위팔노근
Ⓓ 손목의 폄근
Ⓔ 새끼두덩근

5 노신경은 어느 곳에서 가장 손상받기 쉬운가?
Ⓐ 엄지손가락 바닥의 손목 등쪽
Ⓑ 위팔동맥 근처의 팔오금
Ⓒ 새끼굽힘근 근처의 안쪽 아래팔
Ⓓ 위팔 중간부분 뒤쪽을 지날 때
Ⓔ 큰원근 힘줄이 있는 겨드랑이

6 피부표면에 가까이 있는 넙다리신경은 어디인가?
Ⓐ 넙다리삼각
Ⓑ 넙다리뼈의 모음근결절 바로 위
Ⓒ 엉덩근 앞을 지날 때
Ⓓ 앞위엉덩뼈가시 근처
Ⓔ 중간볼기근 깊은부위

7 궁둥신경의 지배를 받는 근육은?
Ⓐ 큰볼기근
Ⓑ 큰모음근
Ⓒ 반힘줄근
Ⓓ 넙다리두갈래근
Ⓔ C와 D 둘 다 옳다.

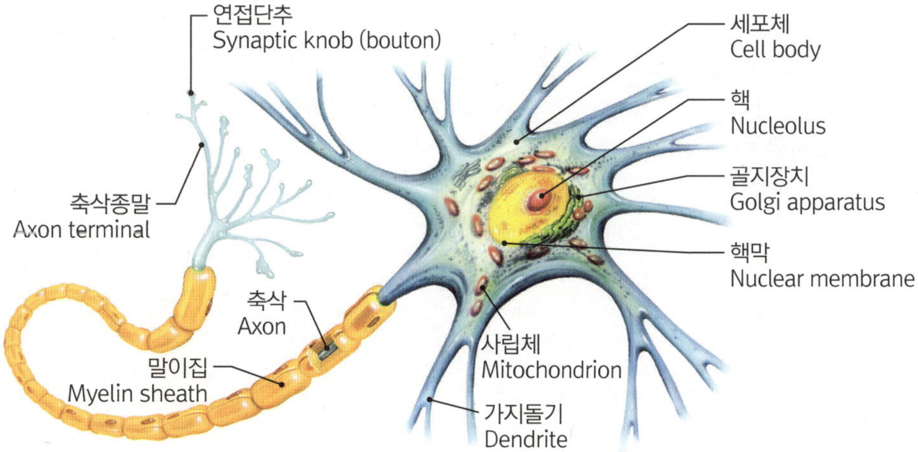

신경세포 Neuron

신경세포의 특징적인 구조는 세포체에서 여러 개의 가지돌기와 한 개의 축삭이 돌출된 구조이다. 신경자극은 가지돌기에서 받아 세포체에 전달한다. 축삭은 세포체로부터 자극을 멀리 전달한다.

Fill in the blanks 빈칸에 알맞은 답을 쓰시오.

1 척수의 ______________ 는 배아기 신경관의 잔유물로서 액체가 차 있다.

2 척수의 ______________ 는 신경세포체와 대부분의 가지돌기가 위치한다.

3 팔을 지배하는 신경인 위팔신경얼기는 ______________ 에서 ______________ 까지의 척수신경으로 이루어졌다.

4 겨드랑신경은 ______________ 근육과 ______________ 위의 일부 피부를 지배한다.

5 위팔두갈래근과 위팔근은 ______________ 신경의 지배를 받는다.

6 중추신경계으로부터 교감신경은 ______________ 척수신경에서 ______________ 척수신경을 통하여 나온다.

7 골반내장을 지배하는 부교감신경은 ____________ 신경을 통하여 지배한다.

8 ______________ 신경은 넙다리의 모음근을 지배한다.

9 종아리의 안쪽면을 지배하는 감각신경은 ______________ 신경의 분지인 ______________ 신경이다.

10 발 자체에 있는 모든 근육은 ______________ 신경의 분지인 ______________ 신경의 분지에 의하여 지배를 받고 있다.

하반신마비 Paraplegia

하반신마비는 첫째가슴뼈에서 둘째허리뼈 사이의 척수에 의하여 발생한다. 손상된 부위 아래의 몸의 일부분에서 운동기능이 소실된다.

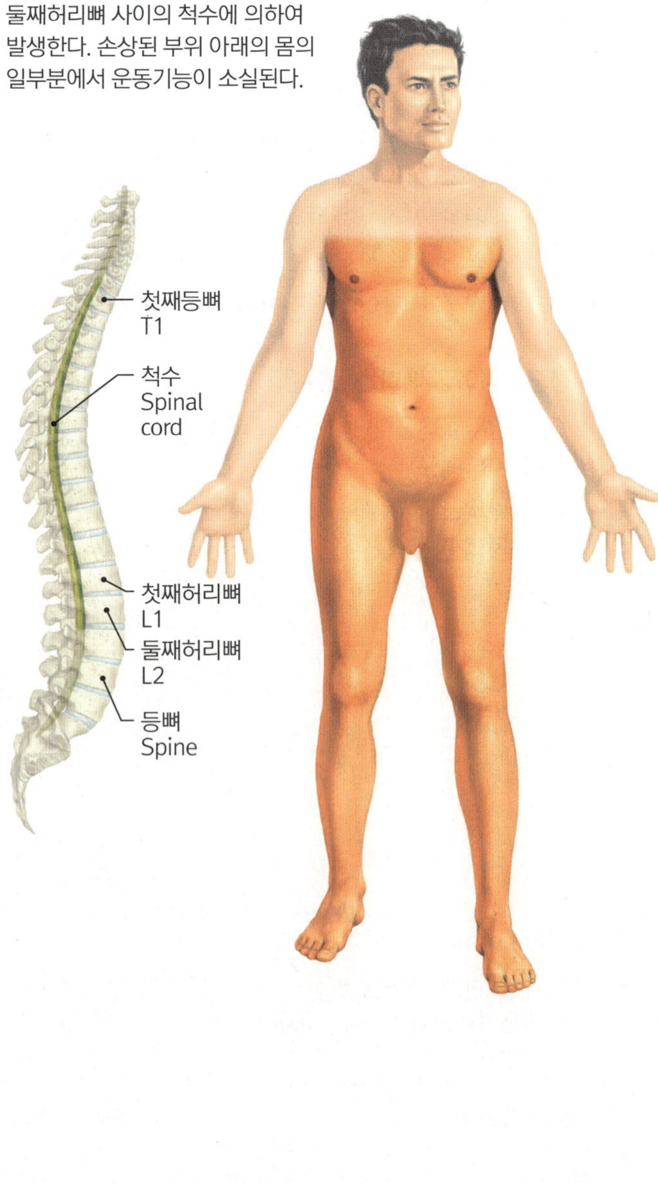

Match the statement to the reason 각각의 문장과 이유가 타당한 것끼리 연결하시오.

1 내림대동맥의 손상은 척수의 꼬리쪽 분절의 경색을 일으킨다. 그 이유는...

2 노뼈 뼈몸통 중간 부위의 골절은 손목처짐 현상이 일어난다. 그 이유는...

3 볼기부위의 큰볼기근에 주사할 때 볼기부위를 4등분하여 위가쪽부위의 중심에 주입한다. 그 이유는...

4 먼쪽 위팔뼈의 골절은 엄지손가락의 운동마비와 가쪽 손바닥위의 감각소실을 일으킨다. 그 이유는...

a 궁둥신경은 볼기부위의 안쪽아래를 주행하므로 주사주입 시 손상을 입을 수 있다.

b 위팔뼈 몸통의 뒤쪽을 지나는 노신경은 손목의 폄근육이다.

c 엄지두덩근과 가쪽 손바닥의 피부를 지배하는 정중신경은 위팔뼈의 먼쪽 앞을 지난다.

d 허리엉치부위의 척수를 지배하는 동맥은 배대동맥에서 유래한다.

하반신마비

Paraplegia

첫째가슴척수분절 아래의 척수손상은 몸통과 양쪽 다리기능의 마비뿐만 아니라 대뇌겉질의 직접적인 조절이 안 되어 내장과 방광기능이 소실된다. 손상부위가 크다면, 모든 오름과 내림정보가 차단이 될 것이다. 척수의 손상은 척추갈림증과 같은 선천적인 것 또는 자동차와 스포츠 사고에 의한 손상, 총상이나 자상에 의하여 발생한다. 손상받은 다리의 근육들은 경련성 마비를 일으켜 근육긴장과 반사기능이 증가한다.

Color and label

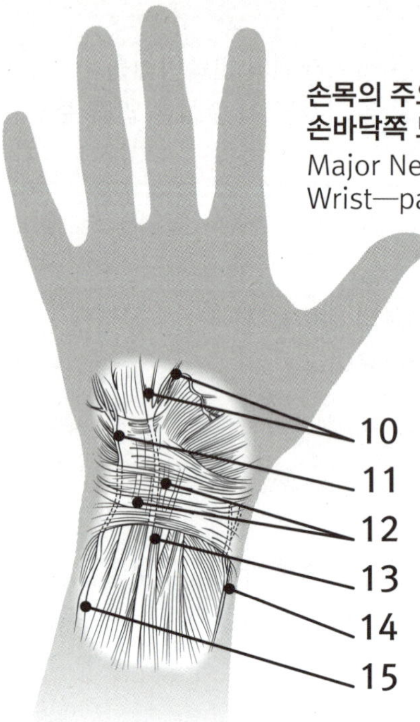

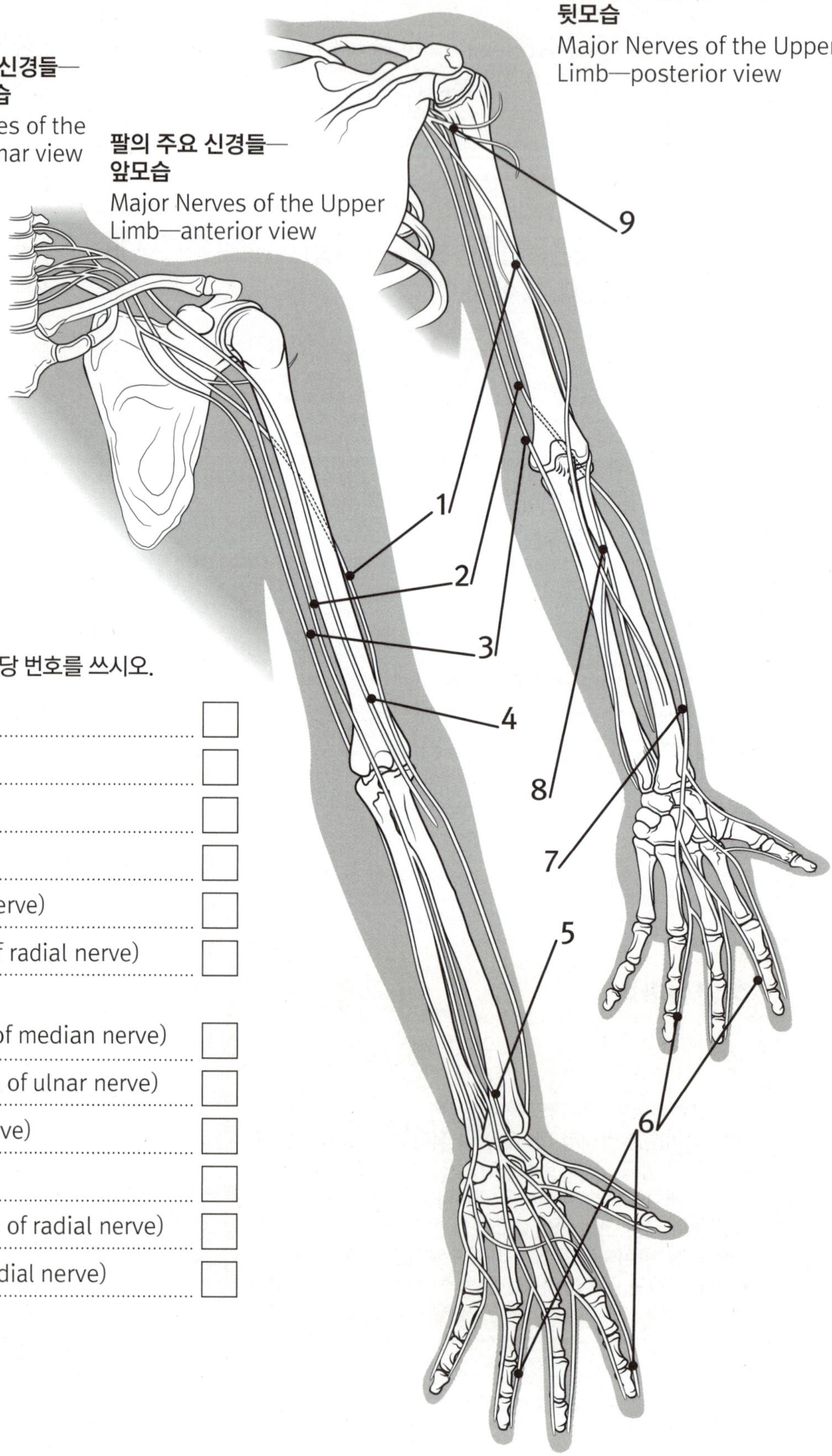

i) 그림과 일치하는 용어를 찾아 빈칸에 해당 번호를 쓰시오.

용어	번호
노신경(Radial nerve)	
겨드랑신경(Axillary nerve)	
정중신경(Median nerve)	
굽힘근지지띠(Flexor retinaculum)	
앞뼈사이신경(Anterior interosseus nerve)	
노신경의 손가락신경(Digital nerves of radial nerve)	
정중신경의 온바닥쪽손가락신경가지 (Common palmar digital branches of median nerve)	
자신경의 얕은가지(Superficial branch of ulnar nerve)	
근육피부신경(Musculocutaneous nerve)	
자신경(Ulnar nerve)	
노신경의 얕은가지(Superficial branch of radial nerve)	
노신경의 깊은가지(Deep branch of radial nerve)	

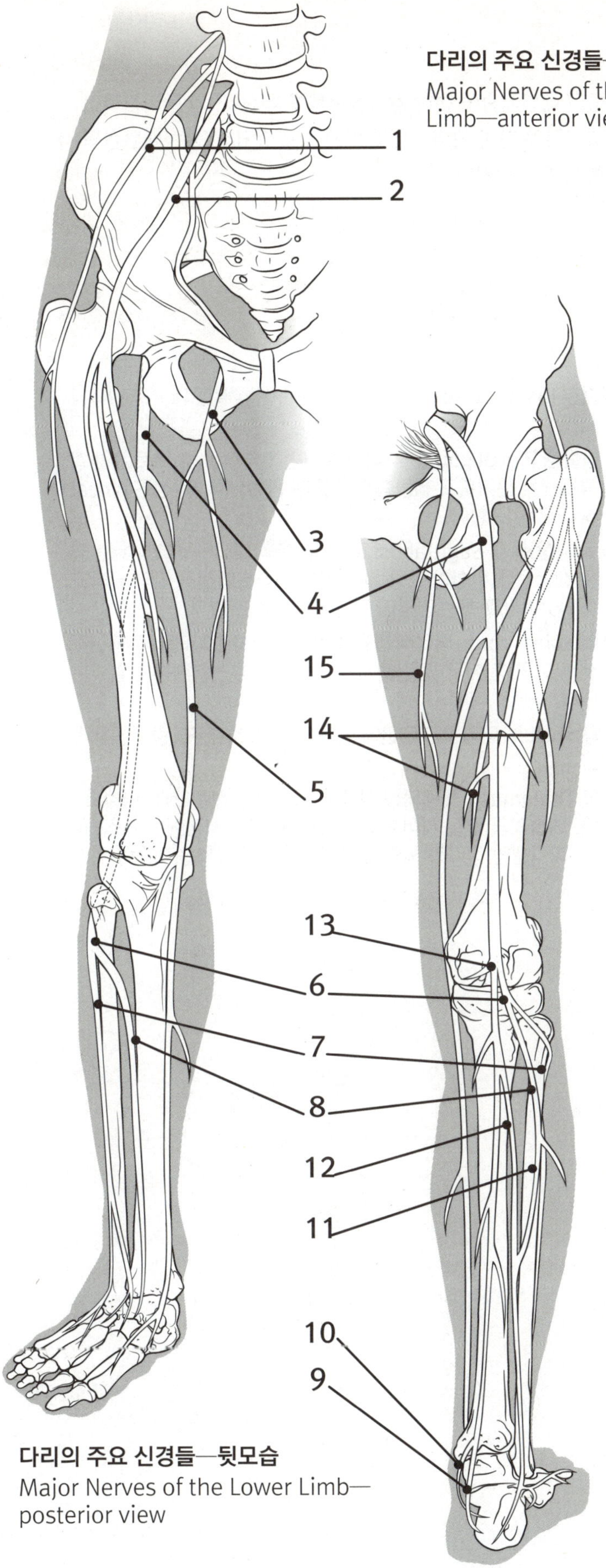

다리의 주요 신경들—앞모습
Major Nerves of the Lower Limb—anterior view

다리의 주요 신경들—뒷모습
Major Nerves of the Lower Limb—posterior view

ii) 그림과 일치하는 용어를 찾아 빈칸에 해당 번호를 쓰시오.

용어	번호
얕은종아리신경(Superficial fibular nerve)	
가쪽발바닥신경(Lateral plantar nerve)	
두렁신경(Saphenous nerve)	
궁둥신경(Sciatic nerve)	
폐쇄신경(Obturator nerve)	
온종아리신경(Common fibular nerve)	
가쪽넙다리피부신경(Lateral femoral cutaneous nerve)	
깊은종아리신경(Deep fibular nerve)	
안쪽발바닥신경(Medial plantar nerve)	
넙다리신경(Femoral nerve)	
가쪽장딴지피부신경(Lateral sural cutaneous nerve)	
안쪽장딴지피부신경(Medial sural cutaneous nerve)	
뒤쪽넙다리피부신경(Posterior femoral cutaneous nerve)	
넙다리신경의 가지(Branches from femoral nerve)	
정강신경(Tibial nerve)	

뇌

The Brain

뇌는 척수와 함께 중추신경계통을 구성한다. 뇌는 외부환경과 우리 몸의 내부기관에 대한 감각정보를 인식한다. 뇌는 의식적이든 무의식적이든 결정해야 할 정보를 사용하여 외부환경에 영향을 미치기 위하여 뼈대근육의 운동을 통하거나 또는 내부환경에 영향을 미치기 위하여 샘과 민무늬근육에 작용하여 환경에 대한 변화를 일으킨다.

주요 용어(key terms)

뇌줄기 Brainstem 일반적으로 중간뇌, 다리뇌, 숨뇌를 의미한다.

소뇌 Cerebellum 대뇌와 뇌줄기의 다리뇌 뒤쪽 아래에 있는 뇌의 일부분. 주름이 잡힌 소뇌겉질을 갖고 있으며 운동 조화와 관련된 기능을 한다.

대뇌 Cerebrum 뇌에서 가장 큰 부분으로서 대뇌반구와 앞뇌의 깊은 구조로 구성된다.

뇌들보 Corpus callosum 두 개의 대뇌반구를 연결하는 큰 섬유다발이다. 앞뇌의 양쪽 면 사이를 교차하는 3억 개 정도의 축삭을 운반한다.

뇌활 Fornix 해마와 인접한 관자엽으로부터 사이막 영역과 시상하부까지 지나가는 활모양의 섬유다발이다.

이랑 Gyrus 대뇌반구 표면의 융기부이다. 고랑과 고랑 사이를 이랑이라고 한다.

시상하부 Hypothalamus 사이뇌의 아래부분이다. 항상성(일정한 내부환경 유지), 동기유발, 자율신경계통 조절에 관여한다.

섬겉질 Insula cortex 가쪽고랑 깊은층에 감춰진 대뇌겉질의 영역

솔방울샘 Pineal gland 사이뇌의 윗면에 부착된 샘. 호르몬인 멜라토닌을 분비하고 생물학적 리듬에 관여한다. 이 샘은 pineal body라고도 한다.

세로(시상)틈새 Sagittal fissure 두 개의 대뇌반구를 나누는 깊은 정중선에 위치한 고랑. 머리뼈의 시상봉합선을 따라 달리고 대뇌낫이라고 하는 경막이 고랑을 차지하고 있다.

척수 Spinal cord 머리뼈 바닥의 큰구멍에서 첫째에서 둘째허리뼈 사이의 척추사이원반까지 위치하는 중추신경계통의 일부분이다.

고랑 Sulcus 대뇌반구 표면에 있는 고랑이다. 깊은고랑을 틈새라고 한다.

시상 Thalamus 셋째뇌실 양쪽에 위치하는 계란모양의 부위이다. 뇌줄기와 겉질 사이를 중계하는 곳이다. 시상에는 시각, 청각, 촉각뿐만 아니라 되먹임 운동회로에 관여하는 핵들이 위치한다.

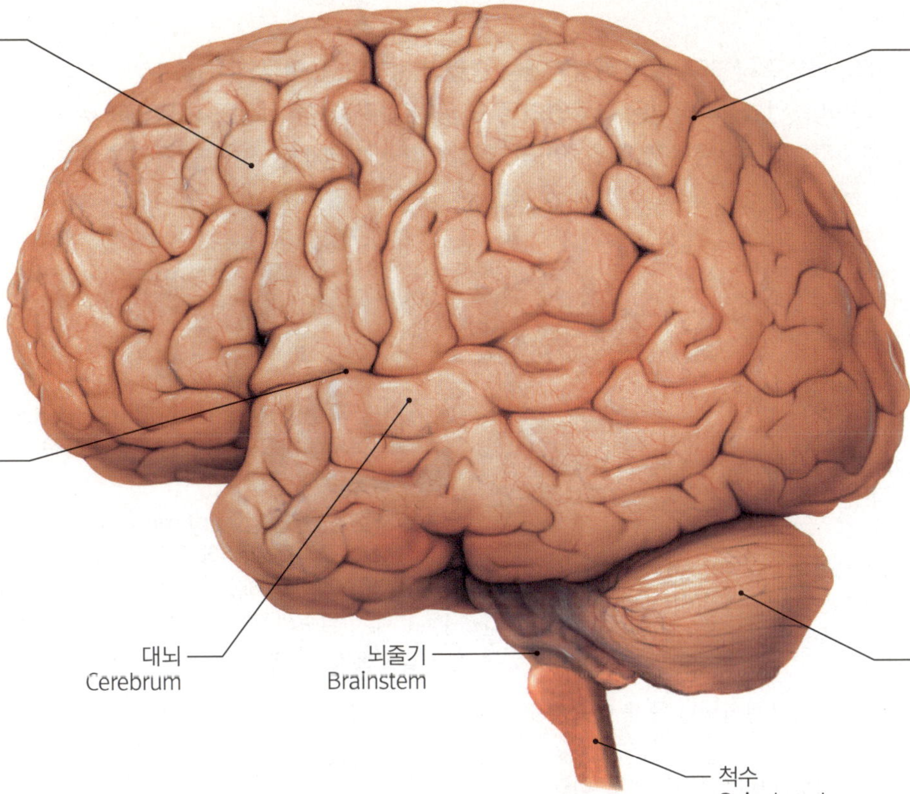

뇌—옆모습
Brain—lateral view

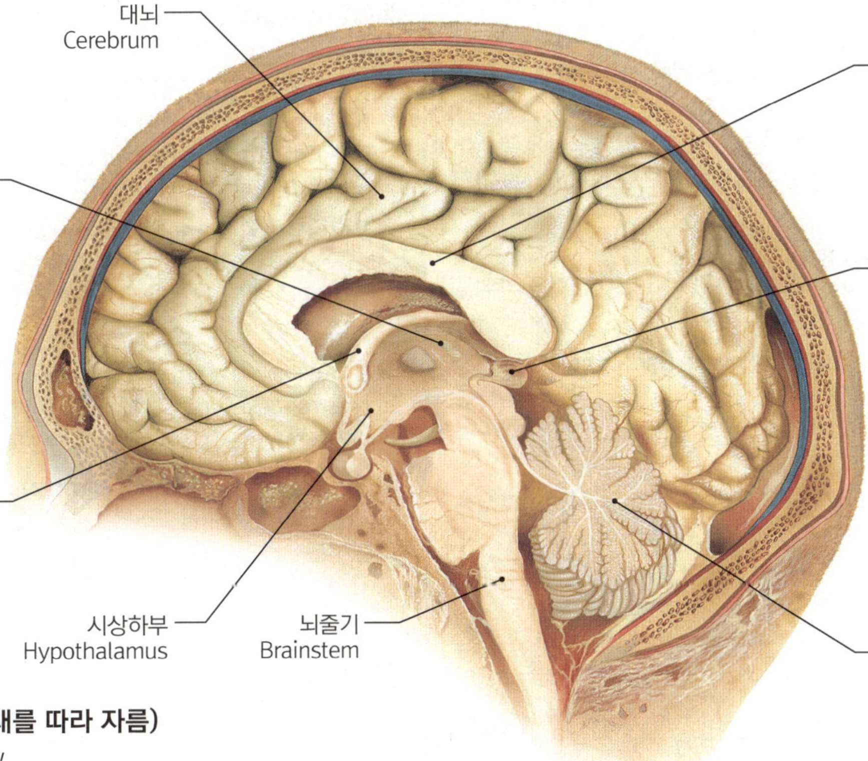

뇌—시상단면(시상틈새를 따라 자름)
Brain—sagittal view
(cut along sagittal fissure)

뇌: 엽과 기능영역

The Brain: Lobes and Functional Areas

각 대뇌반구는 여러 개의 엽으로 나뉜다. 뇌의 바깥면에서 관찰되는 이마엽, 마루엽, 뒤통수엽, 관자엽, 다섯번째엽(섬)은 가쪽 틈새 내 깊은 곳에 위치한다. 일차감각영역은 마루엽의 주요 몸감각(촉각/통각/온도각)영역에 위치하고, 일차청각영역은 관자엽에 위치하고, 일차시각영역은 뒤통수엽에 위치하며, 일차후각영역(냄새)은 안쪽 관자엽에 위치한다. 일차운동겉질은 이마엽에 위치한다.

주요 용어(key terms)

청각연합영역 Auditory association area 일차청각겉질 주위에 있는 겉질영역이다. 청각정보(음조, 음색, 소리위치)를 고도로 인지하는 데 관여한다.

이마엽 Frontal lobe 이마뼈 깊은 부위에 있는 뇌의 엽. 이마엽에는 이마앞겉질, 눈운동을 조절하는 영역(이마엽눈운동영역), 두 가지 유형의 운동겉질(운동앞영역과 일차운동영역), 언어운동(브로카)영역이 위치한다.

이랑 Gyrus 대뇌반구의 표면에서 관찰되는 융기. 이랑은 고랑에 의하여 나누어진다.

가쪽틈새 Lateral fissure 위로는 이마엽과 마루엽, 아래로는 관자엽사이의 틈새. 이곳에 섬(insula)이 감춰져 있다.

언어운동영역(브로카영역) Motor speech area (Broca's) 두 개의 전통적으로 인지하고 있는 겉질의 언어영역 중 하나이며, 언어의 표현과 관련된다. 그러나 섬에 있는 다른 영역도 역시 중요하다. 이 영역은 아래이마이랑에 위치한다.

뒤통수엽 Occipital lobe 뇌에서 가장 뒤쪽에 위치하는 엽이다. 일차시각겉질과 연합시각겉질이 위치한다.

마루엽 Parietal lobe 뇌의 엽으로서 마루엽 깊은부위에 광범위하게 위치한다. 몸감각, 청각, 시각정보를 고도로 처리하는 연합겉질이 위치한다.

중심뒤이랑 Postcentral gyrus 일차몸감각겉질이 위치하는 이랑이다. 몸의 부위에 따라 배열되어 있다(몸의 서로 다른 부위들이 겉질의 서로 다른 영역에 위치한다).

중심앞이랑(운동겉질) Precentral gyrus (motor cortex) 일차운동겉질이 위치하는 이랑이다. 근육의 위치에 따른 근육 종류에 따라 배열되어 있다(몸의 서로 다른 부위의 근육은 서로 다른 영역에서 조절된다).

이마앞겉질 Prefrontal cortex 사전숙고, 계획, 사회적 상호작용과 관련된 기능을 하는 이마엽의 일부분이다.

일차청각겉질 Primary auditory cortex 시상의 청각중계핵인 안쪽무릎핵으로부터 보내온 청각정보를 인지하는 데 관여하는 겉질영역이다.

일차운동겉질 Primary motor cortex 직접 긴 축삭경로를 통하여 뇌줄기와 척수에 있는 신경세포와 연결된 겉질의 일부분이다. 겉질에서 뇌줄기까지의 경로를 겉질숨뇌로라고 하고, 겉질에서 척수까지를 겉질척수로라고 한다.

일차몸감각겉질 Primary somatosensory cortex 몸감각시상중계핵인 앞뒤핵으로부터 정보를 받는 겉질의 일부분이다. 받은 정보를 몸감각연합겉질로 보낸다.

일차시각겉질 Primary visual cortex 시각시상중계핵인 가쪽무릎핵으로부터 정보를 받는 겉질의 일부분. 관찰되는 시각의 부위에 따라 배열되어 있다(서로 다른 관찰된 시각은 겉질의 서로 다른 영역에서 인지한다). 받은 시각정보를 더 인지하기 위해 시각연합영역에 정보를 보낸다.

독해영역 Reading comprehension area visuolexis 영역이라고 하며, 글로 쓰여진 언어를 이해하는 데 관여한다.

감각언어영역(베르니케영역) Sensory speech area (Wernicke's) 두 개의 전통적으로 인정된 겉질언어영역 중 하나이다. 구어의 이해와 관련되어 있고, 뒤위관자이랑에 위치한다. 그러나 아래마루엽에서 관찰되기도 한다.

몸감각연합영역 Somatosensory association area 몸감각정보를 고도로 처리하는 데 관여하는 겉질이다. 손에 잡고 있는 모양이나 내 주위 세계의 삼차원적인 모델을 만들어내는 데 관여한다.

고랑 Sulcus 대뇌반구 표면의 고랑. 깊은 고랑은 틈새라고 한다.

관자엽 Temporal lobe 관자뼈에 인접한 뇌의 엽이다. 일차청각과 연합청각 겉질영역, 해마 및 편도체가 위치한다.

시각연합영역 Visual association area 시각정보(색깔, 시각적 재질, 모양, 형태)를 고도로 처리하는 데 관여하는 대뇌겉질의 일부분

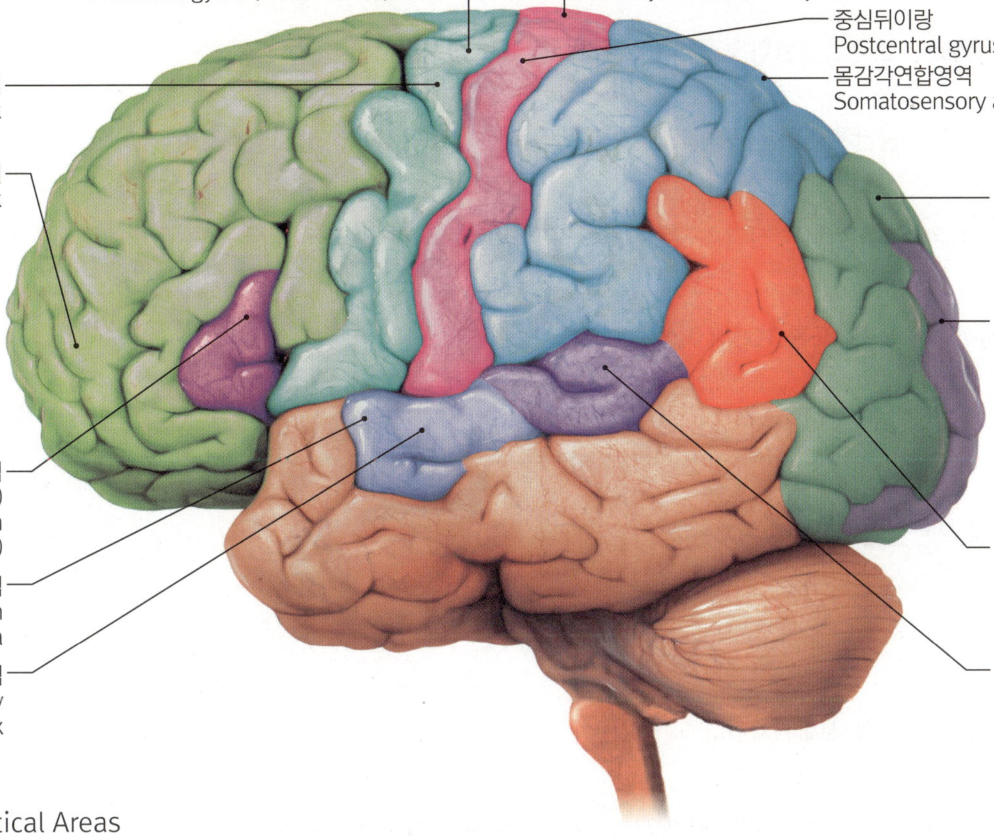

기능적 겉질영역
Functional Cortical Areas

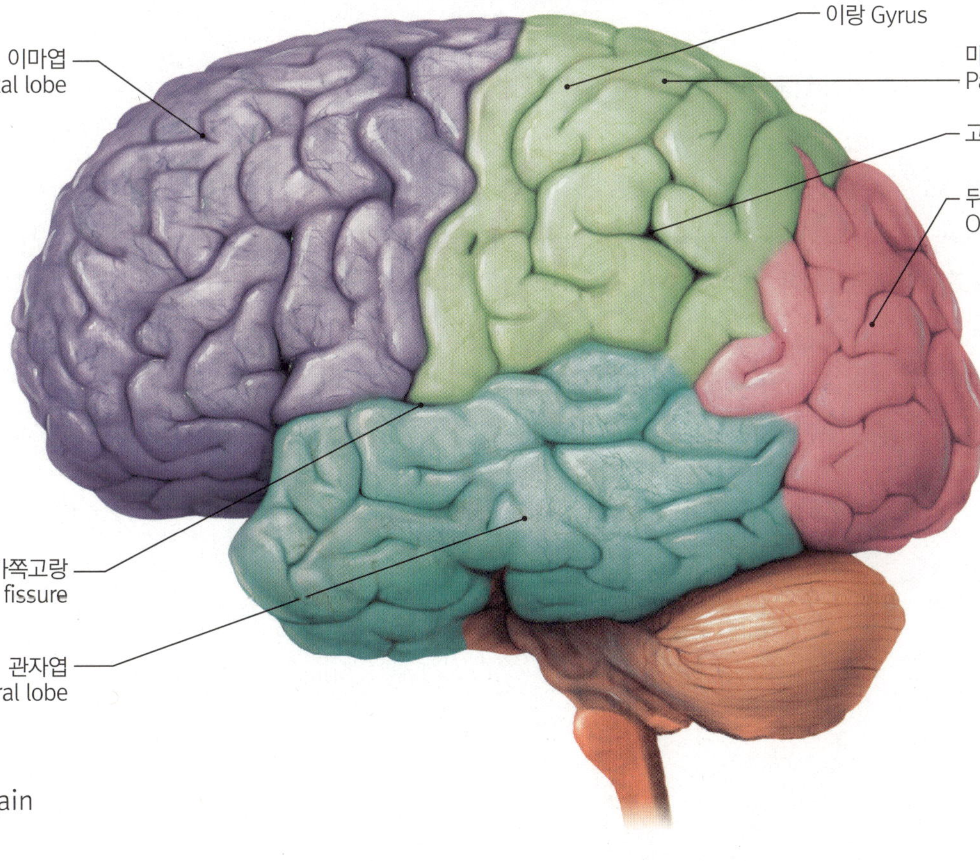

뇌의 엽들
Lobes of the Brain

True or false 문장의 설명이 옳으면 T, 옳지 않으면 F로 표시하시오.

1	신경세포 사이의 공간에서 이온균형을 조절하는 뇌에 있는 세포의 유형은 별모양세포이다.	
2	가지돌기의 주요 기능은 다른 신경세포로 정보를 전달하는 것이다.	
3	축삭의 말이집은 전도속도를 100배 이상 증가시킬 수 있다.	
4	대뇌겉질의 주요 세포유형은 두극세포이다.	
5	일차운동겉질은 중심뒤이랑에 위치한다.	
6	청각겉질은 관자엽 윗면에 위치한다.	
7	편도체는 뇌의 관자엽 내에 위치한다.	
8	뇌들보는 두 대뇌반구의 기능영역 사이에서 정보를 전달하는 데 중요한 기능을 한다.	
9	시상은 척수에서 대뇌겉질로 정보를 전달하는 중요한 중계소이다.	
10	뇌에서 신경세포가 가장 집중되어 있는 곳은 소뇌의 과립층이다.	
11	대뇌겉질은 등쪽기둥경로에 의하여 척수운동신경세포를 조절한다.	
12	꼬리핵과 조가비핵은 보상체계와 중독에서 중요한 기능을 한다.	
13	파킨슨질환은 대개 흑질의 신경세포 퇴행에 의하여 발생한다.	

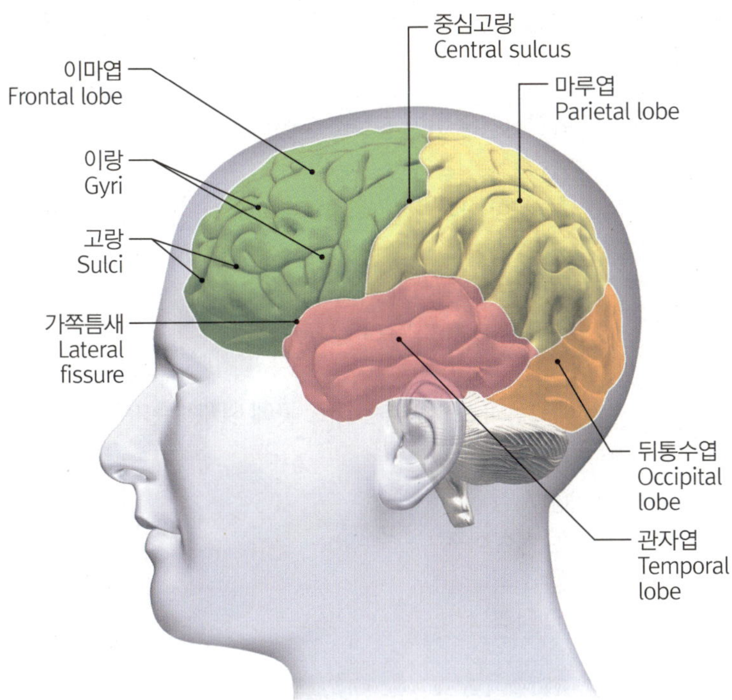

대뇌겉질 The Cerebral Cortex

대뇌겉질은 엽에 의하여 4개의 영역으로 나눈다. 이마엽과 마루엽은 중심고랑에 의하여 분리된다.

14 후각은 대뇌겉질의 마루엽에서 인지한다.

15 언어영역은 대부분 오른쪽 대뇌반구에 위치한다.

16 시상하부는 줄기(stalk)에 의하여 뇌하수체와 연결되어 있다.

17 머리와 목의 반사중추는 뇌줄기에 위치한다.

18 시각신경은 동공확장 운동신호를 운반한다.

19 양쪽 관자엽 아래가 손상되면 얼굴의 움직임을 인지할 수 없게 된다.

20 대뇌겉질의 이마앞엽이 손상되면 성격의 변화를 일으킨다.

신경아교종

Glioma

성숙한 신경세포는 종양을 형성하지 않는다. 그러나 일차뇌종양(신경아교종)은 분열능력이 있는 세포—(예, 별모양세포와 희소돌기아교세포 그리고 이들의 전구세포)—로부터 뇌안에서 발생한다. 가장 잘 침범하는 일차뇌종양은 아마도 원시별모양세포에서 유래한 아교모세포종(glioblastoma multiforme)이다. 신경아교종은 두통, 구토, 발작, 마비를 일으키고, 감각소실, 특수한 행동변화, 뇌신경 기능이상과 같은 국소적인 신경학적인 징후를 나타낸다.

Multiple choice 질문에 맞는 답을 고르시오.

1 뇌에서 말이집을 만드는 세포의 유형은?

Ⓐ 희소돌기아교세포
Ⓑ 신경세포
Ⓒ 별모양세포
Ⓓ 미세아교세포
Ⓔ 맥락얼기

2 뇌에서 면역감시를 담당하는 세포의 유형은?

Ⓐ 조롱박세포
Ⓑ 신경절세포
Ⓒ 내피세포
Ⓓ 미세아교세포
Ⓔ 맥락얼기

3 뇌에서 호흡중추는 주로 어디에 위치하는가?

Ⓐ 대뇌겉질
Ⓑ 시상
Ⓒ 다리뇌
Ⓓ 숨뇌
Ⓔ C와 D 둘 다 옳다.

4 얼굴에서 촉각을 느끼게 하는 신경은?

Ⓐ 혀인두신경
Ⓑ 삼차신경
Ⓒ 얼굴신경
Ⓓ 속귀신경
Ⓔ 도르래신경

5 얼굴신경의 기능은?

Ⓐ 표정근 조절
Ⓑ 귀밑샘 조절
Ⓒ 인두의 감각기능
Ⓓ 얼굴의 땀샘 조절
Ⓔ 호흡리듬 조절

6 속귀신경은 어떤 정보를 운반하는가?

Ⓐ 청각기능
Ⓑ 혀의 앞쪽 2/3 부위의 맛감각
Ⓒ 시각기능
Ⓓ 머리의 위치와 기능
Ⓔ A와 D 둘 다 옳다.

7 배고픔과 포만중추는 어느 곳에 위치하는가?

Ⓐ 대뇌겉질
Ⓑ 시상
Ⓒ 시상하부
Ⓓ 소뇌
Ⓔ 다리뇌

8 감정적으로 중요한 기억을 남게 하는 대뇌의 부분은?

Ⓐ 편도체
Ⓑ 시상하부
Ⓒ 해마
Ⓓ 다리뇌
Ⓔ 중간뇌

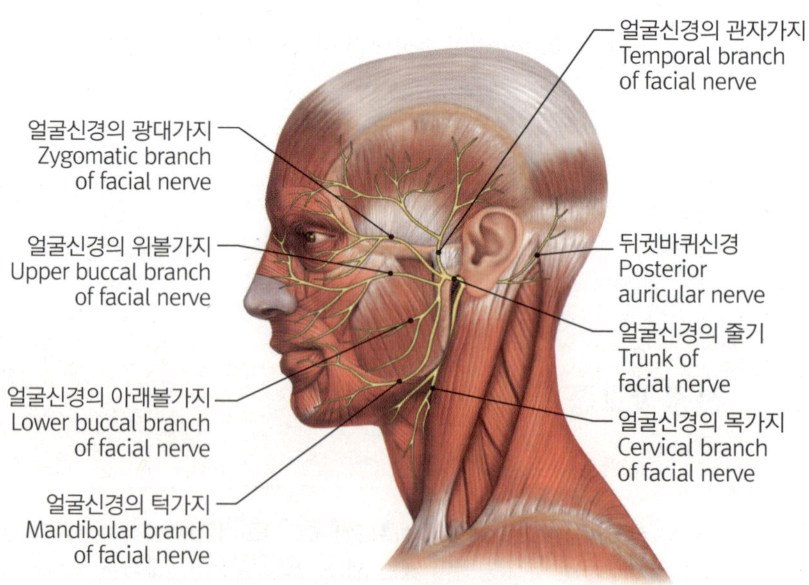

얼굴신경의 가지들 Facial Nerve Branches

Note: 이 그림에서 얼굴신경의 가지들은 귀밑샘 제거 시 확인할 수 있다.

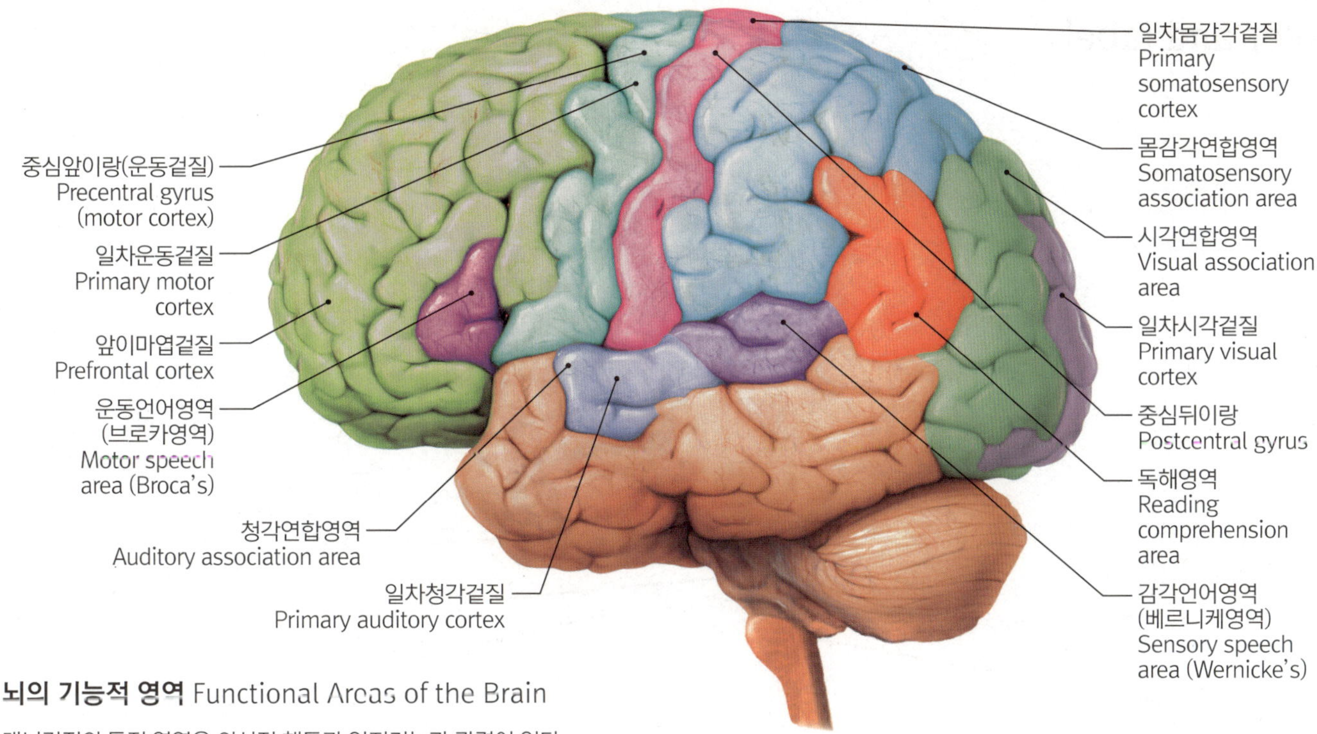

뇌의 기능적 영역 Functional Areas of the Brain

대뇌겉질의 특정 영역은 의식적 행동과 인지기능과 관련이 있다.

9 새로운 기억을 하지 못하는 능력은 어느 부위의 양쪽부위가 크게 손상되기 때문에 일어난다. 어느 곳인가?

Ⓐ 해마
Ⓑ 편도체
Ⓒ 시상하부
Ⓓ 시상
Ⓔ 마루엽

10 소뇌는 어디로부터 감각정보를 받는가?

Ⓐ 관절수용체
Ⓑ 속귀의 평형기관
Ⓒ 얼굴의 촉각수용체
Ⓓ 팔다리의 근육신전수용체
Ⓔ 모두 옳다.

11 일차몸감각겉질은 어디에 위치하는가?

Ⓐ 중심앞이랑
Ⓑ 중심뒤이랑
Ⓒ 뒤통수엽
Ⓓ 눈확겉질
Ⓔ 관자엽

12 오른쪽 마루엽의 손상은 어떠한 증상을 일으키는가?

Ⓐ 언어의 표현에 문제를 야기한다.
Ⓑ 왼시각영역에서 시력이 소실된다.
Ⓒ 몸의 왼쪽편의 감각을 등한시한다.
Ⓓ 작업기억의 문제가 있다.
Ⓔ 후각소실

13 왼시야영역으로 온 시각정보는 어디까지 전달되는가?

Ⓐ 왼쪽 위둔덕
Ⓑ 오른쪽 마루엽
Ⓒ 오른쪽 중심앞이랑
Ⓓ 오른쪽 뒤통수엽
Ⓔ 왼쪽 다리뇌

14 작업기억(수 분 동안 자신의 기억 속에 단순한 작업 단계를 기억하고 있는 능력)은 주로 어디에서 담당하는가?

Ⓐ 이마앞겉질
Ⓑ 마루엽
Ⓒ 소뇌
Ⓓ 시상하부
Ⓔ 관자엽

Color and label

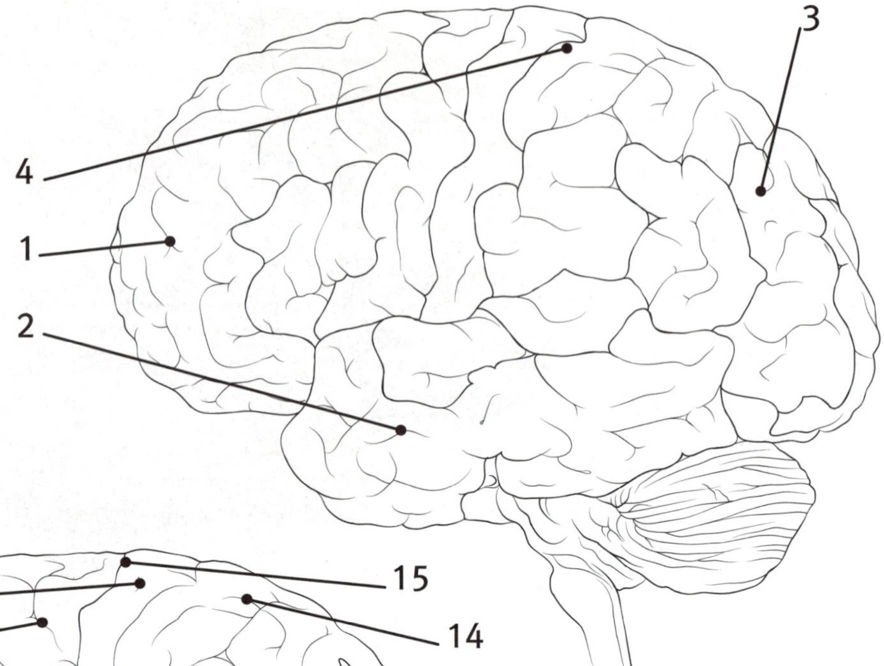

뇌의 엽—옆모습
Lobes of the Brain—lateral view

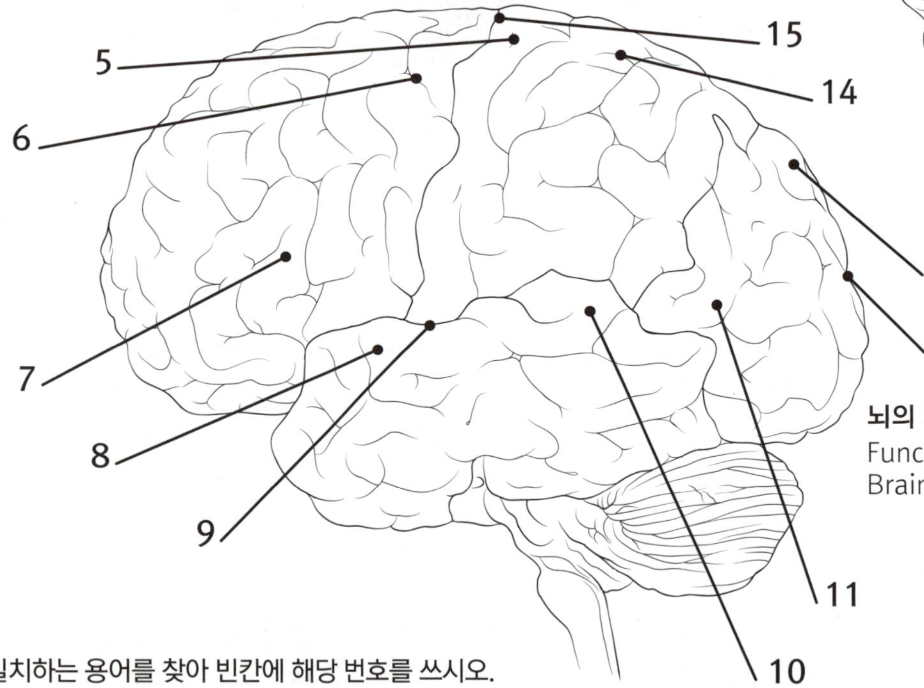

뇌의 기능영역—옆모습
Functional Areas of the Brain—lateral view

i) 그림과 일치하는 용어를 찾아 빈칸에 해당 번호를 쓰시오.

- 마루엽(Parietal lobe) ☐
- 뒤통수엽(Occipital lobe) ☐
- 관자엽(Temporal lobe) ☐
- 이마엽(Frontal lobe) ☐
- 운동언어영역(브로카영역) (Motor speech (Broca's) area) ☐
- 일차운동영역겉질(Primary motor cortex) ☐
- 중심고랑(Central sulcus) ☐
- 청각연합영역(Auditory association area) ☐
- 청각겉질(Auditory cortex) ☐
- 시각겉질(Visual cortex) ☐
- 시각연합영역(Visual association area) ☐
- 감각언어영역(베르니케영역) (Wernicke's sensory speech area) ☐
- 독해겉질(Reading comprehension area) ☐
- 일차몸감각겉질(Primary somatosensory cortex) ☐
- 몸감각연합영역 (Somatic sensory association area) ☐

ii) 그림에 표시된 구조의 이름을 쓰시오.

1 ....

2 ....

3 ....

4 ....

5 ....

6 ....

7 ....

8 ....

9 ....

10 ....

11 ....

12 ....

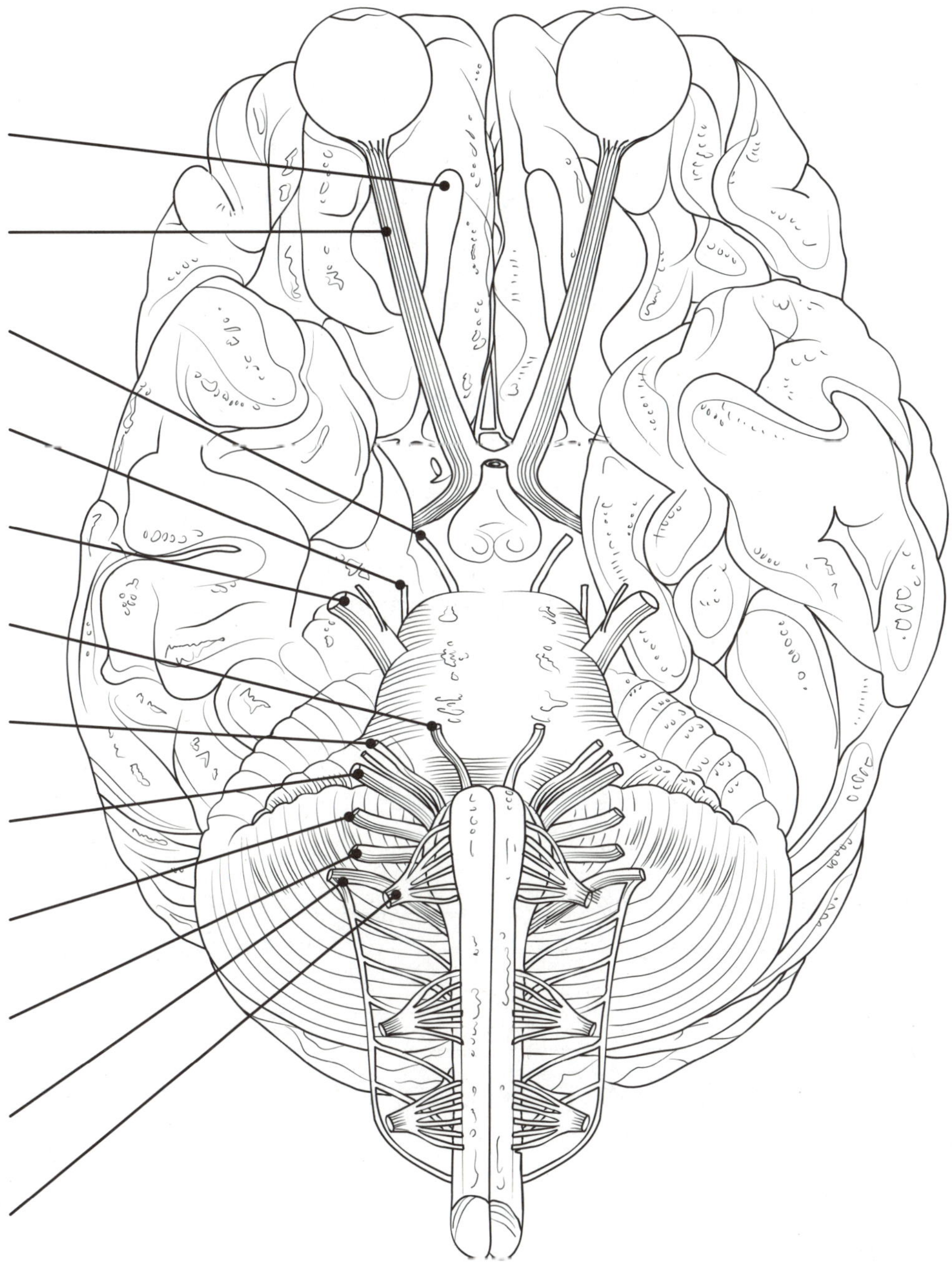

Fill in the blanks 빈칸에 알맞은 답을 쓰시오.

1 뇌척수액은 주로 ______________ 에서 만들어지는가?

2 ______________ 뇌실은 대뇌반구 내에 위치한다.

3 ______________ 액체는 뇌와 척수를 둘러싸고 있다.

4 ______________ 은 경질막으로 보강된 머리뼈 안에 위치하는 정맥이다.

5 해마와 시상하부를 연결하는 섬유다발은 ______________ 이다.

6 오른쪽과 왼쪽의 대뇌반구 사이의 정보를 전달하는 것은 ______________ 이다.

7 ______________ 은 시상과 대뇌겉질을 연결하는 축삭이 들어 있다.

8 시각신경의 축삭이 정중선에서 교차하는 부위는 ______________ 이다.

9 ______________ 신경은 혀의 근육을 지배한다.

10 눈을 움직이는 뼈대근육을 지배하는 신경은 ______________ , ______________ , ______________ 신경이다.

11 시각과 가장 관련된 시상의 부위는 ______________ 핵이다.

12 청각과 가장 관련된 시상의 부위는 ______________ 핵이다.

13 다리뇌핵에서 소뇌까지 가는 축삭이 함유된 다리는 ______________ 다리이다.

14 각막반사와 관련된 신경은 ______________ 신경과 ______________ 신경이다.

15 구역반사와 관련된 신경은 ______________ 신경과 ______________ 신경이다.

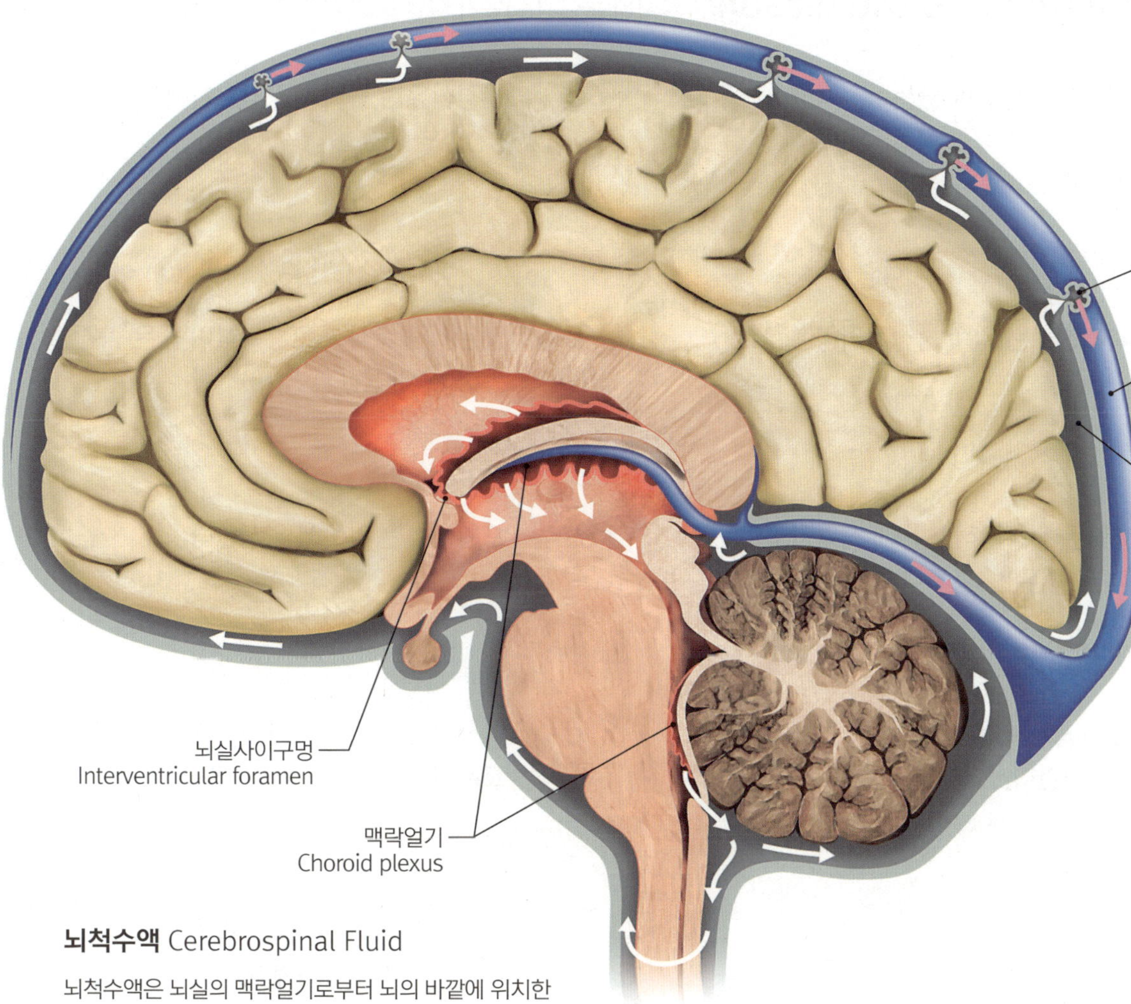

뇌척수액 Cerebrospinal Fluid

뇌척수액은 뇌실의 맥락얼기로부터 뇌의 바깥에 위치한 거미막밑공간까지 흘러가 마지막으로 머리뼈 안의 정맥굴로 들어간다.

16 일차운동겉질과 몸감각겉질을 나누는 고랑은 ____________ 이다.

17 일차시각겉질은 ____________ 고랑 주위에 위치한다.

18 ____________ 틈새는 이마엽과 관자엽을 나눈다.

19 ____________ 뇌실은 다리뇌와 소뇌 사이에 위치한다.

Match the statement to the reason 각각의 문장과 이유가 타당한 것끼리 연결하시오.

1 왼쪽 망막의 안쪽시야 반절에 있는 신경절세포부터 온 정보는 왼쪽 시각겉질에 도달한다. 그 이유는...

2 오른쪽 팔의 촉각정보는 왼쪽 중심뒤이랑에 나타난다. 그 이유는...

3 속섬유막의 출혈은 신경학적 기능에 심각한 영향을 미친다. 그 이유는...

4 큰 뇌전증발작은 점차적으로 몸의 반대쪽으로 퍼져나간다. 그 이유는...

5 시상하부의 종양은 비만을 일으킬 수 있다. 그 이유는...

a 신경섬유는 숨뇌의 감각교차에서 교차한다.

b 많은 내림축삭과 오름축삭이 좁은 공간을 통하여 지나간다.

c 포만중추는 이곳에 위치한다.

d 축삭은 시상하부 아래의 시각교차에서 교차한다.

e 일차운동겉질에는 몸의 각 부위별로 순서대로 지도화되었다.

뇌전증
Epilepsy

뇌전증은 뇌의 회로에서 비정상적인 전기적인 방출을 특징으로 하는 신경학적 장애이다. 뇌전증은 감각장애, 의식소실, 경련과 같은 증상을 나타낸다. 뇌전증은 일시적으로 부동자세를 잃을 정도의 중등도의 소발작에서 비정상적인 전기적 방출이 뇌의 표면까지 퍼져 경련이 강직성 발작을 일으키는 대발작까지 다양한 변이가 있다. 관자엽뇌전증은 한번도 경험한 일이 없는데도 경험한 것 같이 느끼거나 또는 그 반대 현상을 느끼기도 하고, 기억상실증, 후각환각, 갑작스러운 공포감과 불안감을 일으킨다.

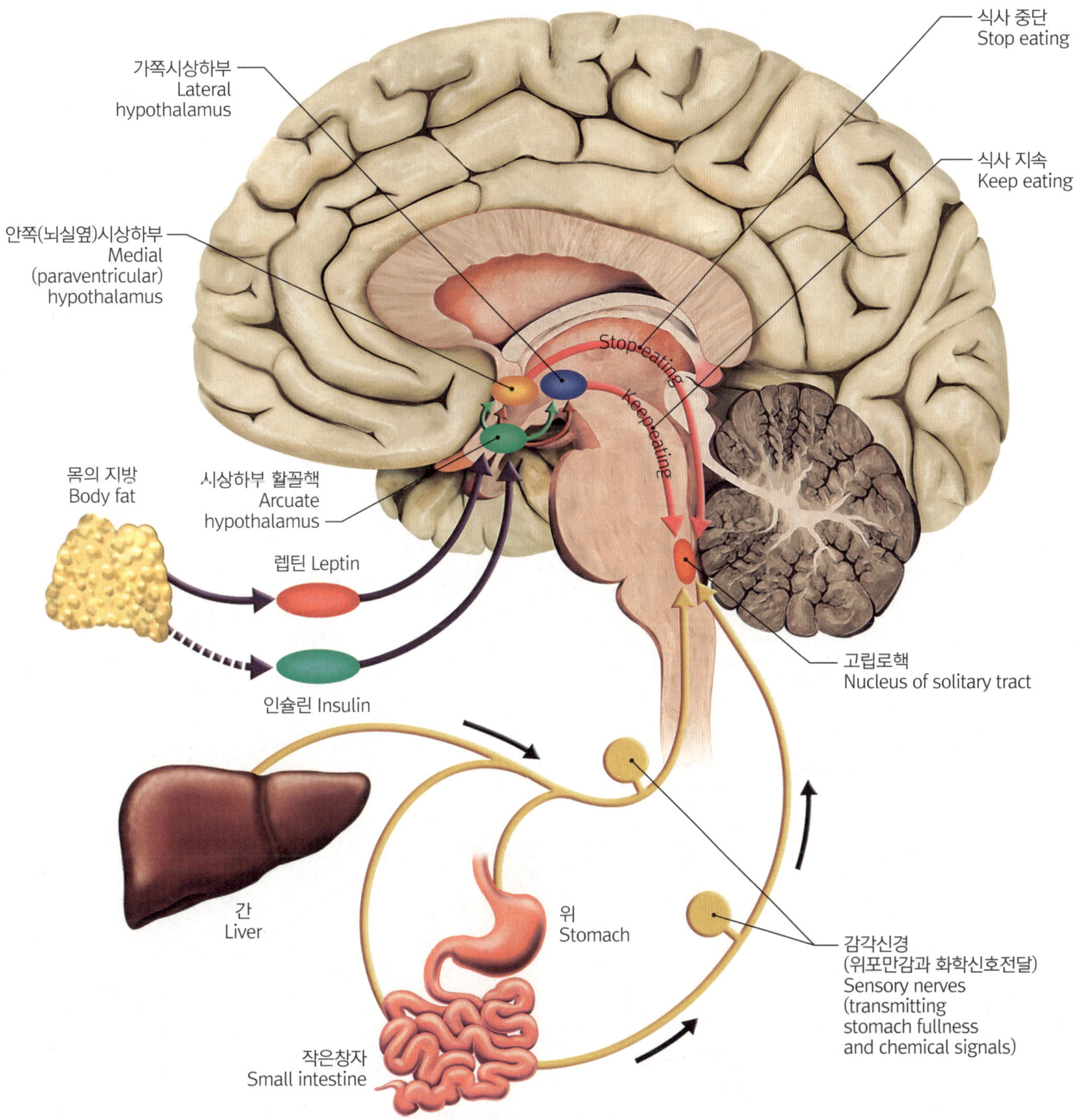

시상하부와 식욕조절 Hypothalamus and Appetite Regulation

많은 인자가 식욕조절에 영향을 미치며, 그리고 시상하부는 중요한 기능을 한다. 우리 몸의 지방의 양은 식사를 중지하거나 또는 계속 식사를 해야 하는지를 뇌줄기에게 전달하는 호르몬인 렙틴과 인슐린 호르몬을 통하여 시상하부에 영향을 미친다. 이러한 기능은 우리가 얼마나 배고픔을 느끼는지에 영향을 미치기 위하여 고립로핵을 경유하여 간과 소화기로부터 온 다른 신호와 함께 상호작용을 한다.

Color and label

i) 그림에 표시된 구조의 이름을 쓰시오.

ii) 다음과 같은 구조를 표시된 색으로 색칠하시오.

- 고리뼈(Atlas)
- 솔방울샘(Pineal body)
- 둘째목신경(Second cervical nerve)

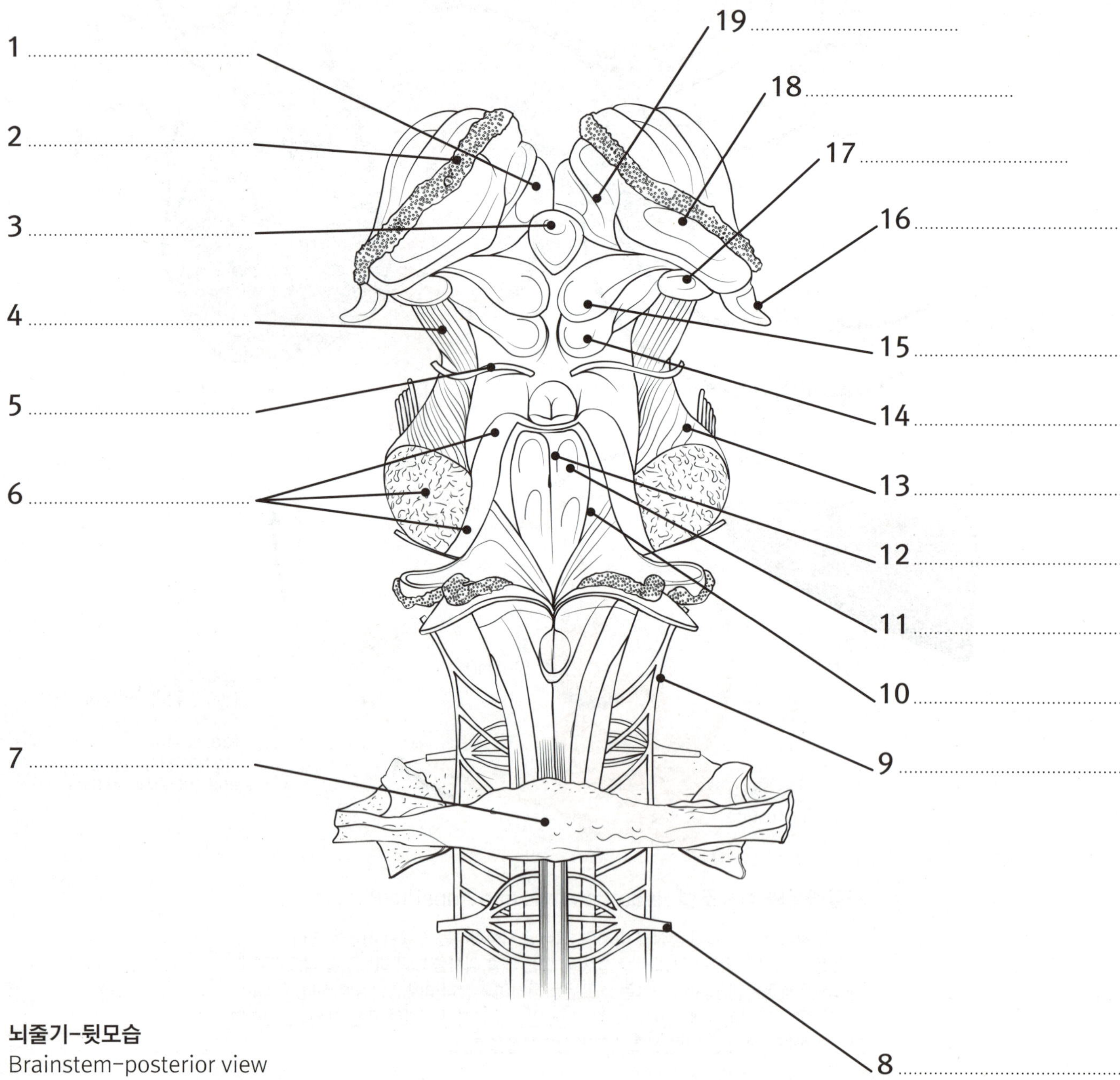

뇌줄기-뒷모습
Brainstem-posterior view

iii) 그림에 표시된 구조의 이름을 쓰시오.

척수마취
Spinal anesthesia

골반과 다리에 있는 구조들의 마취는 국소적인 마취제를 척수 주위의 거미막밑공간(거미막밑차단)이나 척수신경 주위의 지방(경질막바깥차단)에 주입하여 이루어진다. 척수마취는 다리, 제왕절개분만 및 골반의 외과적인 수술을 위하여 사용한다. 위험도와 합병증은 두통, 신경손상 및 감염이다.

척수신경
Spinal Nerves

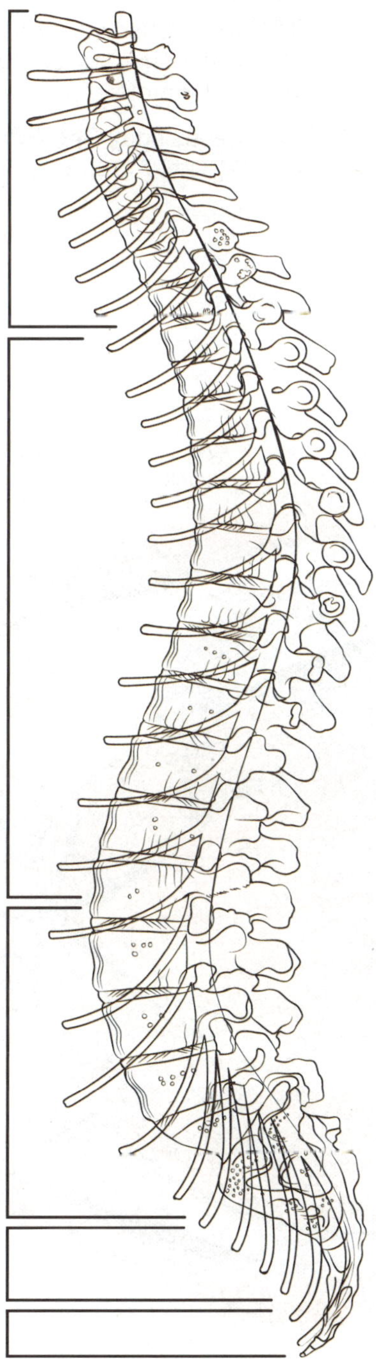

1 ....

2 ....

3 ....

4 ....

5 ....

척수-앞모습
Spinal Cord-anterior view

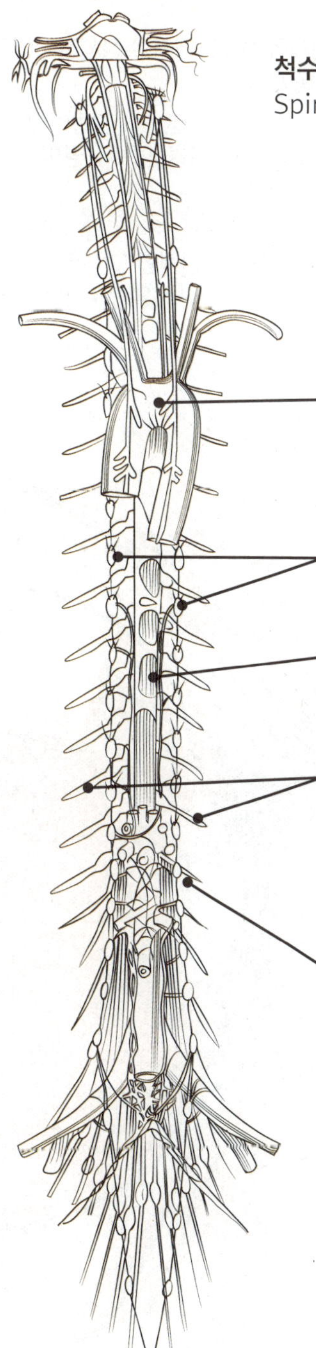

10 ....

9 ....

8 ....

7 ....

6 ....

특수감각: 시각과 청각: 시각과 청각

Special Senses: Sight and Hearing

주요 용어(key terms)

앞방 Anterior chamber 각막의 뒷면과 홍채 사이의 액체가 차 있는 공간이다. 방수라고 하는 묽은 액체가 차 있다.

맥락막 Choroid 눈의 중간층으로 색소와 혈관이 많이 분포한다. 확산에 의하여 영양물질을 바깥층에 있는 망막층에 공급한다.

섬모체 Ciliary body 눈의 맥락막층이 앞쪽으로 확장된 구조이다. 맥락막과 홍채를 이어주며 섬모체근과 섬모체돌기가 위치한다.

섬모체근 Ciliary muscle 수정체의 적도판에서 수정체걸이인대의 장력을 조정하는 민무늬근육이다.

각막 Cornea 눈의 얇고, 볼록하고, 투명한 면이다. 혈관이 없고, 주위조직으로부터 확산에 의하여 영양공급을 받는다. 망막에 맺는 상의 대부분의 굴절을 야기시킨다.

수정체 Lens 근거리와 먼거리에 있는 물체의 초점을 잡기 위하여 모양을 변화시킬 수 있는 투명한 구조. 자연적인 모양은 구형에 근접하나 적도판을 따라 생긴 장력은 편평한 모양으로 변화시킨다.

시각신경 Optic nerve 망막으로부터 시상의 시각핵(가쪽무릎핵)과 중간뇌(위둔덕)까지 망막신경절세포의 축삭을 운반하는 신경

뒤방 Posterior chamber 앞쪽으로는 홍채에서 뒤쪽으로는 섬모체, 수정체걸이인대, 수정체 사이에 있는 액체가 차 있는 공간. 방수라고 하는 액체가 차 있다.

망막 Retina 눈의 신경층이다. 이 층은 광수용체, 양극성신경, 신경절이 있고, 혈액 공급량이 많다.

수정체걸이인대 Suspensory ligaments 섬모체와 수정체의 적도판을 연결하는 인대. 이 인대가 이완되면 수정체는 더욱 구형모양으로 변한다.

유리체 Vitreous body 수정체와 망막 사이에 있는 구형의 공간, 즉 뒤구역. 액체성 유리체액으로 차 있다.

눈—옆모습
The Eye—
lateral view

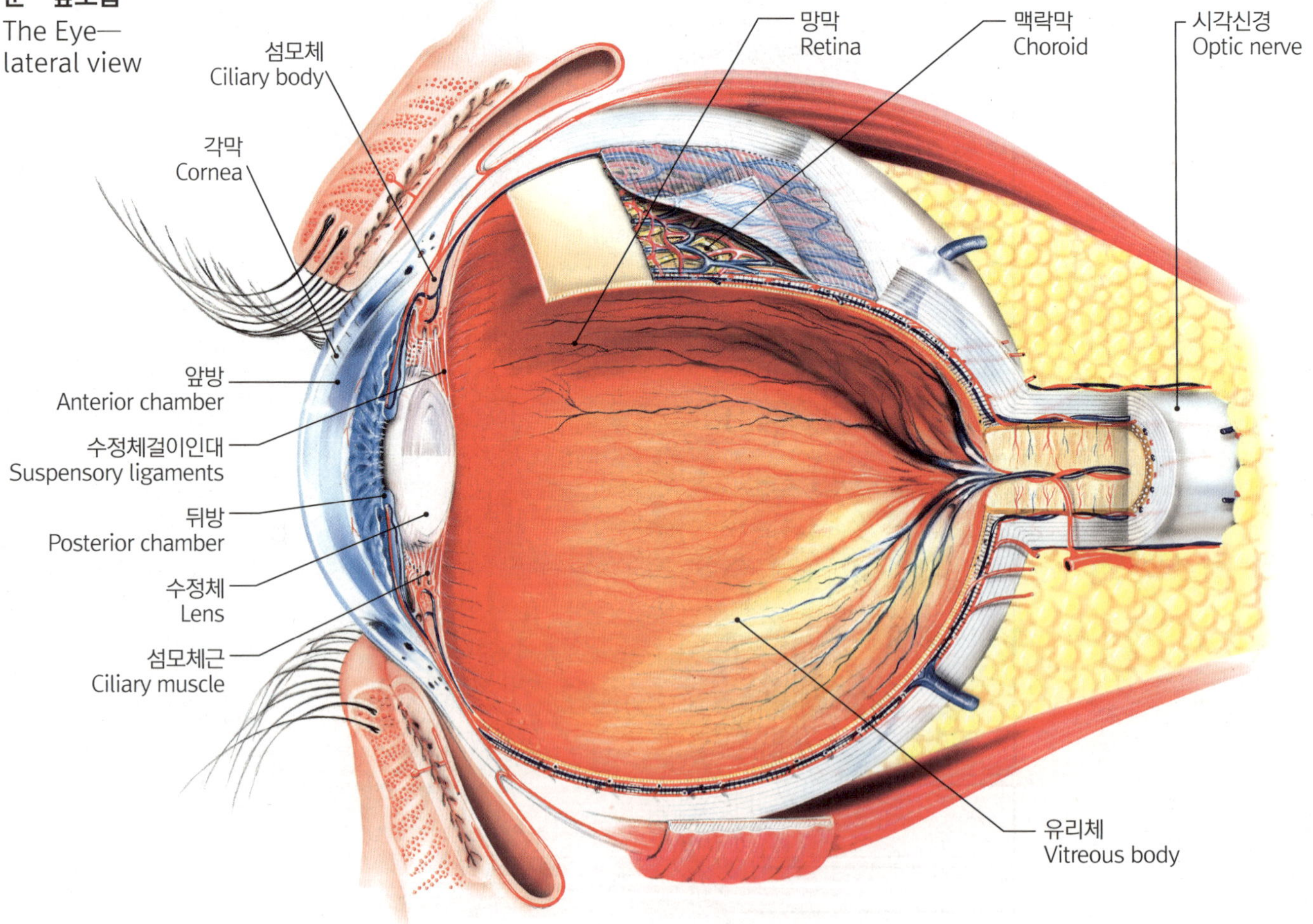

주요 용어(key terms)

팽대 Ampullae 각 반고리관의 확장된 부분. 각각의 팽대부에는 머리의 회전을 탐지하는 장치인 팽대능선이 위치한다.

달팽이 Cochlea 속귀의 청각부분이 있는 나선관이다.

달팽이관 Cochlear duct 나선관에는 나선기관이 위치한다. 이 관의 위 아랫면에는 안뜰계단과 고실계단이 위치한다.

달팽이신경 Cochlear nerve 나선기관과 연결된 신경섬유집단은 청각정보를 뇌줄기에 전달한다.

달팽이창 Cochlear (round) window 속귀와 중간귀 사이의 창문이다. 중간귀안의 상피로 덮혀 있으며, 안뜰창은 등자뼈 발판이 처졌을 때 바깥쪽으로 돌출된다.

귀인두관 Eustachian (auditory) tube 가운데귀안과 코인두를 연결하는 관이다. 이 두 부위 사이의 압력을 같게 해준다.

바깥귀관 External ear canal (meatus) 귀의 외부로 부터 고막까지 이어지는 관

계단끝통로 Helicotrema 안뜰계단과 고실계단이 교통하는 달팽이의 끝지점

모루뼈 Incus 3개의 귓속뼈들 중 가운데에 위치하는 뼈

망치뼈 Malleus 고막과 직접 닫고 있는 귓속뼈

귓속뼈 Ossicles 중간귀안을 지나가는 3개의 작은 뼈가 관절을 이루어 배열되어 있다.

달팽이의 첫째 고리를 덮고 있는 고실곶 Promontory covering first coil of cochlea 달팽이 바닥에 의해 형성된 중간귀의 안쪽벽에 형성된 뼈돌출 구조이다.

둥근주머니 평형반 Saccular macula 둥근주머니의 감각영역. 이 부위의 털세포는 직선운동의 가속도에 의하여 자극을 받는다.

둥근주머니 Saccule 안뜰장치의 구조물 중 하나이며, 머리의 직선운동의 가속도를 탐지한다.

반고리뼈관 Semicircular canals 세 개의 뼈로 된 관(가쪽, 뒤쪽, 앞쪽)으로 반고리관이 위치한다.

등자뼈 Stapes 중간귀에 있는 등자모양의 뼈이다.

안뜰창에 닿고있는 등자뼈의 발판 Stapes footplate covering vestibular (oval) window 등자뼈의 바닥에 위치한 발판은 안뜰창에 닿고 있다. 고막으로부터 온 진동을 속귀의 바깥림프까지 전달한다.

고실계단 Tympanic duct 달팽이의 바닥에서 꼭대기까지 올라가는 나선형인 고실계단 통로

고막 Tympanic membrane (eardrum) 바깥귀와 중간귀를 나누는 막

타원주머니 Utricle 안뜰장치의 구조물 중 하나이다.

안뜰계단 Vestibular duct 달팽이의 바닥에서 꼭대기까지 올라가는 나선형의 안뜰계단 통로

안뜰신경 분지 Vestibular nerve branches 안뜰장치의 구조물(타원주머니와 둥근주머니의 평형반, 반고리관의 팽대)에서 나오는 신경

귀—옆모습

The Ear—lateral view

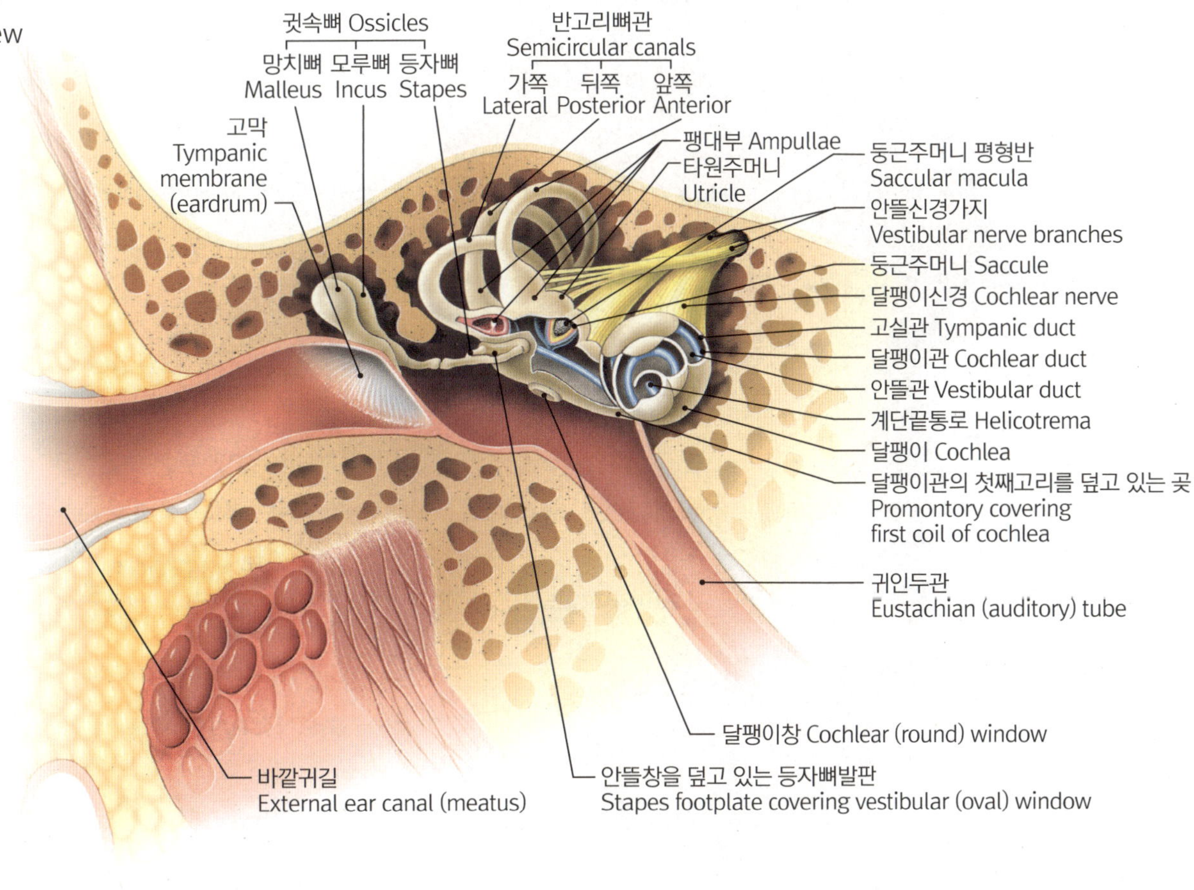

특수감각: 맛감각과 냄새감각

Special Senses: Taste and Smell

주요 용어(key terms)

후두덮개 Epiglottis 후두의 입구를 보호하는 나뭇잎 모양의 연골이다. 음식을 삼킬 때 후두입구 위에 있는 주름

실유두 Filiform papillae 혀의 등쪽에 위치한 뾰족한 돌출구조이다. 맛봉오리는 없으나 음식물을 잡아 구강안에서 이동하도록 해준다.

잎새유두 Foliate papillae 혀의 뒤쪽 가장자리에 있는 융기로서 맛봉오리를 가지고 있다.

버섯유두 Fungiform papillae 혀의 표면에 위치한 버섯모양의 융기. 표면에는 맛봉오리가 있다.

혀편도 Lingual tonsil (lingual nodules) 혀의 뒤쪽 1/3의 표면에 위치하는 림프기관이다. 소화기도와 호흡기도의 입구에서 면역을 감시하는 계통의 일부분이다.

정중고랑 Median sulcus 혀의 등쪽 정중선에 위치한 고랑이다.

목구멍편도 Palatine tonsil 입인두의 가쪽벽에 위치한 림프기관이다. 입천장혀활과 입천장인두활 사이에 위치한다. 소화기도와 호흡기도의 입구에서 면역을 감시하는 계통의 일부분이다.

입천장혀근과 입천장혀활 Palatoglossus muscle and arch 입안의 옆면에 위치한 활모양의 구조로서 입천장혀근의 위를 점막이 덮고 있다. 입천장혀근은 물렁입천장에서 혀까지 주행하는 근육이다.

입천장인두근과 입천장인두활 Palatopharyngeus muscle and arch 입안의 옆면에 위치한 활모양의 구조로서 입천장인두근의 위를 점막이 덮고 있다. 입천장인두근은 물렁입천장에서 인두의 근육성 벽까지 주행하는 근육이다.

분계고랑 Terminal sulcus V자 모양의 오목한 곳으로서 혀를 앞쪽 2/3와 뒤쪽 1/3로 나눈다.

성곽유두 Vallate papillae 혀의 표면에 고랑이 있는 유두이다. 혀의 분계고랑 앞에 V자 모양으로 배열되어 있다. 각 성곽유두는 고랑으로 둘러싸여 있으며 고랑쪽면에 맛봉오리가 위치한다.

후두덮개곡 Vallecula 혀의 뒤쪽 1/3과 후두덮개 사이에 있는 오목한 곳이다. 닭뼈나 생선가시가 끼일 수 있는 잠재적인 부위이다.

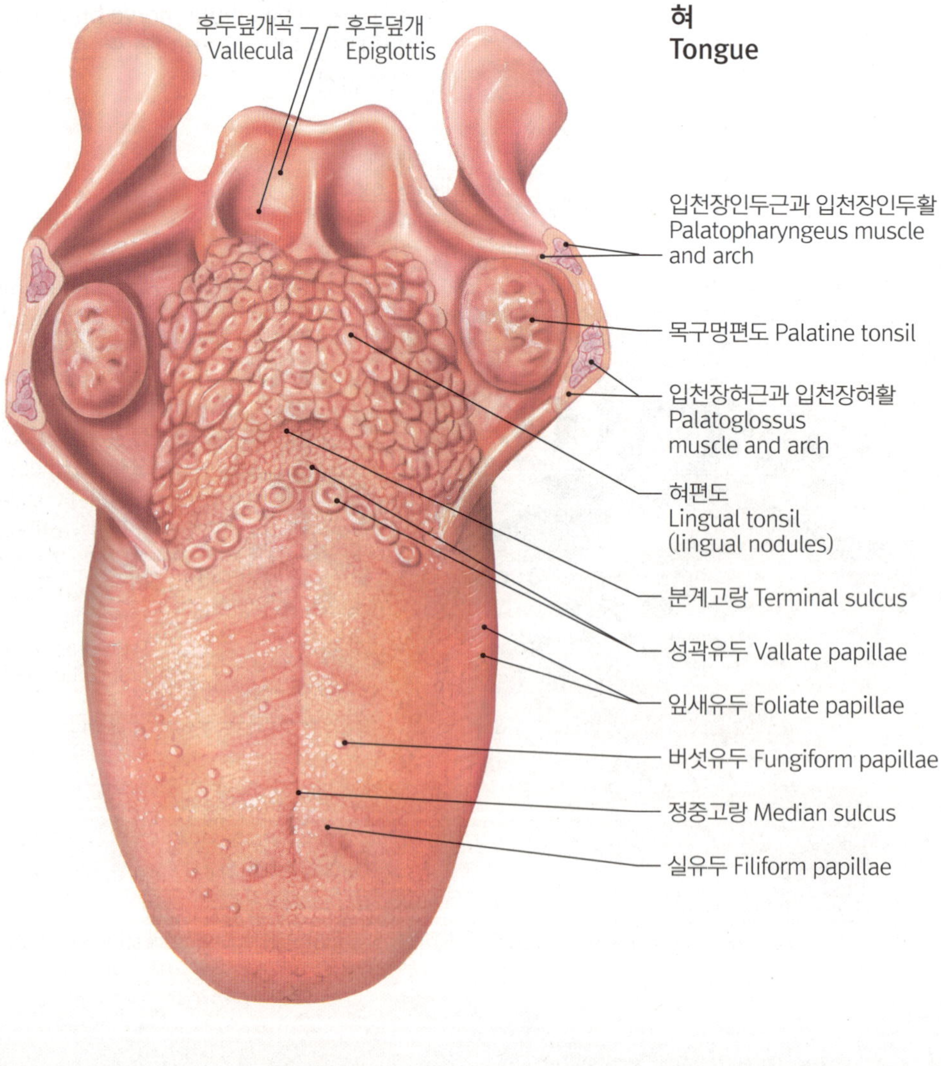

혀
Tongue

주요 용어(key terms)

축삭 Axon 자극을 뇌나 또는 몸으로 전달하는 신경세포의 긴 돌기

보우만샘(후각샘) Bowman's gland (olfactory gland) 냄새를 나타내는 분자를 용해시키는 장액샘으로 섬모에 냄새분자를 붙게 한다. 분비물에는 냄새와 결합하는 단백질이 있어 후각기능을 도와준다.

섬모 Cilia 코점막에 있는 감각세포의 꼭대기에서 돌출된 털과 같은 돌기이다. 냄새분자는 섬모표면에 있는 수용체에 달라 붙게 된다.

벌집뼈의 체판 Cribriform plate of ethmoid bone 코안의 천장을 형성하는 가는 뼈판이다. 뼈판의 구멍으로 후각신경섬유가 관통한다.

후각신경섬유다발 Fila olfactoria 벌집뼈의 체판을 통하여 후각망울까지 지나가는 후각신경섬유

이마엽 Frontal lobe 이마뼈 깊은 곳에 위치하는 뇌의 엽. 이 엽에는 이마앞겉질, 눈운동 조절영역, 두 가지 유형의 운동겉질, 언어영역이 위치한다.

승모세포 Mitral cell 후각망울에서 주요 정보를 내보내는 신경세포이다. 이 세포는 냄새정보를 뇌의 후각겉질과 후각결절까지 전달한다.

후각망울 Olfactory bulb 벌집뼈의 체판 위에 있는 길쭉한 메론 모양의 구조이다. 후각신경섬유다발로부터 자극을 전달받아 후각로를 통하여 뇌에 있는 후각겉질까지 정보를 전달하기 전에 이곳에서 냄새정보를 처리한다.

후각점막 Olfactory mucosa 코안의 위쪽에 있는 상피세포로서 냄새에 민감하다. 4가지 유형의 세포가 있다: 성숙한 신경세포, 바닥증식세포, 미성숙신경세포, 지지세포

후각신경세포 Olfactory nerve cell 후각상피에 있는 감각신경세포. 각 세포는 손잡이 같은 종말부가 있는 꼭대기돌기와 흡입한 공기에서 냄새분자를 탐지하기 위한 10~20개의 섬모를 갖고 있다. 세포의 다른쪽에는 후각망울까지 주행하는 축삭이 위치한다.

후각로 Olfactory tract 후각망울에서 뇌의 후각중추(후각겉질과 후각결절)까지 주행하는 경로이다.

후각기관 Olfactory Apparatus

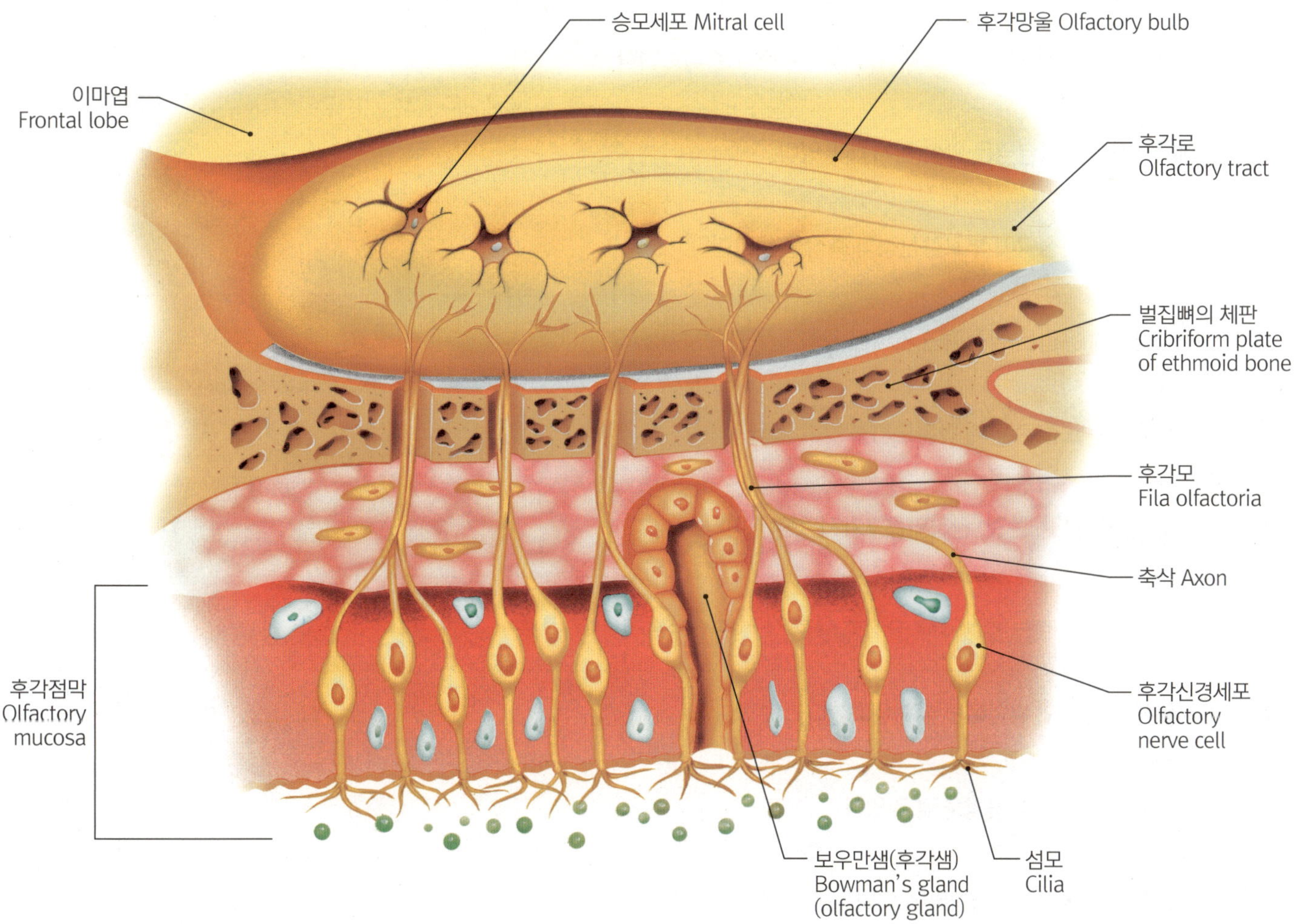

True or false 문장의 설명이 옳으면 T, 옳지 않으면 F로 표시하시오.

망막—가로단면
Retina—
cross-sectional view

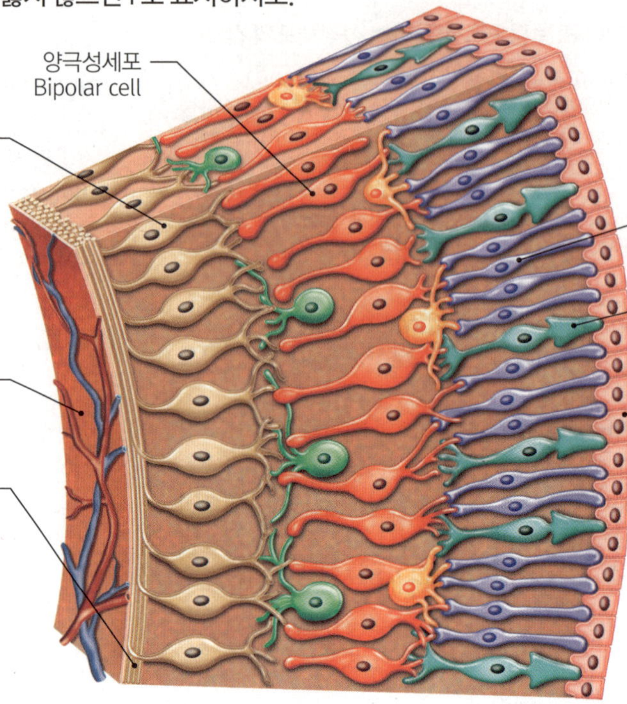

눈으로 들어오는 빛은 두 층의 세포(신경절세포와 두극신경세포)를 지나 빛수용체세포(막대세포와 원뿔세포)에 도달한다.

1	후각수용체세포는 머리뼈의 체판을 통하여 축삭을 내보낸다.	
2	대뇌겉질의 후각영역은 안쪽 관자엽에 있다.	
3	후각로는 후각점막에 부교감신경의 축삭을 운반한다.	
4	후각감각의 유입은 감정적인 기억에 강하게 영향력을 미친다.	
5	성곽유두는 노출된 면에 맛봉오리를 갖고 있다.	
6	단맛, 신맛, 짠맛, 쓴맛, 감칠맛은 5가지 맛감각이다.	
7	후각은 음식과 음료수의 맛을 느끼는 기능 외 다른 기능은 없다.	
8	눈물샘은 눈확의 위안쪽부분에 위치한다.	
9	안구결막은 안구의 공막을 덮고 있다.	
10	섬모체근은 부교감신경계통에 의하여 조절된다.	

백내장

Cataract

백내장은 수정체가 점차적으로 흐려지거나 또는 불투명해져 시력을 잃게 되는 흔한 질환이다. 환자들은 빛깔이 바랜 색깔, 시력이 흐릿해지고, 빛 주위에 후광이 나타나고, 밤에는 보기 어려워지는 불편을 초래한다. 백내장은 시력에는 반맹이 일어나고, 태어날 때도 일어나지만, 흔하게는 노화에 의하여 발생한다. 초기에 발병하는 위험인자는 당뇨와 흡연이다. 치료는 오래된 불투명한 렌즈를 제거하여 치료하거나 접을 수 있는 인공렌즈로 교체하여 치료한다.

11	수정체의 모양은 섬모체근의 수축에 의하여 조절된다.	
12	유리체는 눈의 앞방을 채운다.	
13	막대 빛수용체세포는 낮은 수준의 빛에 대한 시력에 가장 유용하다.	
14	원뿔 빛수용체세포는 시각신경원반 안쪽의 중심오목에 집중되어 있다.	
15	망막신경절세포는 축삭을 시각신경으로 보낸다.	
16	중간귀안은 바깥림프로 채워져 있다.	
17	귀인두관은 중간귀와 입인두를 연결한다.	
18	등지뼈의 발판은 둥근창 위에 위치한다.	
19	타원주머니의 평형반은 머리의 직선 가속도를 탐지한다.	
20	등자근의 수축은 귀인두관을 여는 데 도움을 준다.	

Multiple choice 질문에 맞는 답을 고르시오.

1 코안에서 후각감각기관의 위치는?
Ⓐ 천장
Ⓑ 안쪽벽
Ⓒ 가쪽벽
Ⓓ 바닥
Ⓔ 코안뜰

2 후각감각을 전달하는 신경섬유는 어느 곳에서 끝나는가?
Ⓐ 관자엽
Ⓑ 뒤통수엽
Ⓒ 편도체
Ⓓ 후각망울
Ⓔ 시상

3 맛에 대한 정보는 어느 신경을 타고 뇌줄기에 전달되는가?
Ⓐ 삼차신경
Ⓑ 얼굴신경
Ⓒ 혀인두신경
Ⓓ 미주신경
Ⓔ B, C, D가 옳다.

4 얼굴신경은 어느 부위에서 맛을 느끼는가?
Ⓐ 혀의 앞쪽 2/3
Ⓑ 물렁입천장
Ⓒ 혀의 뒤쪽 1/3
Ⓓ 후두덮개
Ⓔ 입안의 바닥

5 결막주머니에 있는 눈물을 코안까지 운반하는 도관은?
Ⓐ 이마코관
Ⓑ 벌집뼈벌집
Ⓒ 코눈물관
Ⓓ 나비굴
Ⓔ 코섬모체관

6 눈에서 가장 강력한 굴절매체는 ?
Ⓐ 방수
Ⓑ 각막
Ⓒ 수정체
Ⓓ 유리체
Ⓔ 맥락막

7 바깥층에서 속층까지 순서대로 기술한 것은?
Ⓐ 망막, 맥락막, 공막
Ⓑ 망막, 공막, 맥락막
Ⓒ 맥락막, 공막, 망막
Ⓓ 공막, 맥락막, 망막
Ⓔ 맥락막, 망막, 공막

8 동공의 크기는 어디에 있는 민무늬근에 의하여 조절되는가?
Ⓐ 섬모체
Ⓑ 맥락막
Ⓒ 홍채
Ⓓ 망막
Ⓔ 눈확가장자리

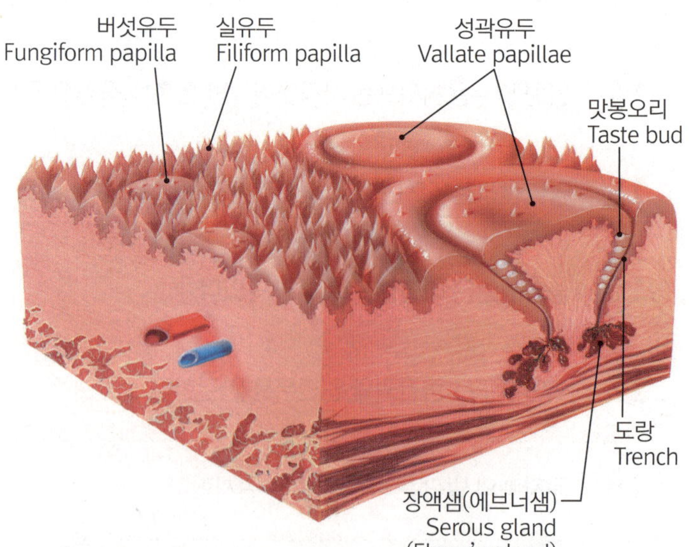

혀—가로단면
Tongue—cross-sectional view

대부분의 맛봉오리는 혀에서 관찰된다. 이러한 맛봉오리는 혀의 윗면에 돌출된 구조인 유두에 위치한다.

9 망막의 가장 속층에서 관찰되는 것은?

Ⓐ 빛수용체세포
Ⓑ 두극신경세포체
Ⓒ 무축삭세포
Ⓓ 망막신경절세포체
Ⓔ 망막신경절세포 축삭

10 시각신경원반과 관련된 것은 어느 것인가?

Ⓐ 망막에서 빛에 가장 민감한 부분
Ⓑ 망막신경절세포 축삭이 망막을 떠나는 부위
Ⓒ 망막중심동맥이 안구 안으로 들어가는 부위
Ⓓ 막대와 원뿔 빛수용체세포가 차있다.
Ⓔ B와 C 둘 다 옳다.

11 중간귀와 바깥귀 사이의 경계는 무엇이다.

Ⓐ 둥근창
Ⓑ 달팽이창
Ⓒ 계단끝통로
Ⓓ 고막
Ⓔ 바깥귀길

12 중간귀의 3개의 작은뼈를 통하여 음파를 전달하는 뼈를 가쪽에서 안쪽으로 기술한 것은?

Ⓐ 모루뼈, 등자뼈, 망치뼈
Ⓑ 망치뼈, 모루뼈, 등자뼈
Ⓒ 망치뼈, 등자뼈, 모루뼈
Ⓓ 등자뼈, 모루뼈, 망치뼈
Ⓔ 등자뼈, 망치뼈, 모루뼈

13 나선기관의 바깥털세포의 주요 기능은 무엇인가?

Ⓐ 속귀에 있는 액체진동을 신경자극으로 전달
Ⓑ 찌꺼기 없게 덮개막을 깨끗하게 유지
Ⓒ 안뜰계단으로부터 달팽이계단으로의 액체의 이동
Ⓓ 청각감각을 개선하기 위하여 달팽이 증폭기로서 작용
Ⓔ 나선기관 터널의 액체를 분비

14 수평면에서 머리의 회전을 담당하는 주요 감각기관은?

Ⓐ 타원주머니의 평형반
Ⓑ 둥근주머니의 평형반
Ⓒ 위반고리관의 팽대
Ⓓ 수평반고리관의 팽대
Ⓔ 달팽이

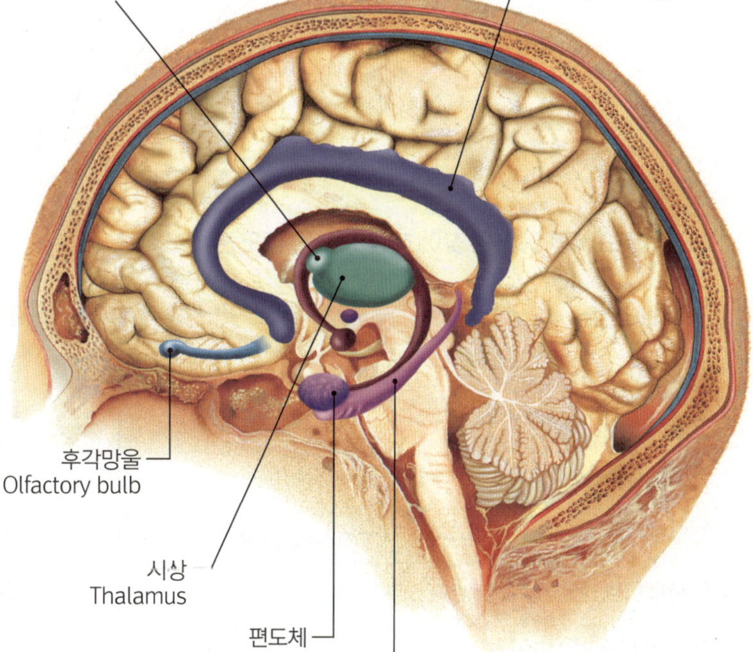

냄새와 둘레계통
Smell and the Limbic System

후각망울은 기억과 감정에 중요한 기능을 하는 둘레계통에서 해마와 편도체를 직접 연결하고 있다. 이러한 연결은 냄새가 과거의 장소와 감정을 떠올리게 하고, 공포와 쾌락 같은 반응을 일으키게 하는지를 설명하고 있다.

Color and label

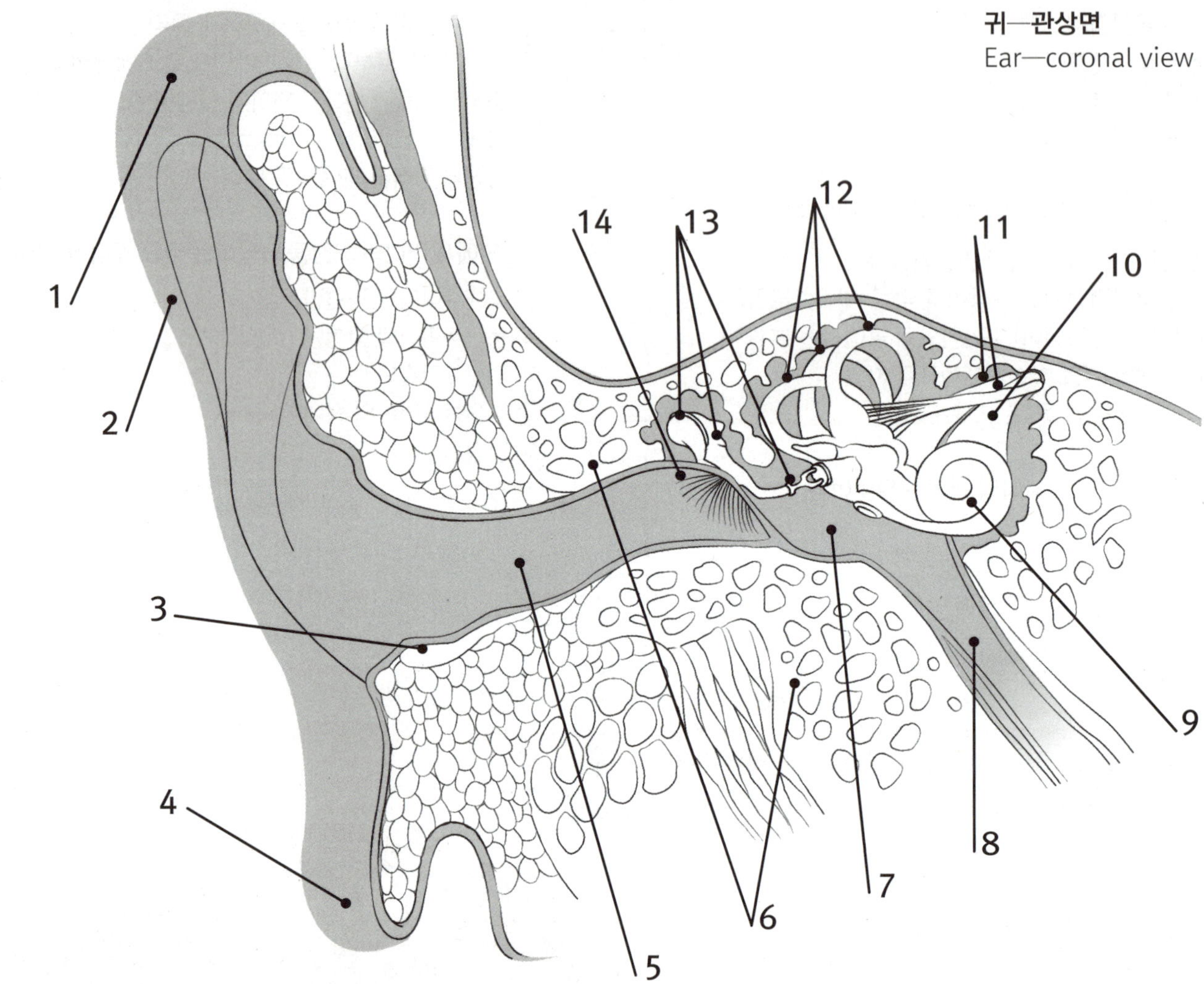

i) 그림에 표시된 용어를 찾아 해당 번호를 네모칸에 쓰시오

귓볼(Lobule)	☐
귓바퀴(Pinna)	☐
연골(Cartilage)	☐
귀둘레(Helix)	☐
가운데귀(고실)(Middle ear (tympanic cavity))	☐
관자뼈(Temporal bone)	☐
바깥귀길(External auditory canal (meatus))	☐
고막(Tympanic membrane (eardrum))	☐
반고리뼈관(Semicircular canals)	☐
달팽이신경가지(Cochlear nerve branch)	☐
안뜰신경가지(Vestibular nerve branches)	☐
달팽이(Cochlea)	☐
귓속뼈(망치뼈,모루뼈,등자뼈) (Ossicles (malleus, incus, and stapes))	☐
귀인두관(Eustachian (auditory) tube)	☐

ii) 그림에 표시된 구조의 이름을 쓰시오.

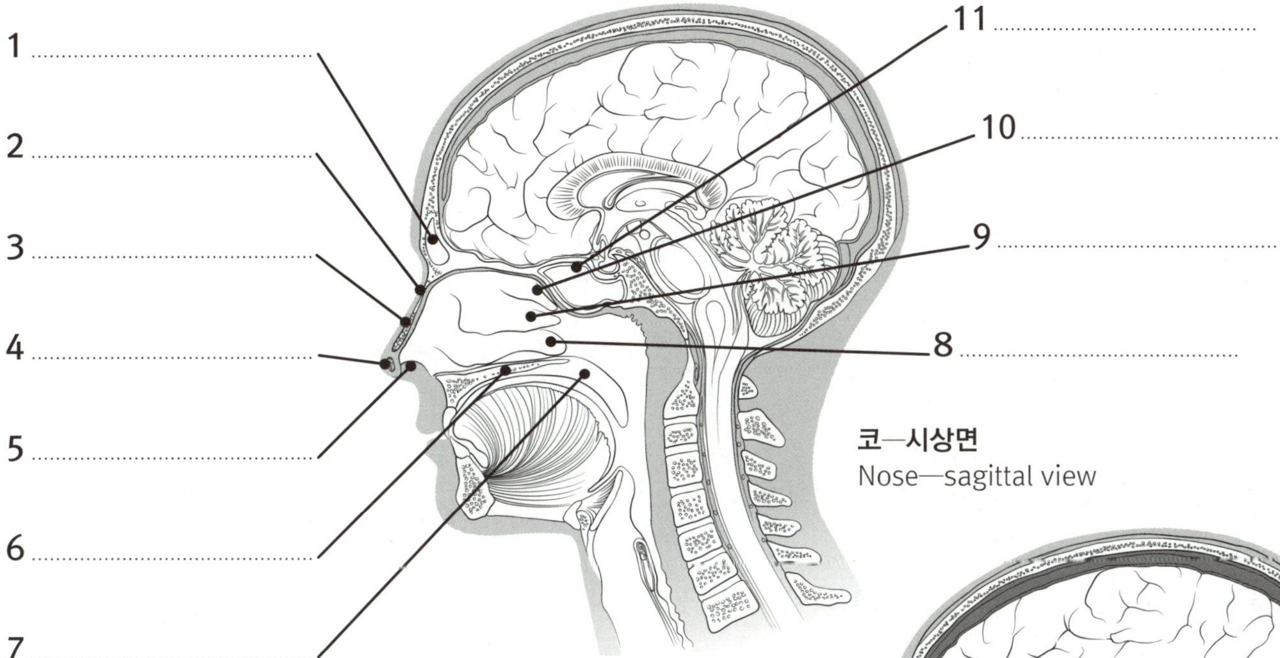

코—시상면
Nose—sagittal view

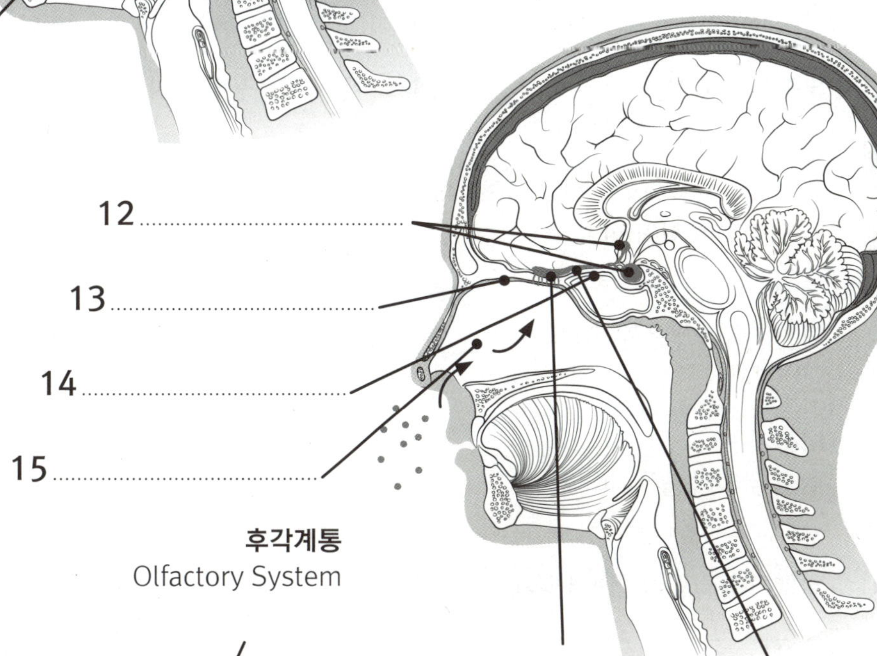

후각계통
Olfactory System

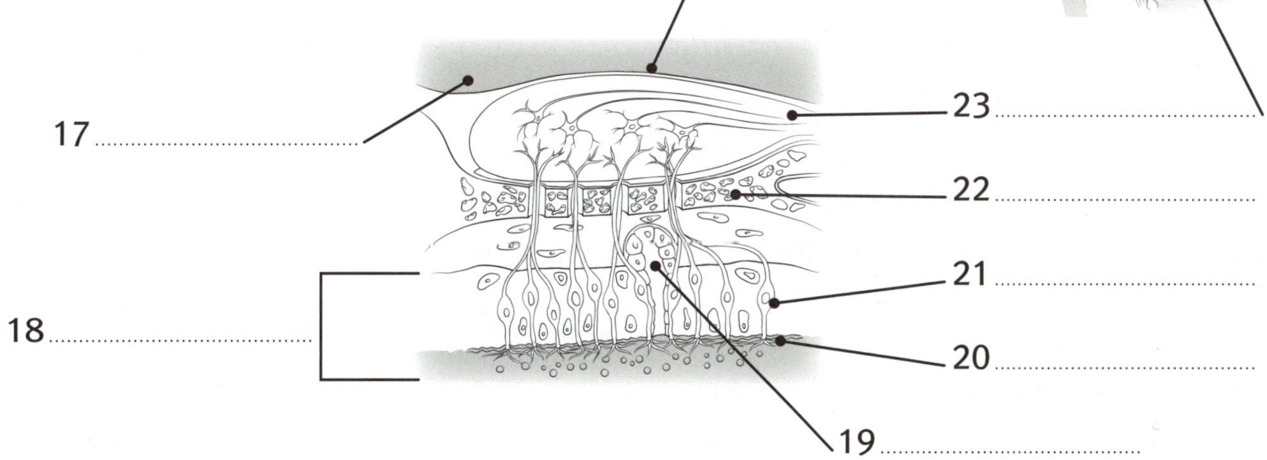

Fill in the blanks 빈칸에 알맞은 답을 쓰시오.

1 동공수축근과 동공확대근은 각각 ____________ 신경과 ____________ 신경의 지배에 의해 조절된다.

2 눈에서 가장 색깔을 띠는 부위는 ____________ 이다.

3 섬모체근은 ____________ 신경계통의 조절하에 이루어져, 수정체의 모양을 조절하는데 이를 ____________ 라고 한다.

4 빛수용체세포에 공급되는 많은 산소는 ____________ 로부터 확산에 의하여 일어난다.

5 ____________ 빛수용체세포는 어두운 빛 수준에서 단색의 시력에 특화되었고, 반면에 ____________ 빛수용체세포는 밝은 빛수준에서 컬러색의 시력에 특화되었다.

6 두극신경세포는 ____________ 로부터 온 자극을 받아들여 ____________ 까지 정보를 보내준다.

7 원뿔 빛수용체세포는 망막의 중심부에 집중되어 있는데 이곳을 ____________ 라 하며 매우 선명한 상을 관찰할 수 있도록 특화되었다.

8 타원주머니와 둥근주머니는 ____________ 의 ____________ 내에 위치한다.

9 나선기관의 ____________ 는 청각 관련 감각신경세포이고, 반면에 ____________ 는 주요 주파수의 인지를 위한 달팽이 증폭기이다.

10 달팽이의 달팽이계단내 액체를 ____________ 라고 한다.

11 ____________ 의 폐색은 중이염을 일으키는데, 이를 ____________ 라고 한다.

12 속귀의 속림프는 ____________ 에서 만들어진다.

13 ____________ 도관은 이 도관의 감각센서인 ____________ 를 지나가는 액체의 흐름에 의하여 머리의 회전을 탐지한다.

14 달팽이의 확장된 바닥부분은 ____________ 음파를 탐지한다.

15 ____________ 신경의 ____________ 가지는 타원주머니, 둥근주머니, 반고리관팽대에서 시작한다.

16 나선기관은 ____________ 막 위에 위치하며, 이 막의 폭은 달팽이에서 주파수 민감성을 결정한다.

17 후각수용체세포는 꼭대기 돌기에 ____________ 를 갖고있으며, 10~20개의 ____________ 는 흡입한 공기에서 충분하게 냄새분자를 잡기 위한 것이다.

메니에르병

Ménière's disease

메니에르병은 환자의 경험에 의하면 현기증, 이명, 청각소실, 귀에 뭔가 꽉 찬 느낌을 호소하는 속귀에 영향을 미치는 질환이다. 현기증은 20분에서 1시간 정도 지속되기도 한다. 원인은 유전적 그리고 환경적(혈관성, 바이러스성 또는 자가면역)인 요인에 의하여 발생한다. 근본적인 문제는 속귀내에 액체(림프)가 증가하는 것이다. 현재는 치료방법이 없으나 저염식단, 이뇨제, 항염증약 투약 방법을 시도하고 있다.

18 뇌의 ____________ 엽에서의 뇌전증은 후각환각을 일으킨다.

19 맛을 느끼는 중심부위는 뇌줄기의 ____________ 과 대뇌겉질의 ____________ 이다.

20 ____________ 신경의 ____________ 분지는 혀의 앞쪽 2/3에서 맛정보를 운반한다.

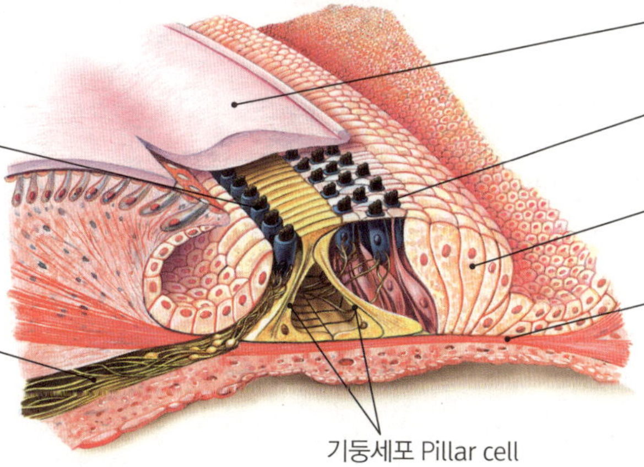

나선기관 Organ of Corti

나선기관에 있는 매우 민감하고 자극을 받아들이는 털과 같은 세포는 매우 약한 소리조차도 들을 수 있게 한다. 이 세포는 달팽이내 액체의 움직임에 의하여 일어나고, 활성화되었을 때 신경자극을 뇌의 청각겉질까지 전달한다.

Match the statement to the reason 각각의 문장과 이유가 타당한 것끼리 연결하시오.

1 사람의 망막은 두 개의 동맥(맥락막동맥과 망막중심동맥의 분지)으로부터 산소와 영양소를 받는다. 그 이유는...

2 뇌하수체의 종양은 각 안구의 관자시각영역에서 시각의 차단을 일으킬 수 있다. 그 이유는...

3 뇌의 한쪽 편의 일차시각겉질의 손상은 몸의 반대편으로 쌍으로 된 시각영역에서 실명을 일으킬 수 있다-왼쪽시각겉질의 병변은 오른쪽 눈에서 관자영역과 왼쪽눈에서 코영역의 실명. 그 이유는...

4 높은 소리에 대한 노화에 따른 점진적인 난청은 달팽이의 바닥회전으로부터 달팽이 털세포의 소실에 의하여 일어난다. 그 이유는..

5 콧등이 강타당해 머리뼈 바닥이 골절되면 후각의 소실을 일으킨다. 그 이유는...

a 반대편 시각영역에서 “보이게 하는” 망막신경절세포의 축삭은 같은쪽의 뇌를 지나간다(즉, 왼쪽겉질은 각 눈의 오른쪽 시각영역 반절부터 온 시각정보를 받는다).

b 후각수용체 신경세포의 가는 축삭은 뼈로 된 체판에 있는 작은 구멍을 통하여 지나가므로 머리뼈 바닥의 골절에 의하여 절단될 수 있다.

c 사람의 망막의 두께는 너무 두꺼워 맥락막 순환 혈관에 의해서만 속망막층을 지배한다.

d 코쪽 망막으로부터 온 축삭(눈의 상은 거꾸로 상이 맺히므로 관자시각영역에서 “보이게 하는”)은 뇌하수체 앞엽 바로 위 정중선에서 교차한다.

e 달팽이 나선기관의 바닥부분에 있는 털세포는 특이하게도 고주파수 소리를 인지하게 되어, 큰소리에 장기간 노출되어 가장 쉽게 손상된다.

1 가운데귀 감염은 어린아이에게서 흔하게 나타난다. 그 이유는...

2 바깥귀에 있는 샘은 왁스인 귀지를 분비한다. 그 이유는...

3 달팽이 이식은 달팽이 회전부 주위에 전극을 끼워넣어 난청을 완화한다. 그 이유는...

4 후각점막과 신경의 손상은 음식에 대한 즐거움을 잃게 한다. 그 이유는...

5 음식은 건조한 입안에서는 맛을 느낄 수 없다. 그 이유는...

a 달팽이나선의 특정부분의 털세포는 특수한 주파수를 조율하고, 이식한 전극은 소리를 인지를 가능하게 하기 위하여 남은 신경로를 자극할 수 있다.

b 액체성 환경은 수용체에 대한 맛분자를 나타나게 한다.

c 지방산은 많은 병원성 미생물에 대하여 독성을 나타낸다.

d 후각은 음식의 맛을 느끼는 데 중요한 역할을 한다.

e 어린아이들의 귀인두관은 매우 수평으로 위치하므로 배출이 잘 안된다.

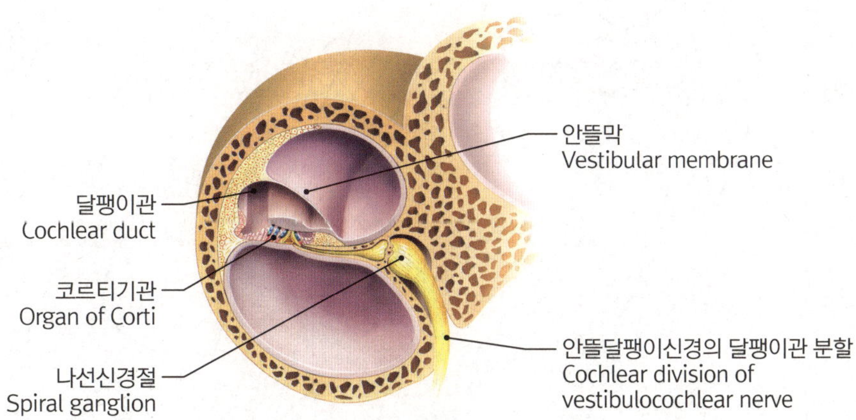

달팽이관 Cochlea

달팽이는 3개의 액체가 차 있는 통로가 있는 속귀의 나선형 구조이다. 중심에 있는 통로에는 코르티기관이 위치한다.

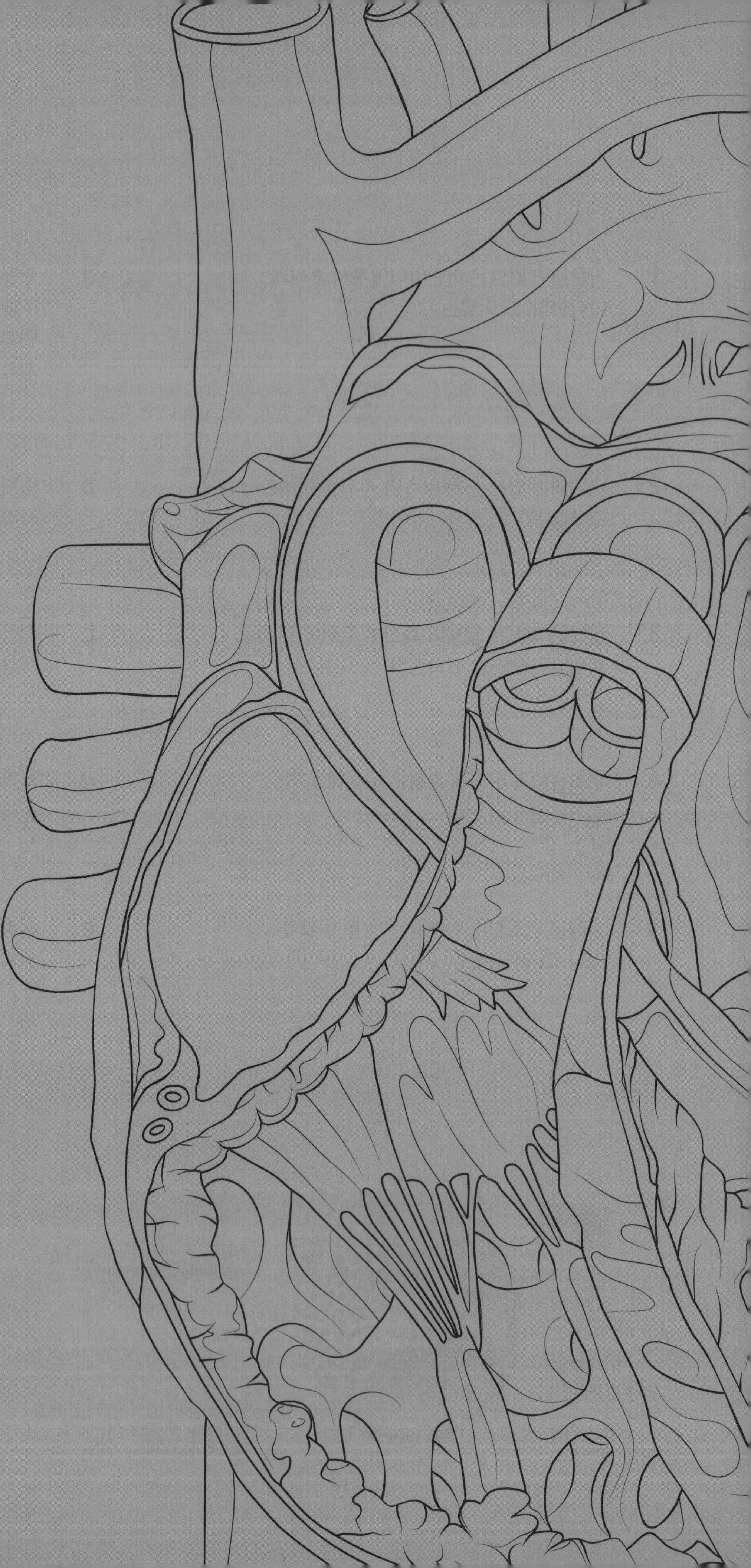

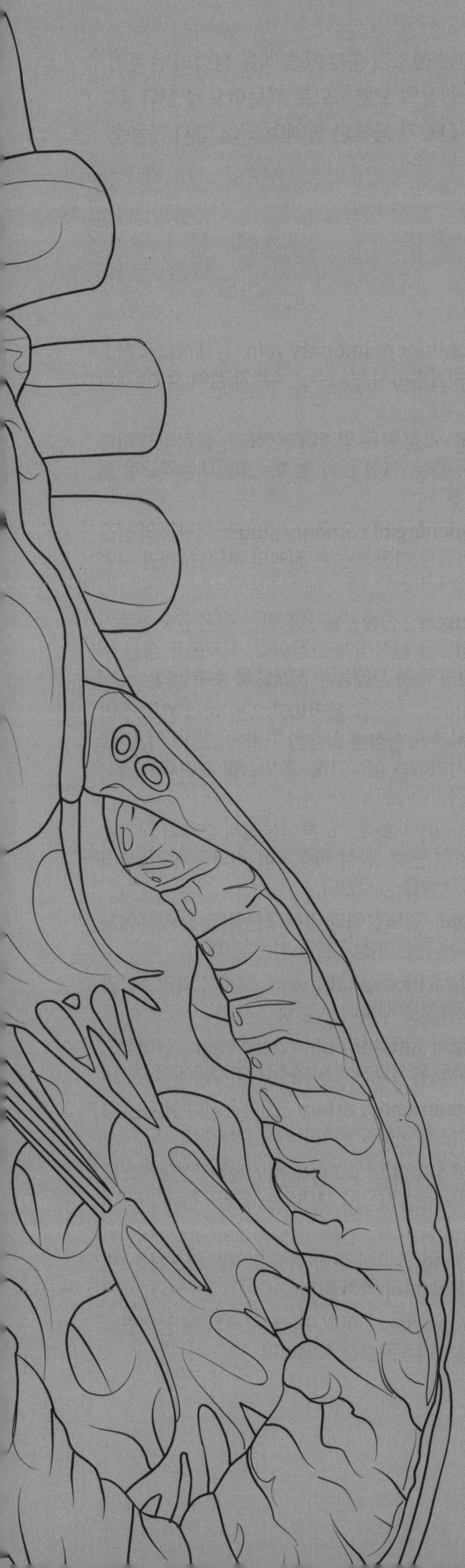

4

순환계통

THE CIRCULATORY SYSTEM

심장

The Heart

심장은 허파순환과 온몸순환에 의하여 혈액을 순환시키는 근육형 펌프이다. 온몸순환은 산소가 풍부한 혈액을 심장의 왼쪽에서 말초의 허파를 제외하고 모든 기관의 모세혈관까지 운반하고, 산소가 적은 혈액을 심장의 오른쪽으로 되돌아오게 한다. 허파순환은 심장의 오른쪽으로부터 산소가 적은 혈액을 허파의 모세혈관까지 운반하여 산소가 풍부한 혈액이 되어 다시 온몸순환을 통하여 내보낸다.

주요 용어(key terms)

대동맥활 Aortic arch 대동맥의 가장 윗부분. 이 동맥은 팔머리동맥, 왼온목동맥, 왼빗장밑동맥을 분지한다.

대동맥판막 Aortic valve 대동맥이 시작하는 곳에 있는 반달판막

오름대동맥 Ascending aorta 대동맥판막으로부터 팔머리동맥까지의 대동맥의 시작부분이다. 심장동맥이 분지한다.

팔머리동맥 Brachiocephalic artery (trunk) 대동맥활의 첫 번째 분지이다. 오른빗장밑동맥과 오른온목동맥을 분지한다.

힘줄끈 Chordae tendineae 방실판막의 첨판을 꼭지근의 꼭대기에 고정하는 섬유띠

내림대동맥 Descending aorta 대동맥활의 먼쪽에 있는 대동맥의 일부. 이 동맥은 뒤가슴벽, 척수, 배, 골반 및 다리를 지배한다.

아래대정맥 Inferior vena cava 배에 있는 정맥 중 가장 큰 정맥이다. 이 정맥은 다리, 골반, 콩팥, 뒤배벽에서 오는 혈액을 운반한다.

왼방실판막의 첨판 Leaflet/cusp of mitral valve 왼방실판막 첨판 두 개 가운데 한 개. 각 첨판의 모서리는 힘줄끈에 고정되어 왼심실벽의 꼭지근에 붙어 있다.

오른방실판막의 첨판 Leaflet/cusp of tricuspid valve 오른방실판막 첨판 세 개 가운데 한 개. 각 첨판의 모서리는 힘줄끈에 고정되어 오른심실벽의 꼭지근에 붙어 있다.

왼심방 Left atrium 4개의 허파정맥으로부터 산소가 풍부한 혈액을 받아 들여 왼심실로 펌프한다.

왼팔머리정맥 Left brachiocephalic vein 왼쪽 머리, 목, 팔로부터 돌아오는 정맥혈을 배출하는 정맥이다.

왼온목동맥 Left common carotid artery 대동맥활의 분지로서 왼쪽 머리와 목에 분포한다.

왼아래허파정맥 Left inferior pulmonary vein 상대적으로 산소가 풍부한 혈액을 왼심방까지 보내주는 4개의 정맥 중 한 개

왼허파동맥 Left pulmonary artery 상대적으로 산소가 적은 혈액을 왼허파까지 보내주는 허파동맥의 분지

왼빗장밑동맥 Left subclavian artery 대동맥활의 분지로서 왼쪽 팔에 분포한다.

왼위허파동맥 Left superior pulmonary vein 상대적으로 산소가 풍부한 혈액을 왼심방까지 보내주는 4개의 정맥 중 한 개이다.

왼심실 Left ventricle 가장 높은 압력이 발생하는 심장의 방이므로 근육벽이 가장 두껍다. 심실 안의 혈액을 오름대동맥으로 펌프한다.

심장정맥굴의 구멍 Opening of coronary sinus 대부분의 심장근육으로부터 온 혈액을 배출하는 큰 정맥의 구멍. 삼첨판 구멍 위 오른심방으로 들어간다.

꼭지근 Papillary muscle 힘줄끈을 고정하는 작은 근육형돌기로서 방실판막의 첨판을 심장벽에 고정한다. 꼭지근은 심실 수축기에 판막의 첨판이 닫힌 상태를 유지하도록 수축한다.

심장바깥막 Pericardium 심장을 둘러싸고 있는 여러 층의 주머니. 가장 바깥의 섬유층은 심장을 인접한 구조에 고정한다. 안쪽의 두 층의 장막층 사이에는 심장이 뛸 때 마찰을 줄여주기 위하여 액체가 차 있는 공간이 있다.

허파동맥판막 Pulmonary valve 오른심실에서 혈액이 나가는 곳에 있는 반달모양의 판막. 심실 확장기에 허파동맥으로부터 오른심실로 혈액의 역류를 방지한다.

오른심방 Right atrium 위대정맥과 아래대정맥, 심장 자체에서 온 정맥혈로부터 온 전신의 정맥혈을 받는 방이다.

오른위팔정맥 Right brachiocephalic vein 오른쪽 머리, 목, 팔로부터 돌아오는 정맥혈을 배출하는 정맥

오른아래허파정맥 Right inferior pulmonary vein 상대적으로 산소가 적은 혈액을 왼허파까지 보내주는 허파동맥의 분지

오른허파동맥 Right pulmonary artery 허파동맥의 분지는 상대적으로 산소가 적은 혈액을 오른허파까지 보내준다.

오른위허파정맥 Right superior pulmonary vein 상대적으로 산소가 풍부한 혈액을 왼심방으로 보내주는 4개의 정맥 가운데 한 개이다.

오른심실 Right ventricle 허파순환을 위해 혈액을 펌프하는 방. 압력이 낮으므로 왼심실보다 벽이 얇다.

위대정맥 Superior vena cava 머리, 목, 팔로부터 온 정맥혈을 심장의 오른심방으로 보내주는 큰 정맥이다.

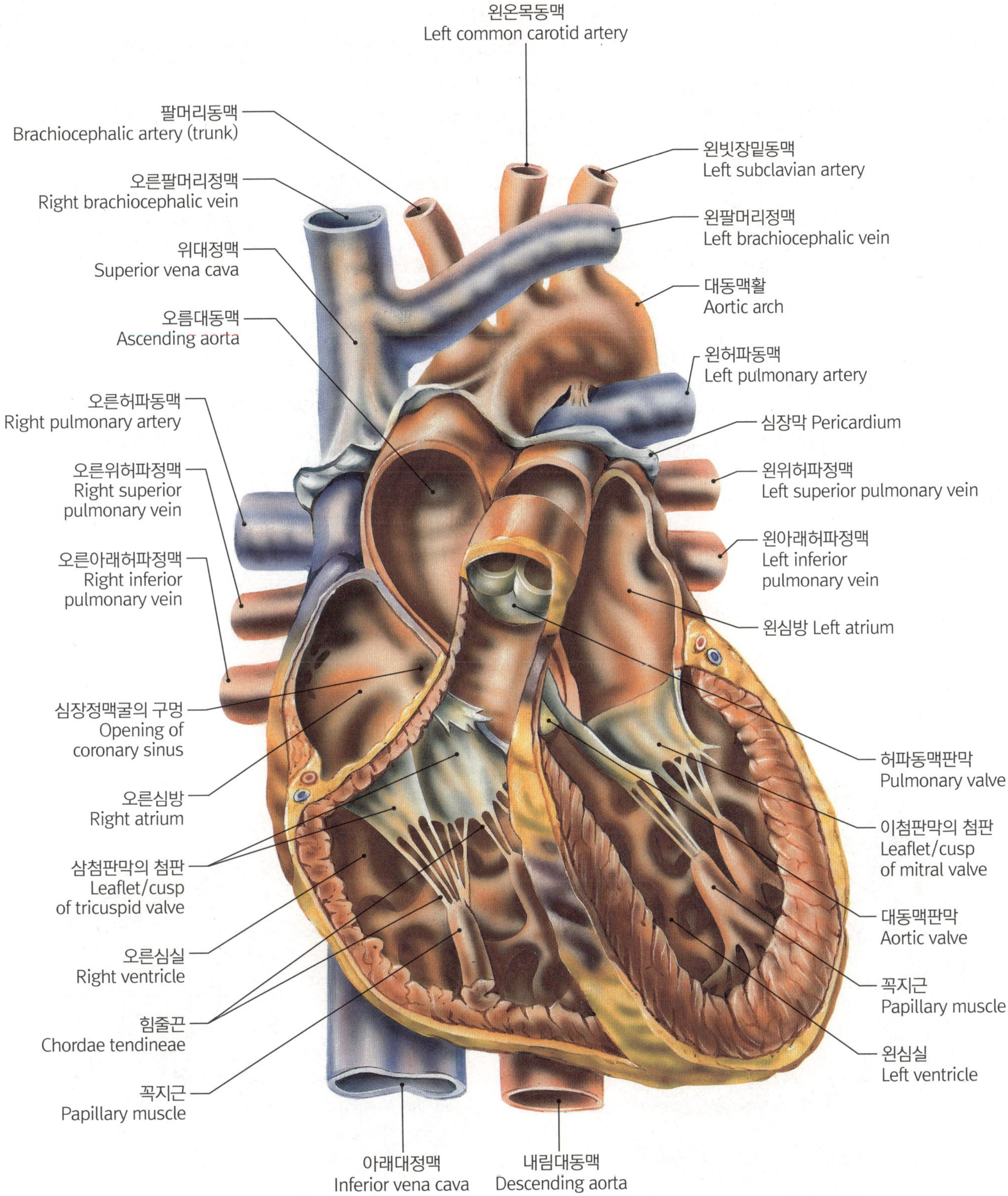

심장—가로단면

Heart—cross-section

심장판막

Heart Valves

심장에는 혈액의 흐름을 조절하는 4개의 판막이 있다. 2개의 방실판막(삼첨판 또는 오른방실판막과 이첨판 또는 왼방실판막)은 심실이 수축할 때 심실에서 심방으로 혈액의 역류를 방지한다. 2개의 반달판막(오른심실 유출에서는 허파반달판막 그리고 왼심실 유출에서는 대동맥반달판막)은 심실수축기가 끝날 때 허파동맥과 오름대동맥으로부터 실심로 혈액의 역류를 방지한다.

주요 용어(key terms)

대동맥판막 Aortic valve pp. 122–123 참조

심장판막 Heart valves 심장판막은 심방과 심실(방실판막은 삼첨판과 이첨판) 사이에서 관찰되고, 또한 각각 왼 그리고 오른 심실(대동맥과 허파동맥반달판막)로부터의 유출경로에서 관찰된다.

이첨판의 첨판 Leaflet/cusp of mitral valve pp. 122–123 참조

삼첨판의 첨판 Leaflet/cusp of tricuspid valve pp. 122–123 참조

왼심방 Left atrium pp. 122–123 참조

왼심실 Left ventricle pp. 122–123 참조

이첨판 Mitral valve 왼심방과 왼심실 사이에 위치하는 2개의 첨판으로 된 판막. 이 판막은 bicuspid valve라고도 하며 심실확장기 중에 열린다.

허파동맥판막 Pulmonary valve pp. 122–123 참조

오른심방 Right atrium pp. 122–123 참조

오른심실 Right ventricle pp. 122–123 참조

삼첨판 Tricuspid valve 오른심방과 오른심실 사이에 위치하는 3개의 첨판으로 된 판막. 이 판막은 오른방실판막이라고도 한다.

심실확장기 Ventricular diastole 심실이 확장되어, 삼첨판과 이첨판이 열려 혈액이 심실로 유입될 때의 심장주기이다.

심실수축기 Ventricular systole 심실이 수축하여, 허파동맥 판막과 대동맥판막으로 혈액이 방출될 때의 심장주기이다.

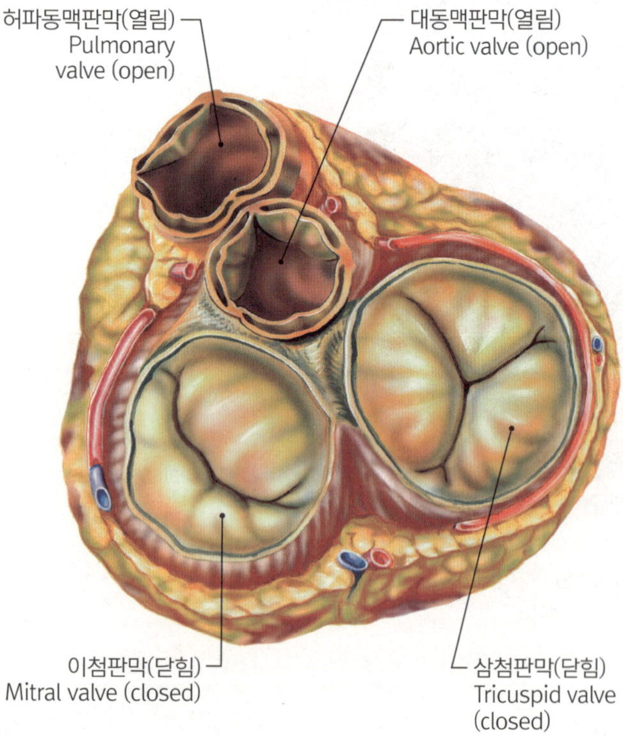

심실수축기
Ventricular Systole

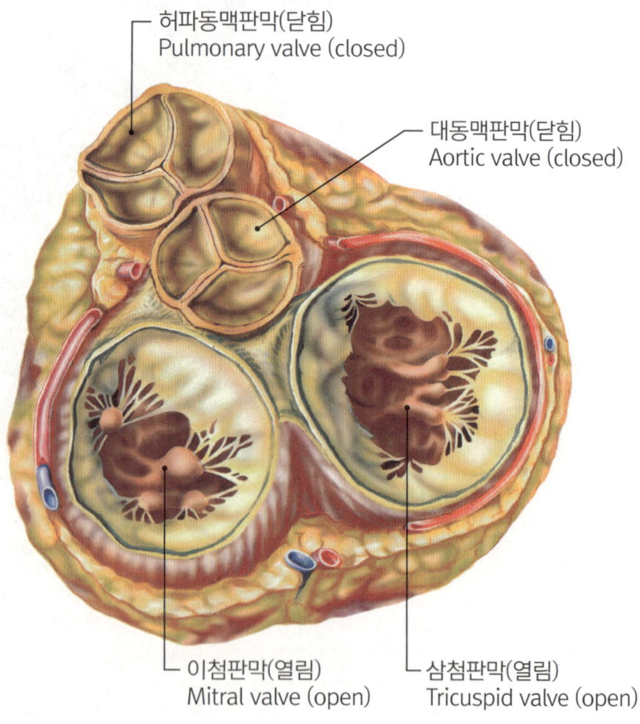

심실확장기
Ventricular Diastole

삼첨판막 Tricuspid Valve

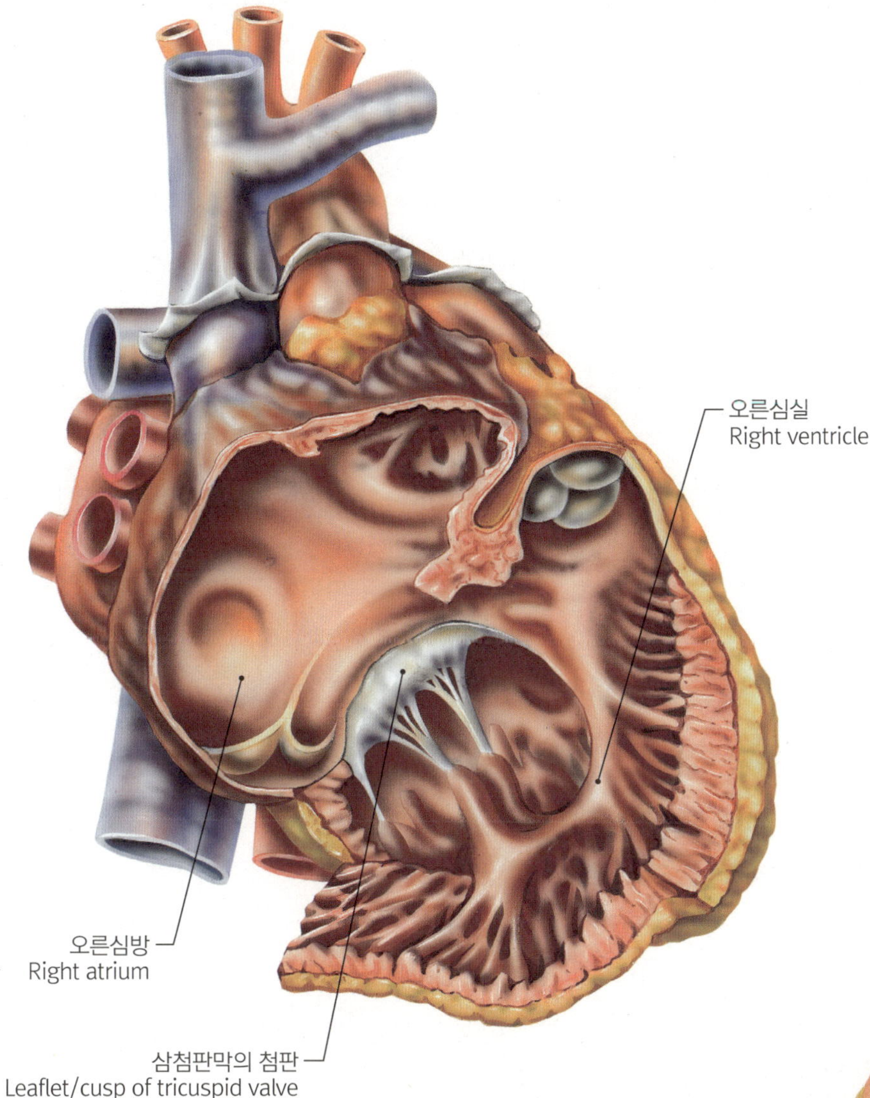

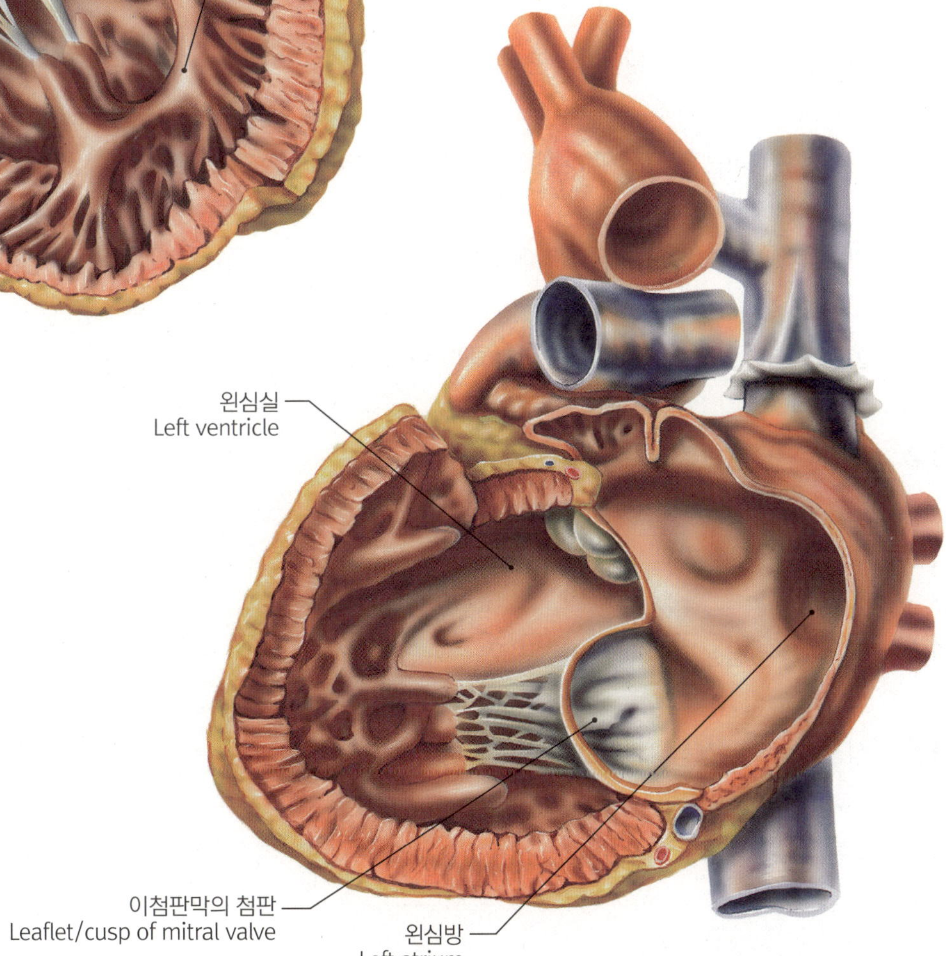

이첨판막 Mitral Valve

True or false 문장의 설명이 옳으면 T, 옳지 않으면 F로 표시하시오.

1	심장은 가슴벽의 오른쪽면 뒤에서 관찰된다.	
2	심장은 안쪽은 섬유심장막으로 그리고 바깥쪽은 장막심장막으로 둘러싸여 있다.	
3	심장은 2개의 심방과 2개의 심실로 나뉜다.	
4	심장의 오른쪽면은 허파정맥으로부터 혈액을 받는다.	
5	오른심방은 위대정맥과 아래대정맥으로부터 혈액을 받는다.	
6	대동맥은 왼심실로부터 기시한다.	
7	양쪽면에는 한 개의 허파정맥이 있다.	
8	왼심실벽의 근육층은 왼심방의 근육층보다 얇다.	
9	왼심방은 허파순환으로부터 정맥혈(상대적으로 산소가 풍부한)을 받는다.	
10	왼, 오른심방 사이의 중격은 심장에서 가장 두꺼운 벽이다.	
11	2개의 심장반달판막은 대동맥판막과 허파동맥판막이다.	
12	허파동맥을 통하여 산소가 풍부한 혈액이 흐른다.	
13	이첨판막은 왼심방과 오른심방 사이에 위치한다.	
14	근육기둥은 심실 안에 위치하는 근육능선과 연결다리이다.	
15	심장의 방들은 심장바깥막으로 둘러싸여 있다.	
16	오른심방은 내부 전체가 밋밋하다.	

17 두 심방에는 앞쪽에 귀모양의 부속물인 심방귀가 위치한다.

18 심실사이막으로부터 앞꼭지근의 바닥까지의 연결다리는 심장전도계통의 오른다발가지를 운반한다.

19 심장의 뒤쪽 바닥에 위치하는 심장의 방은 오른심방이다.

20 현저한 심실사이고랑은 두 심실 사이의 경계이다.

심근경색

Myocardial infarction

심근경색은 부적절한 혈액공급에 의한 심장근육의 죽음이다. 이 질환은 대개 심장근육을 지배하는 심장동맥의 폐색과 죽상경화증에 의하여 발생한다. 부분적으로 폐색된 동맥이 혈전에 의하여 완전히 막힐 때, 환자는 항협심증약으로도 완화되지 않을 정도로 복장뼈 뒤에서 갑자기 누르는 듯한 통증이 시작되는 것을 경험한다. 심근경색의 합병증에는 치명적인 심실세동을 일으키는 부정맥과 심장벽이 약해지는 심장파열이 있다.

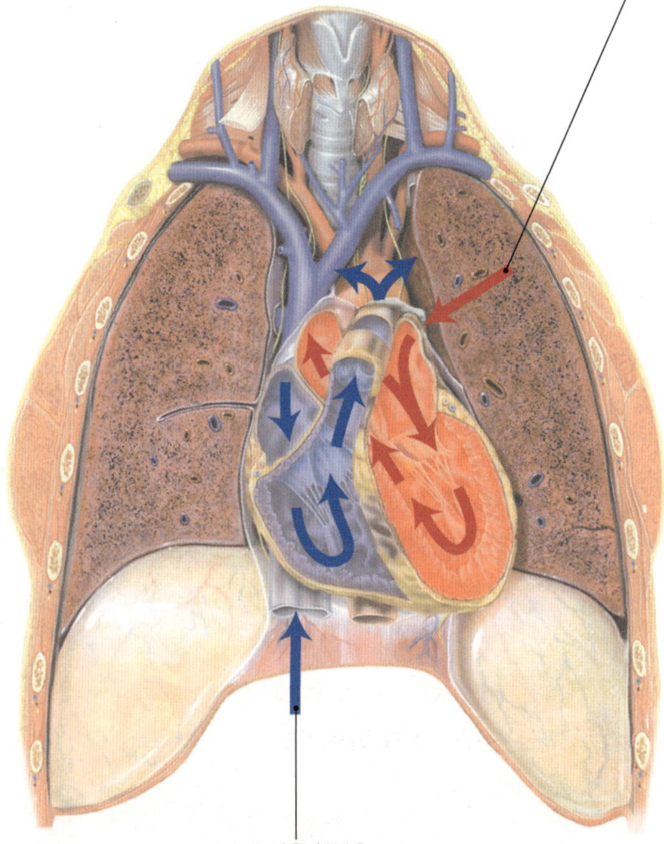

허파순환 Pulmonary Circulation

허파순환은 산소가 적은 혈액을 허파에 운반한다. 그곳에서 가스교환이 일어난다. 이산화탄소-산소 교환 시 세포와 조직으로부터 혈액으로 흡수된-는 신선한 산소를 공급하기 위하여 허파에서 교환된다. 이러한 이산화탄소를 밖으로 내보내고 신선한 산소가 풍부한 혈액은 몸의 온몸순환을 위하여 심장으로 보내진다.

Multiple choice 질문에 맞는 답을 고르시오.

1 가장 두꺼운 벽으로 된 구조는?
Ⓐ 왼심방
Ⓑ 오른심방
Ⓒ 왼심실
Ⓓ 오른심실
Ⓔ 대동맥

2 산소의 농도가 가장 높은 부위는?
Ⓐ 왼심방
Ⓑ 허파동맥
Ⓒ 위대정맥
Ⓓ 오른심방
Ⓔ 오른심실

3 심방귀 부속구조는 심장의 어느 구조에 붙어 있는가?
Ⓐ 왼심방과 왼심실
Ⓑ 왼심방과 오른심방
Ⓒ 왼심실과 오른심실
Ⓓ 오른심실에만
Ⓔ 오른심방과 오른심실

류마티스성 심장질환
Rheumatic heart disease

심장판막의 점막은 일부 항원(면역반응을 일으킬 수 있는 분자)이 연쇄상구균 A군의 세포벽에 있는 항원과 공유하고 있다. 몸의 면역계통은 목(인후)감염에 의한 세균에 반응하기 시작할 때 손상 역시 심장판막에서 일어날 수 있다. 심장판막 첨판의 섬유화와 반흔을 초래하는 심각한 손상을 일으킨다. 판막의 첨판은 서로 유착하여 판막협착 또는 혈관의 벽과의 유착이 일어나 판막기능부전을 일으킨다. 이러한 손상은 장기간 심장기능에 악영향을 미칠 것이다.

4 심장의 바닥을 형성하는 구조는?
Ⓐ 왼심실
Ⓑ 오른심실
Ⓒ 왼심방
Ⓓ 오른심방
Ⓔ 대동맥활

5 심장의 꼭대기를 형성하는 구조는?
Ⓐ 왼심방
Ⓑ 오른심방
Ⓒ 대동맥활
Ⓓ 오른심실
Ⓔ 왼심실

6 방실판막 첨판의 모서리에 직접 붙어 있는 구조는?
Ⓐ 빗살근
Ⓑ 꼭지근
Ⓒ 근육기둥
Ⓓ 힘줄끈
Ⓔ 심실사이막

7 왼심방으로의 혈액의 역류를 방지하는 구조는?
Ⓐ 삼첨판막
Ⓑ 대동맥판막
Ⓒ 허파동맥판막
Ⓓ 이첨판막
Ⓔ 심방사이막

8 왼심실벽은 오른심실벽과 비교해서 얼마나 두꺼운가?
Ⓐ 두께가 같다.
Ⓑ 오른심실벽 두께의 1/2
Ⓒ 오른심실벽 두께의 1/4
Ⓓ 오른심실벽 두께의 2배
Ⓔ 거의 오른심실벽 두께의 3배

9 심장근육에 산소를 공급하는 혈액은 어느 혈관에서 온 것인가?
Ⓐ 심장정맥굴
Ⓑ 아래대정맥
Ⓒ 심장동맥
Ⓓ 허파동맥
Ⓔ 허파정맥

10 심장근육에 가장 많은 양의 혈액을 공급하는 혈관은?
Ⓐ 허파동맥
Ⓑ 오른심장동맥
Ⓒ 가로막신경
Ⓓ 왼심장동맥
Ⓔ 심장정맥굴

11 굴심방결절은 어디에 위치하는가?
Ⓐ 왼심방
Ⓑ 오른심방의 위대정맥
Ⓒ 가로막동맥
Ⓓ 왼심실
Ⓔ 위대정맥

12 방실결절은 어디에 위치하는가?
Ⓐ 오른심방과 심실 사이 부위
Ⓑ 왼심방
Ⓒ 왼심실
Ⓓ 오른심실
Ⓔ 위대정맥

13 심장에서 배출되는 정맥혈은 어느 혈관으로 배출되는가?
Ⓐ 오른심장정맥
Ⓑ 위대정맥
Ⓒ 홀정맥
Ⓓ 심장정맥굴
Ⓔ 왼심장정맥

14 처음 들리는 심음은 무엇에 의하여 나는 소리인가?
Ⓐ 대동맥판막이 닫힐 때
Ⓑ 허파동맥판막이 닫힐 때
Ⓒ 대동맥판막이 열릴 때
Ⓓ 삼첨판과 이첨판이 열릴 때
Ⓔ 삼첨판과 이첨판이 닫힐 때

15 두 번째로 들리는 심음은 무엇에 의하여 나는 소리인가?
Ⓐ 대동맥판막과 허파동맥판막이 닫힐 때
Ⓑ 이첨판만이 닫힐 때
Ⓒ 대동맥판막이 열릴 때
Ⓓ 삼첨판과 이첨판이 열릴 때
Ⓔ 삼첨판과 이첨판이 닫힐 때

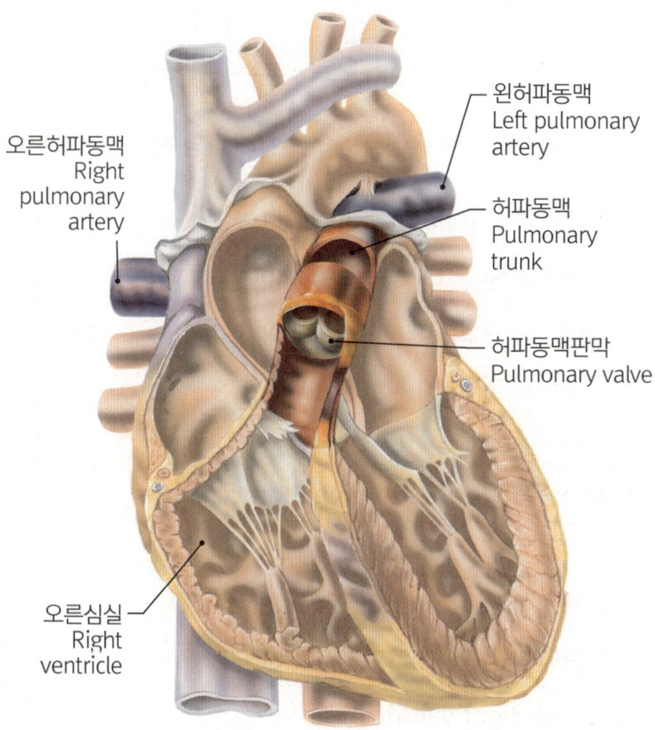

허파동맥 Pulmonary Artery

산소가 적은 혈액은 심장의 오른쪽면에서 허파동맥과 그 분지를 통하여 허파로 펌프된다.

Color and label

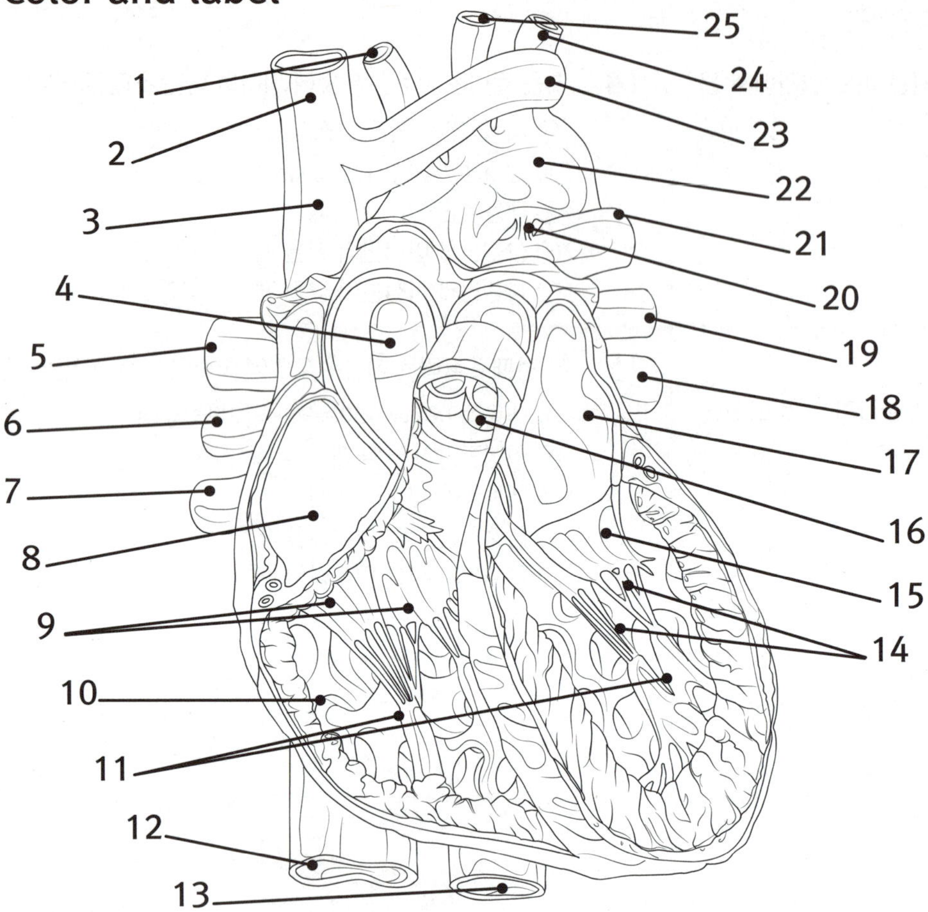

심장—가로단면
Heart—cross-sectional view

i) 동맥은 빨간색으로
정맥은 파란색으로 색칠하시오

ii) 그림과 일치하는 용어를 찾아 빈칸에 해당 번호를 쓰시오.

용어	번호
왼허파동맥(Left pulmonary artery)	☐
왼위허파정맥(Left superior pulmonary vein)	☐
이첨판막의 첨판(Cusp of mitral valve)	☐
오른심방(Right atrium)	☐
대동맥활(Aortic arch)	☐
내림가슴대동맥(Descending thoracic aorta)	☐
왼빗장밑동맥(Left subclavian artery)	☐
왼온목동맥(Left common carotid artery)	☐
삼첨판막의 첨판(Cusp of tricuspid valve)	☐
오른심실(Right ventricle)	☐
꼭지근(Papillary muscles)	☐
아래대정맥(Inferior vena cava)	☐
왼심방(Left atrium)	☐
위대정맥(Superior vena cava)	☐
오름대동맥(Ascending aorta)	☐
오른허파동맥(Right pulmonary artery)	☐
힘줄끈(Chordae tendineae)	☐
오른아래허파정맥(Right inferior pulmonary vein)	☐
오른위허파정맥(Right superior pulmonary vein)	☐
오른팔머리정맥(Right brachiocephalic vein)	☐
왼팔머리정맥(Left brachiocephalic vein)	☐
왼아래허파정맥(Left inferior pulmonary vein)	☐
동맥관인대(Ligamentum arteriosum)	☐
팔머리동맥(Brachiocephalic artery)	☐
허파동맥판막(Pulmonary valve)	☐

iii) 그림에 표시된 구조의 이름을 쓰시오.

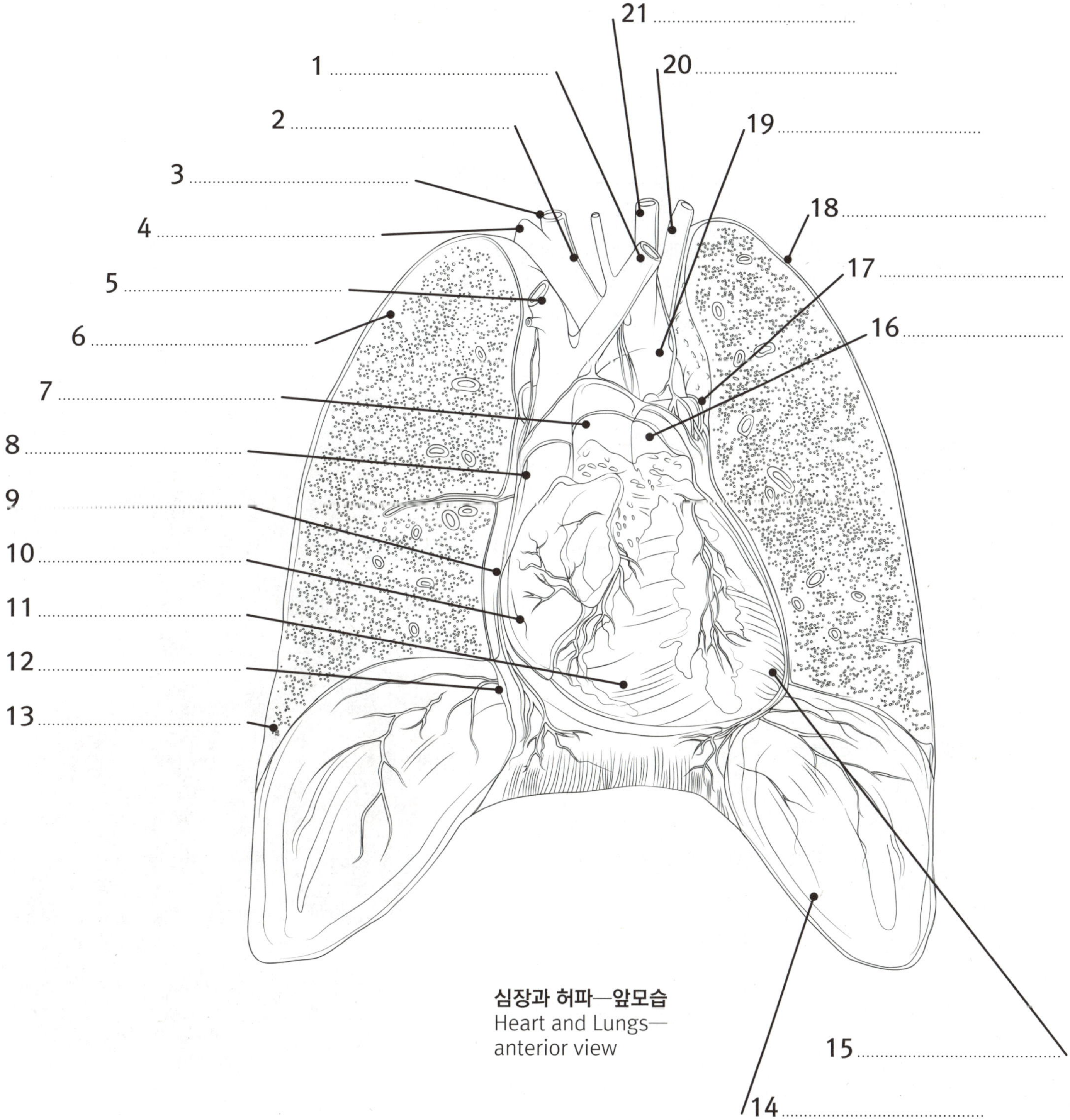

심장과 허파—앞모습
Heart and Lungs—
anterior view

Fill in the blanks 빈칸에 알맞은 답을 쓰시오.

1 심장근육으로 온 정맥혈액은 주로 _____________ 을 통하여 오른심방으로 배출된다.

2 심장근육을 지배하는 심장동맥은 _____________ 로부터 온 분지이다.

3 심장의 _____________ 는 왼쪽 아래쪽으로 돌출되었다.

4 심실사이막은 _____________ 과 _____________ 부분으로 되어 있다.

5 _____________ 판막은 오른심방과 오른심실 사이에 있다.

6 _____________ 는 산소가 적은 혈액을 허파까지 운반한다.

7 산소가 적은 혈액은 _____________ 에서 심장으로 들어간다.

8 오른심방귀는 _____________ 주위를 감싸고 있다.

9 심실 내부에는 근육능선이 있는데 이를 ________ 라고 한다.

10 심방 내부에는 근육능선이 있는데 이를 ________ 라고 한다.

11 _____________ 은 허파동맥의 혈액 원천이다.

12 _____________ 는 심장의 허파면 또는 왼쪽을 형성한다.

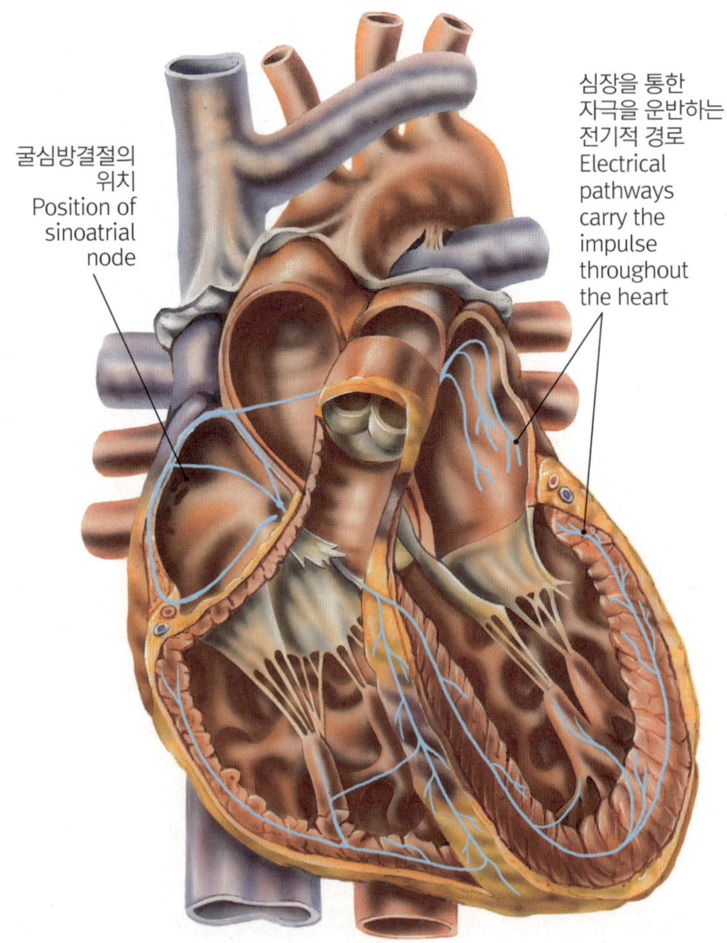

심장박동 Heartbeat

심장의 규칙적인 박동은 굴심방결절에 의하여 조절된다. 이 결절은 심장근육의 수축을 개시하기 위한 전기적 자극을 전달한다.

Match the statement to the reason 각각의 문장과 이유가 타당한 것끼리 연결하시오.

1 심장동맥은 대동맥에서 기시한다. 그 이유는...

2 심장정맥은 오른심방으로 배출된다. 그 이유는...

3 왼심실의 근육성 벽은 매우 두껍다. 그 이유는...

4 꼭지근은 나머지 심실근육과 함께 수축한다. 그 이유는...

5 심방과 심실근육층 사이에는 결합조직으로 된 절연체층이 있다. 그 이유는...

a 수축 중 높은 압력이 발생하므로 이러한 압력을 견디기 위해 매우 강한 근육이 필요하다.

b 심방세포는 심실이 활성화되기 전 한 개의 전기적 단위로서 활성화되어야 한다. 그래서 심방의 수축은 심실의 수축보다 앞서서 일어난다.

c 이들은 심장근육에 산소가 풍부한 혈액을 공급해야 한다. 왼심실로부터 나온 산소가 풍부한 혈액의 유출에 의해 나오는 것이 최상의 방법이다.

d 방실판막 첨판은 심실 수축 중 심방으로의 혈액의 역류를 막기 위하여 완전히 닫아야 한다.

e 이 혈관은 심장근육으로부터 산소가 적은 혈액을 운반한다. 산소가 적은 혈액을 받는 곳의 심장의 방으로 되돌아 오는 것이 논리적으로 맞다.

동맥

Arteries

동맥은 높은 압력의 혈관으로서 심장으로부터 혈액을 운반한다. 우리 몸에서 가장 큰 동맥은 대동맥이며, 가슴벽(갈비사이동맥); 소화기관(복강동맥과 위창자간막동맥); 콩팥(콩팥동맥); 골반기관, 볼기, 다리(속엉덩동맥, 바깥엉덩동맥, 넙다리동맥)를 지배하기 위하여 아래로 내려가기 전에 머리, 목, 팔(팔머리동맥, 온목동맥, 빗장밑동맥)로 가는 분지를 낸다.

주요 용어(key terms)

앞정강동맥 Anterior tibial artery 종아리의 앞쪽 구획을 지배하는 오금동맥의 분지

대동맥 Aorta 몸에서 가장 큰 동맥이다. 심장에서 처음으로 대동맥활을 형성한 후 가슴대동맥과 배대동맥으로 연속된다.

대동맥활 Aortic arch 대동맥의 가장 윗부분이다. 이 동맥은 팔머리동맥, 왼온목동맥 및 왼빗장밑동맥을 분지한다.

겨드랑동맥 Axillary artery 빗장밑동맥의 연속이다. 어깨관절 주위의 곁순환과 인접한 근육에 분지를 낸 후 작은원근 아래모서리에서 위팔동맥이 된다.

위팔동맥 Brachial artery 위팔에서 가장 큰 동맥이다. 겨드랑동맥의 연속으로서 깊은위팔동맥, 노동맥, 자동맥을 분지하고 및 팔꿉관절 주위에 곁가지를 낸다.

온목동맥 Common carotid artery 머리와 목을 지배하는 동맥이다. 각각의 온목동맥은 바깥목동맥(얼굴, 머리덮개, 목구멍)과 속목동맥(뇌, 뇌하수체, 눈)으로 나뉜다.

온엉덩동맥 Common iliac artery 배대동맥에서 분지하는 두 개의 종말가지이다. 이 동맥은 바깥엉덩동맥과 속엉덩동맥으로 분지한다.

내림대동맥 Descending aorta 대동맥활 먼쪽 대동맥의 일부분이다. 이 동맥은 뒤가슴벽, 척수, 배, 골반, 다리를 지배한다. 이 동맥은 넷째허리뼈 위치에서 온엉덩동맥으로 나뉜다.

발등활 Dorsal arch 발의 발등동맥활은 앞정강동맥에 의하여 지배받는다. 앞정강동맥은 얕게 주행하여 발등동맥이 된다.

바깥엉덩동맥 External iliac artery 온엉덩동맥의 분지이며, 이 동맥은 고샅인대 부위에서 넙다리동맥이 된다.

얼굴동맥 Facial artery 이 동맥은 바깥목동맥의 분지로서 얼굴, 목구멍 및 목앞을 지배한다.

넙다리동맥 Femoral artery 이 동맥은 바깥엉덩동맥의 연속으로서 고샅인대 아래를 지난 후에 넙다리동맥이 된다. 이 동맥이 넙다리삼각을 지난 후 모음근구멍을 지나기 전에 깊은넙다리동맥을 분지한 후 오금동맥이 된다.

종아리동맥 Fibular artery 뒤정강동맥의 분지로서 종아리의 뒤쪽구획을 지배한다.

심장 Heart 가슴의 중간세로칸에 위치한 4개의 방으로 된 근육형 펌프이다.

갈비사이동맥 Intercostal arteries 대동맥 또는 맨위갈비사이동맥의 분지로서 각각의 갈비뼈 아래의 갈비뼈고랑을 주행한다. 이 동맥은 가쪽가슴벽을 지배하고 가슴의 앞쪽을 향해 주행하는 속가슴동맥의 분지와 문합한다.

속엉덩동맥 Internal iliac artery 온엉덩동맥의 분지로서 볼기부위, 골반의 기관, 안쪽 골반벽 및 샅(넙다리 사이의 공간)을 지배한다.

폐쇄동맥 Obturator artery 속엉덩동맥, 종종 바깥엉덩동맥의 분지이며, 안쪽 골반벽과 안쪽 넙다리 위부분을 지배한다.

손바닥동맥활 Palmar arterial arches 얕은손바닥동맥활과 깊은손바닥동맥활은 자동맥과 노동맥으로부터 혈액을 공급받는다. 이 동맥들은 손바닥과 손가락에 분지를 낸다.

발바닥동맥활 Plantar arch 발의 먼쪽의 발바닥면에 있는 동맥활이다. 이 동맥은 뒤정강동맥에 의하여 형성된다.

오금동맥 Popliteal artery 넙다리동맥의 연속이며 무릎 뒤의 다리오금을 통하여 지나간다. 이 동맥은 뒤정강동맥과 종아리동맥을 분지한다.

뒤귓바퀴동맥 Posterior auricular artery 바깥목동맥의 분지로서 귀밑샘을 통하여 주행하여 꼭지돌기 근처에서 귓바퀴가지와 뒤통수가지로 나뉜다.

뒤정강동맥 Posterior tibial artery 무릎 뒤에 위치하는 큰동맥(오금동맥)의 분지이다.

노동맥 Radial artery 아래팔에 있는 두 개의 동맥 가운데 하나이다. 먼쪽 손목의 앞가쪽에서 만져진다. 동맥의 맥박을 측정할 때 사용한다.

콩팥동맥 Renal artery 콩팥을 지배하는 동맥이다. 이 동맥은 부신과 요관에 분지를 낸다. 이 동맥은 첫째와 둘째허리뼈 사이의 척추사이원반 위치의 배대동맥에서 기시한다.

빗장밑동맥 Subclavian artery 팔머리동맥 또는 대동맥활에서 기시한다. 목갈비근결절 뒤의 첫째 갈비뼈를 지나면서 겨드랑동맥이 된다.

자동맥 Ulnar artery 위팔동맥의 분지로서 안쪽 아래팔을 지배한다.

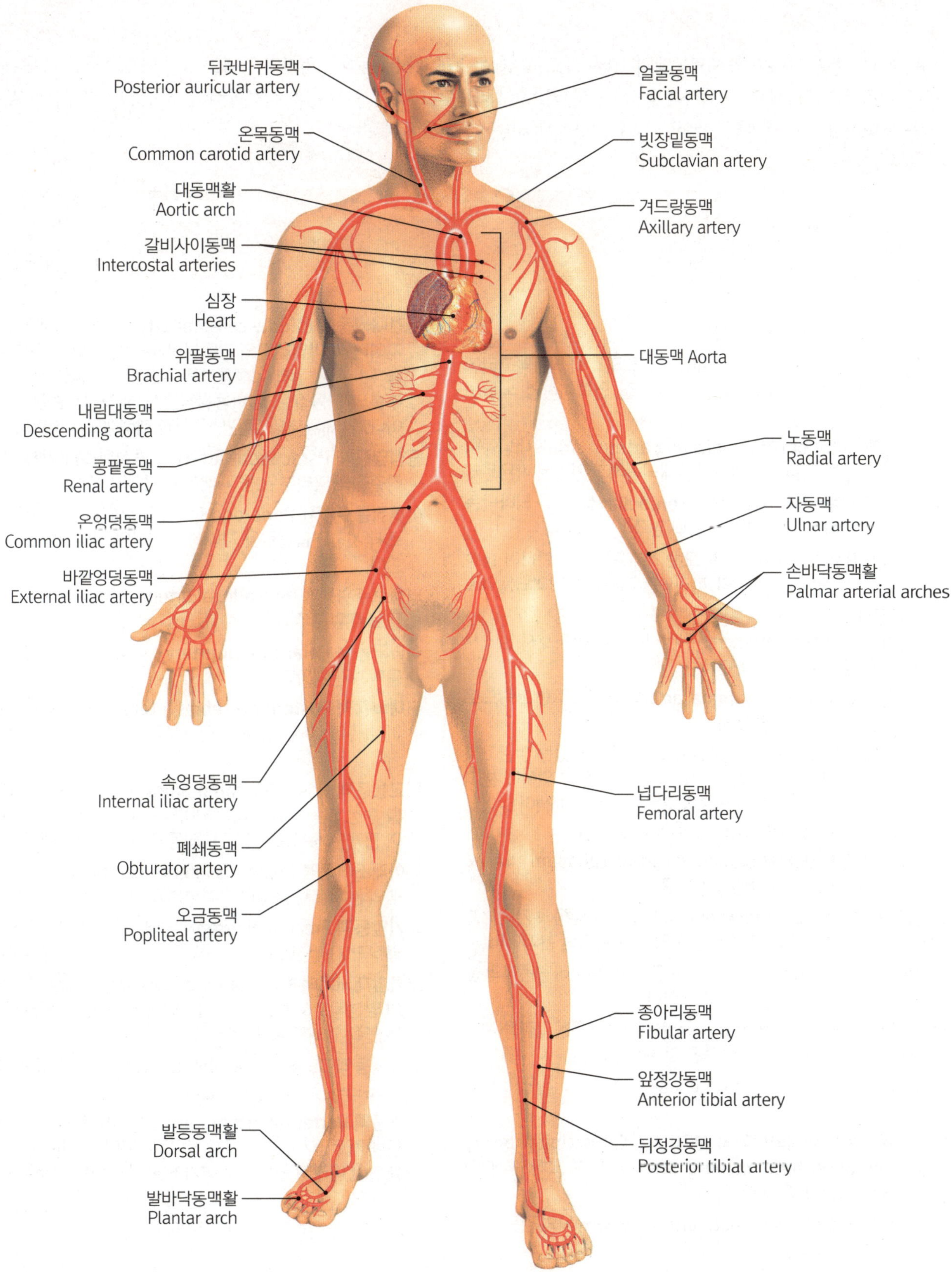

몸의 주요 동맥-앞모습
Major Arteries of the Body—anterior view

뇌의 동맥

Arteries of the Brain

뇌는 4개의 동맥, 즉 2개의 속목동맥과 10% 정도 관여하는 2개의 척추동맥에 의하여 지배받는다. 이 혈관들은 모든 대뇌동맥에 동맥을 골고루 공급하기 위하여 동맥고리(윌리스의 대뇌동맥고리)를 형성한다. 속목동맥의 혈액은 대뇌의 앞과 앞뇌의 중간을 지배하고, 척추동맥의 혈액은 뇌줄기, 소뇌, 대뇌반구 뒤쪽을 지배한다.

주요 용어(key terms)

앞대뇌동맥 Anterior cerebral artery 윌리스 대뇌동맥고리에서 기시하는 속목동맥의 앞가지. 눈확겉질, 안쪽이마엽, 뇌들보를 지배한다.

앞교통동맥 Anterior communicating artery 윌리스 대뇌동맥고리를 완전히 형성하기 위하여 앞대뇌동맥과 연결된 작은동맥

앞아래소뇌동맥 Anterior inferior cerebellar artery 뇌바닥동맥의 분지이다. 다리뇌 위쪽과 소뇌 앞쪽을 지배한다.

뇌바닥동맥 Basilar artery 왼, 오른 척추동맥이 결합하여 형성되어 크고 정중선을 주행한다. 다리뇌를 지배하고 뒤대뇌동맥으로 나뉜다.

새발톱가지 Calcarine branch 뒤대뇌동맥의 분지로서 일차시각영역의 중심부분을 지배한다.

뇌들보주변동맥 Callosomarginal artery 뇌들보주변 고랑으로 올라가는 앞대뇌동맥의 분지

윌리스 대뇌동맥고리 Circle of Willis 뇌바닥에 있는 혈관고리로서 속목동맥과 척추동맥을 받고, 앞뇌와 뇌줄기 위쪽에 분지를 낸다. 뇌에서 한 분지가 부분적 또는 일시적인 폐색이 일어났을 때 뇌의 혈액공급을 유지하는 데 도움을 준다.

뇌들보 등쪽가지 Dorsal branch to corpus callosum 뇌들보까지 가는 앞대뇌동맥의 종말가지 중 하나

속목동맥 Internal carotid artery 대뇌겉질의 앞쪽과 가쪽부분 및 많은 깊은 백색질을 지배하는 동맥. 온목동맥의 분지이다.

미로동맥 Labyrinthine artery 속귀를 지배하는 바닥동맥의 분지로서 달팽이와 안뜰장치를 지배한다.

안쪽이마가지 Medial frontal branches 보조운동겉질을 지배하는 앞대뇌동맥의 분지(앞, 중간 및 뒤분지)

안쪽이마바닥가지 Medial frontobasal artery 이마엽의 눈확면까지 가는 동맥분지

안쪽뒤통수동맥(뒤대뇌동맥의 분지) Medial occipital artery (branch of posterior cerebral artery) 안쪽 일차시각겉질과 연합시각겉질을 지배하는 동맥

안쪽줄무늬동맥 Medial striate artery 안쪽 앞뇌의 깊은 구조를 지배하는 대뇌동맥고리의 분지

중간대뇌동맥 Middle cerebral artery 속목동맥의 가장 큰 분지이다. 이마엽겉질의 가쪽부분, 마루엽겉질, 관자엽겉질 및 섬을 지배하기 위해 가쪽틈새를 주행한다. 지배하는 부위들은 대부분의 운동겉질, 일차몸감각겉질, 일차청각겉질 및 언어영역이다. 역시 앞뇌의 깊은 백색질과 회색질도 지배한다.

중심옆동맥 Paracentral artery 중심옆소엽(일차운동과 몸감각겉질의 다리부위)을 지배하는 앞대뇌동맥의 분지이다.

마루뒤통수가지 Parietooccipital branch 뒤대뇌동맥의 가지로서 시각연합겉질을 지배하기 위하여 마루뒤통수틈새를 주행한다.

뇌들보주위동맥 Pericallosal artery 앞대뇌동맥의 분지로서 뇌들보 주위를 주행한다.

이마극동맥 Polar frontal artery 이마극까지 주행하는 앞대뇌동맥의 분지이다.

뒤대뇌동맥 Posterior cerebral artery 뇌바닥동맥의 종말가지이다. 뒤쪽 후두엽, 특히 일차시각겉질과 연합시각겉질을 지배한다.

뒤교통동맥 Posterior communicating artery 대뇌동맥고리를 형성하는 속목동맥과 뇌바닥동맥의 분지를 연결하는 동맥. 이 동맥은 속목동맥과 뒤대뇌동맥 사이를 주행한다.

뒤아래소뇌동맥 Posterior inferior cerebellar artery 척추동맥의 분지로서 숨뇌의 가쪽부분과 뒤아래소뇌를 지배한다.

쐐기앞동맥 Precuneal artery 앞대뇌동맥의 분지로 일차몸감각겉질과 시각연합겉질 사이의 안쪽 대뇌표면 부분을 지배한다.

오른앞대뇌동맥 Right anterior cerebral artery 대뇌동맥고리의 앞분지로서 보조운동겉질, 일차운동겉질과 몸감각겉질이 있는 안쪽 앞뇌를 지배한다.

위소뇌동맥 Superior cerebellar artery 뇌바닥동맥의 분지로서 소뇌의 윗부분을 지배한다.

척추동맥 Vertebral artery 빗장밑동맥의 분지로서 위쪽 6개의 목뼈 가로돌기구멍을 지나 목으로 올라간다. 머리뼈의 큰구멍을 통하여 머리뼈 안으로 들어가 뇌줄기와 뒤통수엽을 지배한다.

뇌바닥의 동맥
Arteries of the Base of the Brain

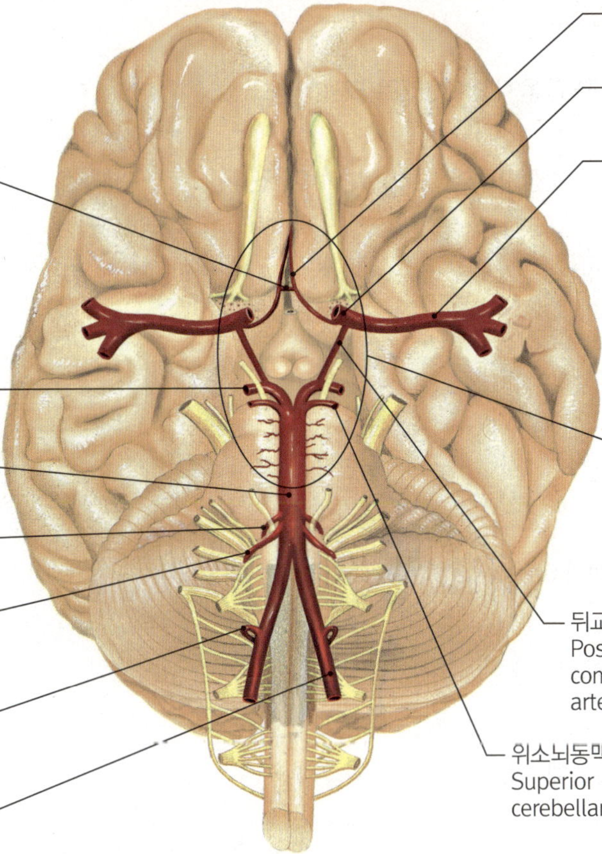

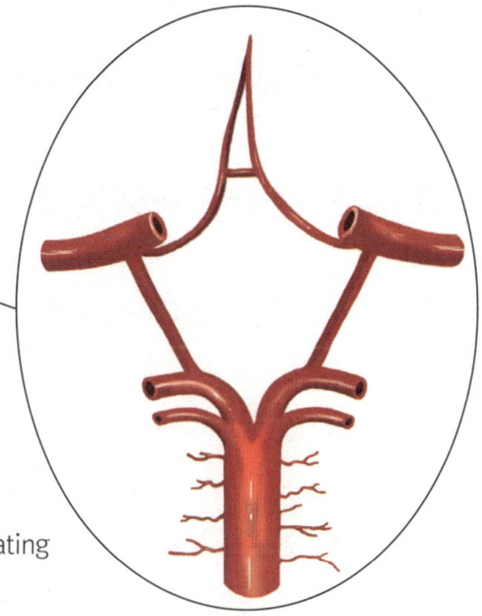

윌리스고리
Circle of Willis

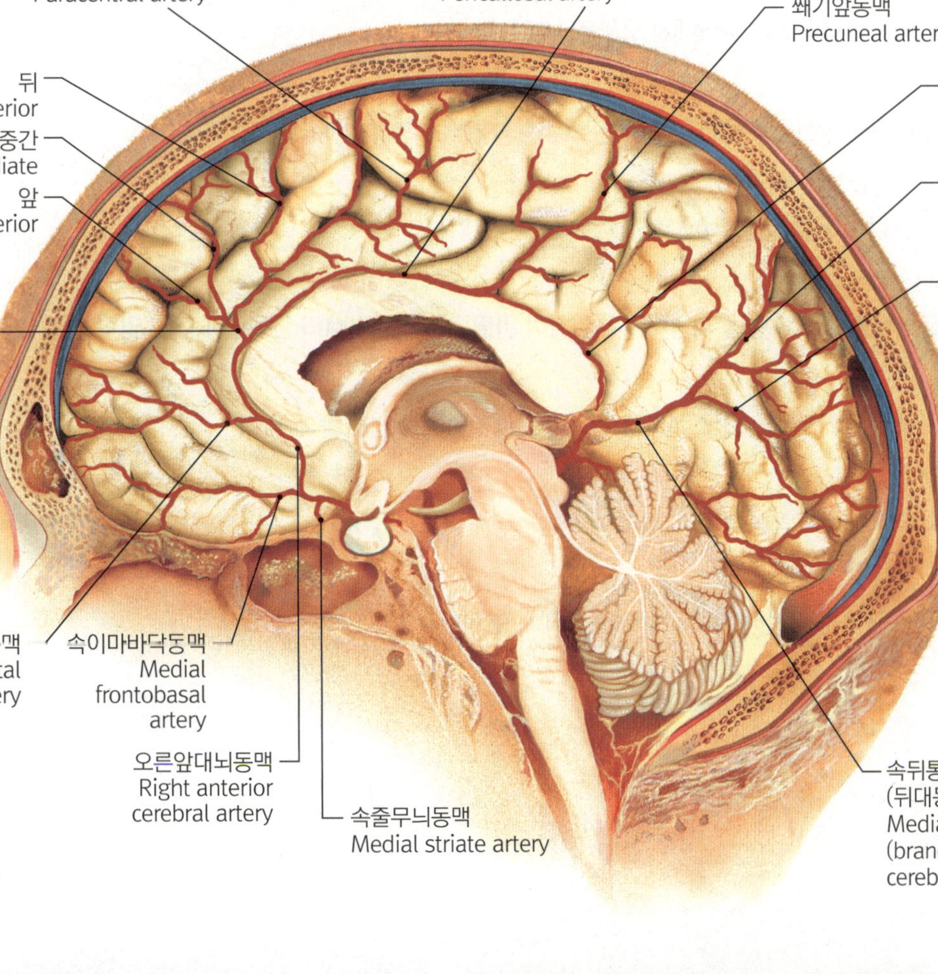

뇌의 동맥-시상면
Brain Arteries—sagittal view

True or false 문장의 설명이 옳으면 T, 옳지 않으면 F로 표시하시오.

1 뇌까지 가는 산소가 풍부한 혈액은 주로 빗장밑동맥을 통하여 이루어진다.

2 위팔동맥은 위팔뼈의 안쪽면을 지나간다.

3 온엉덩동맥은 대동맥의 분지이다.

4 속엉덩동맥은 다리를 지배한다.

5 창자를 지배하는 동맥은 위창간막동맥과 아래창자간막동맥이다.

6 복강동맥은 대개 빈창자와 돌창자를 지배한다.

7 노동맥은 종종 임상검사 중 맥박을 재는 데 사용된다.

8 자동맥은 손목의 등쪽에서 만져진다.

9 바깥엉덩동맥은 넙다리의 바닥에서 오금동맥이 된다.

10 넙다리동맥은 궁둥신경을 동반한다.

11 위팔동맥은 종종 동맥혈압을 검사하는 데 사용한다.

12 아래팔로부터 혈액의 소실을 지연시키기 위하여 위팔동맥은 위팔뼈의 안쪽면에 대고 압박할 수 있다.

13 빗장밑동맥은 팔에서 출혈을 조절하기 위하여 첫째갈비뼈를 압박할 수 있다.

14 손의 손바닥에는 2개의 동맥활이 있다.

15 콩팥동맥은 근육성 가로막 위에 있는 대동맥에서 분지한다.

16 골반장기는 속엉덩동맥의 지배를 받는다.

17 넙다리동맥은 무릎관절의 뒤를 지난다.

18 음경은 속음부동맥의 분지에 의하여 지배받는다.

19 뒤정강동맥의 맥박은 안쪽복사 뒤에서 느낄 수 있다.

20 뒤정강동맥은 발등에서 만져진다.

대뇌동맥류

Cerebral aneurysms

대뇌동맥류는 국소적인 혈관벽의 확장이다. 대뇌동맥에서 발생할 때 이를 대뇌동맥류라고 한다. 대뇌동맥류는 강한 압력으로 혈액이 뇌조직을 흘러가면서 신경을 압박하여 신경학적 결함 및 파열을 일으키거나 또는 거미막밑공간으로 출혈을 일으킨다(거미막밑출혈). 뇌의 출혈(뇌졸중)은 갑작스러운 죽음 또는 되돌릴 수 없는 불구를 초래한다.

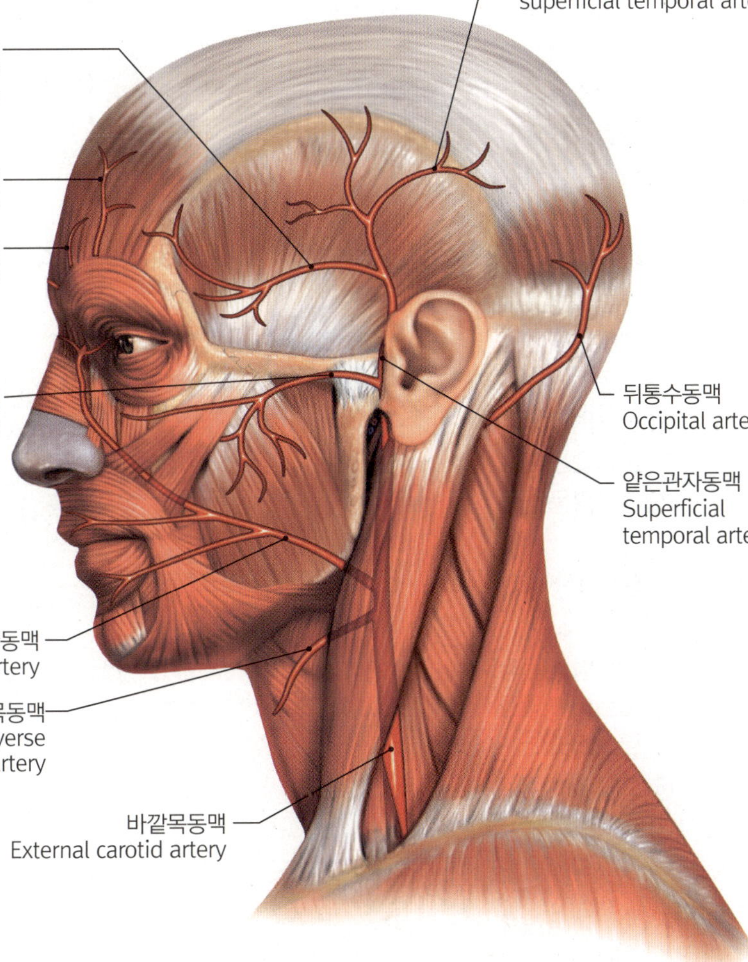

머리와 목의 표면에 있는 동맥—옆모습

Surface Arteries of the Head and Neck —lateral view

온목동맥은 목의 주요 동맥으로서 대동맥으로부터 혈액공급을 받는다. 이 동맥은 목, 목에 있는 구조뿐만 아니라 온목동맥의 분지들을 경유하여 뇌, 얼굴, 머리를 지배한다.

Multiple choice 질문에 맞는 답을 고르시오.

1 팔의 엄지손가락쪽을 따라서 주행하는 동맥은?
Ⓐ 자동맥
Ⓑ 위팔동맥
Ⓒ 빗장밑동맥
Ⓓ 노동맥
Ⓔ 겨드랑동맥

2 배대동맥의 분지는 어느 동맥인가?
Ⓐ 허파동맥
Ⓑ 콩팥동맥
Ⓒ 오른심장동맥
Ⓓ 위팔동맥
Ⓔ 넙다리동맥

3 발목의 안쪽복사 뒤에서 만져지는 동맥은?
Ⓐ 넙다리동맥
Ⓑ 오금동맥
Ⓒ 뒤정강동맥
Ⓓ 발등동맥
Ⓔ 앞정강동맥

4 위팔뼈의 중간부분이 골절이 되면 어느 동맥이 찢어질 수 있는가?
Ⓐ 위팔동맥
Ⓑ 노동맥
Ⓒ 자동맥
Ⓓ 빗장밑동맥
Ⓔ 겨드랑동맥

5 골반에 위치하는 기관들에 분포하는 가장 중요한 동맥은?
Ⓐ 바깥엉덩동맥
Ⓑ 폐쇄동맥
Ⓒ 넙다리동맥
Ⓓ 콩팥동맥
Ⓔ 속엉덩동맥

6 가슴대동맥에서 직접 분지하는 동맥은?
Ⓐ 겨드랑동맥
Ⓑ 왼빗장밑동맥
Ⓒ 오른빗장밑동맥
Ⓓ 오른온목동맥
Ⓔ 속목동맥

7 심장동맥을 분지한 후 대동맥에서 분지하는 첫 번째 동맥은?
Ⓐ 왼빗장밑동맥
Ⓑ 첫째갈비사이동맥
Ⓒ 왼온목동맥
Ⓓ 팔머리동맥
Ⓔ 허파동맥

8 위와 간에 분포하는 동맥은?
Ⓐ 위창자간막동맥
Ⓑ 복강동맥
Ⓒ 아래창자간막동맥
Ⓓ 콩팥동맥
Ⓔ 온엉덩동맥

9 배꼽에서 척주까지 칼이 관통되었을 때 손상받을 수 있는 동맥은?
Ⓐ 배대동맥
Ⓑ 가슴대동맥
Ⓒ 속엉덩동맥
Ⓓ 온엉덩동맥
Ⓔ 바깥엉덩동맥

10 아래 앞쪽배벽을 지배하는 주요 동맥은?
Ⓐ 빗장밑동맥
Ⓑ 바깥엉덩동맥
Ⓒ 속엉덩동맥
Ⓓ 넙다리동맥
Ⓔ 허리동맥

11 무릎 뒤에서 만져지는 동맥은?

Ⓐ 넙다리동맥
Ⓑ 엉덩동맥
Ⓒ 정강동맥
Ⓓ 궁둥신경
Ⓔ 오금동맥

12 무릎 바로 위의 넙다리뼈 아래쪽 뼈몸통이 골절되었을 때 찢어지기 쉬운 동맥은?

Ⓐ 오금동맥
Ⓑ 넙다리동맥
Ⓒ 뒤정강동맥
Ⓓ 무릎동맥
Ⓔ 발등동맥

13 넙다리동맥은 다리오금까지 어떠한 주행경로를 거쳐 도달하는가?

Ⓐ 넙다리두갈래근을 통하여 지나간다.
Ⓑ 긴모음근을 통하여 지나간다.
Ⓒ 엉덩정강띠를 관통하여 지나간다.
Ⓓ 큰모음근을 관통하여 지나간다.
Ⓔ 정답이 없다.

14 첫째발허리뼈 위의 가장 높은 발등부위에서 만져지는 동맥은?

Ⓐ 넙다리동맥
Ⓑ 오금동맥
Ⓒ 뒤정강동맥
Ⓓ 발등동맥
Ⓔ 앞정강동맥

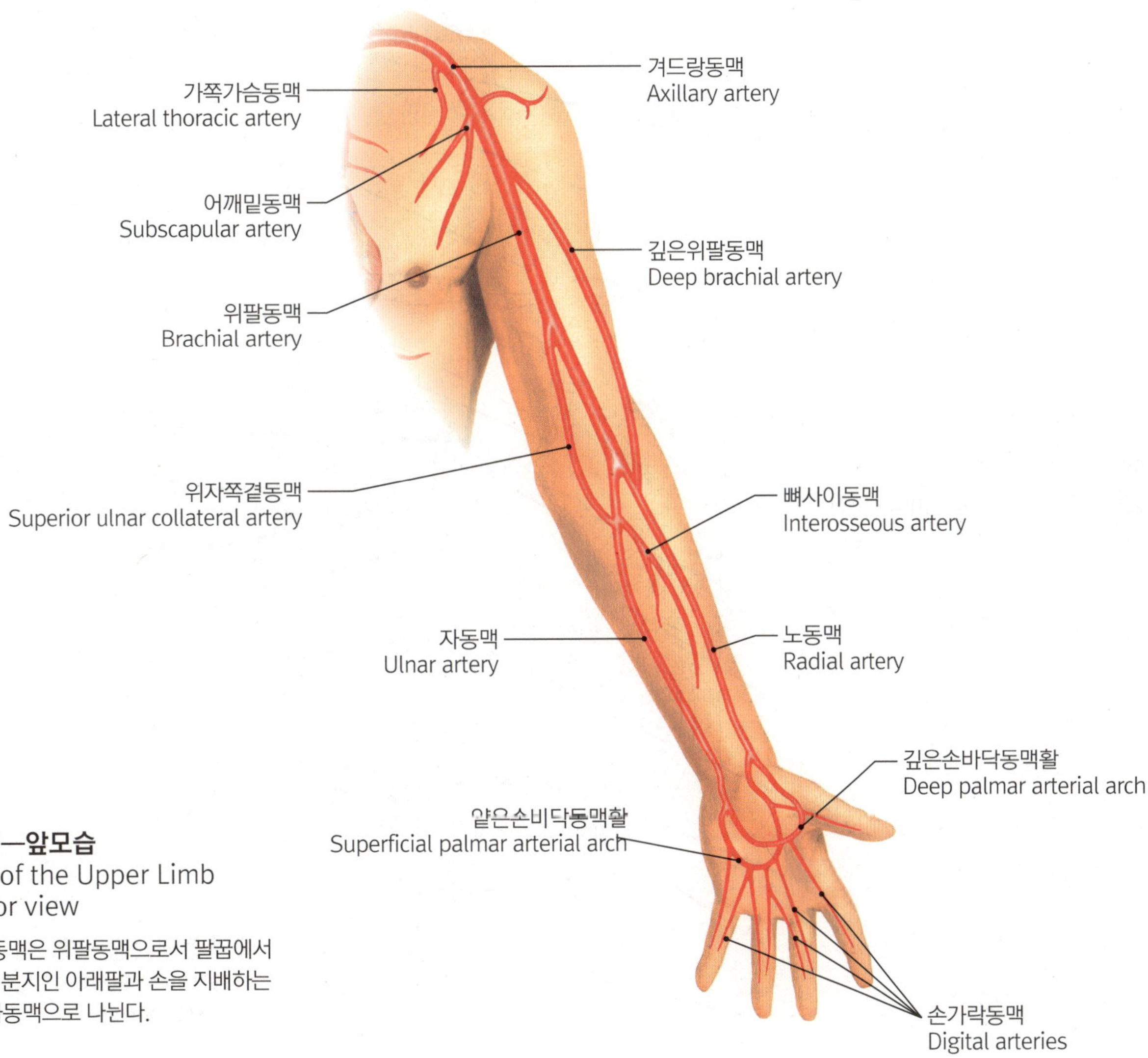

팔의 동맥—앞모습
Arteries of the Upper Limb —anterior view

팔의 주요 동맥은 위팔동맥으로서 팔꿉에서 2개의 주요 분지인 아래팔과 손을 지배하는 노동맥과 자동맥으로 나뉜다.

Color and label

i) 그림에 표시된 구조의 이름을 쓰시오.

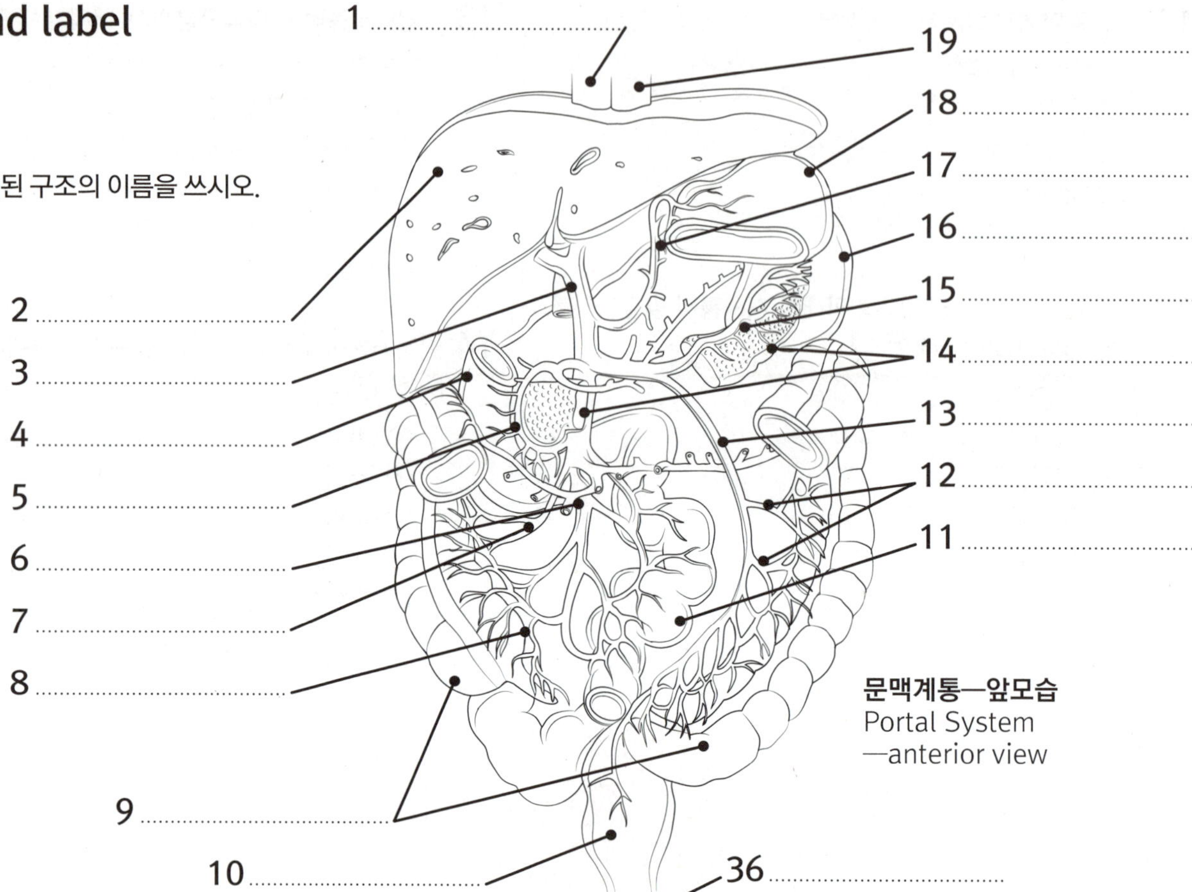

문맥계통—앞모습
Portal System
—anterior view

ii) 다음과 같은 구조를 표시된 색으로 색칠하시오.

- 간(Liver)
- 잘록창자(Colon)
- 작은창자(Small intestine)

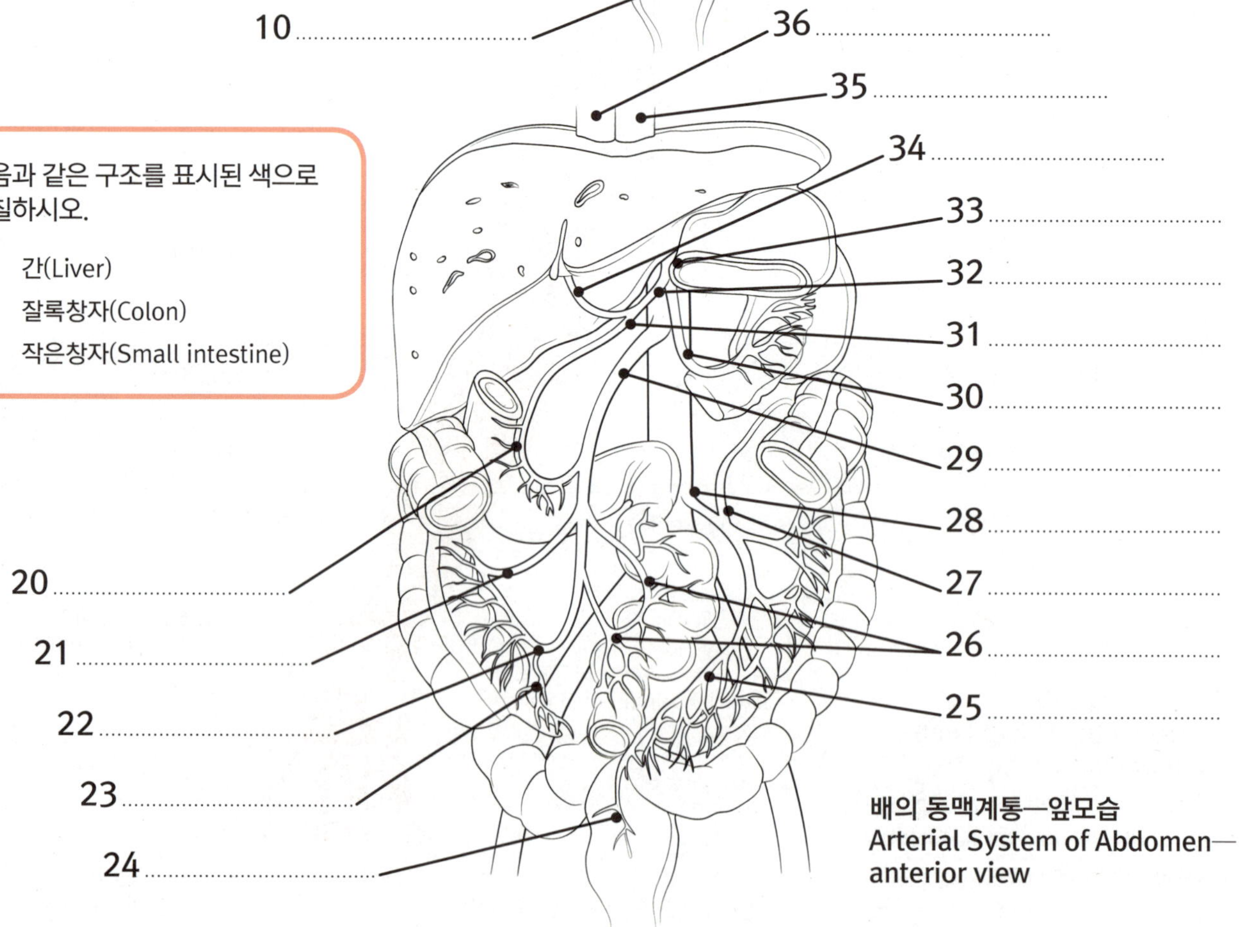

배의 동맥계통—앞모습
Arterial System of Abdomen—anterior view

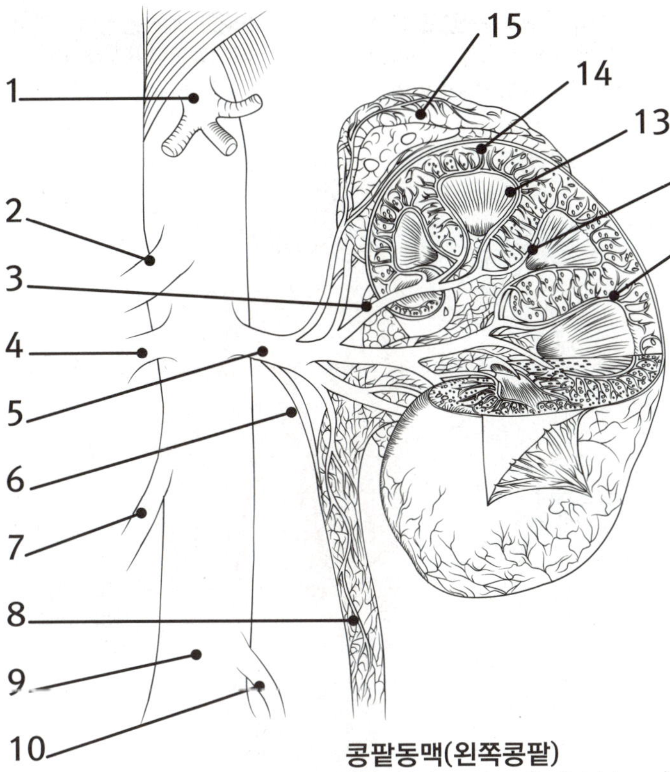

콩팥동맥(왼쪽콩팥)
Renal Arteries (left kidney)

골반벽의 동맥
Arteries of the Pelvic Wall

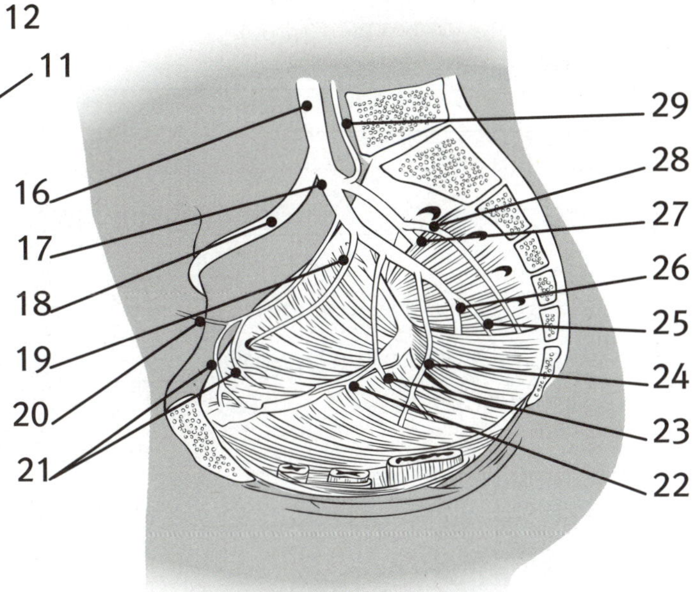

iii) 그림과 일치하는 용어를 찾아 빈칸에 해당 번호를 쓰시오.

- 구역동맥(Segmental artery) ☐
- 요관(Ureter) ☐
- 복강동맥(Celiac trunk) ☐
- 겉질(Cortex) ☐
- 왼콩팥동맥(Left renal artery) ☐
- 아래창자간막동맥(Inferior mesenteric artery) ☐
- 오른생식샘동맥(Right gonadal artery) ☐
- 위창자간막동맥(Superior mesenteric artery) ☐
- 엽사이동맥(Interlobar artery) ☐
- 왼생식샘동맥(Left gonadal artery) ☐
- 활꼴동맥(Arcuate artery) ☐
- 배대동맥(Abdominal aorta) ☐
- 콩팥피라미드(수질)(Renal pyramid (medulla)) ☐
- 오른콩팥동맥(Right renal artery) ☐
- 왼부신(Left adrenal gland) ☐

- 폐쇄동맥(Obturator artery) ☐
- 속엉덩동맥(Internal iliac artery) ☐
- 중간곧창자동맥(Middle rectal artery) ☐
- 온엉덩동맥(Common iliac artery) ☐
- 퇴화된 배꼽동맥(배꼽동맥인대) (Obliterated umbilical artery) ☐
- 위방광동맥(Superior vesicle artery) ☐
- 엉덩허리동맥(Iliolumbar artery) ☐
- 질동맥(Vaginal artery) ☐
- 바깥엉덩동맥(External iliac artery) ☐
- 속음부신경(Internal pudendal artery) ☐
- 위볼기동맥(Superior gluteal artery) ☐
- 아래볼기동맥(Inferior gluteal artery) ☐
- 가쪽엉치동맥(Lateral sacral artery) ☐
- 자궁동맥 (Uterine artery) ☐

Fill in the blanks 빈칸에 알맞은 답을 쓰시오.

1 몸에서 가장 큰 동맥은 ______________ 이다.

2 뇌를 지배하는 동맥은 ____________________ 과 ____________________ 동맥이다.

3 얼굴과 목구멍은 ______________ 동맥이 지배한다.

4 오른온목동맥과 오른빗장밑동맥은 __________ 동맥의 분지이다.

5 가슴벽은 일련의 ______________ 동맥에 의하여 지배한다.

6 뒤배벽은 일련의 ______________ 동맥에 의하여 지배한다.

7 골반장기를 지배하는 동맥은 주로 ______________ 동맥으로 온동맥의 지배를 받는다.

8 다리와 발을 지배하는 동맥은 ______________ 동맥이다.

9 손을 지배하는 동맥은 ______________ 동맥과 ______________ 동맥이다.

10 소화기관은 ______________ , ______________ , ______________ 동맥이 지배한다.

다리의 동맥—앞모습
Arteries of the Lower Limb—anterior view

다리를 지배하는 동맥은 주로 바깥엉덩동맥이 지배하는데, 이 동맥은 다리로 가면서 넙다리동맥이 된다.

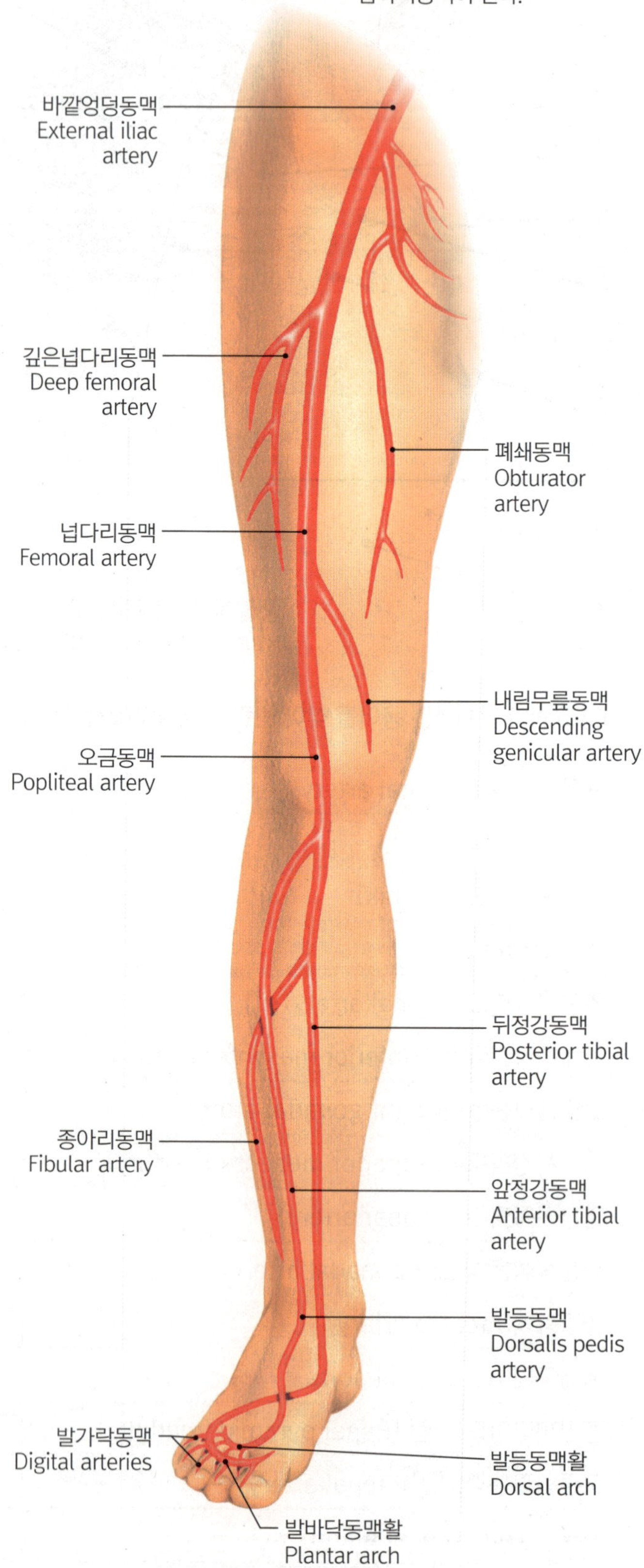

Match the statement to the reason

각각의 문장과 이유가 타당한 것끼리 연결하시오.

1 맥박은 고샅부위에서 측정할 수 있다. 그 이유는...

2 죽상경화증과 심장동맥의 폐색은 심근경색을 일으키는 주요 원인이다. 그 이유는...

3 노동맥의 폐색은 반드시 손의 괴저를 일으키는 원인은 아니다. 그 이유는...

4 척추동맥의 폐색은 현기증과 의식상실에 의한 쓰러짐을 일으킬 수 있다. 그 이유는...

5 위팔뼈의 위쪽끝의 골절은 혈액소실을 일으킨다. 그 이유는...

a 노동맥과 자동맥은 아래팔과 손을 지배한다.

b 겨드랑동맥은 겨드랑이에서 위팔뼈 가까이 지나간다.

c 이 동맥은 뇌줄기와 소뇌를 지배한다.

d 심장동맥은 산소가 풍부한 혈액을 심장근육에 공급하는 유일한 동맥이다.

e 넙다리 동맥은 고샅인대 아래를 지나간다.

죽상경화증

Atherosclerosis

죽상경화증은 혈관벽 안에 지방 축적, 섬유화 및 석회화된 물질이 플라크(판)를 형성하는 동맥의 상태이다. 이 물질은 주로 혈관의 속막에 축적되어 혈관의 속공간을 좁아지게 하며, 혈관벽에서 혈전의 위험성을 증가시킨다. 혈전증은 조직의 죽음(심장근육과 뇌조직)과 함께 혈관의 갑작스러운 수축을 일으킨다. 위험요인에는 흡연, 음주, 고혈압, 당뇨 및 고지혈증이 있다.

정맥

Veins

정맥은 온몸순환과 허파순환에서 심장으로 혈액이 돌아오는 혈관이다. 온몸정맥은 심장까지 혈액의 흐름을 용이하게 하기 위하여 판막을 갖고 있다. 특히 팔과 다리에 많다. 정맥은 압력이 낮은 혈관이므로 동맥보다 얇은 벽을 갖고 있다. 그렇지만 확장된 혈관에 혈액량을 저장하기 때문에 중요한 저장소 기능을 제공한다.

주요 용어(key terms)

겨드랑정맥 Axillary vein 겨드랑의 정맥자쪽피부정맥과 결합된 후 위팔정맥의 연속 혈관이다. 첫째갈비뼈 부위에서 빗장밑정맥이 된다.

홀정맥 Azygos vein 가슴에 있는 쌍을 이루지 않는 정맥이라는 뜻이다. 가슴과 배 뒤쪽에서 오는 정맥을 받아 위대정맥에 배출한다.

자쪽피부정맥 Basilic vein 팔의 얕은 정맥 중 하나이다. 아래팔과 위팔의 안쪽면을 따라 주행하여 깊은 정맥인 위팔정맥과 문합한다.

위팔정맥 Brachial vein 위팔의 깊은정맥이다. 노정맥과 자정맥을 받아 작은원근 아래모서리에서 겨드랑정맥이 된다.

팔머리정맥 Brachiocephalic vein 가슴의 위세로칸에서 빗장밑정맥과 목정맥이 만나 형성된다. 두 개의 팔머리정맥은 서로 만나 위대정맥이된다.

노쪽피부정맥 Cephalic vein 팔의 얕은 정맥 중 하나이다. 아래팔과 위팔의 가쪽면을 따라 주행하여 깊은층의 겨드랑정맥과 문합한다.

온엉덩정맥 Common iliac vein 바깥엉덩정맥과 속엉덩정맥이 만나서 된 정맥이다. 두 개의 온엉덩정맥은 서로 만나 아래대정맥이 된다.

발등정맥활 Dorsal venous arch 발의 등쪽면에 있는 정맥활이다. 발바닥정맥활과 교통하고 큰두렁정맥으로 배출된다.

바깥엉덩정맥 External iliac vein 고샅인대 아래를 지난 후 넙다리정맥이 된다. 바깥엉덩정맥은 속엉덩정맥과 만나 온엉덩정맥이 된다.

바깥목정맥 External jugular vein 머리덮개, 위턱, 목구멍 및 얼굴에서 배출되는 큰 정맥이다. 목빗근 바깥쪽을 지나는 곳에서 관찰된다.

넙다리정맥 Femoral vein 심층의 정맥으로 오금정맥의 연속된 정맥이다. 큰두렁정맥을 받아 넙다리삼각을 지나고 고샅인대 아래를 지나면서 바깥엉덩정맥이 된다.

큰두렁정맥 Great saphenous vein 긴 얕은정맥으로 발의 안쪽등에서 기시한다. 고샅부위에서 넙다리정맥으로 들어가기 전에 안쪽복사 앞을 지나 종아리와 넙다리를 주행한다.

아래대정맥 Inferior vena cava 배의 가장 큰 정맥이다. 다리, 골반, 콩팥, 뒤배벽으로부터 오는 혈액을 받는다. 이 정맥은 가로막을 지나 심장의 오른심방으로 들어간다.

속엉덩정맥 Internal iliac vein 골반내장과 볼기부위에서 배출되는 정맥이다. 바깥엉덩정맥과 만나 온엉덩정맥이 된다.

속목정맥 Internal jugular vein 머리뼈 안에서 배출되는 큰 정맥이다. 온목동맥과 미주신경을 따라 목빗근 깊은곳을 지나간다.

아래팔중간정맥 Median antebrachial vein 아래팔의 정중선을 따라 위로 주행하는 얕은 정맥

손바닥정맥활 Palmar venous arch 손바닥과 손가락에서 배출되는 정맥활

발바닥정맥활 Plantar venous arch 발바닥과 발가락에서 배출되는 정맥활

콩팥정맥 Renal vein 콩팥에서 배출되는 정맥. 왼콩팥정맥은 오른콩팥정맥보다 길고, 생식샘동맥(고환정맥과 난소정맥)과 부신정맥을 받는다.

작은두렁정맥 Small saphenous vein 종아리 뒤쪽 피부에서 배출되는 얕은 정맥. 무릎 뒤에서 오금정맥과 만나 깊은 정맥의 주행경로를 따른다.

빗장밑정맥 Subclavian vein 팔에서 배출되는 정맥을 받는다. 겨드랑정맥의 연속으로 바깥목정맥과 속목정맥이 만나 팔머리정맥이 된다.

위대정맥 Superior vena cava 머리, 목, 팔에서 온 혈액을 받는 큰 정맥으로서 심장의 오른심방으로 배출된다.

정맥 Vein 심장으로 돌아오는 혈압이 낮은 혈관. 정맥벽은 비교적 중간막이 얇다.

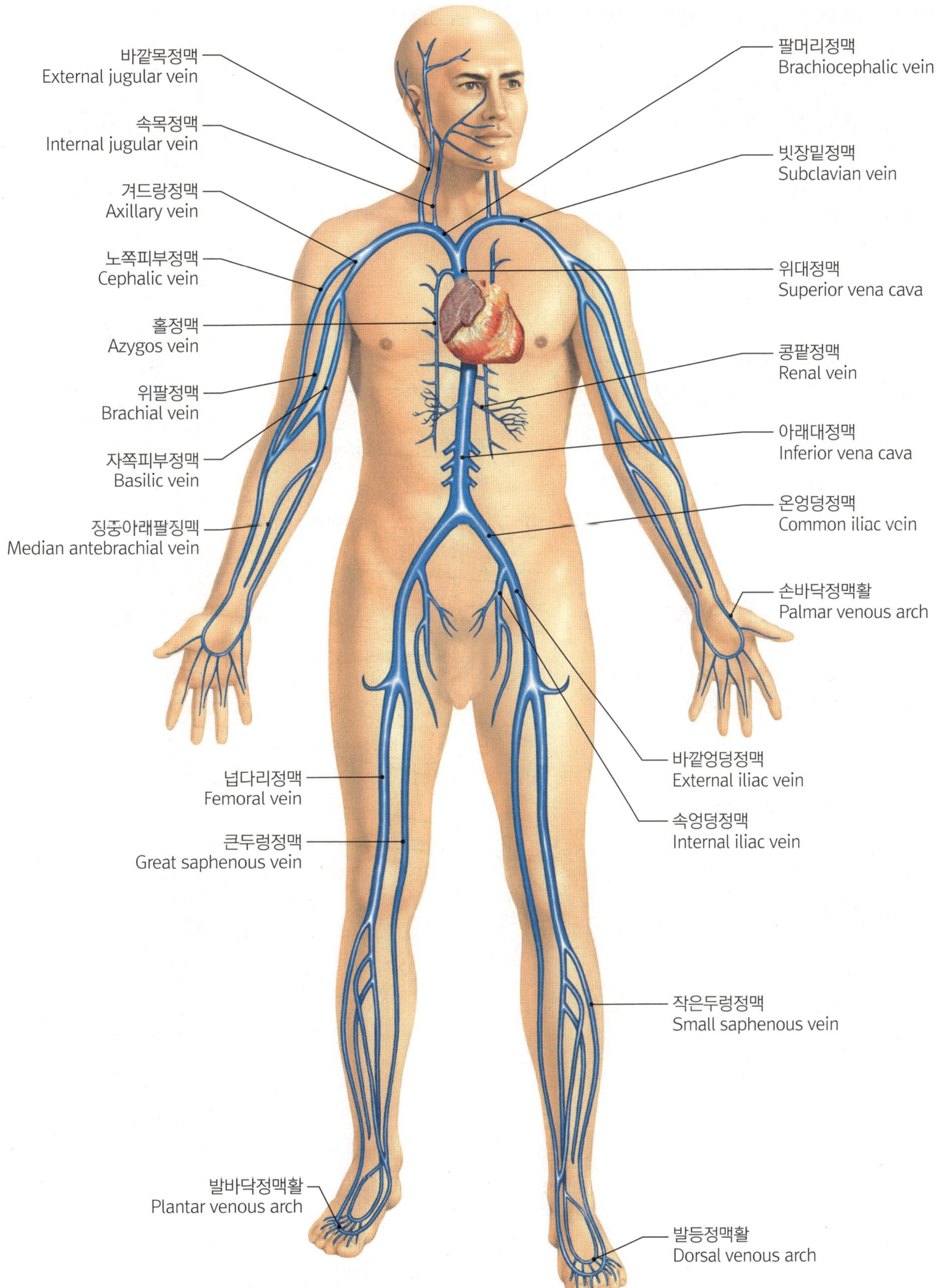

몸의 주요 정맥—앞모습
Major Veins of the Body—anterior view

True or false 문장의 설명이 옳으면 T, 옳지 않으면 F로 표시하시오.

1	노정맥은 아래팔의 엄지손가락 면으로부터 온 혈액을 받는다.	
2	허파정맥은 허파로부터 산소가 풍부한 혈액을 배출한다.	
3	큰두렁정맥은 몸에서 가장 긴 정맥이다.	
4	작은두렁정맥은 넙다리의 안쪽 면을 따라 올라간다.	
5	위대정맥은 배에서 온 혈액이 배출된다.	
6	오른고환정맥은 아래대정맥으로 배출된다.	
7	문맥은 위로부터 온 혈액이 배출된다.	
8	왼콩팥정맥은 오른쪽 것보다 짧다.	
9	빗장밑정맥은 첫째갈비뼈 위를 지난다.	
10	뇌에서 온 혈액은 속목정맥으로 배출된다.	

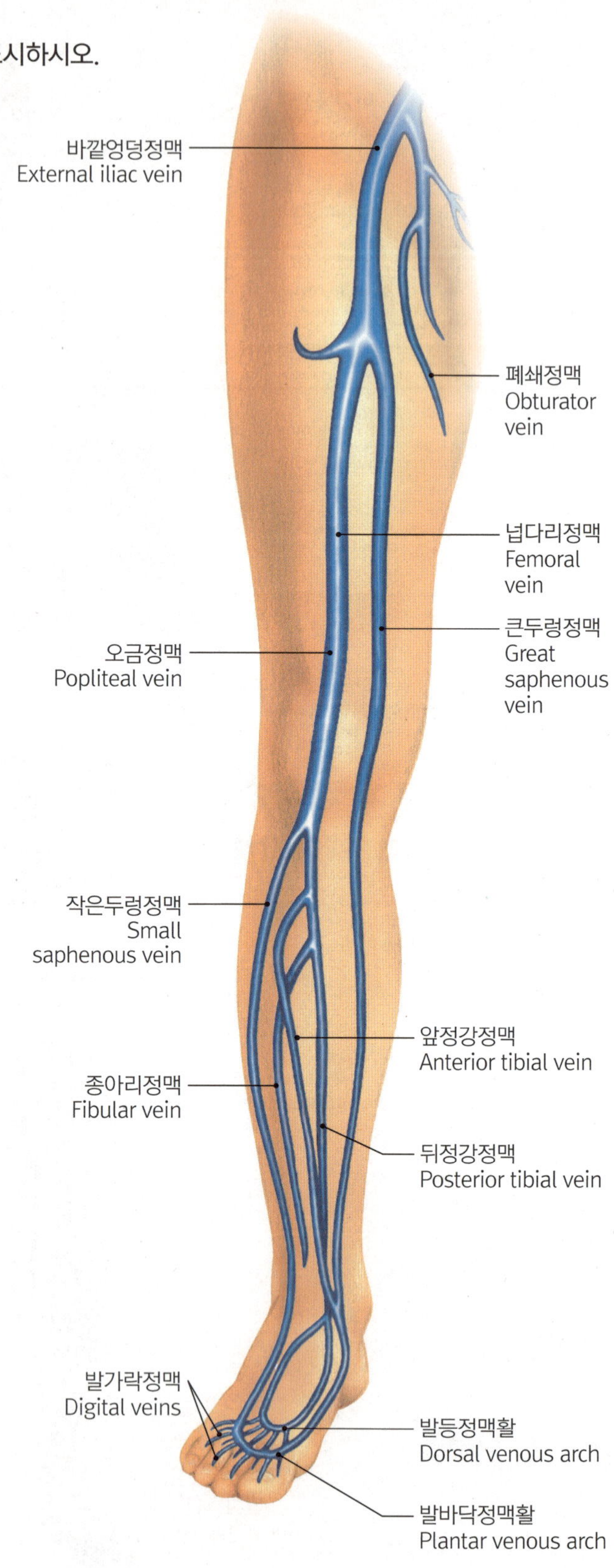

다리의 정맥—앞모습

Veins of the Lower Limb—anterior view

다리의 정맥계통에는 큰두렁정맥이 포함된다.

Multiple choice 질문에 맞는 답을 고르시오.

1 양쪽 머리와 팔에서 온 혈액이 배출되는 정맥은?
Ⓐ 아래대정맥
Ⓑ 위대정맥
Ⓒ 속목정맥
Ⓓ 바깥목정맥
Ⓔ 허파정맥

2 아래대정맥으로 직접 배출하는 정맥은?
Ⓐ 복강정맥
Ⓑ 문맥
Ⓒ 콩팥정맥
Ⓓ 고샅정맥
Ⓔ 오금정맥

3 문맥을 받아들이는 기관은?
Ⓐ 간
Ⓑ 콩팥
Ⓒ 위
Ⓓ 고환
Ⓔ 방광

4 다리의 얕은 정맥은 어느 정맥인가?
Ⓐ 오금정맥
Ⓑ 넙다리정맥
Ⓒ 뒤정강정맥
Ⓓ 폐쇄정맥
Ⓔ 큰두렁정맥

5 팔의 얕은 정맥은 어느 정맥인가?
Ⓐ 위팔정맥
Ⓑ 노정맥
Ⓒ 노쪽피부정맥
Ⓓ 자정맥
Ⓕ 빗장밑정맥

6 다리의 정맥에 대한 설명은?
Ⓐ 정맥판막이 드물다.
Ⓑ 얕은정맥에서 깊은정맥으로 배출된다.
Ⓒ 서 있을 때 정맥의 압력은 적은 양의 혈액에 의한 것이다.
Ⓓ 얕은정맥만 관찰된다.
Ⓔ 정답이 없다.

7 간으로부터 아래대정맥까지 배출되는 정맥은?
Ⓐ 문맥
Ⓑ 위창자간막정맥
Ⓒ 복강정맥
Ⓓ 간정맥
Ⓔ 가로막정맥

깊은정맥혈전증
Deep vein thrombosis

깊은정맥혈전증은 다리의 깊은정맥 속공간내 혈전이 형성되는 것이다. 이러한 현상은 정맥의 정체(서서히 정맥혈이 흐름)에 의하여 일어난다. 예를 들면, 비행기나 자동차에서 장시간 앉아있을 때. 환자들은 혈전이 있는 곳에 통증, 부종, 발적 및 국소적인 온기를 느낀다. 위험한 것은 혈전이 정맥을 타고 이동하여 심장과 허파로 돌아오는 정맥을 폐색시켜 갑작스러운 의식상실과 사망을 일으킬 수 있다.

Fill in the blanks 빈칸에 알맞은 답을 쓰시오.

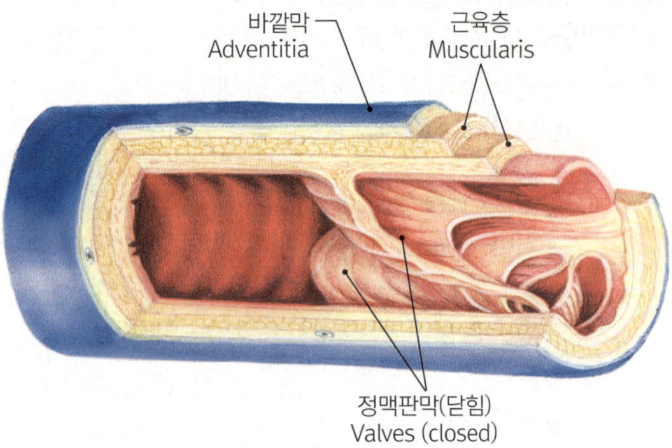

정상적인 정맥의 구조
Structure of a Normal Vein

정맥류
Varicose veins

정맥류는 정맥내 압력이 혈관을 확장시키고 구불구불하게 될 때 일어난다. 정맥의 확장은 내부 판막의 첨판을 분리하여 혈액의 흐름이 내부 판막에 의하여 더 이상 조절되지 않는다. 정맥류는 정수압이 가장 높은(예, 다리와 골반) 다리에서 가장 흔하게 발생한다. 압력이 올라가면 지지받지 못한 다리의 얕은정맥으로부터 근육에 묻혀 있는 깊은정맥으로 가는 혈액 통로의 판막기능 부전이 더욱 악화한다. 이 판막의 기능이 부전되면 많은 혈액이 다리에 고여 발과 종아리의 모세혈관으로부터 혈액순환이 손상을 받는다. 만성적인 정맥울혈궤양이 정강이의 피부에 발생한다.

1 오른심방으로 배출되는 정맥은 ______________ 과 ______________ 이다.

2 머리로부터 온 정맥혈은 ______________ 과 ______________ 을 통하여 배출된다.

3 팔에 있는 2개의 가장 큰 얕은정맥은 ______________ 정맥과 ______________ 정맥이다.

4 콩팥으로부터 정맥배출은 ______________ 정맥을 통하여 배출된다.

5 ______________ 정맥과 ______________ 정맥은 다리에서 두 개의 가장 큰 얕은정맥이다.

6 다리로부터 온 거의 모든 정맥혈은 ______________ 정맥을 통하여 지나간다.

7 팔에서 노정맥과 자정맥은 서로 만나 ______________ 정맥이 된다.

8 다리에서 배출되는 주요 깊은 정맥은 ______________ 와 ______________ 이다.

9 소화기관으로부터 온 혈액은 간까지 ______________ 정맥으로 통하여 간다.

10 정맥혈은 팔꿉 앞의 ______________ 정맥으로부터 쉽게 채혈한다.

Match the statement to the reason 각각의 문장과 이유가 타당한 것끼리 연결하시오.

1 온몸순환에서 정맥의 압력은 목에서 측정할 수 있다. 그 이유는...

2 심장으로 돌아오는 정맥은 깊게 호흡을 하면 증가된다. 그 이유는...

3 다리의 혈액은 얕은정맥에서 깊은정맥으로 보내진다. 그 이유는..

4 소화기의 혈액은 문맥을 경유하여 간으로 배출된다. 그 이유는...

5 다리의 정맥류는 임신 중에 발생한다. 그 이유는...

6 허파동맥의 벽의 두께는 대동맥의 것보다 얇다. 그 이유는...

7 머리뼈안의 정맥굴은 질긴 경질막의 보강없이는 약해진다. 그 이유는...

a 바깥목정맥은 목빗근의 얕은 곳에 위치한다.

b 가로막의 수축은 아래대정맥과 비교해서 오른심방의 압력을 낮추어준다.

c 큰 자궁은 온엉덩동맥을 압박한다.

d 창자에서 온 영양소와 독소는 온몸순환에 도달하기 전에 처리된다.

e 두 계통을 연결하는 관통정맥에는 일련의 판막이 있다.

f 머리뼈 정맥의 압력은 서 있을 때 대기압보다 낮다.

g 허파동맥의 압력은 대동맥의 압력의 20% 정도이다.

Color and label

i) 그림에 표시된 구조의 이름을 쓰시오.

순환계통—앞모습
Circulatory System—anterior view

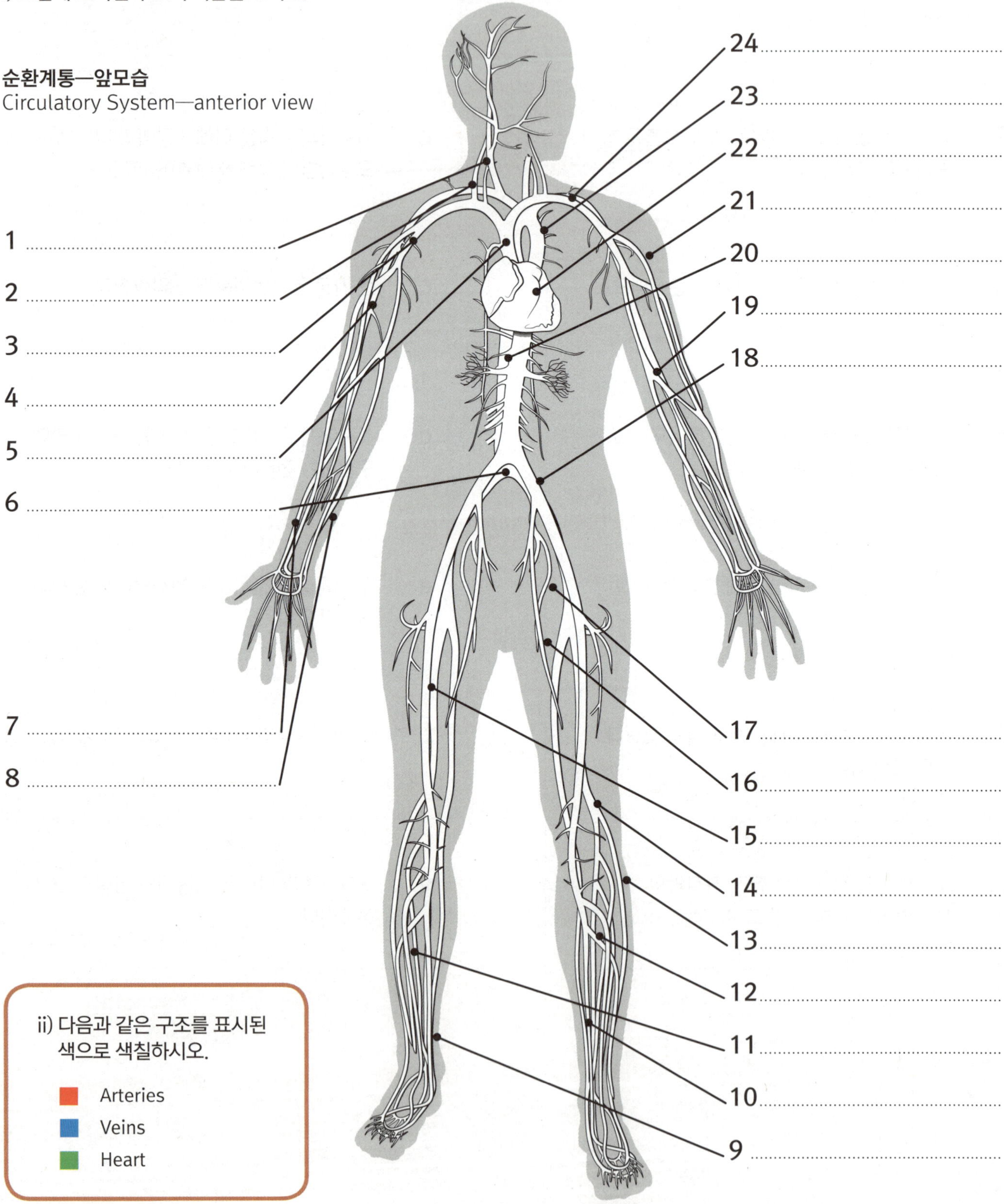

ii) 다음과 같은 구조를 표시된 색으로 색칠하시오.

- Arteries
- Veins
- Heart

머리와 목의 얕은동맥—옆모습
Superficial Arteries of the Head and Neck —lateral view

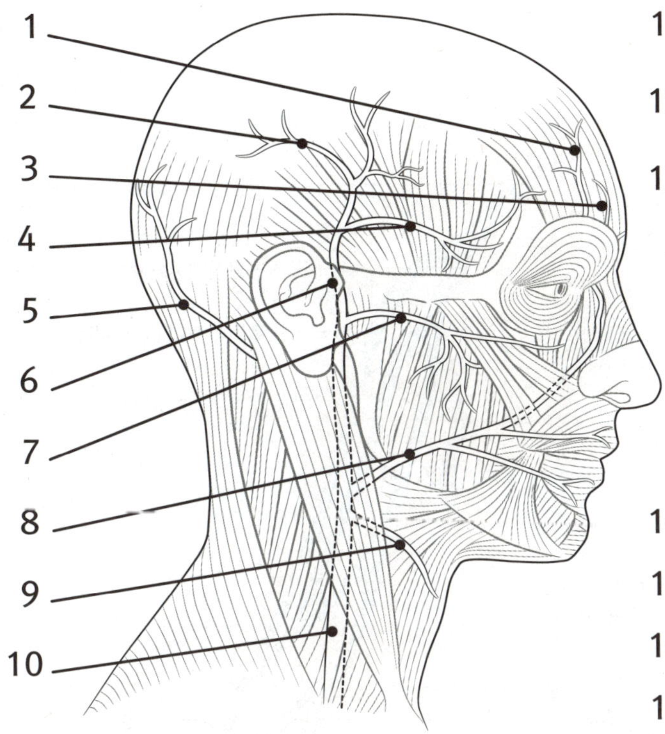

머리와 목의 얕은정맥—옆모습
Superficial Veins of the Head and Neck —lateral view

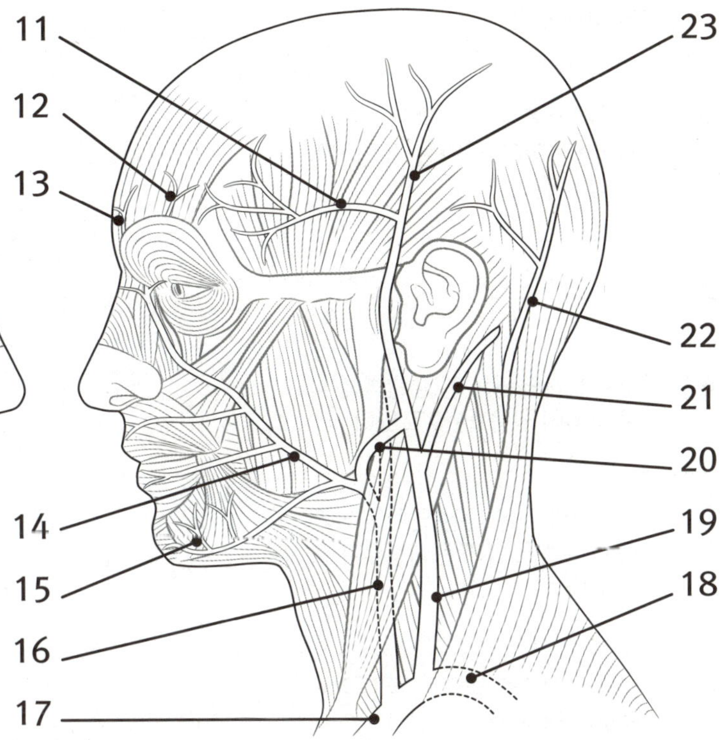

iii) 그림과 일치하는 용어를 찾아 빈칸에 해당 번호를 쓰시오.

- 뒤통수동맥(Occipital artery) ☐
- 얕은관자동맥의 뒤가지(Posterior branch of superficial temporal artery) ☐
- 얼굴동맥(Facial artery) ☐
- 얕은관자동맥의 앞가지(Anterior branch of superficial temporal artery) ☐
- 눈확위동맥(Supraorbital artery) ☐
- 얕은관자동맥(Superficial temporal artery) ☐
- 바깥목동맥(External carotid artery) ☐
- 도르래위동맥(Supratrochlear artery) ☐
- 가로얼굴동맥(Transverse facial artery) ☐
- 가로목동맥(Transverse cervical artery) ☐
- 얕은관자정맥의 앞가지(Anterior branch of superficial temporal vein) ☐
- 뒤귓바퀴정맥(Posterior auricular vein) ☐
- 눈확위정맥(Supraorbital vein) ☐
- 팔머리정맥(Brachiocephalic vein) ☐
- 뒤통수정맥(Occipital vein) ☐
- 속목정맥(Internal jugular vein) ☐
- 빗장밑정맥(Subclavian vein) ☐
- 얼굴정맥(Facial vein) ☐
- 바깥목정맥(External jugular vein) ☐
- 아래턱뒤정맥(Retromandibular vein) ☐
- 도르래위정맥(Supratrochlear vein) ☐
- 턱끝밑정맥(Submental vein) ☐
- 얕은관자정맥의 뒤가지(Posterior branch of superficial temporal vein) ☐

True or false 문장의 설명이 옳으면 T, 옳지 않으면 F로 표시하시오.

1	정맥은 모든 혈관에서 가장 두꺼운 벽을 갖고 있다.	
2	두꺼운 벽을 가진 동맥은 종종 맥관벽혈관이라고 하는 동반정맥을 갖고 있다.	
3	동맥은 속에 판막을 갖고 있다.	
4	모든 모세혈관은 창(혈관벽에 작은 구멍이 있음)을 갖고 있다.	
5	대동맥과 같은 높은 압력을 유지하는 동맥은 벽에 탄력섬유가 많이 있다.	
6	넙다리정맥의 압력은 넙다리동맥보다 더 높다.	
7	온몸 모세혈관의 주요 기능은 조직에서 영양소와 노폐물의 교환이다.	
8	온몸 소동맥의 주요 기능은 모세혈관그물에서 혈액의 흐름을 조절한다.	
9	동맥의 속막은 민무늬근육이 풍부하다.	
10	내피세포는 혈관의 속공간을 둘러싸고 있는 상피이다.	

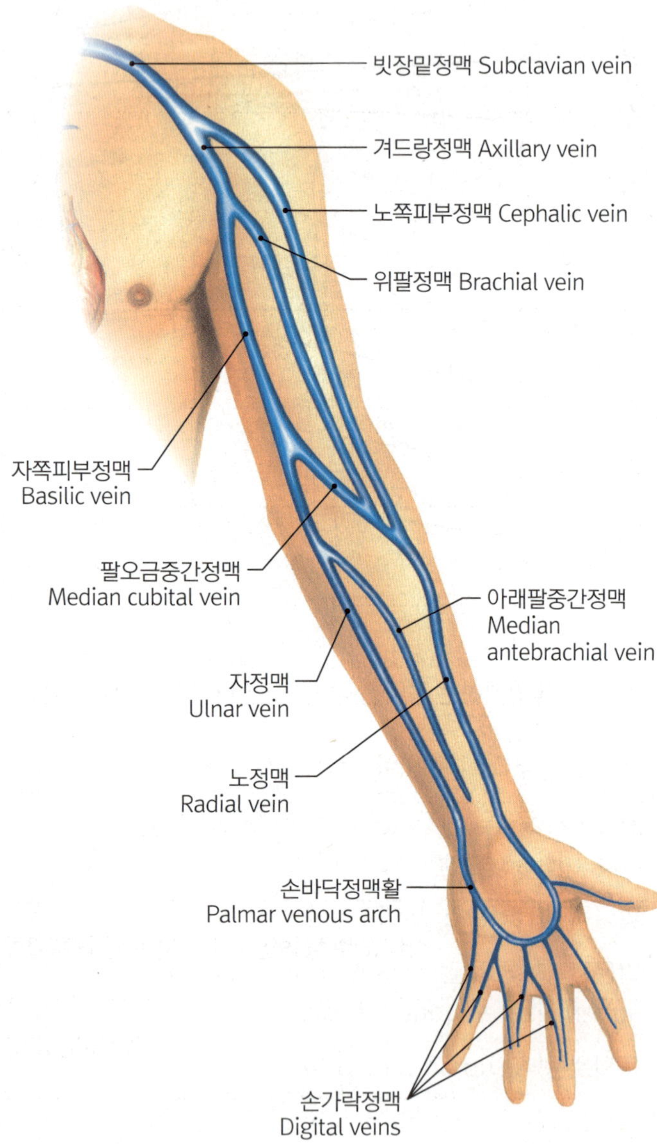

팔의 정맥들—앞모습
Veins of the Upper Limb—anterior view

팔의 정맥계통에는 손의 손가락정맥, 아래팔의 노쪽피부정맥과 정중정맥, 자쪽피부정맥, 위팔정맥이 있다.

Multiple choice 질문에 맞는 답을 고르시오.

1 어느 혈관이 지나친 혈액량을 저장하는 기능을 하는가?
Ⓐ 온몸동맥
Ⓑ 허파동맥
Ⓒ 온몸 모세혈관
Ⓓ 온몸정맥
Ⓔ 허파정맥

2 동맥의 바깥막에서 관찰할 수 없는 것은?
Ⓐ 신경
Ⓑ 동반동맥
Ⓒ 동반정맥
Ⓓ 림프관
Ⓔ 점액샘

3 죽상경화증 질환은 주로 어디에 지방과 섬유조직이 침착되는 특징이 있는가?
Ⓐ 속막
Ⓑ 중간막
Ⓒ 바깥막
Ⓓ 점막밑층
Ⓔ 장막

4 전형적인 동맥벽의 어느층이 민무늬근육이 가장 많은가?
Ⓐ 내피세포
Ⓑ 점막밑층
Ⓒ 속막
Ⓓ 중간막
Ⓔ 바깥막

5 모세혈관을 형성하는 주요 세포유형은?
Ⓐ 민무늬근육세포
Ⓑ 내피세포
Ⓒ 섬유모세포
Ⓓ 점액샘
Ⓔ 신경세포

6 창모세혈관은 어디에서 관찰되는가?
Ⓐ 뇌
Ⓑ 뼈대근육
Ⓒ 피부
Ⓓ 허파
Ⓔ 창자

7 대부분 모세혈관의 벽의 두께는 약 ?
Ⓐ 0.1㎛
Ⓑ 1㎛
Ⓒ 10㎛
Ⓓ 100㎛
Ⓔ 1000㎛

정맥울혈궤양
Venous stasis ulcers

정맥울혈궤양은 부적절한 정맥배출에 의하여 피부의 표피가 소실된 부위이다. 흔히 노인의 정강이와 발목에서 관찰되고, 이 부위의 피부에서 정맥배출이 잘 안되어 조직에 산소와 영양소 공급이 안 될 때 일어난다. 피부의 작은 손상도 치료되지 않으며, 이러한 상처는 감염되어 치료가 어려울 정도로 오랫동안 궤사가 진행된다.

Fill in the blanks 빈칸에 알맞은 답을 쓰시오.

1 혈관의 속공간을 둘러싸고 있는 세포는 ______________ 이다.

2 동맥에서 가장 두꺼운 층은 ______________ 층이다.

3 정맥의 판막은 ______________ 층이 연장된 구조이다.

4 큰 동맥의 탄력섬유는 주로 ______________ 층에서 관찰된다.

5 모세혈관의 내피세포는 미분화된세포인 ______________ 세포에 의하여 둘러싸여 있다.

6 큰혈관의 동반혈관과 신경은 ______________ 층에 집중되어 있다.

7 창자의 모세혈관은 확산을 개선하기 위하여 내피에 ______________ 이 있다.

8 혈관의 내부를 ______________ 라고 한다.

9 속막과 중간막 사이에 있는 탄력섬유층을 ______________ 라고 한다.

10 중간막과 바깥막 사이에 있는 탄력섬유층을 ______________ 라고 한다.

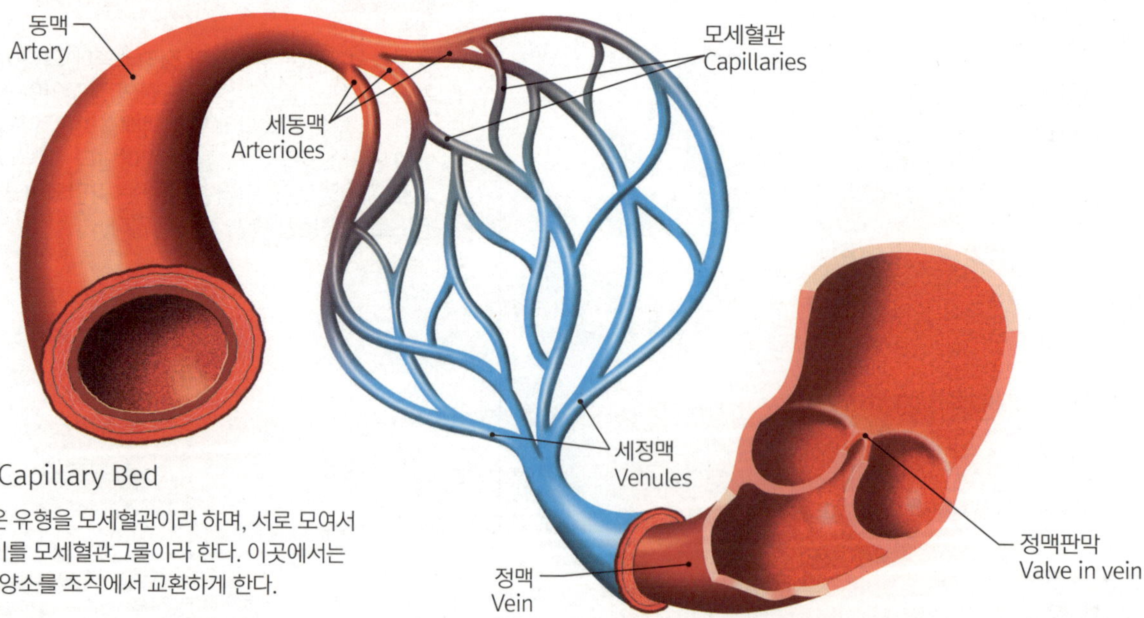

모세혈관그물 Capillary Bed

혈관에서 가장 작은 유형을 모세혈관이라 하며, 서로 모여서 집단을 이루는데 이를 모세혈관그물이라 한다. 이곳에서는 가스, 노폐물 및 영양소를 조직에서 교환하게 한다.

Match the statement to the reason 각각의 문장과 이유가 타당한 것끼리 연결하시오.

1 몸에서 큰 온몸동맥(대동맥, 팔머리동맥, 온엉덩동맥)은 탄력섬유가 풍부하다. 그 이유는...	a 온몸동맥의 모세혈관을 통하여 혈액의 흐름을 조절하기 위하여 직경을 변화시킬 필요가 있다.
2 온몸동맥의 소동맥은 민무늬 조임근이 있다. 그 이유는...	b 혈액과 조직 사이에서 가스와 영양소의 확산을 가능하게 할 필요가 있다.
3 다리의 정맥은 판막이 있다. 그 이유는...	c 이들은 매우 압력이 낮은 혈관이다.
4 모세혈관에는 얇은층의 세포가 있다. 그 이유는...	d 심장이 혈액을 내보내기 위해서 수축할 때는 팽창하고, 심장이 이완할 때는 원래대로 되돌아 오게 할 필요가 있다.
5 세정맥은 벽에 민무늬근육이 거의 없다. 그 이유는...	e 그들은 혈액을 중력을 거슬러 심장쪽으로 보내준다.

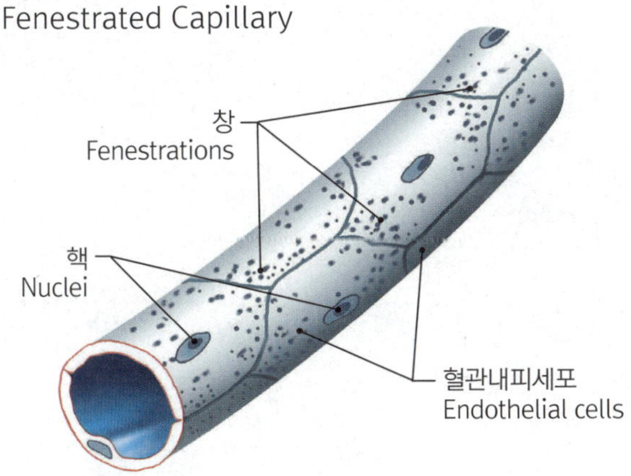

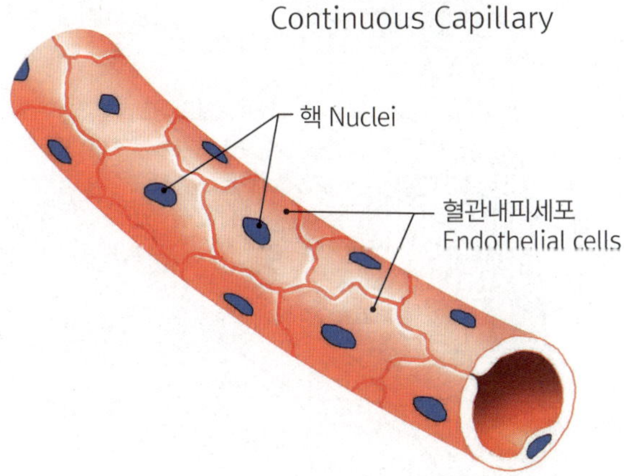

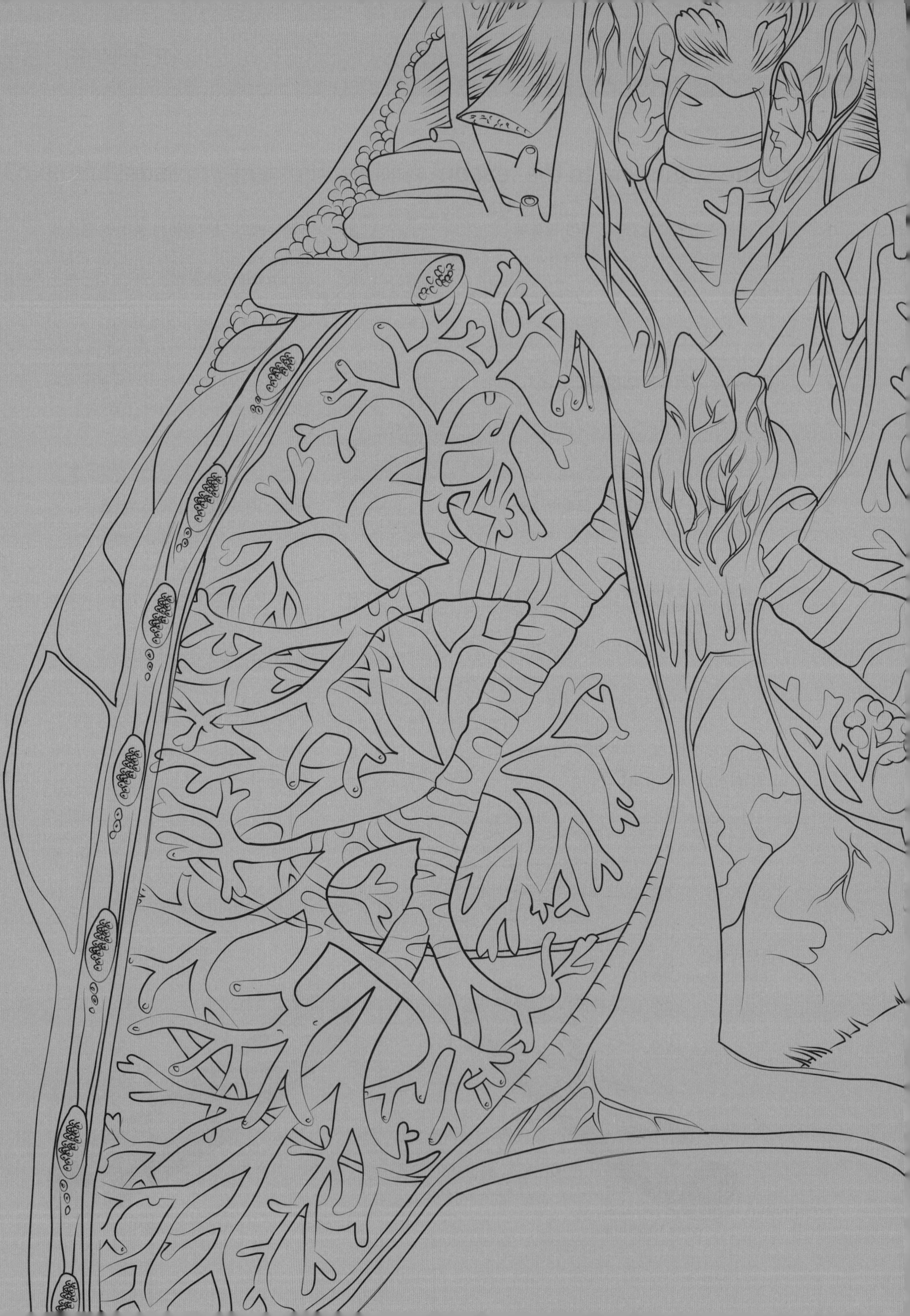

Match the statement to the reason 각각의 문장과 이유가 타당한 것끼리 연결하시오.

1 몸에서 큰 온몸동맥(대동맥, 팔머리동맥, 온엉덩동맥)은 탄력섬유가 풍부하다. 그 이유는...

2 온몸동맥의 소동맥은 민무늬 조임근이 있다. 그 이유는...

3 다리의 정맥은 판막이 있다. 그 이유는...

4 모세혈관에는 얇은층의 세포가 있다. 그 이유는...

5 세정맥은 벽에 민무늬근육이 거의 없다. 그 이유는...

a 온몸동맥의 모세혈관을 통하여 혈액의 흐름을 조절하기 위하여 직경을 변화시킬 필요가 있다.

b 혈액과 조직 사이에서 가스와 영양소의 확산을 가능하게 할 필요가 있다.

c 이들은 매우 압력이 낮은 혈관이다.

d 심장이 혈액을 내보내기 위해서 수축할 때는 팽창하고, 심장이 이완할 때는 원래대로 되돌아 오게 할 필요가 있다.

e 그들은 혈액을 중력을 거슬러 심장쪽으로 보내준다.

창모세혈관
Fenestrated Capillary

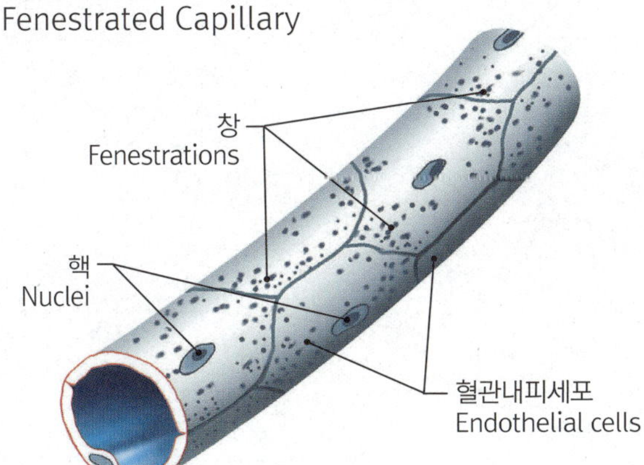

민창(연속)모세혈관
Continuous Capillary

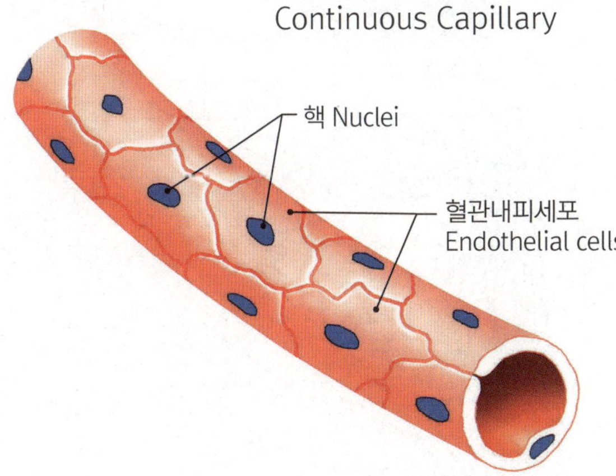

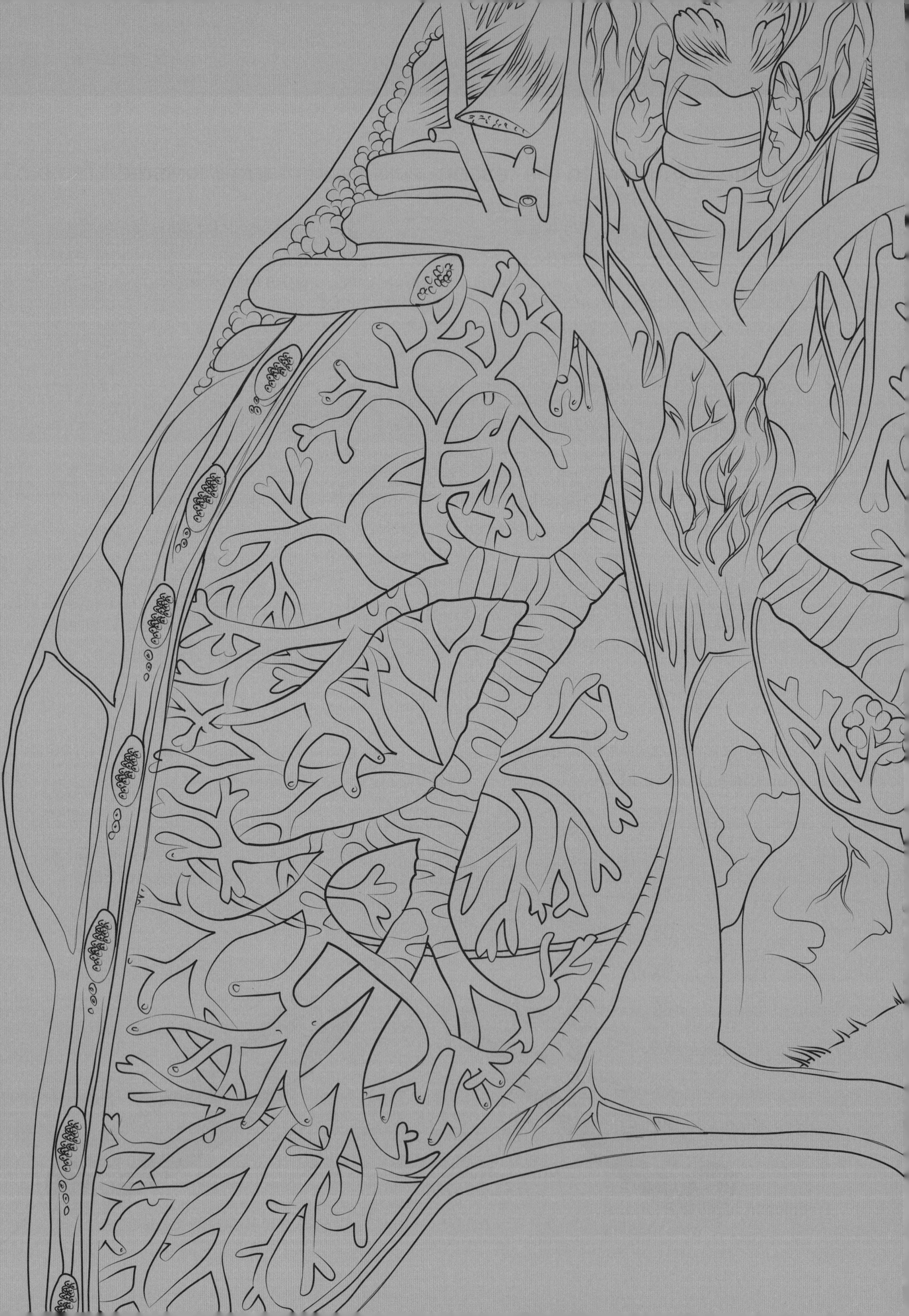

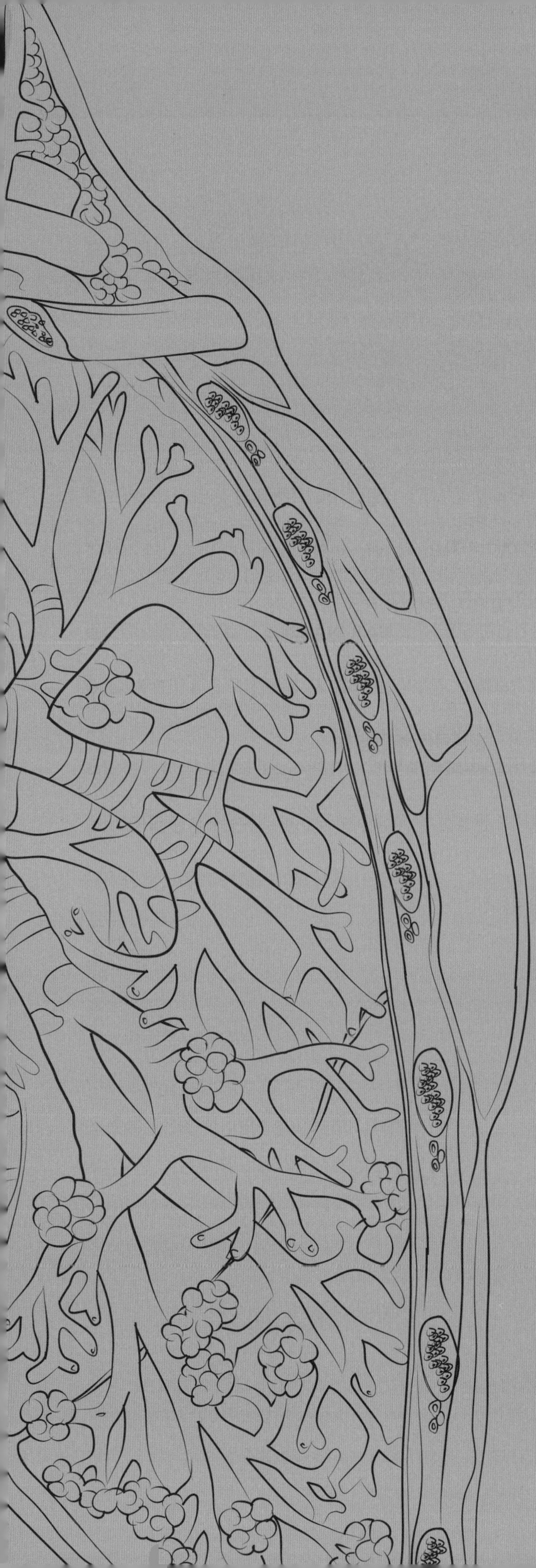

5

호흡계통

THE RESPIRATORY SYSTEM

호흡계통

The Respiratory System

호흡계통은 주로 혈액과 외부 공기 사이에서 가스교환에 관여한다. 이외에도 소통, 면역감시, 산/염기조절 및 온도조절과 같은 추가적인 기능도 한다. 호흡기도는 대개 위쪽부분(코, 코곁굴, 후두)과 아래쪽부분(기관, 기관지, 허파, 가슴막)으로 나눈다. 다른 중요한 구조들은 호흡근과 이러한 근육을 움직이는 가슴우리이다.

주요 용어(key terms)

가로막 Diaphragm 가슴안과 배안을 나누는 얇은 근육과 힘줄로 된 구조. 대동맥, 아래대정맥 및 식도가 관통하는 구멍이 있다.

후두 Larynx 기도의 일부로서 발성이 일어나는 곳이다. 위쪽 후두는(후두덮개와 모뿔덮개주름) 기도의 입구를 보호한다.

왼일차기관지 Left primary bronchus 왼쪽허파의 기관지. 위엽기관지와 아래엽기관지를 분지한다.

아래엽기관지 Lower lobar bronchus 왼(또는 오른)허파의 아래엽에 있는 기관지

중간엽기관지 Middle lobar bronchus 오른허파의 중간엽에 있는 기관지. 오른일차기관지의 분지이다.

코안 Nasal cavity 코의 내부는 뼈와 연골 사이막에 의해 2개의 공간으로 나뉜다. 각 공간은 가쪽에 3개의 뼈로 된 융기(선반) 위치한다. 각 공간의 위쪽 부분은 후각영역이다.

인두 Pharynx 코안, 입안, 후두안 뒤쪽의 수직공간. 기도와 소화기도의 통로이다.

오른일차기관지 Right primary bronchus 오른허파의 기관지. 왼일차기관지보다 더욱 넓고 수직으로 위치하여 흡입한 이물질들이 들어올 가능성이 높다.

위엽기관지 Superior lobar bronchus 허파의 위엽과 연결된 기관지.

기관 Trachea 후두와 왼, 오른 일차기관지로 갈라지는 기관분기부 사이의 기도. 기관은 16~20개의 U자 모양의 연골과 뒤쪽벽에 있는 기관근으로 구성된다.

위엽기관지 Upper lobar bronchus 허파의 위엽으로 가는 기관지

호흡계통—앞모습
Respiratory System—anterior view

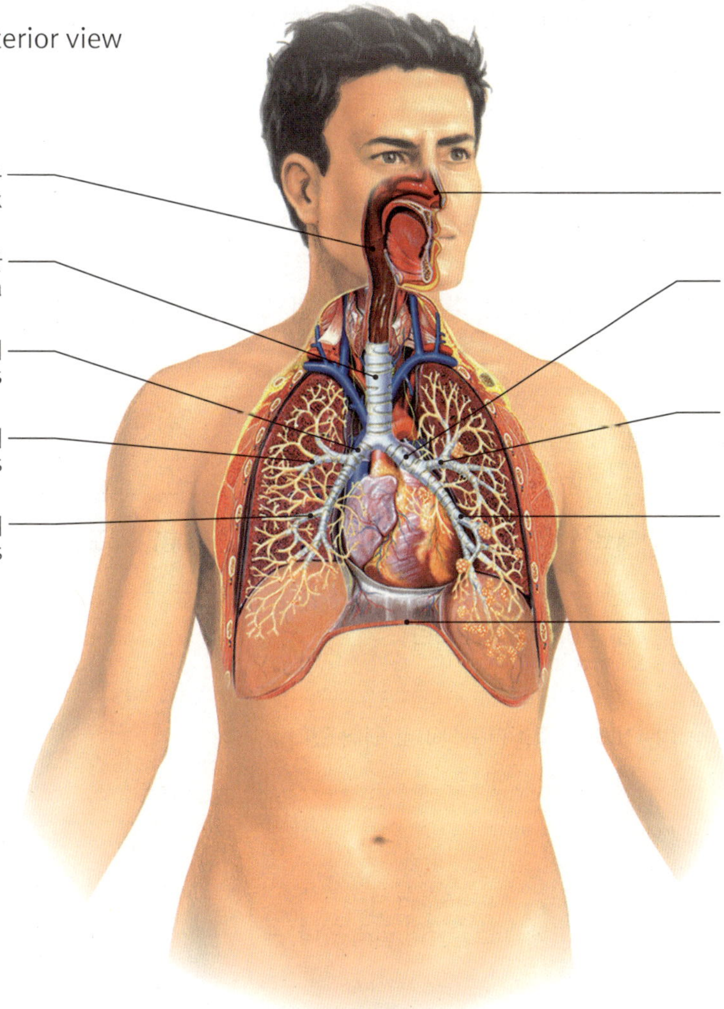

Note: 허파의 위쪽 2/3는 심장과 기관지나무를 보여주기 위하여 제거하였다.

호흡계통의 위쪽 부분—시상면
Upper Part of the Respiratory System—sagittal view

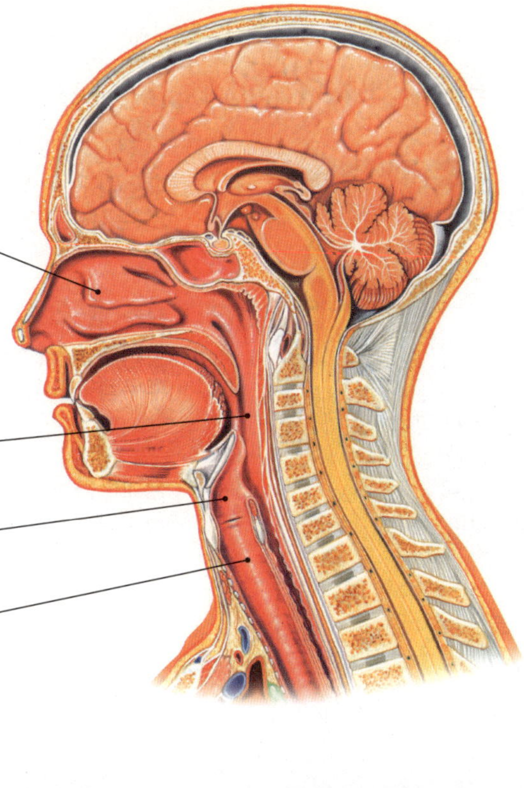

True or false 문장의 설명이 옳으면 T, 옳지 않으면 F로 표시하시오.

1 코의 양쪽면에는 대개 4개의 코선반이 위치한다.

2 코안의 시작부는 코안뜰이다.

3 코선반의 기능은 코안의 공기를 따뜻하게 하고, 축축하게 하며 먼지와 병원균을 제거하는 기능을 한다.

4 나비굴은 코안의 바닥에 열려 있다.

5 코의 호흡부는 중간코선반과 아래코선반의 모든 점막과 위코선반의 표면 일부만이 포함된다.

6 코안의 후각부는 벌집뼈의 체판 바로 아래에 위치한다.

7 코안 호흡부의 전형적인 상피는 비각질 중층편평상피로 되어 있다.

8 위턱굴은 아래코선반 아래에 열려 있다.

9 코안의 가쪽벽에는 벌집뼈, 위턱뼈, 이마뼈의 코곁굴이 열려 있다.

10 후두는 뼈로 된 구조로 둘러싸여 있다.

11 후두의 입구는 후두인두라고 하는 부위에 위치한다.

12 후두입구 가장자리에는 목뿔뼈가 보강하고 있다.

13 삼킬 때, 후두는 올라가고 후두덮개는 아래쪽으로 잡아당겨져 후두입구를 닫는다.

14 성대주름은 후두 내부에 있는 주름 중 가장 위쪽에 위치한다.

후두암

Carcinoma of the larynx

후두암은 담배 흡연에 의하여 발생한다. 호흡상피에 발암물질의 만성적인 노출은 조절할 수 없을 정도로 상피세포가 분열하여 돌연변이를 일으킨다. 암은 자라서 객혈 또는 주위조직에 침입하여 궤양 발생과 신경손상을 일으킨다. 또한 림프절이나 먼거리의 조직에까지 전이된다. 종양을 제거하기 위해 종종 근본적인 수술이 필요하다.

15 발성은 후두에 있는 안뜰주름의 진동에 의하여 일어난다.

16 성대주름은 쐐기연골의 회전에 의하여 움직인다.

17 성대주름은 말을 할 때 입인두에서 떨어지는 액체에 의하여 윤활작용을 한다.

18 후두의 아래부분은 후두덮개에 의하여 둘러싸여 있다.

19 반지와 같은 연골인 반지연골의 중심을 지나는 기도는 기관에 이어진다.

20 후두의 근육은 혀밑신경에 의하여 지배된다.

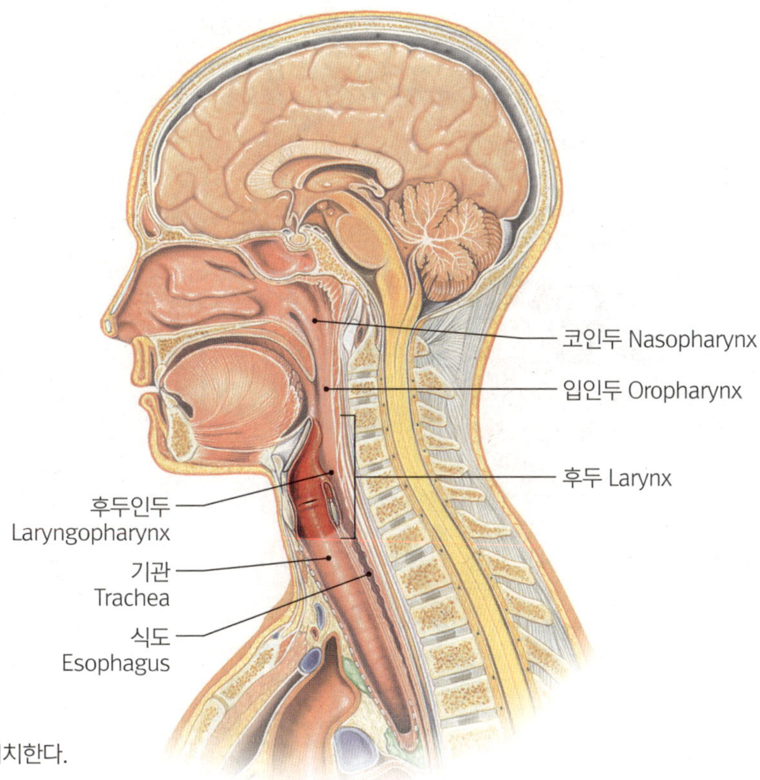

후두의 위치
Location of the Larynx
후두는 목의 앞, 목뿔뼈의 아래, 후두인두의 앞에 위치한다.

Multiple choice 질문에 맞는 답을 고르시오.

1 코안의 호흡부 상피에 있거나 또는 상피에 있는 구조는 어느 것인가?

Ⓐ 섬모
Ⓑ 거짓중층상피
Ⓒ 잔세포
Ⓓ 점액
Ⓔ 모두 옳다.

2 아래코선반 아래에 있는 통로에 열려 있는 구조물은?

Ⓐ 앞벌집세포
Ⓑ 나비굴
Ⓒ 이마굴
Ⓓ 코눈물관
Ⓔ 위턱굴

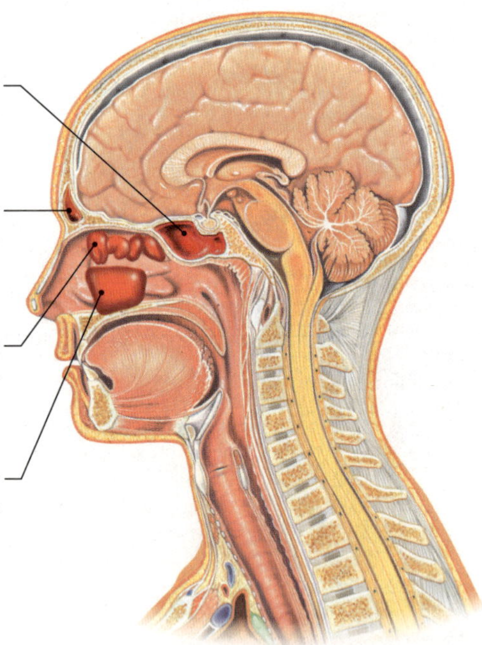

코곁굴—시상면
Paranasal Sinuses—sagittal view

코곁굴은 머리뼈에서 막으로 둘러싸여 있고 공기가 차 있는 공간으로서 통로를 통하여 코와 연결되어 있다.

3 코사이막 대부분을 형성하는 구조는 어느 것인가?

Ⓐ 위턱뼈코능선, 입천장, 이마뼈
Ⓑ 입천장뼈의 수직판과 아래코선반
Ⓒ 보습뼈와 벌집뼈의 수직판
Ⓓ 위턱뼈코능선과 입천장뼈의 수직판
Ⓔ 나비뼈의 수직판과 이마뼈

4 코안의 바닥을 형성하는 것은 어느 것인가?

Ⓐ 위턱뼈와 입천장뼈의 수평판
Ⓑ 나비벼와 위턱뼈
Ⓒ 벌집뼈와 입천장뼈
Ⓓ 이마뼈와 코뼈
Ⓔ 뒤통수뼈와 관자뼈

5 코에서 흡입한 공기는 면역계통의 어느 부분에서 직접 감시하에 있는가?

Ⓐ 혀편도
Ⓑ 입천장편도
Ⓒ 코인두편도
Ⓓ 코곁굴
Ⓔ 가슴샘

6 다음의 후두연골 가운데 호흡과 말을 할 때 가장 잘 움직이는 연골은?

Ⓐ 반지연골
Ⓑ 모뿔연골
Ⓒ 방패연골
Ⓓ 쐐기연골
Ⓔ 후두덮개

7 모뿔덮개주름에서 관찰되는 것은?

Ⓐ 후두덮개
Ⓑ 쐐기연골
Ⓒ 모뿔연골
Ⓓ A와 B 둘 다 옳다.
Ⓔ A와 C 둘 다 옳다.

8 "아담의 사과"라고 하는 구조는?

Ⓐ 반지연골
Ⓑ 목뿔뼈
Ⓒ 모뿔연골
Ⓓ 후두덮개
Ⓔ 갑상연골

9 보다 깊은 남성의 소리와 관련된 것은?

Ⓐ 보다 짧은 성대주름
Ⓑ 보다 긴 안뜰주름
Ⓒ 보다 짧은 안뜰주름
Ⓓ 보다 긴 성대인대
Ⓔ 보다 짧은 성대인대

10 후두의 성대주름 중심에 있는 구조는 무엇인가?

Ⓐ 후두덮개
Ⓑ 성대인대
Ⓒ 반지연골
Ⓓ 방패연골
Ⓔ 목뿔뼈

11 후두암으로 부터 종양의 전이에 의해 가장 영향을 받을 가능성이 있는 구조는?

Ⓐ 목척수
Ⓑ 척추뒤근육
Ⓒ 목림프절
Ⓓ 물렁입천장
Ⓔ 기관

코곁굴염
Sinusitis

코곁굴염은 코곁굴의 염증이다. 많은 양의 점액이 코곁굴과 코안의 호흡기상피에 의하여 분비될 때 대개 위쪽 호흡기도에서 일어난다. 정맥이 끈적끈적하면 코곁굴로부터 배출이 안 되어 압력에 의해 통증이 일어난다. 추가로 세균감염이 되면 통증은 더욱 강하게 나타난다. 통증은 이마 위(이마굴), 뺨(위턱굴), 머리 가운데(벌집굴과 나비굴)에서 느낄 수 있다. 치료는 코막힘완화제 그리고 세균감염이라면 항생제로 치료한다.

12 후두에서 관찰되는 상피의 유형은?

Ⓐ 잔세포가 있는 거짓중층섬모원주상피
Ⓑ 샘이 있는 각질화된 중층편평상피
Ⓒ 잔세포가 있는 각질화된 중층편평상피
Ⓓ 점막밑샘이 있는 단층원주상피
Ⓔ 잔세포와 점액이 있는 이행비뇨상피

13 속삭일 때 일어나는 일을 설명한 것은?

Ⓐ 두 개의 성대주름이 넓게 떨어질 때
Ⓑ 두 개의 성대주름이 완전히 서로 붙을 때
Ⓒ 한 개의 성대주름은 정중선에, 다른 성대주름은 옆면에 위치할 때
Ⓓ 앞성대주름은 분리되고, 뒤성대주름은 정중선에서 붙어 있을 때
Ⓔ 뒤성대주름은 분리되고, 앞성대주름은 정중선에서 붙어 있을 때

Color and label

i) 그림에 표시된 구조의 이름을 쓰시오.

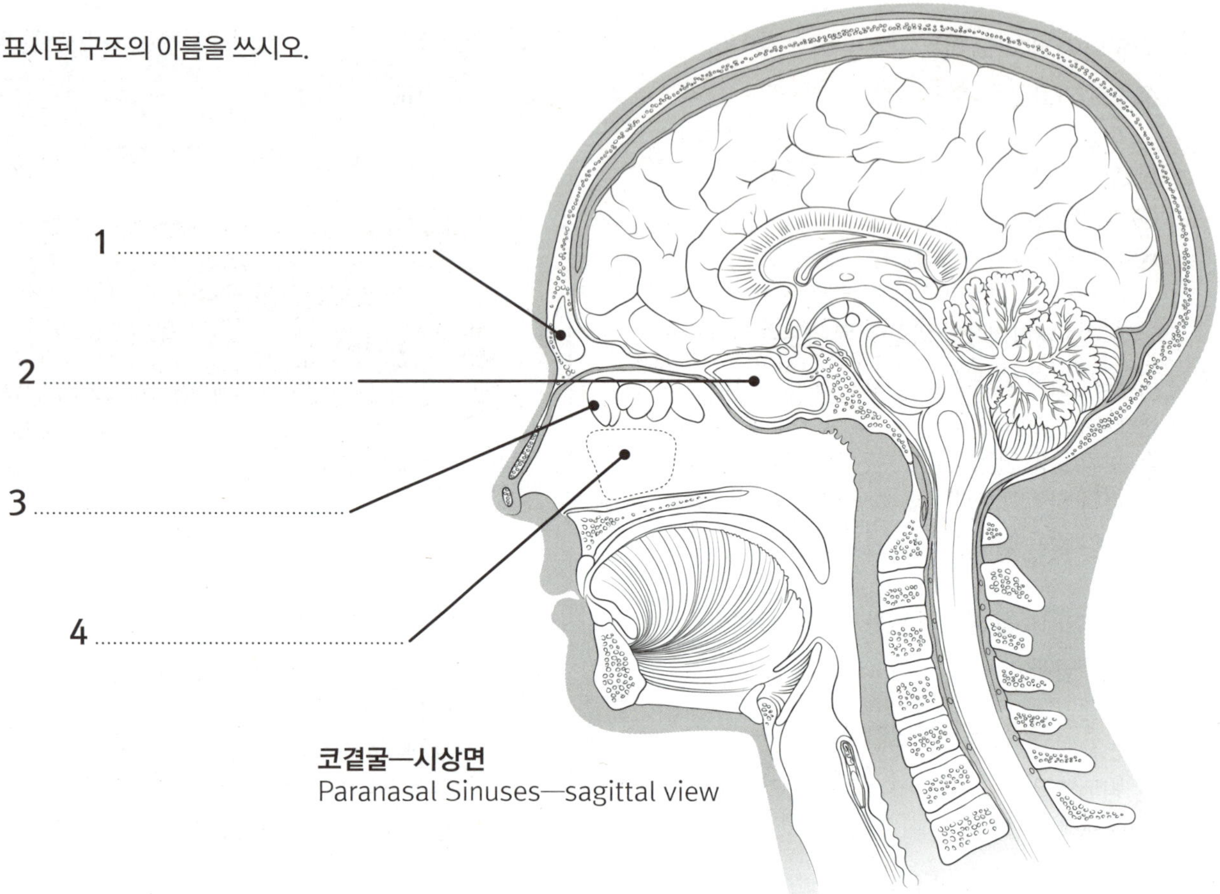

코곁굴—시상면
Paranasal Sinuses—sagittal view

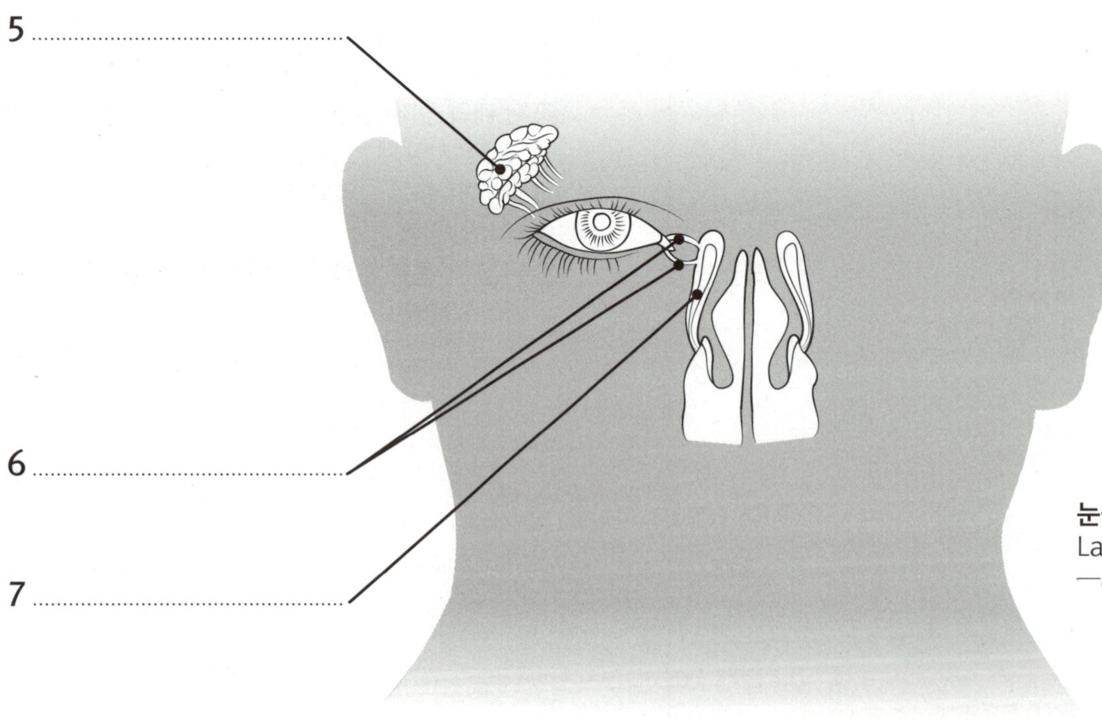

눈물기관-앞모습
Lacrimal Apparatus
—anterior view

인두-뒷모습
Pharynx—
posterior view

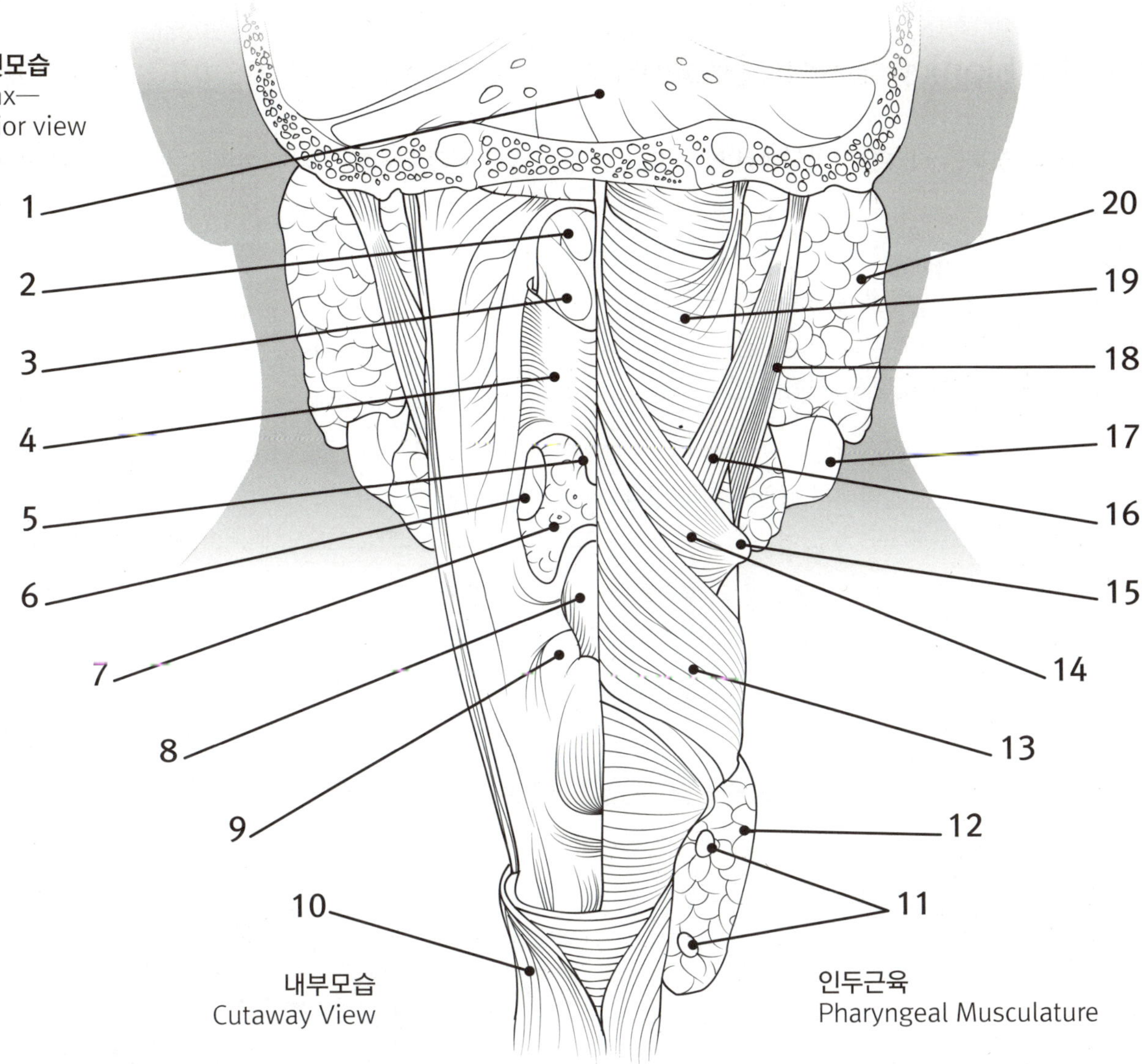

ii) 그림과 일치하는 용어를 찾아 빈칸에 해당 번호를 쓰시오.

용어	번호
목젖(Uvula)	
아래코선반(Inferior nasal concha)	
중간코선반(Middle nasal concha)	
물렁입천장(Soft palate)	
머리뼈바닥(Base of skull)	
목구멍편도(Palatine tonsil)	
아래턱각(Angle of mandible)	
모뿔덮개주름(Aryepiglottic fold)	
귀밑샘(Parotid gland)	
식도(Esophagus)	
부갑상샘(Parathyroid glands)	
갑상샘(Thyroid gland (lateral lobe))	
혀등(Dorsum of tongue)	
후두덮개(Epiglottis)	
목뿔뼈 큰뿔의 끝 (End of greater horn of hyoid bone)	
붓목뿔근(Stylohyoid muscle)	
아래인두수축근(Inferior constrictor muscle)	
붓인두근(Stylopharyngeus muscle)	
위인두수축근(Superior constrictor muscle)	
중간인두수축근(Middle constrictor muscle)	

Fill in the blanks 빈칸에 알맞은 답을 쓰시오.

1 코점막의 상피는 적당한 자극하에서 혈액이 찰 수 있는 많은 혈관 공간이 있기 때문에 __________ 조직으로 분류한다.

2 이마굴은 __________ 의 앞쪽부분에 열려 있다.

3 뇌하수체를 수술하는 신경외과의사는 __________ 을 통하여 접근할 수 있다.

4 위턱굴은 __________ 아래의 코안에 열려 있다.

5 중년기와 노년기에 털이 자라는 코안의 부분을 __________ 라고 한다.

6 후두안의 위쪽부분은 후두 __________ 라고 한다.

7 후두염에 걸렸을 때 소리가 안 나는 것은 __________ 에 염증이 생겼기 때문이다.

8 후두의 두 가지 기능은 __________ 과 __________ 이다.

9 후두 입구의 가장자리를 보강하는 세 개의 연골은 __________ 이다.

10 깊게 숨을 들이쉴 때 찌그러지는 것을 막기 위하여 위쪽 기도를 보호하는 뼈는 __________ 이다.

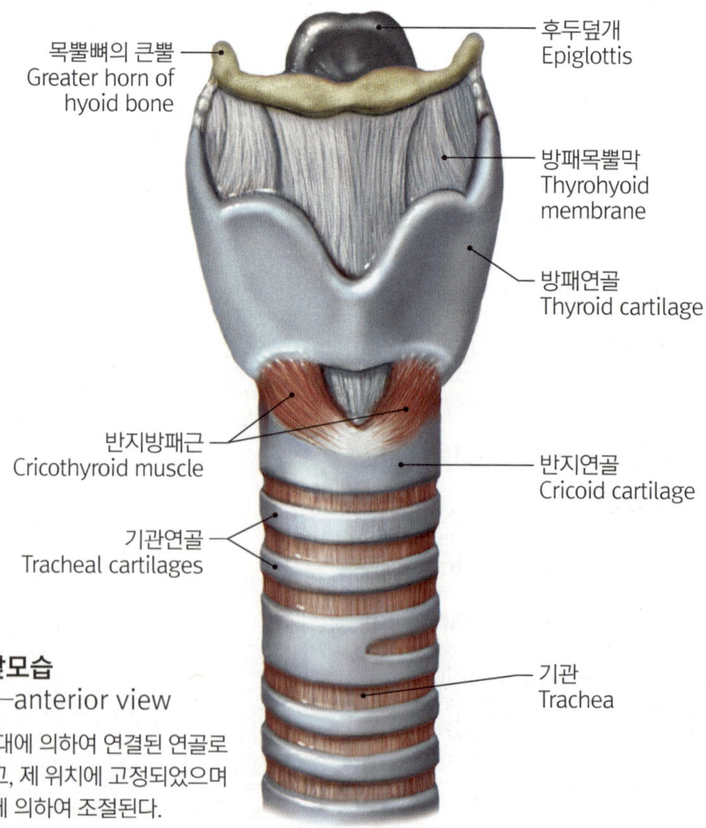

후두—앞모습
Larynx—anterior view
후두는 인대에 의하여 연결된 연골로 구성되었고, 제 위치에 고정되었으며 뼈대근육에 의하여 조절된다.

Match the statement to the reason 각각의 문장과 이유가 타당한 것끼리 연결하시오.

1 코를 풀 때 코곁굴에서 점액을 끌어내린다. 그 이유는...

2 코점막은 출혈이 쉽게 일어난다. 그 이유는...

3 위쪽 호흡기도 감염 중 발생하는 지나친 점액은 안쪽 이마와 뺨에서 통증을 일으킨다. 그 이유는...

4 사람은 먹을 때와 마실 때 질식할 수 있다. 그 이유는...

5 발성은 항상 호기 시에 일어난다. 그 이유는...

a 이마굴과 위턱굴에 점액이 많아지면 민감한 코곁굴 점막을 압박하게 되어 세균감염이 증식할 수 있는 풍부한 배양액을 제공한다.

b 음식, 액체, 공기가 지나가는 통로는 후두입구 뒤쪽에 있는 후두인두 위쪽을 통하여 지나간다.

c 크고, 가는 벽으로 된 정맥이 얼기를 이루고 있다.

d 코의 좁은 부분을 통한 공기의 빠른 흐름은 벤츄리효과에 의하여 코곁굴 구멍에서 압력을 더욱 낮춘다.

e 내보내는 공기(호기)는 진동을 일으키기 위하여 성대주름 사이의 틈새를 통하여 강제로 내보낸다.

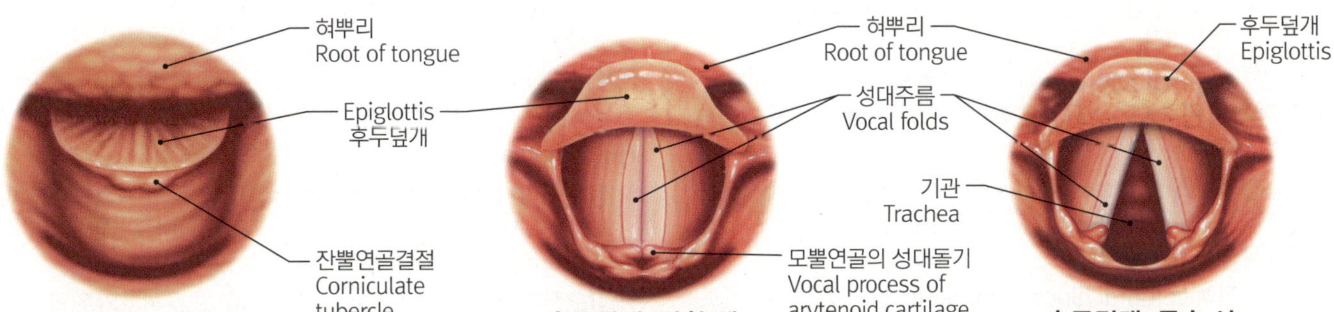

후두덮개-삼킬 때 Epiglottis—Swallowing

후두덮개-말할 때 Epiglottis—Speaking

후두덮개-들숨 시 Epiglottis—Breathing In

허파

The Lungs

기관은 후두에서 두 개의 주(일차)기관지가 각 허파로 갈라지는 기관분기부까지 이어져 있다. 허파꽈리에 도달하기까지 약 23번의 분지를 한다. 허파는 가스교환이 일어나는 주요 부위이고, 흡입한 공기로부터 온 산소가 혈액에 흡수되고, 이산화탄소가 호기 시에 방출된다. 가슴막주머니는 허파를 둘러싸고 있으며, 환기 시 허파의 자유로운 운동을 가능하게 한다.

주요 용어(key terms)

대동맥활 Aortic arch pp. 122–123 참조

팔신경얼기 Brachial plexus 척수신경 다섯째목신경부터 첫째 가슴신경에 의해 형성된 신경얼기는 팔을 지배한다. 팔신경얼기의 주요 신경은 노신경, 자신경, 정중신경, 겨드랑신경, 근육피부신경이다.

미주신경의 심장가지 Cardiac branch of vagus nerve 심장신경얼기를 형성하는 미주신경의 분지. 심박동을 느리게 하기 위하여 굴심방결절의 자율적인 심박수를 줄여준다.

온목동맥 Common carotid artery pp. 134–135 참조

갈비가로막오목 Costodiaphragmatic recess 갈비 벽측가슴막과 가로막 벽측가슴막사이에 있는 가슴막주머니에 있는 오목. 깊게 숨을 들이쉴 때 허파의 아래모서리가 들어갈 수 있는 공간을 제공한다.

반지연골 Cricoid cartilage 후두연골 가운데 한 개다. 기도 주위를 반지모양으로 둘러싸서 모뿔연골이 그 위에 위치하도록 토대를 제공한다.

반지방패근 Cricothyroid muscle 다른 근육들이 부착함으로써 방패연골을 아래쪽 또는 반지연골을 위로 기울게 하는 근육. 성대인대와 성대주름을 긴장시킨다.

가로막 Diaphragm pp. 160–161 참조

바깥목정맥 External jugular vein pp. 146–147 참조

첫째갈비뼈 First rib 첫째갈비뼈는 비전형적인 갈비뼈다. 머리에 오직 1개의 관절면이 있다. 윗면에는 빗장밑정맥과 동맥의 눌린 흔적이 있고, 앞목갈비근이 부착하는 결절이 있다.

아래갑상정맥 Inferior thyroid vein 갑상샘에서 배출하는 정맥 중 하나이다. 주행경로는 변이가 있으며 종종 팔머리정맥으로 들어가기도 한다.

속목정맥 Internal jugular vein 머리뼈의 안에서 배출하는 큰 정맥이다. 온목동맥과 미주신경을 따라서 주행하는데 목빗근의 깊은곳을 지나간다.

속가슴정맥 Internal thoracic vein 앞쪽가슴벽에서 배출하는 정맥이다. 속가슴동맥과 함께 주행하면서 팔머리정맥 또는 빗장밑정맥으로 들어간다.

왼팔머리정맥 Left brachiocephalic vein pp. 122–123 참조

아래엽(왼허파) Lower lobe (left lung) 빗틈새에 의해 위엽과 분리된다. 이 엽은 허파의 바닥과 뒤쪽을 차지한다. 이 엽의 아래모서리는 갈비가로막오목 내에 위치한다.

아래엽(오른허파) Lower lobe (right lung) 오른엽의 아래엽은 가로막과 간 바로 위에 위치한다. 빗틈새에 의해 위의 엽과 경계를 이룬다.

허파 Lungs 혈액과 외부환경 사이의 가스교환을 위한 쌍으로 된 기관. 가슴안의 가슴막주머니 내에 위치한다.

중간엽(오른엽) Middle lobe (right lung) 가슴의 앞에 위치하고, 이 엽은 각각 수평틈새와 빗틈새에 의해 위엽과 아래엽을 분리한다.

큰가슴근 Pectoralis major 안쪽 빗장뼈와 여섯째갈비연골에서 시작하려 위팔뼈의 큰결절능선에 부착하는 근육이다. 팔을 모으고, 안쪽으로 회전하고, 굽히는 기능을한다.

심장막 Pericardium 심장을 둘러싸고 있는 여러 층의 주머니이다. 가장 바깥층은 섬유층으로 심장을 인접한 구조물에 고정시킨다. 안쪽의 두 층의 장막층은 액체가 차 있는 공간으로 심장이 뛸 때 마찰을 줄여주는 기능을 한다.

오른심방 Right atrium pp. 122–123 참조

오른팔머리정맥 Right brachiocephalic vein pp. 122–123 참조

오른심실 Right ventricle pp. 122–123 참조

앞목갈비근 Scalenus anterior 셋째에서 여섯째 목뼈의 가로돌기에서 시작하여 첫째갈비뼈에 부착하는 근육이다.

빗장밑동맥과 정맥 Subclavian artery and vein pp. 134–135, pp 146–147 참조

위대정맥 Superior vena cava pp. 122–123 참조

가슴샘 Thymus 가슴의 앞세로칸에 위치한 림프기관. 사춘기 전에는 T림프구 생산이 활발하나 성인이 되면 지방과 섬유조직으로 대치된다.

갑상샘 Thyroid gland T_3와 T_4를 생산하기 위하여 혈액으로부터 요오드를 농축하는 샘으로 몸의 대사율을 조절한다.

기관 Trachea pp. 160–161 참조

위엽(왼허파) Upper lobe (left lung) 왼허파의 위엽은 왼허파 꼭대기에서 왼허파의 빗틈새까지 펼쳐져 있다. 이 엽으로부터 나는 소리는 왼쪽 가슴 앞에서 들을 수 있다.

위엽(오른허파) Upper lobe (right lung) 오른허파의 위엽은 앞가슴벽과 접촉되어 있다. 수평틈새에 의하여 아래쪽 경계가 되며, 빗틈새에 의해 뒤쪽 경계가 된다.

허파(폐)—앞모습
Lungs—anterior view

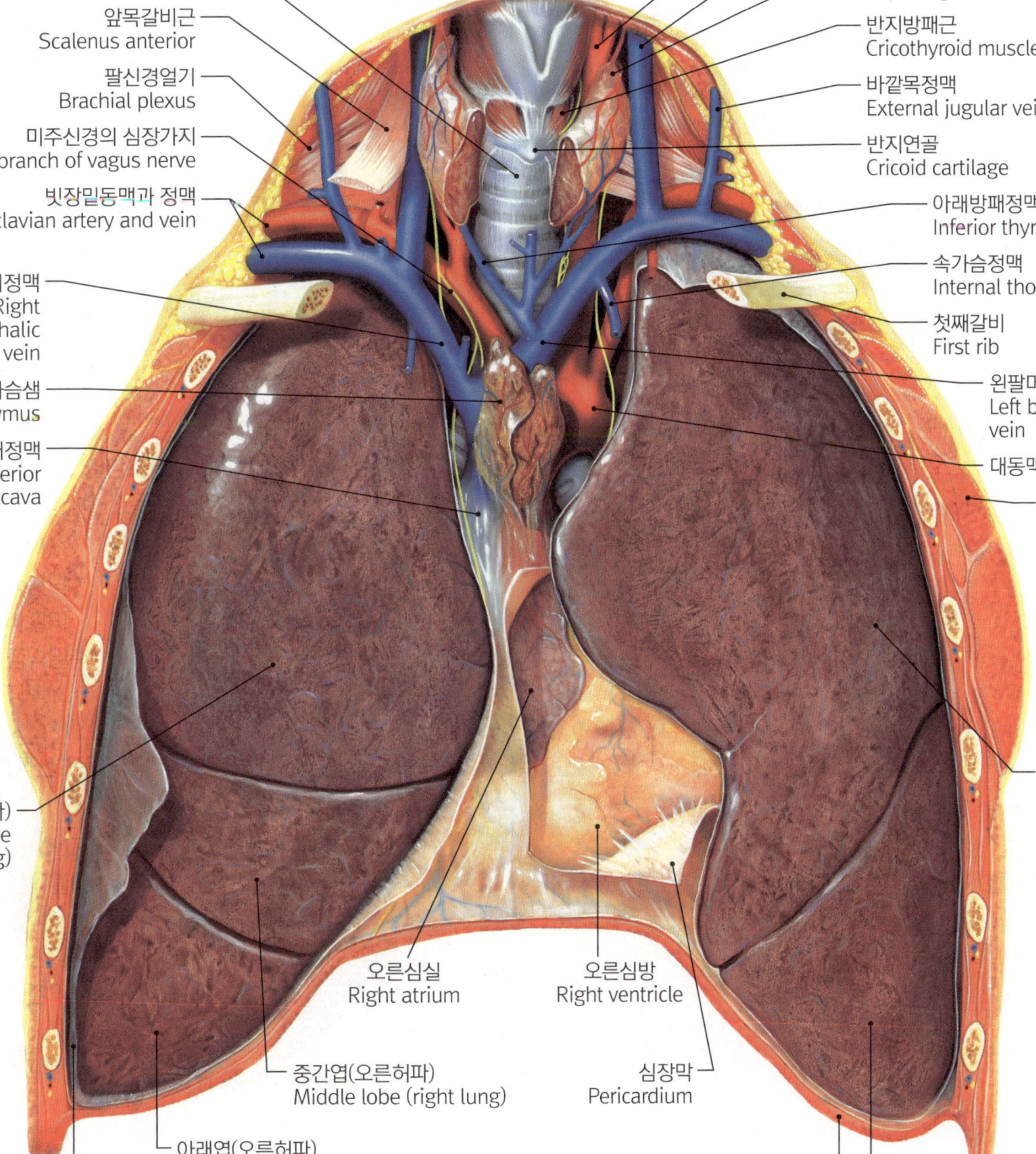

True or false 문장의 설명이 옳으면 T, 옳지 않으면 F로 표시하시오.

1 기관은 16~20개의 연속적인 연골 고리로 구성된다.

2 기관의 뒷면은 치밀결합조직으로 구성되어 있다.

3 기관분기부의 속면에는 능선이 있는데, 이 부위는 흡입한 이물질에 접촉되면 매우 민감하여 기침반사를 유발시킨다.

4 오른 주기관지는 왼쪽보다 대개 더욱 수직으로 위치한다.

5 각 허파의 표면은 벽쪽복막이라고 하는 밋밋하고 반짝거리는 층으로 덮혀 있다.

6 기관이 기관지로 나뉘는 곳은 자루몸통결합 위치이다.

7 가슴막공간은 가슴공간 내에서 허파의 자유로운 운동이 가능하도록 액체가 얇게 차 있다.

8 정상적이 가슴막액은 약 250mL이다.

9 오른허파는 대개 수평틈새와 빗틈새에 의해 3개의 엽으로 나뉜다.

10 허파 엽의 수는 왼엽과 오른엽을 구분하는 중요한 지표이다.

11 왼허파의 두 엽은 대개 수평틈새에 의하여 분리된다.

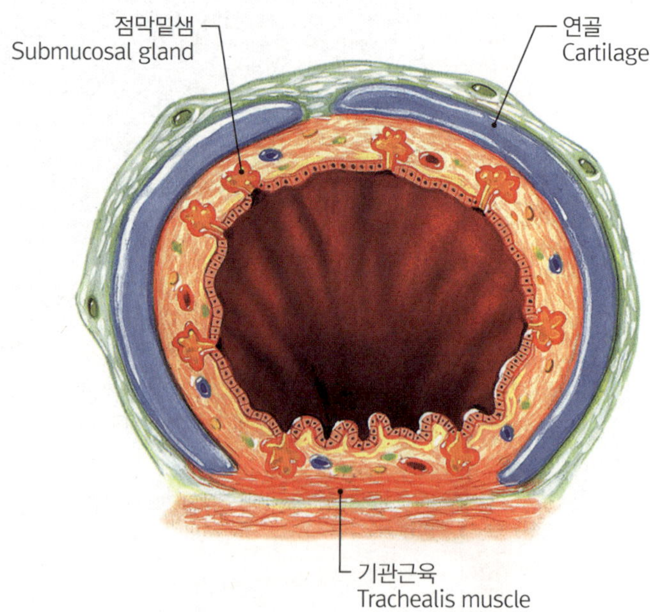

기관—가로단면 Trachea—cross-section

기관의 근육-섬유탄력관은 연골이 보강하고 있다. 이러한 유연한 관은 후두와 허파의 기관지 사이에서 통로 역할을 한다.

12 수평틈새는 대개 복장뼈각과 일치하는 위치에 배열된다.

13 오른허파 빗틈새의 표면 표지 부위는 여섯째갈비뼈의 위치와 일치한다.

14 허파의 아래모서리는 갈비가로막오목에 위치한다.

15 오른허파의 앞모서리는 심장패임에 의해 단절되었는데 이를 허파혀라고 한다.

폐렴

Pneumonia

폐렴은 허파꽈리공간내 주로 세포조각과 체액의 축적이 일어나는 허파의 염증상태이다. 폐렴은 대개 세균이나 바이러스 감염에 의한다. 증상과 징후는 가래가 있거나 없는 기침, 가슴통증, 고열, 호흡곤란이다. 위험요인은 흡연, 천식, 만성폐색성 허파질환, 당뇨병이다. 백신은 지금 원인이 되는 미생물에서만 이용할 수 있다. 그러나 상태는 특히 노인에게서 보통이거나 심각한 수준이다. 치료는 호흡기능지원(산소), 물리요법, 항생제 치료법을 이용한다.

16 각 허파에는 대개 10개의 기관지허파구역이 있다. 각각 구역기관지가 지배하며 결합조직벽에 의해 인접 구역과 분리된다.

17 호기 말에 서 있을 때의 가로막의 지붕은 다섯째갈비연골 높이에 다다른다.

18 허파의 뒤모서리는 척주를 위치한다.

19 양쪽 허파의 꼭대기는 첫째갈비뼈의 앞쪽 끝 위가지 올라간다.

20 깊게 숨을 들이쉴 때, 허파는 콩팥과 가슴벽 사이를 지나간다.

Multiple choice 질문에 맞는 답을 고르시오.

1 기관이 가슴을 통과할 때 인접한 구조가 아닌 것은?

Ⓐ 왼심실
Ⓑ 식도
Ⓒ 대동맥활
Ⓓ 되돌이후두신경
Ⓔ 림프관

2 기관의 상피 유형은?

Ⓐ 각질 단층중층상피
Ⓑ 거짓중층섬모원주상피
Ⓒ 단층원주상피
Ⓓ 중피
Ⓔ 단층입방상피

3 기관에 유입된 흡입한 찌꺼기와 미생물을 깨끗하게 하는 것은?

Ⓐ 섬모의 운동
Ⓑ 잔세포 분비
Ⓒ 기관연골
Ⓓ 장액점액 기관샘
Ⓔ A, B, D가 옳다.

4 왼주기관지를 넘어 지나가는 구조물은?

Ⓐ 대동맥활
Ⓑ 식도
Ⓒ 왼미주신경
Ⓓ 심장의 왼심방
Ⓔ 정답이 없다.

5 오른허파와 접촉하고 있는 구조물이 아닌 것은?

Ⓐ 오른심방
Ⓑ 갈비뼈
Ⓒ 오른심실
Ⓓ 가로막
Ⓔ 대동맥활

6 기도는 허파꽈리까지 도달하는데 대략 몇 번 나누어지는가?

Ⓐ 10~14
Ⓑ 14~17
Ⓒ 17~19
Ⓓ 20~23
Ⓔ 24~27

7 허파의 허파꽈리에서 부분적인 압력은 대략 어느 정도인가?

Ⓐ 10 mmHg
Ⓑ 40 mmHg
Ⓒ 100 mmHg
Ⓓ 150 mmHg
Ⓔ 200 mmHg

8 호흡기도의 어느 구조가 죽은공간(사강)이 아닌가?

Ⓐ 허파꽈리
Ⓑ 기관
Ⓒ 주기관지
Ⓓ 엽기관지
Ⓔ 구역기관지

9 공기통로의 종말부는?

Ⓐ 허파꽈리관
Ⓑ 허파꽈리주머니
Ⓒ 허파꽈리
Ⓓ 호흡세기관지
Ⓔ 종말세기관지

10 2형 허파과리세포의 주요 기능은?

Ⓐ 침입하는 바이러스, 세균 및 곰팡이에 대한 항체를 생산한다.
Ⓑ 허파과리액의 표면장력을 낮춰주는 허파표면활성제를 생산한다.
Ⓒ 세균과 흡입한 찌거기를 집어삼켜서 허파문까지 이동시킨다.
Ⓓ 허파모세혈관과 허파꽈리의 공기 사이에서 가스교환에 관여한다.
Ⓔ 몸을 위해서 산소를 생산한다.

11 흡입한 이물질과 미생물을 집어삼키는 일을 담당하는 허파꽈리의 상피는?

Ⓐ 허파꽈리 큰포식세포
Ⓑ 1형허파세포
Ⓒ 허파꽈리상피세포
Ⓓ 2형허파세포
Ⓔ 잔세포

12 섭취한 물질을 갖고 있는 허파꽈리 큰포식세포는 어디로 이동하는가?

Ⓐ 식도
Ⓑ 문림프절
Ⓒ 후두
Ⓓ 벽쪽가슴막
Ⓔ 심장

13 혈흉은 어떤 상태의 임상용어인가?

Ⓐ 가슴막주머니에 있는 공기
Ⓑ 구역기관지에 있는 혈액
Ⓒ 가슴막주머니에 있는 고름
Ⓓ 기관에 있는 혈액
Ⓔ 가슴막주머니에 있는 혈액

14 허파꽈리 산소는 모세혈관의 혈액에 도달하기 위해서 확산해야 하는 데 통과하는 거리는 대략 어느 정도 되는가?

Ⓐ 0.1㎛ 이하
Ⓑ 1~2㎛
Ⓒ 5~10㎛
Ⓓ 10~100㎛
Ⓔ 1㎜

기흉

Pneumothorax

가슴막주머니 내 압력은 정상적으로 대기의 압력보다 낮다. 이것은 허파와 가슴벽 사이에서 어떠한 직접적인 물리적 부착 없이 가슴벽운동이 허파를 팽창시키고 가스를 배출하게 한다. 가슴막안은 묽은 액채가 얇게 퍼져 있어 허파운동 시 윤활작용을 하게 한다. 가슴이나 허파를 덮고 있는 가슴막에 구멍이 나면 공기가 가슴막주머니로 들어와 가슴막내의 압력이 대기의 압력과 같게 된다(기흉). 이때 허파는 허탈이 와서 효과적인 환기가 이루어지지 않는다. Flap valve (판막이 펄럭거리면)가 발달하면, 가슴막주머니의 압력은 대기의 압력보다 높아져(긴장공기가슴증), 환자는 허파의 환기가 안 되고, 심장으로 정맥이 돌아오지 못해 즉시 사망에 이른다.

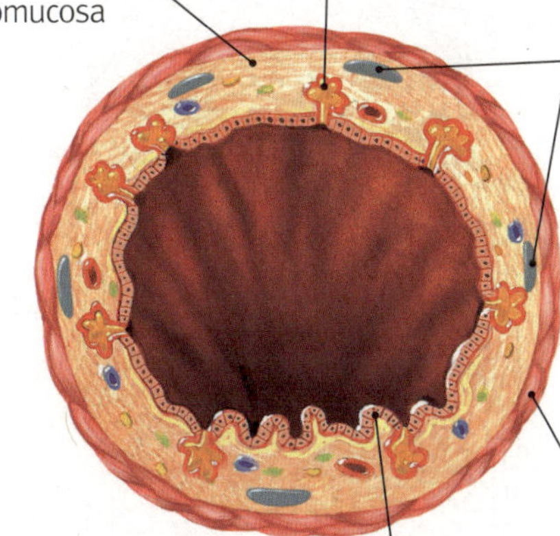

기관지-가로단면 Bronchus—cross-section

기관지는 기관으로부터 허파까지 공기를 운반한다. 2개의 주기관지는 엽기관지로 나뉘고, 더 나누어져 보다 작은 기관지, 세기관지로 나뉘어, 마지막으로 허파꽈리의 공기주머니에서 끝난다.

Color and label

i) 기관을 빨간색으로 아래기관지를 파란색으로 색칠하세요.

기관 및 기관지의 위치—앞모습
Trachea and Bronchi in situ
—anterior view

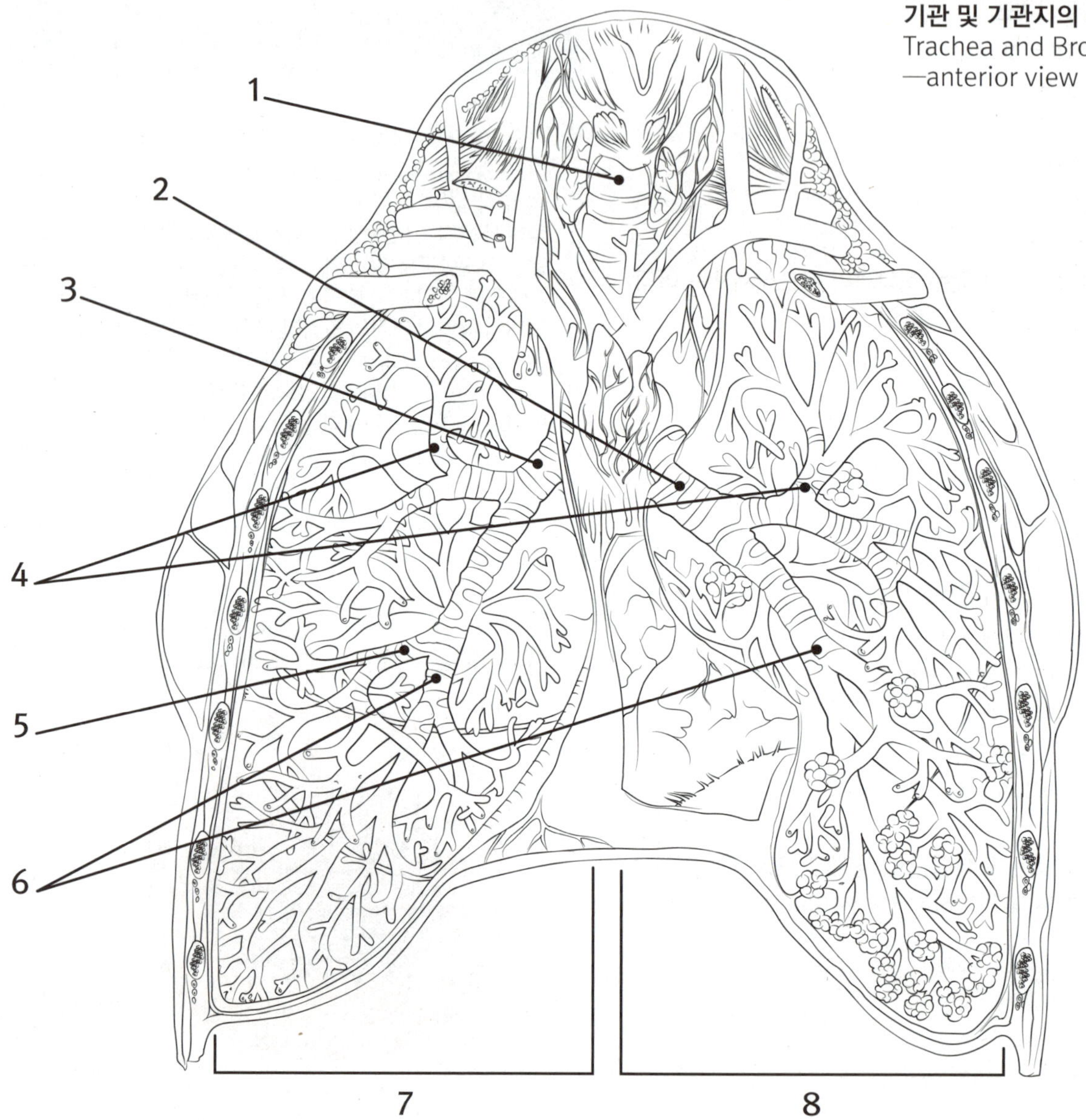

ii) 그림과 일치하는 용어를 찾아 빈칸에 해당 번호를 쓰시오.

오른일차(주)기관지(Right primary bronchus)	☐	중간엽기관지(Middle lobar bronchus)	☐
왼일차(주)기관지(Left primary bronchus)	☐	오른허파(Right lung)	☐
기관(Trachea)	☐	아래엽기관지(Inferior lobar bronchi)	☐
왼허파(Left lung)	☐	위엽기관지(Superior lobar bronchi)	☐

iii) 그림에 표시된 구조의 이름을 쓰시오.

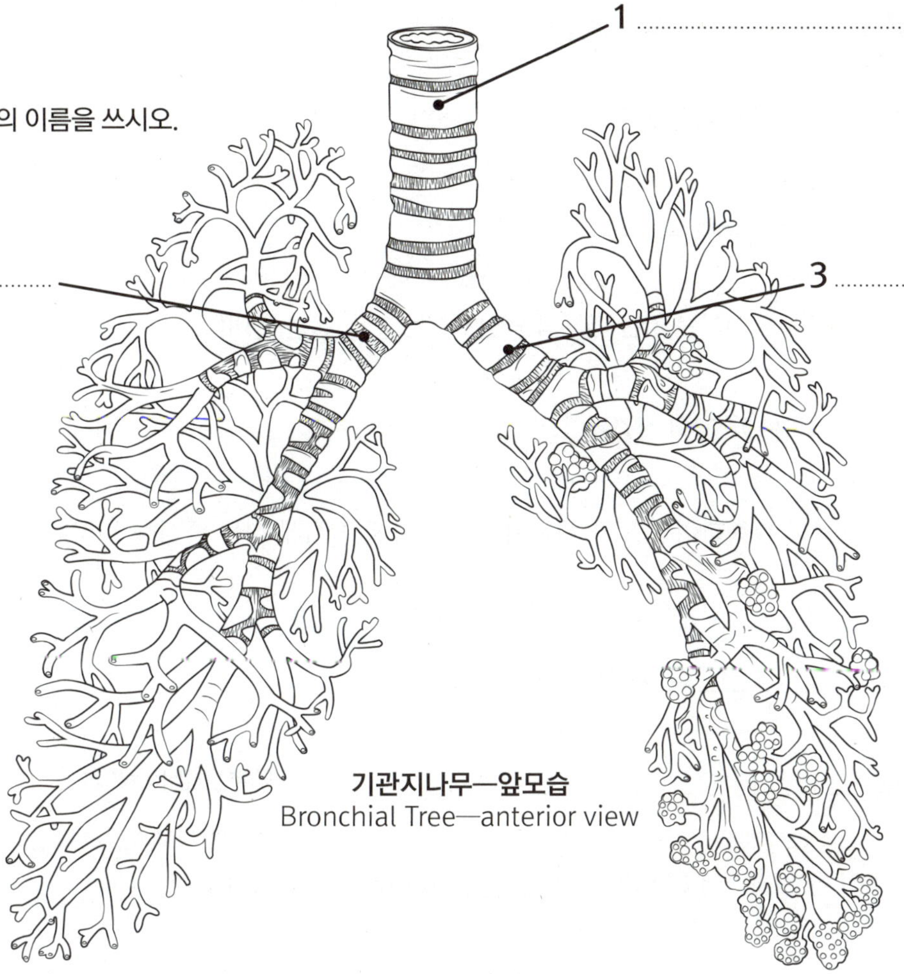

기관지나무—앞모습
Bronchial Tree—anterior view

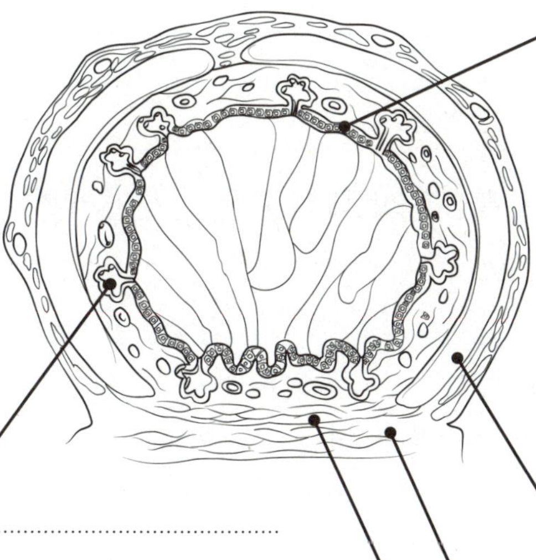

기관—가로단면
Trachea—cross-sectional view

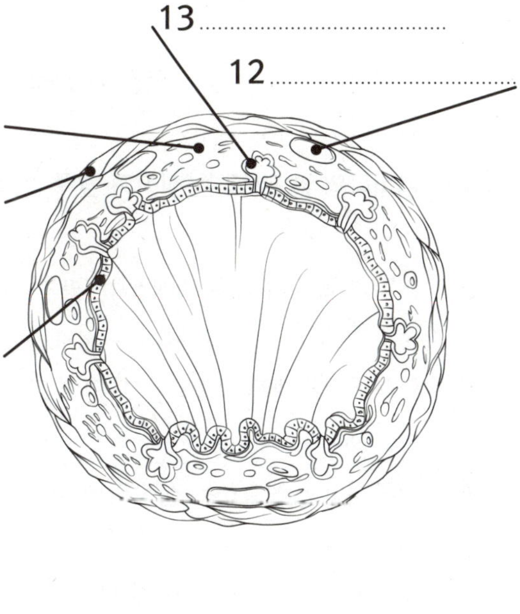

기관지—가로단면
Bronchus—cross-sectional view

Fill in the blanks 빈칸에 알맞은 답을 쓰시오.

1 기관의 뒤쪽 벽을 형성하는 얇은 민무늬근육은 __________ 이다.

2 기관 바로 뒤에 있는 구조물은 __________ 이다.

3 기관이 갈라지는 곳에 위치하는 기관 내부의 능선구조는 __________ 이다.

4 기관을 따라서 올라가는 두 개의 신경은 __________ 이다.

5 기도의 민무늬근육이 수축하여 기도가 좁아지고 호흡이 짧아지게 하는 증상을 나타내는 흔한 의학적인 용어는 __________ 이다.

6 대부분의 폐암은 __________ 상피로부터 기원한다.

7 벽쪽가슴막은 __________, __________, __________, __________ 부분으로 나뉜다.

8 오른쪽 가슴벽이 칼로 찔리면 허파의 __________ 엽을 관통할 가능성이 높다.

9 왼쪽 위엽의 혀모양으로 돌출한 돌기는 심장과 앞쪽 가슴벽사이를 지나는데 이를 __________ 라고 한다.

10 각 허파의 __________ 엽은 가로막의 지붕위에 위치한다.

11 왼허파의 앞모서리는 심장이 앞쪽 가슴벽을 향하여 확장되어 나타나는 특징이 있는데 이를 __________ 라고 한다.

12 허파의 꼭대기 바로 위에 있는 벽쪽복막을 __________ 라고 한다.

13 오른수평틈새를 나타내는 표면의 표지는 __________ 갈비연골을 지나는 수평선이다.

14 오른허파와 접촉하는 심장의 부위는 __________ 이다.

15 깊은 흡기 시 허파의 아래모서리는 __________ 가슴막과 __________ 가슴막 사이의 오목이 있는 곳까지 내려간다.

16 공기를 전도하는 마지막 전도부의 구조는 __________ 다.

17 허파꽈리의 산소는 혈액에 도달하기 위하여 _________, _________, _________을 지나서 확산된다.

18 _________세기관지는 이들의 벽을 따라 일부 허파꽈리가 붙어 있다.

19. 아래호흡기도의 림프절은 _________, _________, _________, _________림프절군으로 나뉜다.

20 허파에 있는 가장 많이 있는 세포유형은 _________이다.

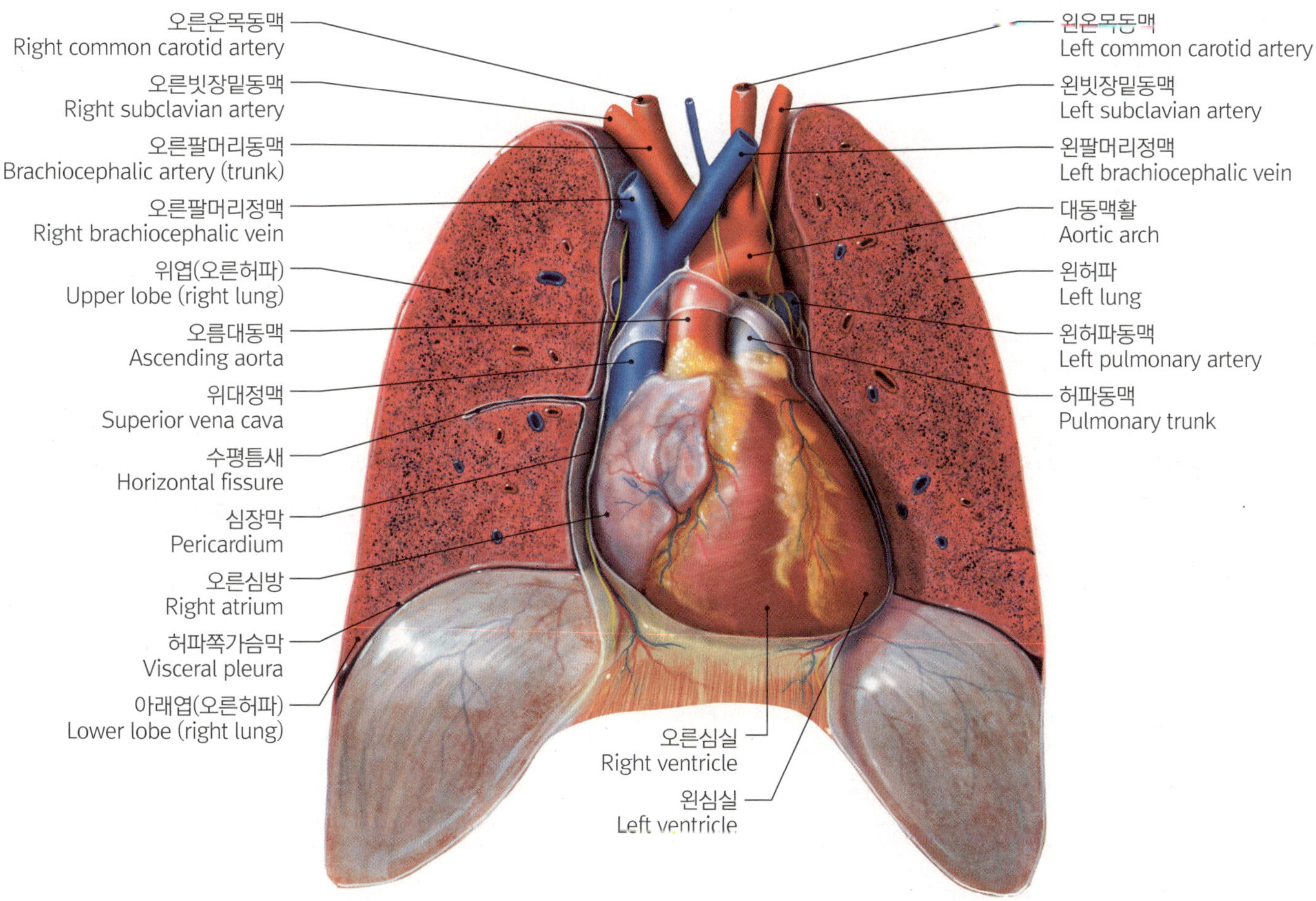

허파와 심장—앞모습
Lungs and Heart—anterior view

심장은 두 허파 사이에 있는 부위인 가슴세로칸에 위치한다. 심장과 허파는 두 기관을 연결하는 허파혈관과 함께 허파순환에서 서로 작용한다.

Match the statement to the reason 각각의 문장과 이유가 타당한 것끼리 연결하시오.

1 기관의 뒤쪽벽은 부드럽고 잘 변형될 수 있다. 그 이유는...

2 흡입한 이물질은 왼쪽의 일차기관지와 아주 다르므로 오른허파에 위치할 가능성이 있다. 그 이유는...

3 큰 기도는 대동맥으로부터 분지한 자신의 동맥(기관지동맥)으로부터 공급을 받는다. 그 이유는...

4 림프절은 주요 기도를 따라 위치한다. 그 이유는...

5 가슴막안으로의 공기 유입은 심각한 결과를 초래한다. 그 이유는...

a 허파동맥의 혈액은 몸의 조직을 통하여 지나간 후에 산소가 부족하게 된다. 큰 기도의 벽은 너무 두꺼워 기도로부터 벽의 조직으로 직접 확산을 할 수 없게 된다.

b 대부분의 병원성미생물(바이러스, 세균, 곰팡이)은 흡입한 공기에 의하여 허파에 도달한다.

c 오른일차기관지는 왼일차기관지보다 넓고 수직으로 위치한다.

d 가슴막압력과 바깥의 대기압력과의 균형은 허파의 허탈을 일으킬 것이다.

e 삼킬 때 위가슴우리문의 뼈로된 고리(첫째 갈비뼈와 첫째등뼈) 안쪽에 있는 식도가 팽창할 수 있도록 공간이 있어야 한다.

1 갈비가로막오목은 필요한 잠재적인 공간이다. 그 이유는...

2 허파의 표지는 서서 방사선사진을 찍었을 때 아래엽에서 명확하게 나타난다. 그 이유는...

3 폐암은 자주 허파문 가까이서 관찰된다. 그 이유는...

4 의미있는 가스교환이 일어나지 않는 것을 해부학적 죽은공간(사강)이라고 한다. 그 이유는...

5 허파 꼭대기의 종양은 팔의 신경손상을 일으킨다. 그 이유는...

a 허파가 확장하려면 아래엽의 아래모서리가 들어갈 공간이 필요하다.

b 허파 꼭대기는 팔신경얼기의 아래쪽 뿌리앞을 지나간다.

c 어떠한 허파꽈리도 공기를 전달하는 전도부에서는 관찰할 수 없다.

d 보다 큰 기도는 암을 유발할 수 있는 넓은 표면적을 갖고 있다.

e 똑바로 서 있을 때 허파정맥에 혈액이 가득 찬다.

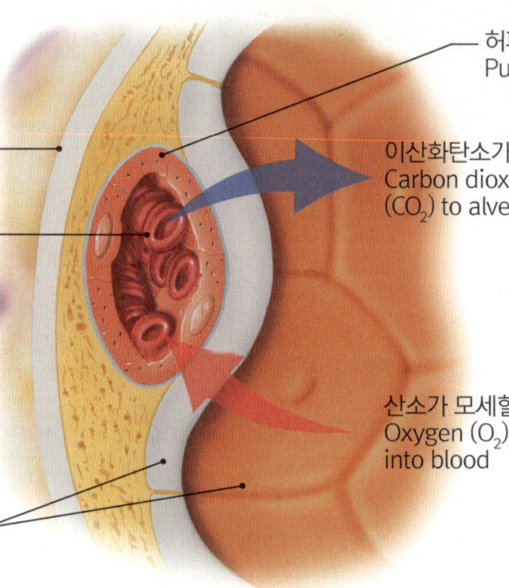

가스교환 Gas Exchange

가스교환은 허파의 허파꽈리에서 일어난다. 흡입한 공기내 산소는 모세혈관그물을 통한 혈류로 들어가기 위하여 각 허파꽈리 사이의 얇은 사이막을 통하여 확산된다. 동시에 산소가 부족한 혈액으로 나온 이산화탄소는 호기 시 허파로부터 배출하기 위하여 공기주머니의 사이막을 통하여 확산한다.

Color and label

호흡계통—앞모습
Respiratory System—anterior view

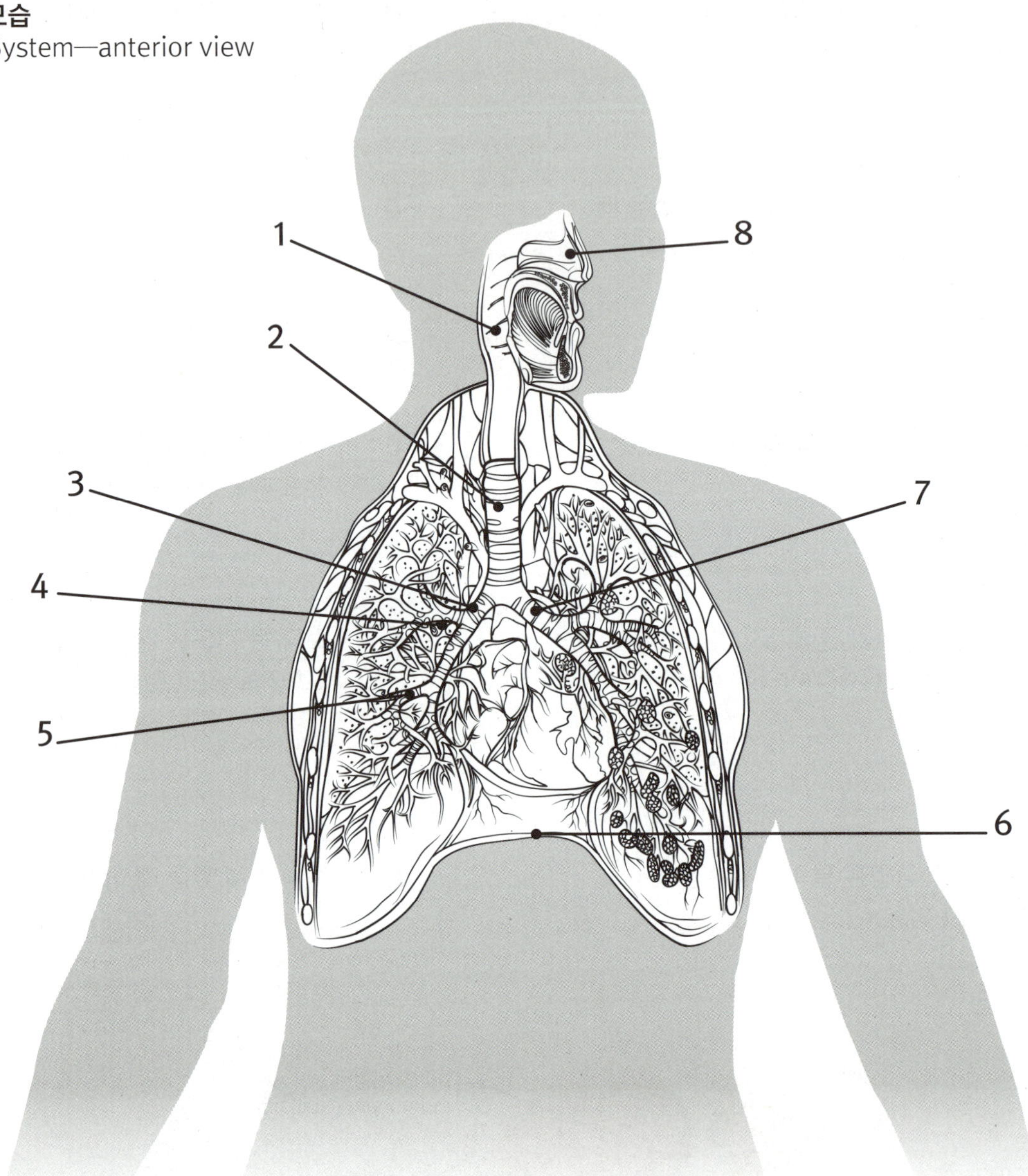

i) 그림과 일치하는 용어를 찾아 빈칸에 해당 번호를 쓰시오.

오른일차(주)기관지(Right primary bronchus)	☐	중간엽기관지(Middle lobar bronchus)	☐
기관(Trachea)	☐	위엽기관지(Superior lobar bronchus)	☐
인두(Pharynx)	☐	코안(Nasal cavity)	☐
가로막(Diaphragm)	☐	왼일차(주)기관지(Left primary bronchus)	☐

ii) 그림에 표시된 구조의 이름을 쓰시오.

iii) 배곧은근을 빨강색으로 색칠하세요.

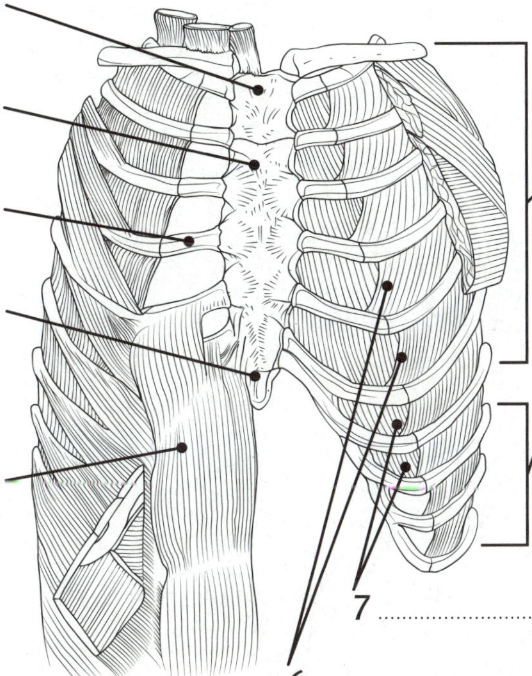

호흡근:
갈비사이근—앞모습
Respiratory Muscles: Intercostal Muscles—anterior view

호흡계통의 윗부분—시상면
Upper Part of the Respiratory System—sagittal view

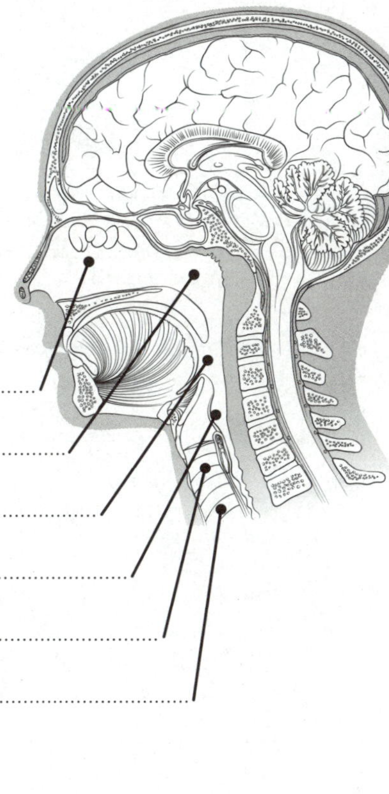

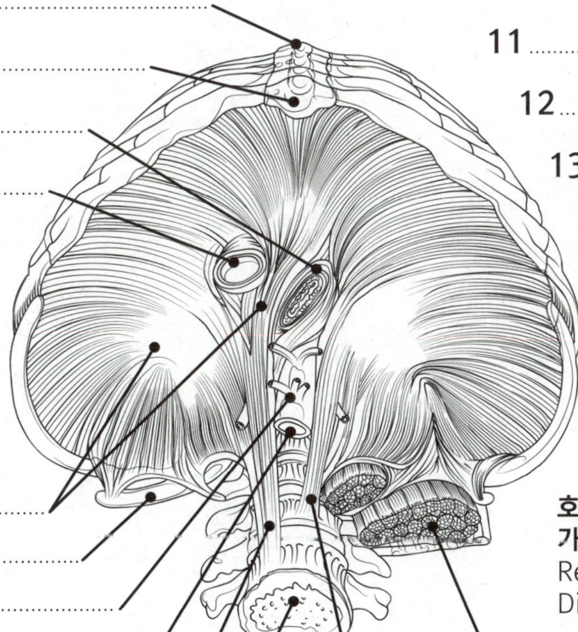

호흡근:
가로막—아래모습
Respiratory Muscles: Diaphragm—inferior view

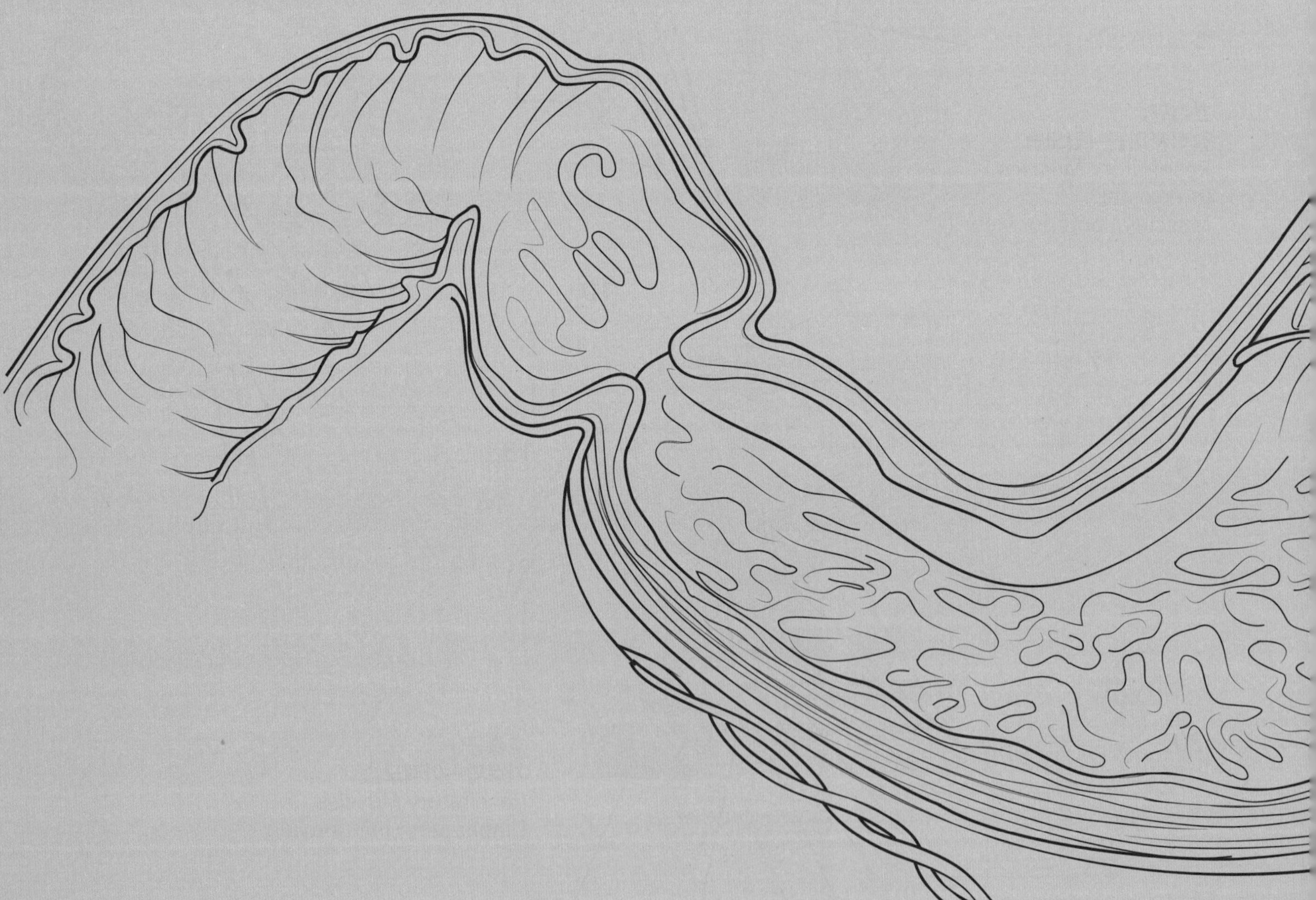

6

소화계통

THE DIGESTIVE SYSTEM

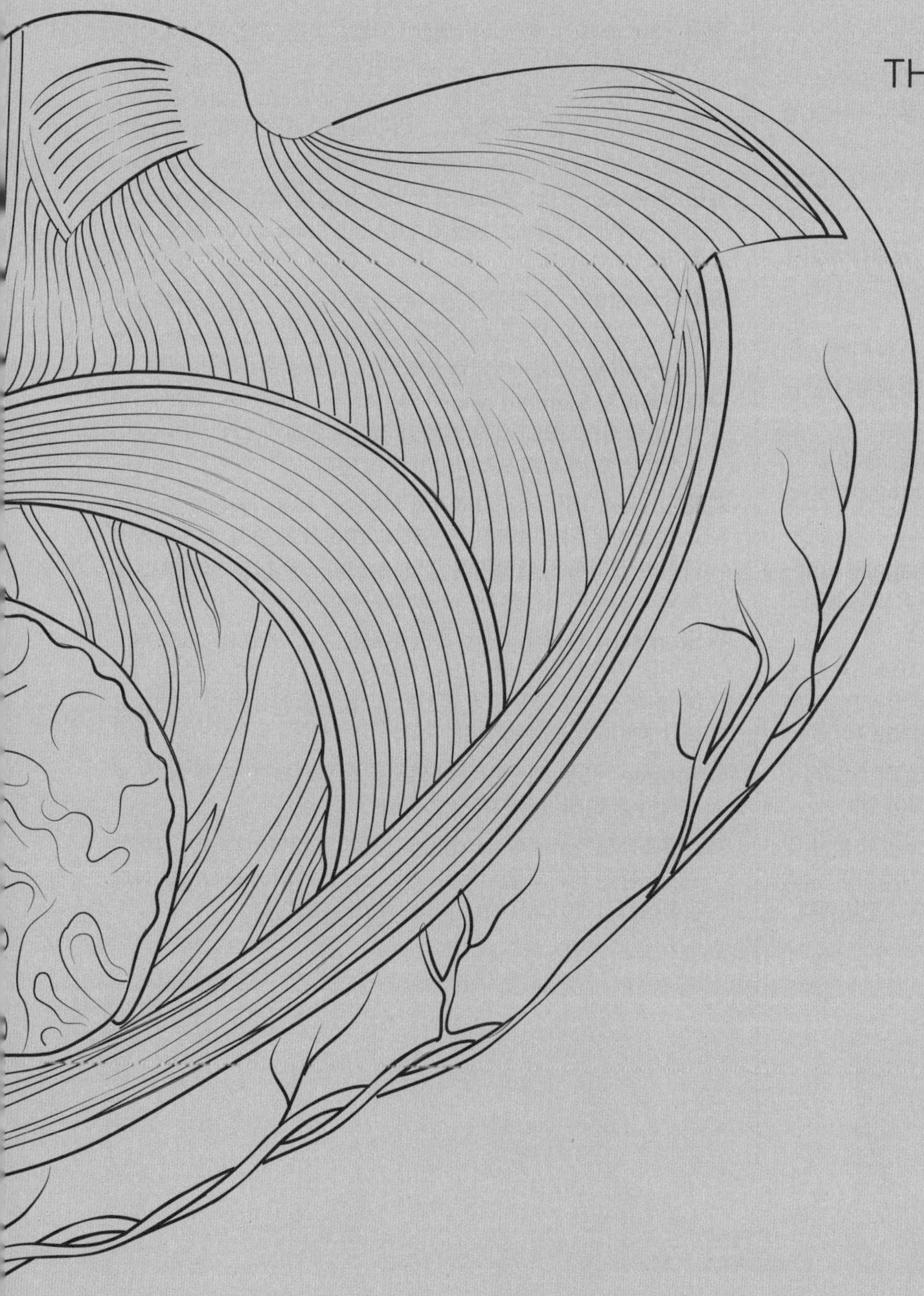

소화계통

The Digestive System

소화계통은 음식의 섭취, 음식에 들어 있는 복잡한 분자의 기계적 그리고 화학적인 분해, 단순한 음식의 화학물질(단당류, 지방, 아미노산)의 흡수, 노폐물의 배출에 관여한다. 이 계통은 입안에서 항문까지 이어지며, 소화기도(식도, 위, 작은창자, 큰창자)와 소화기도에 분비하는 부속샘구조(침샘, 간, 이자)로 나뉜다.

주요 용어(key terms)

막창자꼬리 Appendix 막창자꼬리는 막힌 관으로서 길이는 약 10㎝이며 막창자에 열려 있다. 막창자의 정맥배출의 폐색과 염증은 막창자염을 일으킨다.

오름잘록창자 Ascending colon 막창자와 오른잘록창자굽이 사이에 있는 큰창자의 일부

막창자 Cecum 큰창자의 막혀 있는 시작부위이다. 돌창자 종말부위와 연결되고, 막창자꼬리와 연결된 구멍이 위치한다. 오름결장과 이어져 있다.

샘창자 Duodenum 작은창자의 C자 모양의 구조로서 이자의 머리를 둘러싸고 있다. 4부분으로 구분되고, 2번째 부분은 온담관, 주이자관, 덧이자관이 열려 있다.

식도 Esophagus 목구멍과 위를 연결하는 근육성인 관이다.

쓸개 Gallbladder 주머니같은 구조로서 간의 내장면에 있는 오목에 위치한다.

위식도연결부 Gastroesophageal (cardioesophageal) junction 식도의 배부위와 위의 들문과의 연결부이다. 날문과 달리 근육성 조임근이 없다.

돌창자 Ileum 작은창자의 마지막 부분이다. 돌창자의 벽은 빈창자보다 두껍거나 혈관이 많이 분포하지 않는다. 비타민 B_{12}가 흡수되는 중요한 곳이고, 림프조직(파이어반)이 풍부하다.

빈창자 Jejunum 작은창자의 중간부분이다. 영양소의 주요 흡수부위이며, 혈관이 풍부하며 점막주름이 잘 발달되어 있다.

간 Liver 몸에서 가장 큰 샘이다. 혈장단백질, 응고인자 생산 및 소화기로부터 흡수한 영양소를 처리하고 독소를 해독하며 글리코겐을 저장하고, 소화기의 지방을 유화하는 담즙을 분비한다.

이자 Pancreas 내분비와 외분비 기능을 하는 혼합샘이다. 췌장섬은 인슐린, 글루카곤, 소마토스타틴을 분비하는 내분비 부분이고, 외분비 부분은 소화를 위한 프로테아제(단백질분해효소), 아밀라아제(다당류분해효소), 리파아제(지방분해효소)를 분비한다.

날문 Pylorus 위의 몸체에 연결되는 부분의 날문방(antrum)과 샘창자쪽에 연결되는 부분의 날문관(pyloric canal)으로 구분된다.

곧창자 Rectum 큰창자의 일부분으로서 길이 12㎝로 구불잘록창자와 항문관 사이에 위치한다. 위쪽부분에는 곧창자가로주름이 위치하고 아래의 확장된 부분에는 곧창자팽대가 위치한다.

구불잘록창자 Sigmoid colon 큰창자의 S자 모양의 잘록창자이다. 골반가장자리에서 엉치뼈의 중간부분까지 위치한다. 배막부착 부분에는 잘록창자간막이 붙어 있다.

지라 Spleen 배의 왼위사분역에 위치하는 림프기관이다. 가로막과 접촉하는 가로막면이 있으며, 위와 이자의 꼬리, 왼잘록창자굽이와 접촉하는 내장면이 있다. 노쇠하고 손상된 적혈구의 재활용과 혈액찌꺼기를 깨끗하게 제거한다.

위 Stomach 음식을 균질화하고 화학적으로 처리하는 기관이다. 두꺼운 근육성 벽으로 음식을 휘젓고 산을 분비하여 멸균시키며, 화학적으로 음식을 소화시키고, 효소를 분비하여 단백질은 작은 펩타이드로 분해한다.

혀 Tongue 씹을 때 입안에서 음식을 이동시키고, 말을 할 때 필수적인 잘 움직이는 근육성 기관이다.

가로잘록창자 Transverse colon 오른, 왼 잘록창자굽이 사이에 위치하는 큰창자의 일부분이다. 큰그물막의 뒤에 부착하며 가로잘록창자간막이라고 하는 창자간막이 붙어 있다.

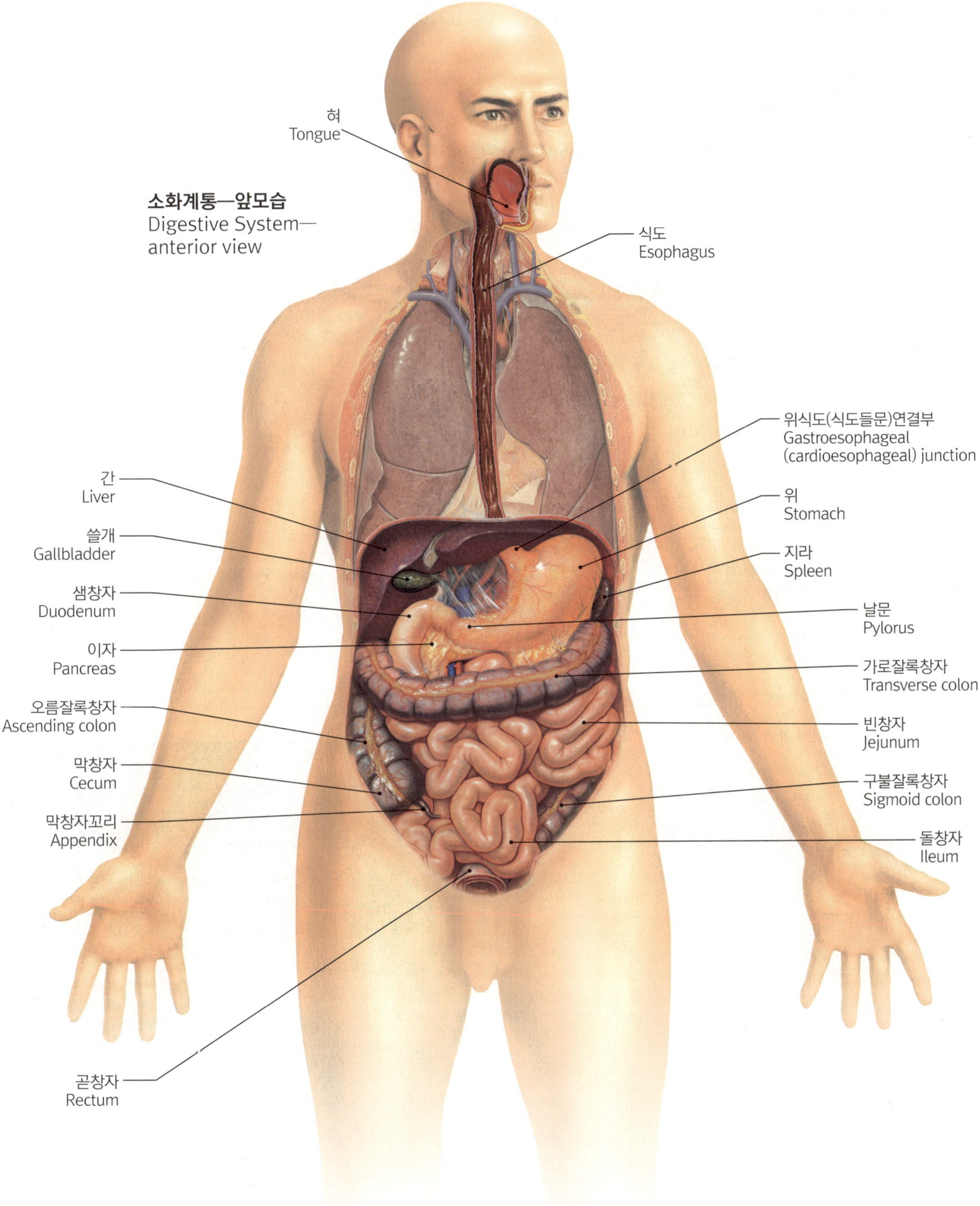

소화계통—앞모습
Digestive System—anterior view

True or false 문장의 설명이 옳으면 T, 옳지 않으면 F로 표시하시오.

1 모든 큰침샘은 입안의 바닥에 열려 있다.

2 확장이 되었을 때, 턱밑샘은 턱뼈각의 안쪽과 앞쪽에서 만질 수 있다.

3 성인의 치식은 입의 1/4에 8개씩의 치아가 있다.

4 각 치아의 치아관은 치수공간을 둘러싸고 있는 얇은층의 상아질로 구성된다.

5 앞니는 끌모양이며, 음식을 자르기에 알맞게 되어 있다.

6 사랑니는 14세 정도에 나온다.

7 치아의 치수공간은 혈관과 신경이 위치한다.

8 치아는 아래턱과 위턱에 섬유로 고정되어 있는데, 이를 못박이관절이라고 하며 섬유로 연결되므로 섬유관절이라고 한다.

9 혀편도는 혀의 앞쪽 1/3을 덮고 있다.

10 혀는 목뿔혀근의 수축에 의하여 올라간다.

11 입천장혀근은 삼킬 때 혀와 물렁 입천장을 끌어 당긴다.

12 혀의 근섬유는 서로 직각을 이루며 3가지 방향(수직, 가로, 세로 방향)으로 배열되어 있다.

침샘결석증
Salivary gland calculi (sialolithiasis)

결석은 염이 용액에 침전될 때 큰침샘에서 형성되는데 이를 침샘결석증이라고 한다. 결석은 턱밑샘의 도관에서 발생하며, 관찰이 될 때는 입의 바닥에서 만져진다. 증상은 결석이 있는 부위의 통증과 부종이 나타난다. 결석은 음식에 대한 생각, 시각, 후각에 의한 자극 시 더욱 악화된다. 치료는 함수, 비스테로이드성 항염증약, 마사지, 초음파를 이용하여 결석을 조각내는 방법 또는 외과적인 수술에 의하여 제거한다.

13 혀의 가로근육섬유는 혀를 좁게 하여 더 길고 두껍게 한다.	
14 성곽유두는 가운데 융기한 부분 주위로 얕은 해자가 있는 구조의 유두이다.	
15 실유두는 작은 버섯과 같은 모양의 유두이다.	
16 입의 바닥에는 귀밑샘이 위치한다.	
17 식도는 기관의 부드러운 뒤벽을 압박함으로써 삼킬 때 확장된다.	
18 식도는 전 길이를 따라 뼈대근육이 위치한다.	
19 식도는 바로 왼심실의 뒤에 위치한다.	

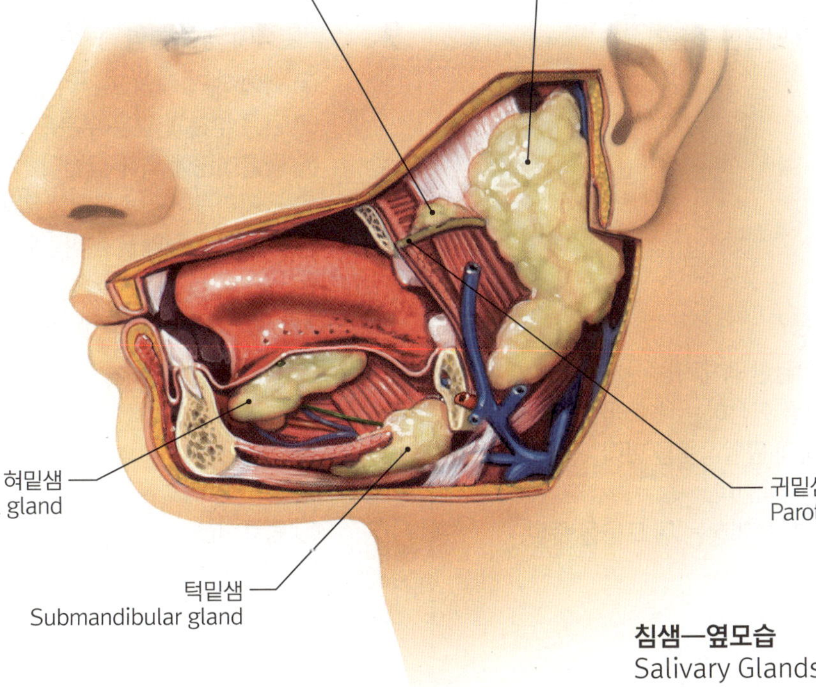

침샘—옆모습
Salivary Glands—lateral view

주요 침샘은 바깥귀의 앞과 아래에 위치하는 귀밑샘, 각각 입의 바닥과 턱뼈각 아래에 위치하는 혀밑샘과 턱밑샘이 있다.

Multiple choice 질문에 맞는 답을 고르시오.

1 젖니에 대한 설명이 맞는 것은?
Ⓐ 대개 태어날 때 나타난다.
Ⓑ 작은어금니도 속한다.
Ⓒ 큰어금니는 처음 나온다.
Ⓓ 총 20개이다.
Ⓔ 마지막 큰어금니는 사랑니(지치)라고 한다.

2 어느 유형의 치아가 음식을 파쇄하는 데 가장 적합한가?
Ⓐ 앞니
Ⓑ 송곳니
Ⓒ 열육치
Ⓓ 작은어금니
Ⓔ 큰어금니

3 어느 유형의 치아가 뿌리가 3개인가?
Ⓐ 위턱의 큰어금니
Ⓑ 첫째 작은어금니
Ⓒ 송곳니
Ⓓ 가쪽 앞니
Ⓔ 젖니의 큰어금니

4 인간의 치아에서 가장 단단한 것은?
Ⓐ 상아질
Ⓑ 거짓상아질
Ⓒ 에나멜질
Ⓓ 치수
Ⓔ 치아주위인대

5 침의 기능이 아닌 것은?
Ⓐ 맛을 내는 분자를 위한 액체기능
Ⓑ 삼키기 위한 식괴를 형성하는 데 도움을 준다.
Ⓒ 말을 하기 위한 입의 윤활작용을 한다.
Ⓓ 단백질의 소화를 시작한다.
Ⓔ 빨대 주위를 단단히 봉인하는 데 도움을 준다.

6 입의 바닥에 있는 혀밑유두에 열려 있는 것은?
Ⓐ 턱밑샘도관
Ⓑ 귀밑샘도관
Ⓒ 혀밑샘도관
Ⓓ 코눈물관
Ⓔ 입천장편도관

7 혀밑샘에 대한 설명 중 옳은 것은?
Ⓐ 바깥귀 앞에 위치한다.
Ⓑ 오직 한 개의 도관이 있다.
Ⓒ 혀밑주름 깊은 곳에 위치한다.
Ⓓ 둘째큰어금니 반대쪽에 도관이 열린다.
Ⓔ 혀밑신경이 지배한다.

8 귀밑샘에 대한 설명 중 옳은 것은?
Ⓐ 얼굴신경이 가로로 지나간다.
Ⓑ 턱뼈각 안쪽에 위치한다.
Ⓒ 속목동맥이 이 곳에 묻혀 있다.
Ⓓ 도관이 깨물근을 뚫고 간다.
Ⓔ 수두에 걸렸을 때 커진다.

9 턱밑샘에 대한 설명 중 옳은 것은?
Ⓐ 뺨에 여러 개의 도관이 열려 있다.
Ⓑ 얕은 부분과 깊은 부분으로 되어 있다.
Ⓒ 턱끝혀근에 의해 나뉜다.
Ⓓ 둘째위큰어금니 근처에 열린다.
Ⓔ 순수하게 점액을 분비한다.

10 혀를 앞으로 튀어나오게 하는 근육은?
Ⓐ 목뿔혀근
Ⓑ 턱목뿔근
Ⓒ 붓혀근
Ⓓ 입천장혀근
Ⓔ 턱끝혀근

11 혀끝이 입천장을 접촉하게 하는 혀 자체의 근육은?

Ⓐ 가로근
Ⓑ 목뿔혀근
Ⓒ 붓혀근
Ⓓ 위세로근
Ⓔ 아래세로근

12 입천장혀활과 입천장인두활 사이에서 관찰되는 구조물은?

Ⓐ 혀편도
Ⓑ 입천장편도
Ⓒ 코인두편도
Ⓓ 혀밑샘
Ⓔ 후두덮개

13 혀와 후두덮개 사이에 있는 공간의 이름은?

Ⓐ 후두덮개계곡
Ⓑ 혀오목
Ⓒ 편도오목
Ⓓ 후두입구
Ⓔ 귀인두관

14 분계고랑 바로 앞에 위치하는 혀유두는?

Ⓐ 잎새유두
Ⓑ 성곽유두
Ⓒ 버섯유두
Ⓓ 실유두
Ⓔ 입천장유두

15 혀의 막구멍의 발생학적 중요성은?

Ⓐ 귀밑샘의 기원 부위
Ⓑ 목동굴의 기원 부위
Ⓒ 갑상샘의 기원 부위
Ⓓ 보습코기관의 위치를 표시
Ⓔ 모든 맛수용체가 모이는 부위

16 삼킬 때 기도를 보호하는 구조물은?

Ⓐ 목젖
Ⓑ 코인두주름
Ⓒ 혀밑주름
Ⓓ 입천장혀주름
Ⓔ 후두덮개

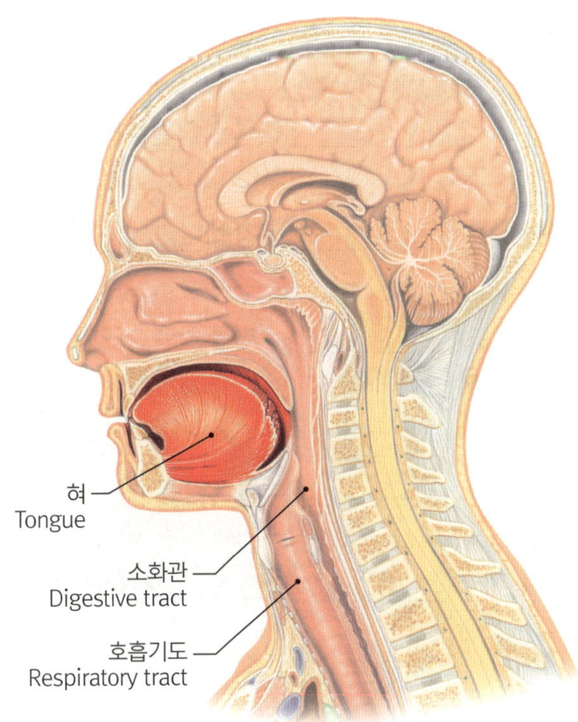

입—시상면 Mouth—sagittal view

입은 물렁입천장과 단단입천장이 천장을 이루고 있고, 바닥은 혀가 위치한다. 앞쪽으로는 입술틈새로부터 시작하여 뒤쪽으로는 입인두까지 이어져 있다.

Fill in the blanks 빈칸에 알맞은 답을 쓰시오.

1 ____________ 치아는 음식을 움켜쥐는 데 적합하다.

2 치아뿌리는 ____________ 에 의하여 위턱뼈 또는 아래턱뼈에 고정된다.

3 ____________ 치아는 2개의 뿌리를 갖고 있다.

4 위턱의 치아는 삼차신경의 ____________ 가지의 지배를 받고 있다.

5 아래턱의 치아는 삼차신경의 ____________ 가지의 지배를 받고 있다.

6 ____________ 귀밑샘은 종종 귀밑샘관의 위쪽 모서리를 따라 위치한다.

7 ____________ 근육은 턱밑샘을 얕은 부분과 깊은 부분으로 나눈다.

8 ____________ 신경의 ____________ 가지는 턱밑샘과 혀밑샘에 의하여 효소가 풍부한 침의 분비를 자극한다.

9 ____________ 는 혀를 앞쪽 2/3와 뒤쪽 1/3로 나눈다.

10 ____________ 근육은 혀를 뒤로 잡아들인다.

11 ____________ 활은 물렁입천장과 혀를 연결한다.

12 입천장편도오목은 ____________ 와 ____________ 활 사이에 위치한다.

13 인두의 내용물을 압박하여 밀어내는 3개의 근육은 ____________ 이다.

14 ____________ 신경은 식도 근육을 공급한다.

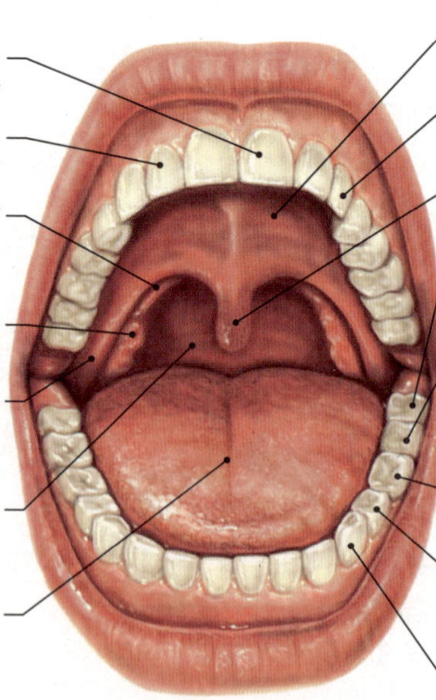

입—앞모습 Mouth—anterior view

입은 치아 회랑 외부의 전정과 치아 내부의 진성 공동으로 구성된다. 연구개는 가운데의 정중선으로 이어져 목젖이 매달려 있다.

Match the statement to the reason 각각의 문장과 이유가 타당한 것끼리 연결하시오.

1 치아부식은 위턱뼈와 아래턱뼈의 농양을 초래한다. 그 이유는...

2 입천장편도의 농양은 입의 뒤쪽을 폐색시킬 수 있다. 그 이유는...

3 치아의 소실은 턱뼈의 이틀모서리를 부식시킬 수 있다. 그 이유는...

4 귀밑샘의 암은 얼굴근육의 마비를 초래할 수 있다. 그 이유는...

5 한쪽편의 혀마비는 마비된 쪽으로 돌출된 혀가 이탈할 수 있다. 그 이유는...

6 침에는 아밀라아제 효소가 함유되어 있다. 그 이유는...

7 귀밑샘관의 결석은 뺨에서 만질 수 있다. 그 이유는...

a 입인두잘록은 입안에서 비교적 좁은 부분이다.

b 치아관이 없으면 이틀뼈의 얇은모서리에 대한 압력이 증가할 것이다.

c 전분의 소화와 흡수는 입에서 일부 분해가 시작된다면 최적일 것이다.

d 각 치아의 치수공간은 이틀관과 교통한다.

e 도관은 볼근을 관통하여 둘째큰어금니의 치아관 반대편에 열린다.

f 정상적인 쪽의 턱끝혀근은 정중선을 가로질러 혀를 민다.

g 얼굴신경은 귀밑샘을 통하여 지나가므로 손상받기 쉽다.

Color and label

i) 그림에 표시된 구조의 이름을 쓰시오.

1 ....
2 ....
3 ....
4 ....
5 ....
6 ....
7 ....
8 ....
9 ....

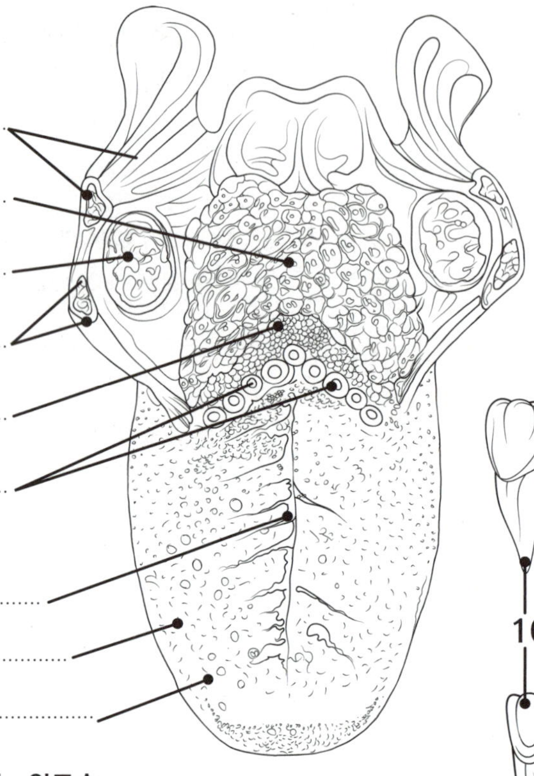

혀—위모습
Tongue—superior view

치아—개별
Teeth—individual

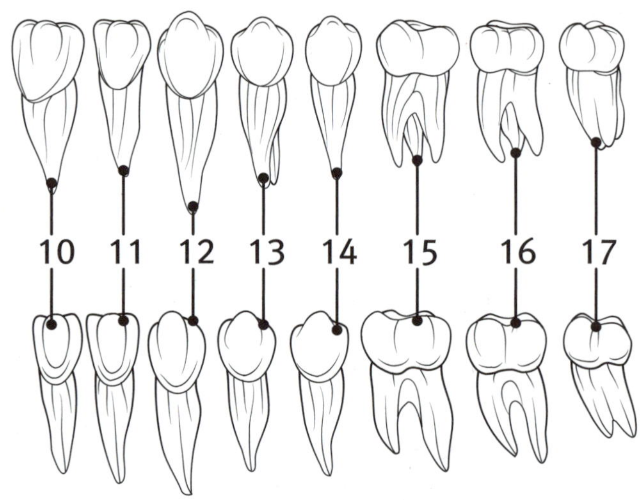

위에 답변을 작성

10 ....
11 ....
12 ....
13 ....
14 ....
15 ....
16 ....
17 ....

18 ....
19 ....
20 ....
21 ....
22 ....
23 ....
24 ....
25 ....
26 ....

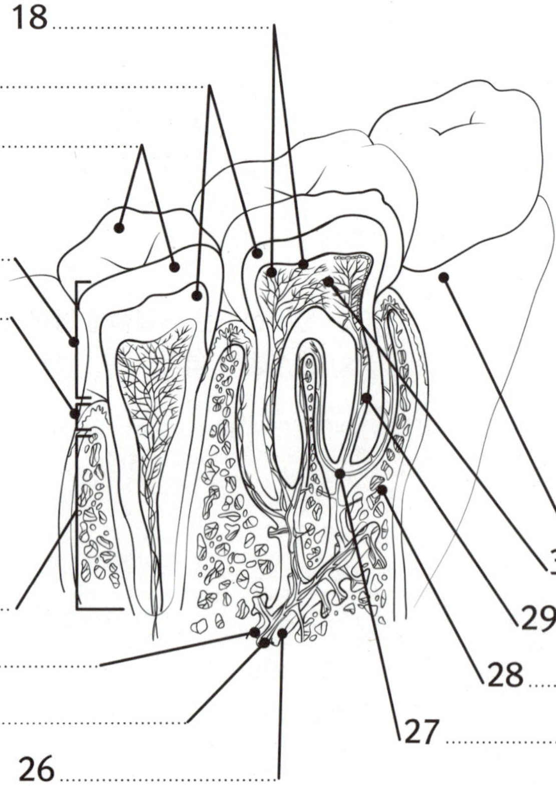

치아—세로단면
Teeth—longitudinal section

27 ....
28 ....
29 ....
30 ....
31 ....

입안과 침샘—앞모습
Oral Cavity and Salivary Glands—anterior view

ii) 그림에 표시된 구조의 이름을 쓰시오.

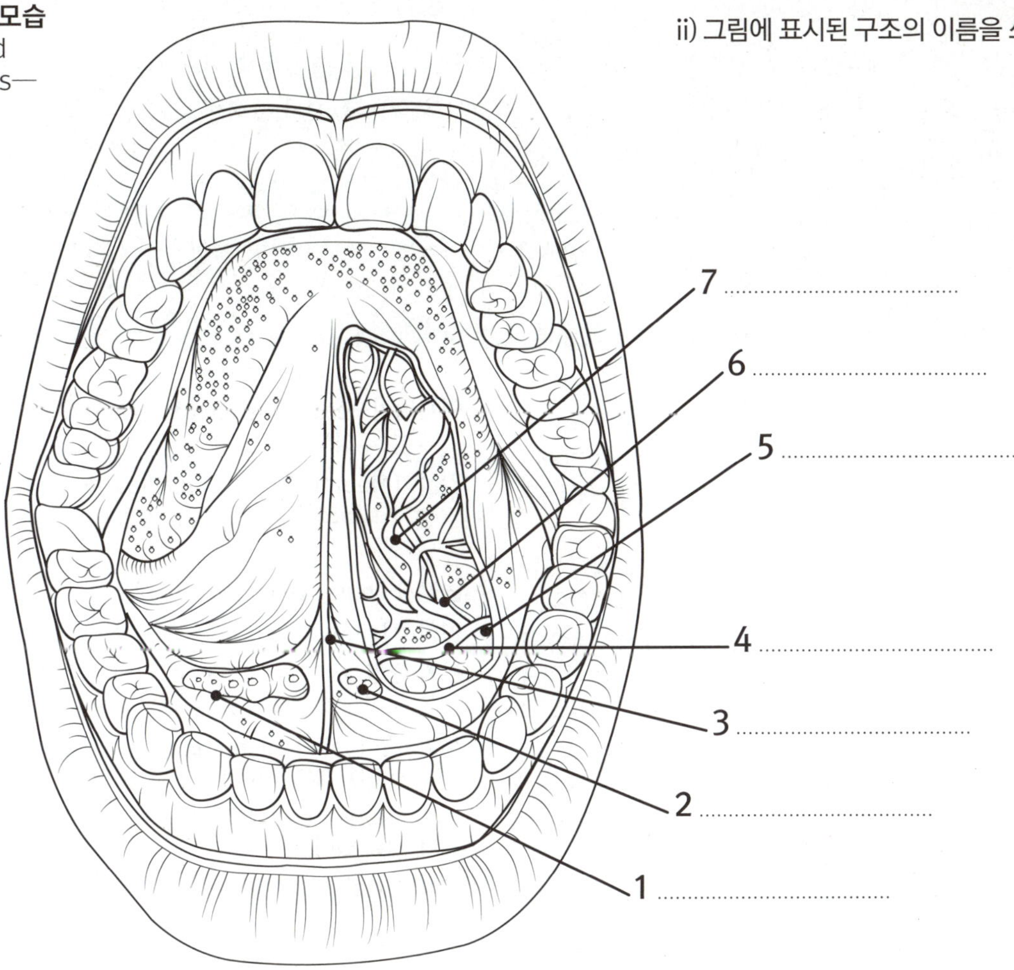

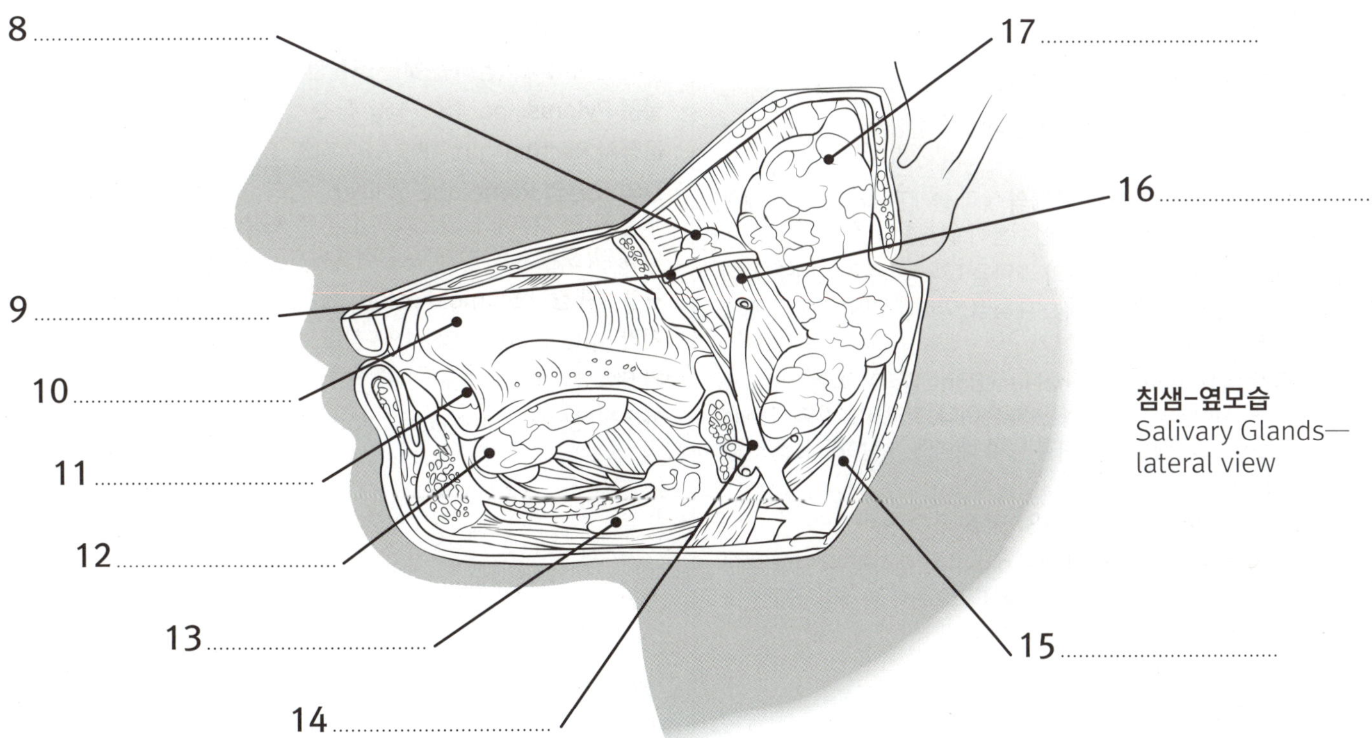

침샘-옆모습
Salivary Glands—lateral view

배의 기관들

Abdominal Organs

소화계통 대부분은 배안에 위치한다. 소화관(위, 작은창자, 큰창자)의 구성은 대개 두 층의 조직인 창자간막에 의해 배벽에 매달려 있다. 혈관, 신경, 림프관은 창자간막층 사이에 있는 소화관에 다다른다. 간과 쓸개는 가로막의 오른쪽 지붕 아래에 위치하고, 림프기관인 지라는 왼쪽 가로막의 지붕 아래에 위치한다.

주요 용어(key terms)

배의 기관들 Abdominal organs 배의 기관들은 배막안(창자간막에 의해 지지; 예, 위 또는 작은창자) 또는 배막뒤(예, 콩팥, 부신 또는 대동맥)에 위치한다.

덧이자관 Accessory pancreatic duct 외분비 이자의 작은 도관은 이자머리로부터 작은 샘창자유두까지 이자액을 배출한다.

항문 Anus 위창자관의 종말부분. 항문관은 길이 3㎝로 위쪽 골반가로막에서 항문의 끝자락까지이다. 속항문조임근과 바깥항문조임근으로 둘러싸여 있다. 내부는 항문기둥이라는 수직으로 배열된 점막주름이 위치한다.

막창자꼬리 Appendix pp. 186-187 참조

오름잘록창자 Ascending colon pp. 186-187 참조

이자몸통 Body of pancreas 대동맥 앞에 위치한 이자의 일부분

막창자 Cecum pp. 186-187 참조

온쓸개관 Common bile duct 간과 쓸개에서 샘창자의 두 번째 부분까지 쓸개즙을 운반하는 도관. 온간관과 쓸개주머니관이 결합되어 형성되며 이자머리를 향해 주행하다가 주이자관과 함께 샘창자의 큰샘창자유두에 열린다.

온간관 Common hepatic duct 간으로부터 쓸개즙을 운반하는 도관. 2개의 간관이 결합되어 형성되며, 쓸개주머니관과 만나 쓸개관을 형성한다.

쓸개주머니관 Cystic duct 쓸개의 목과 쓸개관 사이에서 쓸개즙을 운반하는 관. 점막에는 나선주름이 위치한다.

가로막 Diaphragm 가슴안과 배안을 나누는 근육과 힘줄로 된 얇게 퍼진 구조물. 가로막에는 대동맥, 아래대정맥, 식도가 관통하는 구멍이 있다.

샘빈창자연결 Duodenojejunal junction 샘창자의 종말부분과 빈창자의 시작부분이 연결되는 부위이다. 트레이츠 인대(Treitz ligament)에 의해 연결부위를 뒤쪽 배벽에 부착하므로 굽이를 형성한다.

쓸개 Gallbladder pp. 186-187 참조

큰샘창자유두 Greater duodenal papilla 샘창자 두 번째 부분의 안쪽벽의 점막에 있는 작은 돌출구조로서 쓸개이자팽대(쓸개관과 주이자관의 결합부위)가 열려 있다.

이자머리 Head of pancreas 샘창자에 의해 둘러싸인 이자의 일부분. 주이자관과 덧이자관 및 쓸개관이 통과한다.

간굽이 Hepatic (right colic) flexure 오름잘록창자와 가로잘록창자 사이의 연결부위이다. 이 굽이는 간의 내장면과 접촉하고 있다.

돌창자 Ileum pp. 186-187 참조

빈창자 Jejunum pp. 186-187 참조

간의 왼엽 Left lobe of liver 간의 왼엽은 간낫인대, 정맥관인대 및 원인대의 왼쪽에 있는 부분이다. 왼엽은 위의 앞에 위치한다.

주이자관 Main pancreatic duct 이자의 꼬리, 몸통, 목, 머리에서 온 이자액을 운반하는 주요 도관이다. 이 도관은 종종 쓸개관과 결합하여 쓸개이자관팽대를 형성하여 샘창자의 두 번째 부분에 열려 있다.

문맥 Portal vein 문맥은 소화기관으로부터 간까지 정맥혈을 처리하기 위해 배출하는 정맥. 이자목 뒤에서 지라정맥과 위창자간막정맥이 결합하여 형성된다.

날문조임근 Pyloric sphincter 위에서부터 샘창자 시작부위까지의 출구를 둘러싸고 있는 민무늬근 조임근이다. 유미즙을 작은창자까지 이동하는 것을 조절한다.

날문 Pylorus pp. 186-187 참조

곧창자 Rectum pp. 186-187 참조

간의 오른엽 Right lobe of liver 간의 오른엽은 간낫인대의 오른쪽 대부분이다. 가로막의 오른쪽 지붕아래에 위치하며, 오른콩팥, 오른부신, 쓸개, 오른잘록창자굽이와 접촉하고 있다.

구불잘록창자 Sigmoid colon pp. 186-187 참조

지라 Spleen pp. 186-187 참조

위 Stomach pp. 186-187 참조

가로잘록창자 Transverse colon pp. 186-187 참조

배의 기관—앞모습
Abdominal Organs—anterior view

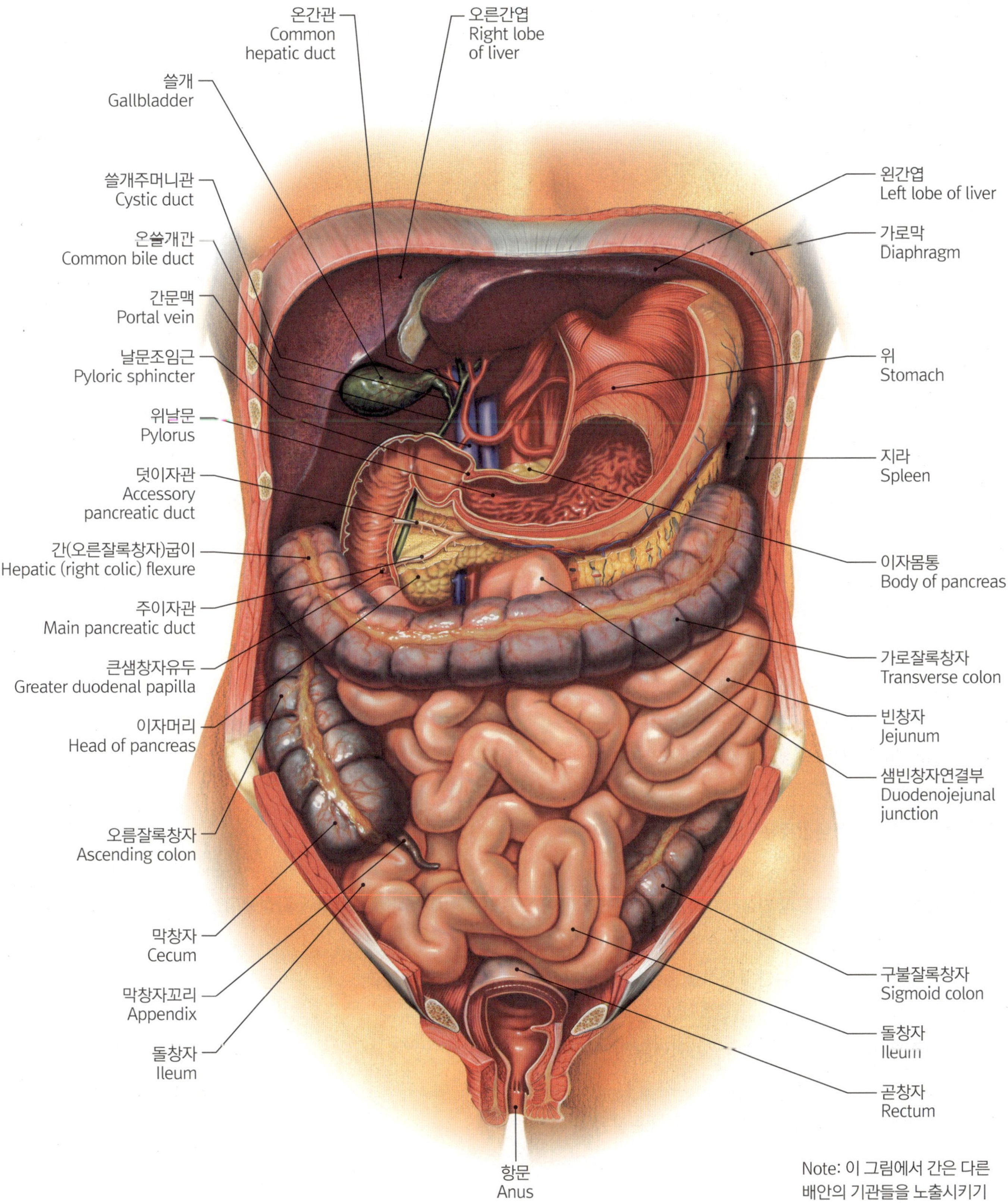

Note: 이 그림에서 간은 다른 배안의 기관들을 노출시키기 위해서 뒤로 잡아끌어 당겼다.

True or false 문장의 설명이 옳으면 T, 옳지 않으면 F로 표시하시오.

1	위의 바닥은 가로막의 오른쪽 지붕아래에 위치한다.	
2	위를 지배하는 동맥은 그물막 모서리를 따라 주행한다.	
3	왼콩팥은 위의 몸통과 접촉되어 있다.	
4	벽세포는 위에 산을 분비한다.	
5	으뜸(주)세포는 키모트립신을 만든다.	
6	날문방은 모패임에 의하여 위의 몸통과 나뉜다.	
7	위를 지배하는 동맥은 주로 위창자간막동맥이다.	
8	큰그물막은 위의 작은굽이를 따라서 부착한다.	
9	날문조임근은 근육층에 있는 뼈대근육으로 구성된다.	
10	십이지장의 첫째부분의 시작부위는 밋밋한 점막면을 갖고 있다.	
11	쓸개관은 샘창자의 셋째부분에 열려 있다.	
12	주이자관은 큰샘창자유두의 정상에 열려 있다.	
13	샘창자의 넷째부분과 빈창자와의 연결부위는 트레이츠 걸이인대에 의하여 뒤배벽에 고정된다.	
14	미세융모는 흡수를 위한 표면적을 증가시키는 창자세포의 특징이다.	
15	잘록창자띠는 근육층의 속돌림층에서 유래한 근육띠이다.	
16	복막주렁은 돌창자와 막창자에서 흔히 관찰된다.	

17 구불잘록창자는 구불잘록창자간막에 의해 뒤배벽에 부착된다.	
18 곧창자팽대는 배변하기 바로 전에 변이 축적되는 넓은 부위이다.	
19 암치질은 곧창자팽대에 있는 확장된 정맥에서 유래한다.	
20 항문관의 빗살선의 상피는 비각질 중층편평상피이다.	

틈새(열공)헤르니아
Hiatus hernia

탈장은 몸의 열려 있는 곳으로 기관들의 비정상적인 돌출에 의해서 일어난다. 틈새헤르니아는 몸의 열려 있는 구멍인 가로막에 있는 식도구멍을 통하여 위의 들문이나 바닥이 가슴쪽으로 돌출하여 발생한다. 이 탈장은 식도구멍을 둘러싸고 있는 근섬유가 약해지거나 배안의 압력이 지나치게 높을 때(비만) 발생한다. 증상은 신맛으로, 가슴이 쓰리고 삼키기 곤란해진다. 치료는 체중을 줄이고, 매운 음식을 피하고, 자주 적은 양의 식사를 하며, 제산제를 복용하고 경우에 따라서는 외과적인 수술을 하기도 한다.

위—내부 구조
Stomach—internal structure

위는 음식을 휘젓고, 산과 단백분해효소인 펩신으로 된 위액과 함께 섞는 근육으로 된 주머니이다.

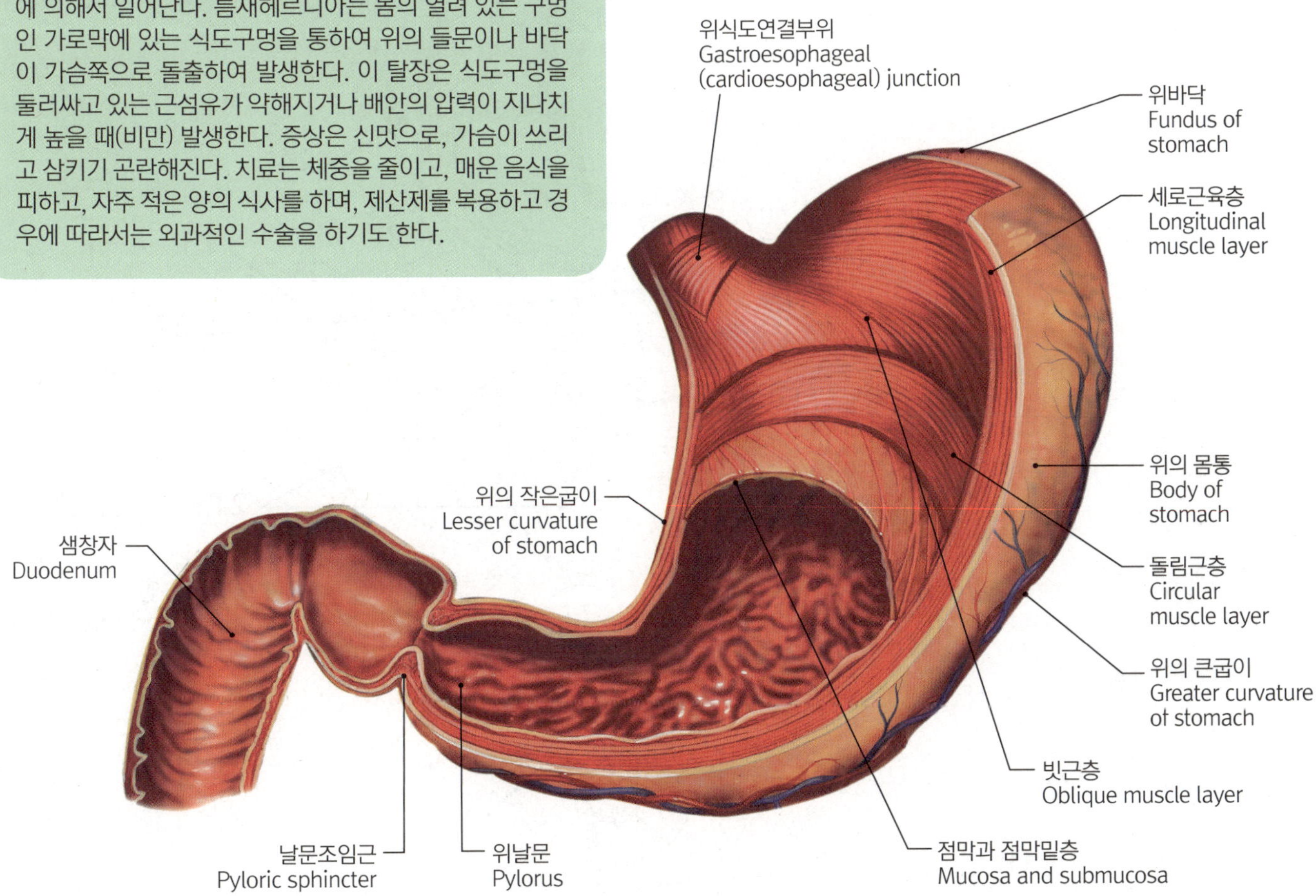

Color and label

i) 그림에 있는 구조의 이름을 쓰시오

빈창자—가로단면
Jejunum—cross-sectional view

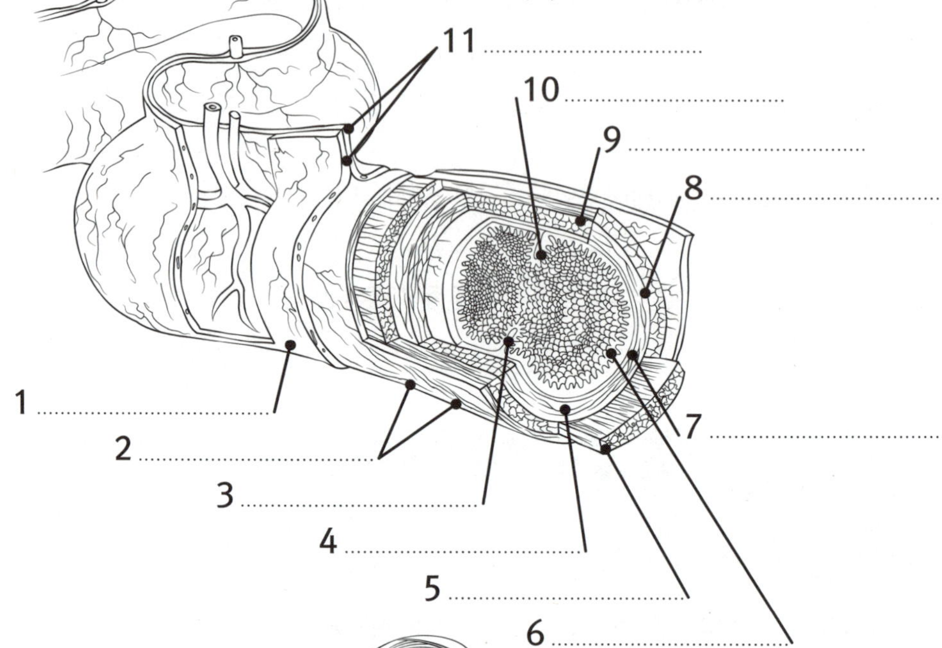

위와 창자—앞모습
Stomach and Intestines—anterior view

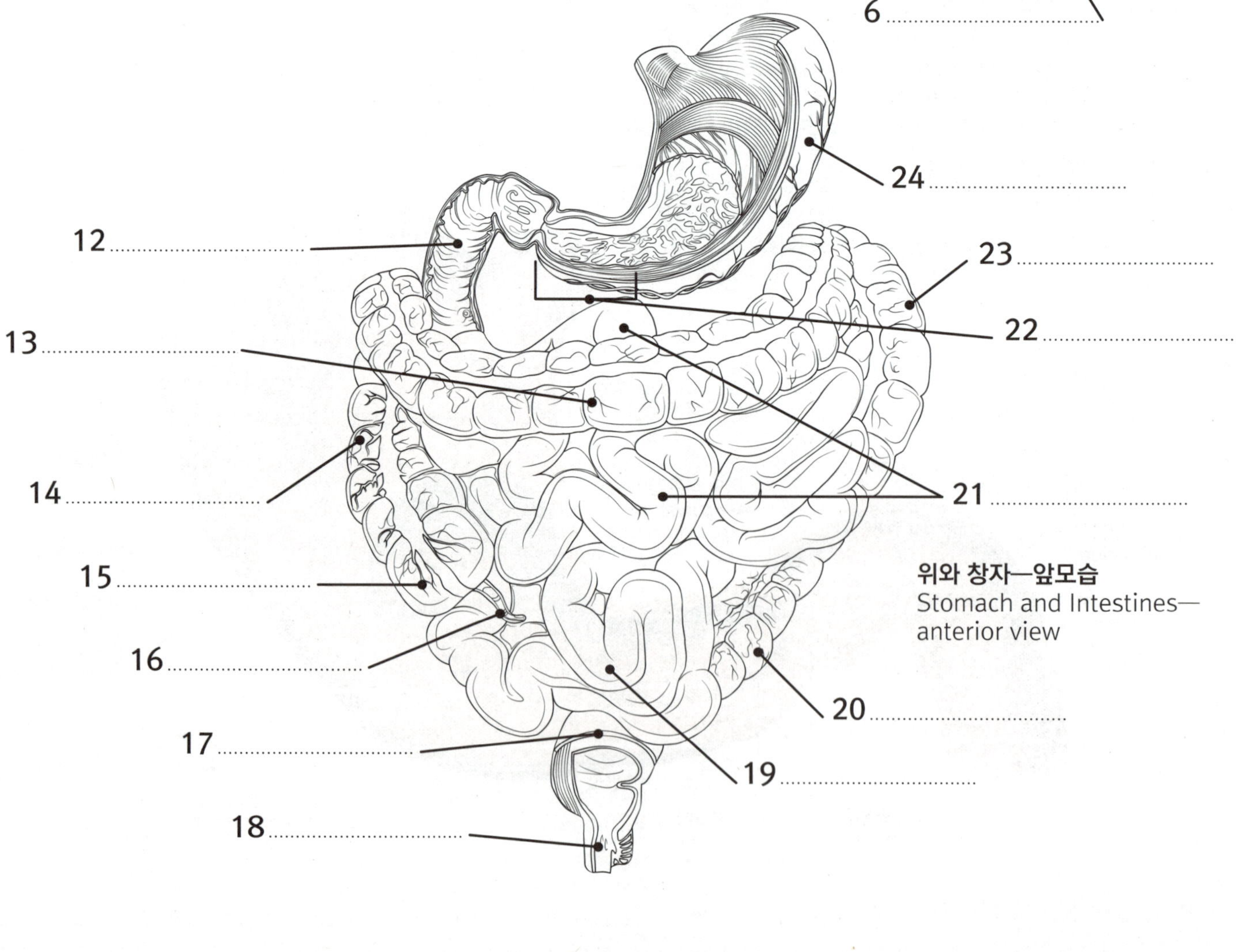

ii) 그림에 표시된 구조의 이름을 쓰시오.

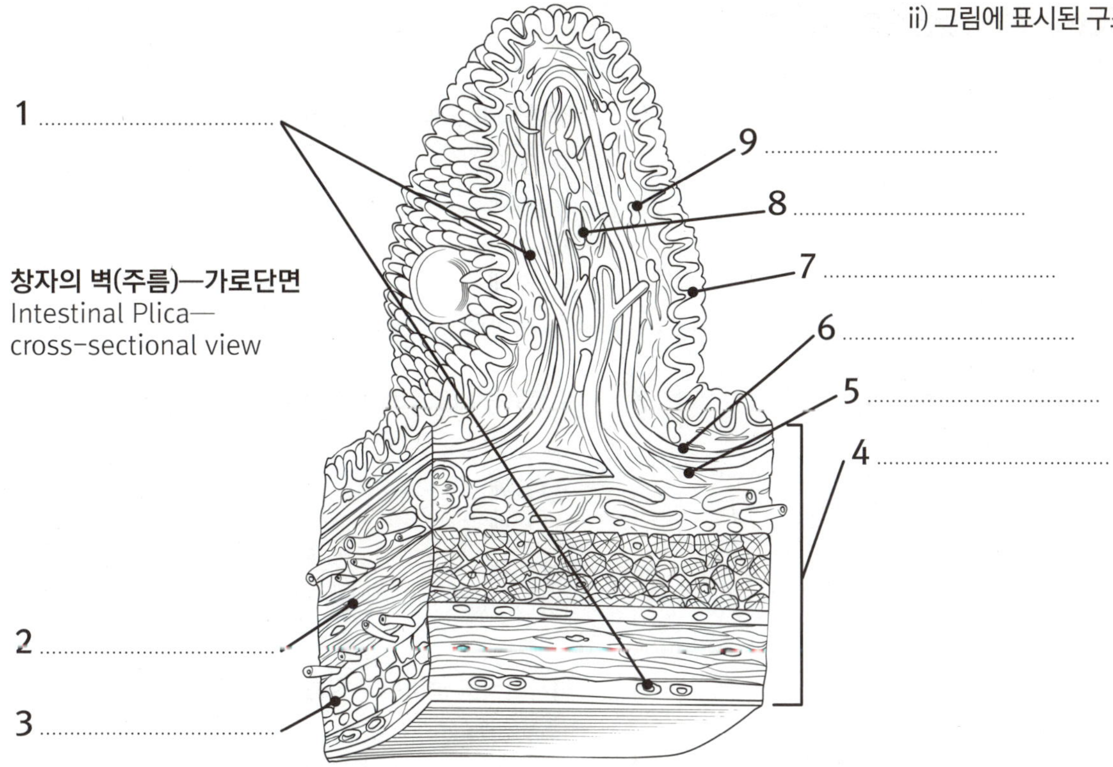

창자의 벽(주름)—가로단면
Intestinal Plica—cross-sectional view

항문—관상면 Anus—coronal view

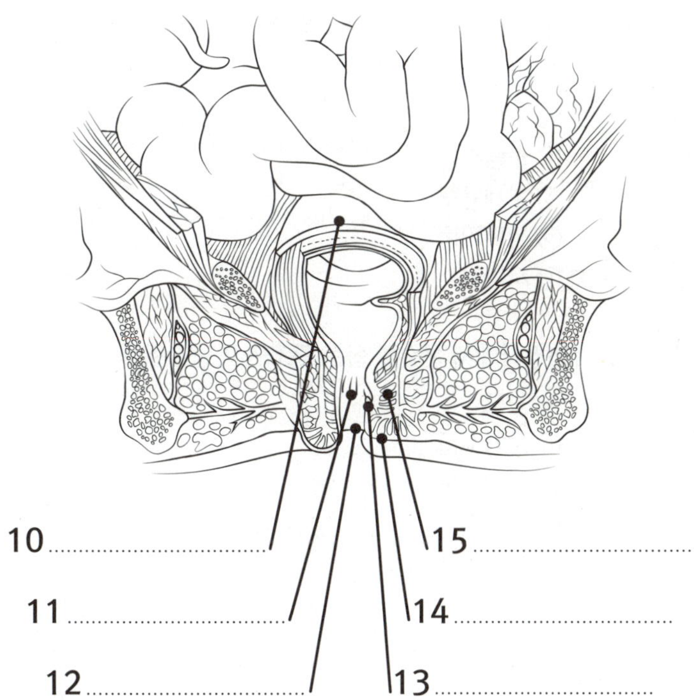

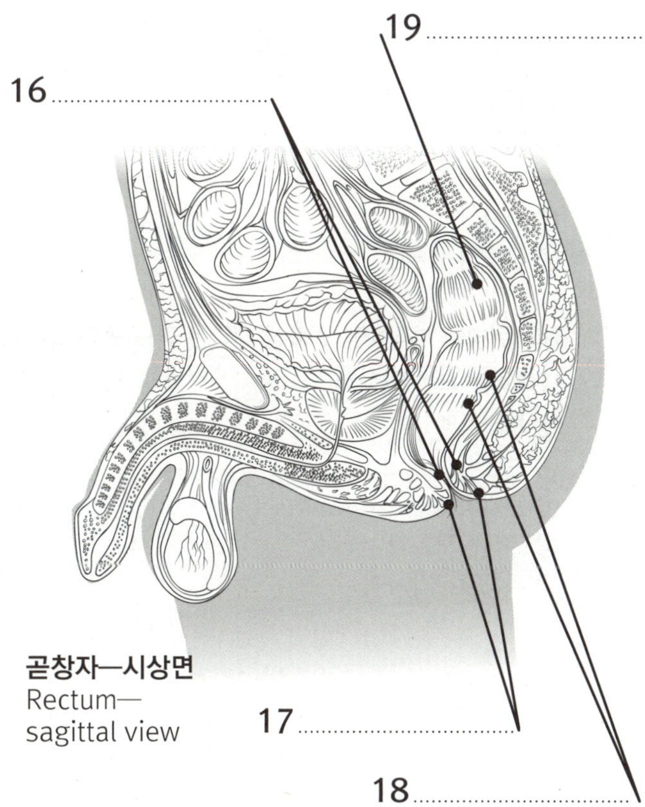

곧창자—시상면
Rectum—sagittal view

Multiple choice 질문에 맞는 답을 고르시오.

1 위를 간에 연결하는 구조는?
Ⓐ 작은그물막
Ⓑ 큰그물막
Ⓒ 창자간막
Ⓓ 간낫인대
Ⓔ 간막띠

2 위에서 가스는 대개 어디에 모여 있는가?
Ⓐ 들문
Ⓑ 날문
Ⓒ 몸통
Ⓓ 바닥
Ⓔ 날문방

3 위의 큰굽이를 지배하는 동맥은?
Ⓐ 왼위동맥
Ⓑ 오른위동맥
Ⓒ 날문동맥
Ⓓ 왼위그물막동맥
Ⓔ 간동맥

4 위의 바로 뒤쪽에 위치하지 않는 구조는?
Ⓐ 왼콩팥
Ⓑ 왼부신
Ⓒ 지라동맥
Ⓓ 이자
Ⓔ 식도의 배부분

5 위의 뒤벽을 부식하는 소화성 궤양은 어느 동맥으로부터 출혈을 일으키는가?
Ⓐ 지라동맥
Ⓑ 간문맥
Ⓒ 왼위동맥
Ⓓ 위샘창자동맥
Ⓔ 위창자간막동맥

6 간샘창자인대에 의해 간에 부착되는 샘창자의 부위는?
Ⓐ 첫째
Ⓑ 둘째
Ⓒ 셋째
Ⓓ 넷째
Ⓔ 다섯째

7 오른콩팥 바로 앞에 있는 샘창자의 부위는?
Ⓐ 첫째
Ⓑ 둘째
Ⓒ 셋째
Ⓓ 넷째
Ⓔ 다섯째

8 이자머리를 둘러싸고 있는 기관은?
Ⓐ 빈창자
Ⓑ 돌창자
Ⓒ 샘창자
Ⓓ 위
Ⓔ 쓸개

9 작은창자 점막의 표면적을 증가시키는 눈으로 관찰할 수 있는 구조는?
Ⓐ 주름
Ⓑ 돌림주름
Ⓒ 미세융모
Ⓓ 섬유기둥
Ⓔ 사이막

10 빈창자에서 흡수를 돕는 구조가 아닌 것은?
Ⓐ 융모
Ⓑ 돌림주름
Ⓒ 미세융모
Ⓓ 파이어반
Ⓔ 활꼴동맥

11 큰창자의 주요 기능은?

Ⓐ 당을 흡수
Ⓑ 물을 흡수
Ⓒ 쓸개즙을 배출
Ⓓ 무기질을 흡수
Ⓔ B와 D 둘 다 옳다.

12 구불잘록상자와 곧창자의 연결부위는?

Ⓐ 셋째허리뼈
Ⓑ 엉덩뼈능선
Ⓒ 엉덩뼈의 활꼴선
Ⓓ 셋째엉치뼈
Ⓔ 꼬리뼈의 끝

13 항문관의 돌림근육층과 연속되는 구조는?

Ⓐ 바깥항문조임근
Ⓑ 속항문조임근
Ⓒ 결합된 세로층
Ⓓ 속치질정맥얼기
Ⓔ 바깥치질정맥얼기

14 항문관의 빗살선에서 관찰되는 상피 유형은?

Ⓐ 잔세포가 있는 단층원주상피
Ⓑ 섬모가 있는 거짓중층원주상피
Ⓒ 각질화된 중층편평상피
Ⓓ 비각질화된 중층편평상피
Ⓔ 비각질화된 단층원주상피

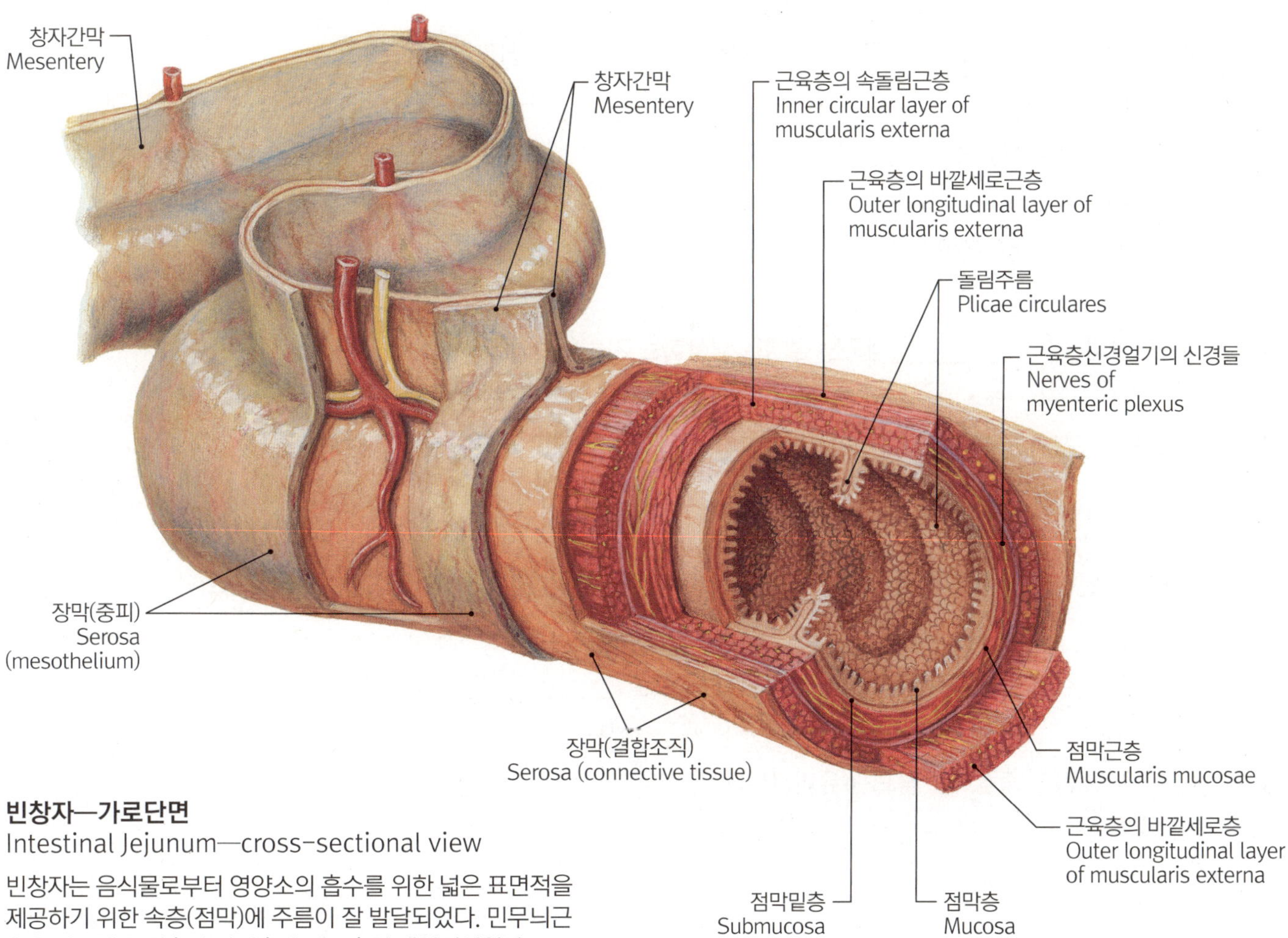

빈창자—가로단면
Intestinal Jejunum—cross-sectional view

빈창자는 음식물로부터 영양소의 흡수를 위한 넓은 표면적을 제공하기 위한 속층(점막)에 주름이 잘 발달되었다. 민무늬근육은 안쪽에 돌림층과 바깥층에 세로층이 배열되어있다.

Fill in the blanks 빈칸에 알맞은 답을 쓰시오.

1 위의 시작부분을 ______________ 이라 한다.

2 위의 들문과 바닥을 분리하는 구조는 ______________ 이다.

3 위가 수축했을 때 점막은 주름쪽으로 돌출하는데 이를 ______________ 라고 한다.

4 ______________ 의 ______________ 인대는 위의 작은굽이를 간에 부착시킨다.

5 위점막의 벽세포는 작은창자에서 비타민의 흡수를 용이하게 하기위하여 비타민 B_{12}와 결합하는 ______________ 를 분비한다.

6 위의 근육층은 3층의 민무늬근육으로 되어 있다: ______________ , ______________ , ______________ .

7 날문 점막의 내분비세포인 G세포는 위에서 위산분비를 자극하는 펩타이드호르몬인 ______________ 을 분비한다.

8 위의 상피세포의 유형은 ______________ 이다.

9 샘창자의 시작부분은 점막면이 밋밋하기 때문에 ______________ 라고 한다.

10 작은창자의 ______________ 세포는 점액을 생산하는 기능을 한다.

11 샘창자와 빈창자의 점막에서 분비하는 ______________ 호르몬은 외분비 이자에서 중탄산이온의 생산을 조절한다.

12 샘창자와 빈창자에서 분비하는 ______________ 호르몬은 외분비 이자에서 효소분비와 쓸개의 수축을 자극한다.

13 작은창자의 점막층과 점막밑층에 관찰되는 림프소절을 ______________ 라고 한다.

14 작은창자의 융모 중심에는 림프관(유미관)이 풍부한데 ______________ 에 중요한 기능을 하는가?

15 GALT(______________ 의 두문자어)는 미생물의 침입에 대한 창자벽을 보호하는 특수한 림프조직이다.

16 ______________ 는 막창자의 안쪽벽에 부착되어 있다.

17 막창자의 내부에는 안쪽벽에 2개의 구멍이 있다: ______________ 과 ______________ 구멍이다.

18 가로잘록창자는 ______________ 의 앞모서리를 따라 부착된 ______________ 에 의하여 뒤배벽에 매달려 있다.

19 구불잘록창자간막은 왼쪽 ______________ 이 갈라지는 곳 위에 부착한다.

20 곧창자의 위쪽부분에는 3개의 ______________ 가 가로로 지나가는 구조물이 있다.

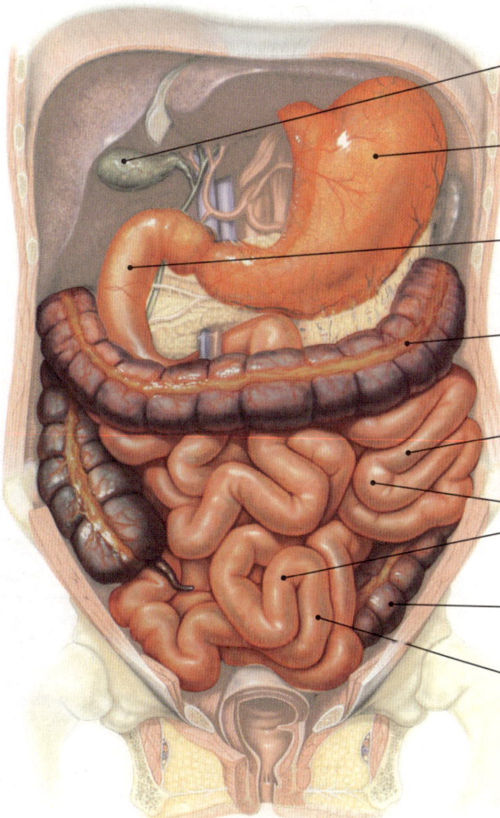

위와 창자—앞모습
Stomach and Intestines—anterior view

위는 단백질의 소화가 시작된다. 소화가 계속되면서 작은창자에서 흡수가 동반된다. 큰창자는 물과 미네랄이 흡수되고, 대변을 만드는 주요 부위이다.

Match the statement to the reason 각각의 문장과 이유가 타당한 것끼리 연결하시오.

1 위의 대부분을 제거하면 악성빈혈을 일으킨다. 그 이유는...

2 뒤쪽 위벽의 소화성궤양은 비장동맥이 관여한다. 그 이유는...

3 소화성궤양은 샘창자의 첫째부분에서 가장 흔하게 발생한다. 그 이유는...

4 날문조임근의 비대는 유아에서 분출성 구토를 일으킨다. 그 이유는...

5 큰그물막은 배의 아래쪽 2/3에서 감염으로부터 배벽을 차단한다. 그 이유는...

a 위의 큰굽이에 매달려 있는 매우 잘 움직이는 앞치마와 같이 넓게 펴진 조직이다.

b 이자의 위모서리를 따라 주행한다.

c 날문의 민무늬근육은 위의 내용물을 샘창자로 보내주는 통로를 조절한다.

d 이 부위는 이자관으로부터 중탄산염이 방출되는 곳 가까이에 위치한다.

e 위점막세포는 비타민 B_{12}의 흡수에 도움이 되는 인자를 생산한다

샘창자, 돌창자, 빈창자
Duodenum, Ileum, and Jejunum

샘창자, 돌창자, 빈창자는 작은창자의 세 부분이다. 빈창자와 돌창자는 장간막이라고 하는 복막 주름에 의해 후복벽에 매달려 있다.

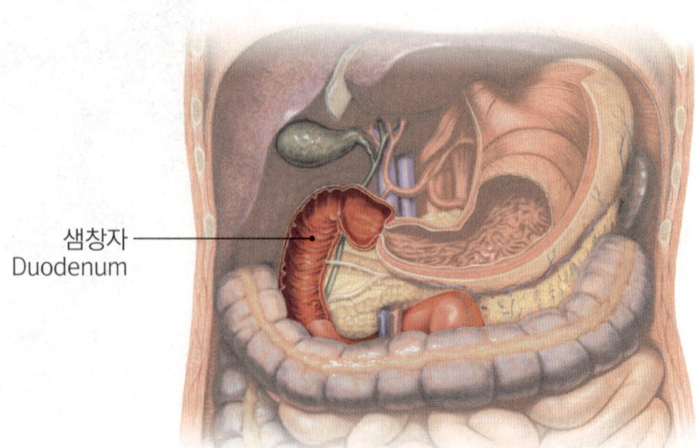

샘창자 Duodenum

1 빈창자의 내부는 바륨을 흡수한 후에 매우 솜털같이 관찰된다. 그 이유는...

2 막창자꼬리는 막창자의 잘록창자띠를 추적할 때 관찰된다. 그 이유는...

3 막창자꼬리염은 배꼽주위의 산통같은 통증과 함께 시작한다. 그 이유는...

4 구불잘록창자의 꼬임은 일부 민족의 집단에서 나타난다. 그 이유는...

5 한 개의 잘록창자동맥의 폐색은 반드시 창자의 괴저를 일으키지 않는다. 그 이유는...

a 점막은 매우 주름이 많으며, 많은 융모가 있다.

b 배아의 중간창자에서 유래한 기관은 그 부위의 감각을 나타낸다.

c 이 근육들은 기관의 부착점에 모여 띠를 이룬다.

d 문합하는 동맥(모서리동맥)은 동맥을 연결한다.

e 그들은 특이하게 긴 구불잘록창자간막을 갖고 있다.

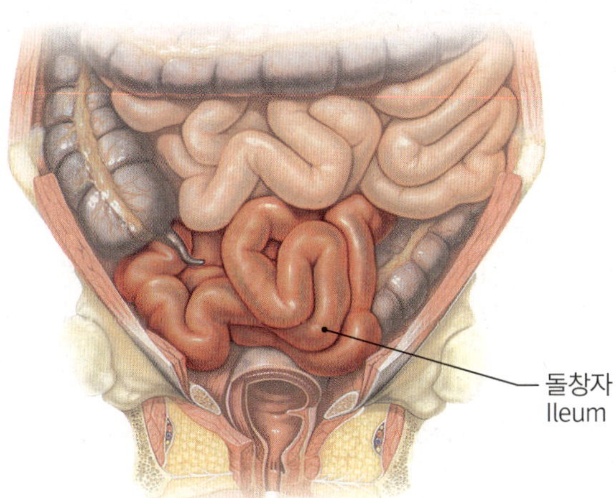

돌창자 Ileum

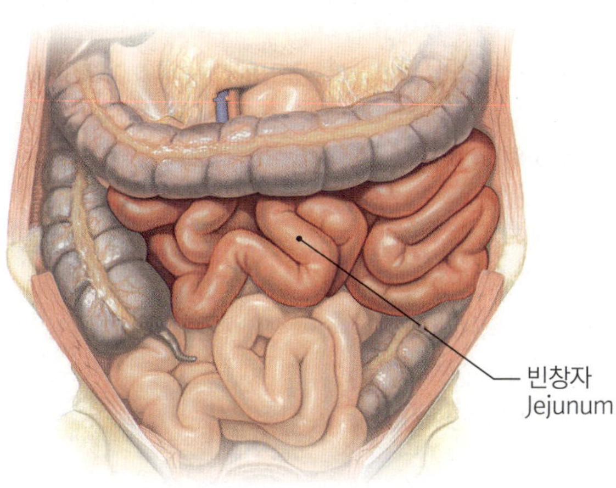

빈창자 Jejunum

간, 쓸개 및 이자

Liver, Gallbladder, and Pancreas

간은 몸에서 가장 큰 샘으로서 소화기로부터 온 모든 영양소를 처리한다. 간은 쓸개즙, 혈장단백질, 응고인자를 만들고, 탄수화물을 글리코겐으로 저장한다. 쓸개는 간에서 만든 쓸개즙을 저장 및 농축하고, 샘창자에 배출하여 지방이 있는 음식물이 들어올 때 지방을 유화시킨다. 이자는 외분비샘(소화관에 분비)과 내분비샘(혈류로 분비)이 혼합된 샘이다.

주요 용어(key terms)

덧이자관 Accessory pancreatic duct 이자머리에서 작은샘창자유두까지 이자액을 배출하는 외분비이자의 작은관

쓸개관 Bile ducts 간관을 포함하여 쓸개즙을 운반하는 모든 도관

쓸개몸통 Body of gallbladder 쓸개의 가장 큰부분. 지방이 있는 음식을 섭취한 후 벽에 있는 민무늬근육을 수축하여 쓸개즙을 방출한다.

이자몸통 Body of pancreas 대동맥 앞에 위치하는 이자의 일부분

중심정맥 Central vein 간소엽의 중심에 위치하는 정맥. 간의 굴모양혈관으로부터 혈액을 받아 간정맥의 하나인 분지에 배출한다.

온간관 Common hepatic duct pp. 196-197 참조

관상인대 Coronary ligament 간의 표면으로부터 가로막까지의 복막이 접혀들어간 인대. 관상인대에 의하여 둘러싸인 부분은 복막으로 둘러싸여 있지 않으므로 이 부분을 간의 무장막구역이라 한다.

쓸개주머니동맥 Cystic artery 쓸개와 쓸개주머니를 지배하는 오른간동맥의 분지이다.

쓸개주머니관 Cystic duct 쓸개목과 쓸개관 사이에서 쓸개즙을 운반하는 관. 점막에 나선주름이 있다.

간낫인대 Falciform ligament 간의 앞면과 앞배벽을 연결하는 삼각형 막이다. 아래모서리는 간원인대(태아의 왼배꼽정맥의 잔유물)를 둘러싸고 있다.

쓸개바닥 Fundus of gallbladder 쓸개의 아래부위. 간의 아래모서리 밑으로 돌출되어 있다.

쓸개 Gallbladder pp. 186-187 참조

이자머리 Head of pancreas pp. 196-197 참조

간동맥 Hepatic artery (branch) 대동맥의 복강동맥의 분지이다. 고유간동맥은 간과 쓸개를 지배한다.

간관 Hepatic ducts 간의 각각의 기능적인 부위로부터 쓸개즙을 운반하는 도관

간세포 Hepatocyte 간의 기본적인 세포유형이다. 간세포는 쓸개즙을 분비하고, 글리코겐을 저장하며 혈장단백질과 혈액응고인자를 만들며, 소화기로부터 온 영양소와 독소를 처리한다.

간의 아래모서리 Inferior border of liver 예리한 아래모서리는 간이 커졌을 때 앞배벽에서 만져진다.

소엽사이쓸개관 Interlobular bile duct 간소엽 사이에 위치하는 쓸개관으로 간세동이인 문맥과 간동맥의 가지와 동반한다.

왼간관 Left hepatic duct 간의 기능적 왼쪽 반절에서 만든 쓸개즙을 운반한다.

간의 왼엽 Left lobe of liver pp. 196-197 참조

간원인대 Ligamentum teres 출생 전 왼배꼽정맥의 섬유잔유물. 간에서 배꼽까지 주행한다.

간 Liver 몸에서 가장 큰 샘이다. 간은 소화기에 있는 지방을 유화하기 위하여 쓸개즙을 분비하고, 글리코겐을 저장하며 혈장단백질과 혈액응고인자를 만들며, 소화기로부터 온 영양소와 독소를 처리한다.

간소엽 Liver lobule 간의 구조적, 기능적 단위이다. 각 소엽은 중심에 중심정맥이 위치하고 가장자리에는 간세동이(쓸개관, 간동맥, 문맥)가 위치한다.

간세포판 Liver plate 간소엽 내에 위치하는 일련의 간세포

주이자관 Main pancreatic duct 주이자관은 이자머리, 이자목, 이자몸통 및 이자꼬리로부터 외분비액이 배출되는 관. 이 관은 쓸개관과 만나서 쓸개이자관팽대를 형성하여 샘창자의 둘째부분에 열려 있다.

쓸개목 Neck of gallbladder 쓸개의 일부분으로 쓸개주머니관이 시작된다.

이자목 Neck of pancreas 이자머리와 이자몸통 사이에 위치하는 이자의 좁은(잘록한) 부분

이자 Pancreas pp. 196-197 참조

문맥 Portal vein (branch) pp. 196-197 참조

오른간관 Right hepatic duct 간의 기능적 오른쪽 반절에서 만든 쓸개즙을 운반한다.

간의 오른엽 Right lobe of liver pp. 196-197 참조

굴모양혈관 Sinusoid 간세포판 사이에 위치한 창모세혈관. 굴모양혈관 주위의 공간(Space of Disse (디세공간))은 간세포와 혈액 사이의 단백질의 이동을 가능하게 한다. 큰포식세포가 굴모양혈관 벽에서 관찰된다.

이자꼬리 Tail of pancreas 이자의 일부분으로서 지라콩팥인대쪽으로 돌출되어 지라문과 접촉된다.

이자 갈고리돌기 Uncinate process of pancreas 이자의 머리가 왼쪽으로 돌출된 구조로서 이자패임을 형성한다. 이곳은 위창자간막동맥과 정맥이 지나간다.

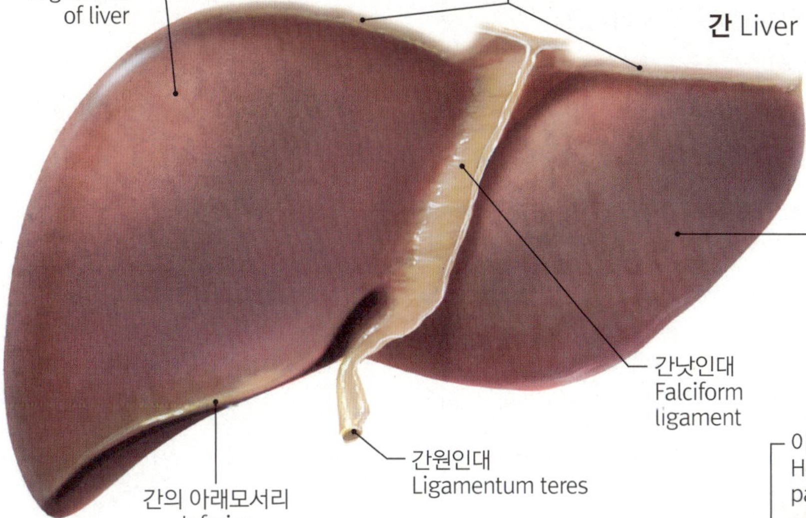
간 Liver
간의 오른간엽
Right lobe of liver
관상인대
Coronary ligament
간의 왼간엽
Left lobe of liver
간낫인대
Falciform ligament
간원인대
Ligamentum teres
간의 아래모서리
Inferior border of liver

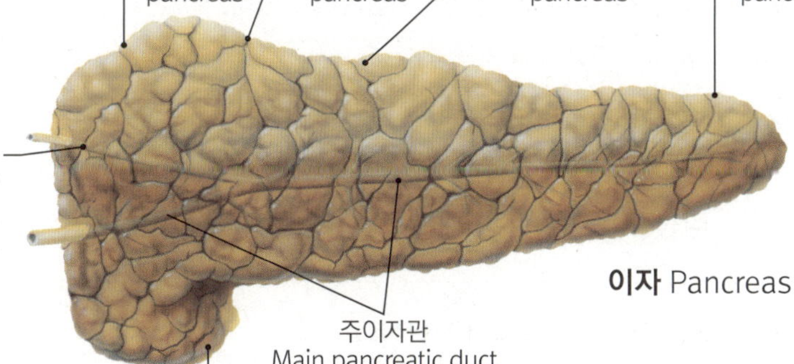
이자 Pancreas
이자머리
Head of pancreas
이자목
Neck of pancreas
이자몸통
Body of pancreas
이자꼬리
Tail of pancreas
덧이자관
Accessory pancreatic duct
주이자관
Main pancreatic duct
이자의 갈고리돌기
Uncinate process of pancreas

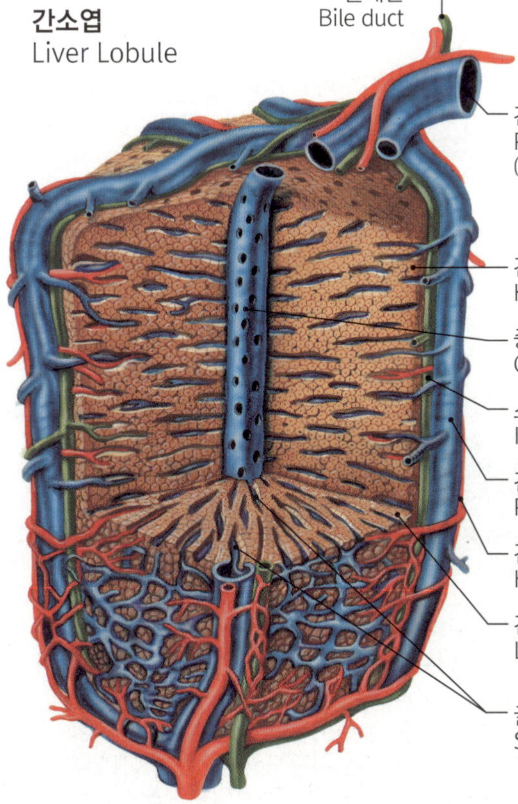
간소엽
Liver Lobule
쓸개관
Bile duct
간문맥가지
Portal vein (branch)
간세포
Hepatocyte
중심정맥
Central vein
소엽사이쓸개관
Interlobular bile duct
간문맥가지
Portal vein (branch)
간동맥가지
Hepatic artery (branch)
간세포판
Liver plate
굴모양혈관
Sinusoid

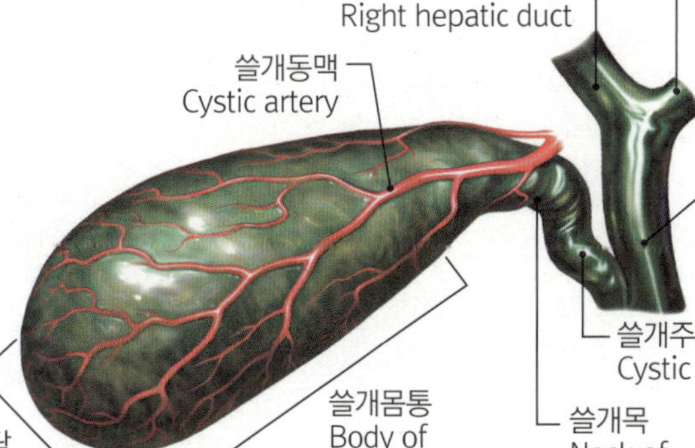
쓸개
Gallbladder
오른간관
Right hepatic duct
왼간관
Left hepatic duct
쓸개동맥
Cystic artery
온간관
Common hepatic duct
쓸개주머니관
Cystic duct
쓸개목
Neck of gallbladder
쓸개몸통
Body of gallbladder
쓸개의 바닥
Fundus of gallbladder

True or false 문장의 설명이 옳으면 T, 옳지 않으면 F로 표시하시오.

1 간의 주요 기능 중 하나는 글리코겐 형태로 단백질을 저장한다.

2 왼, 오른간관이 결합하여 간문 근처에서 쓸개관을 형성한다.

3 간문맥은 간문에서 가장 뒤쪽에 있는 구조이다.

4 간정맥은 간 아래에 있는 아래대정맥으로 들어간다.

5 쓸개는 간 하부의 내장면과 접촉하고 있다.

6 쓸개목은 하트만주머니같이 확장되어 있다.

7 나선판막은 쓸개주머니관 점막이 융기되어 형성된다.

8 쓸개관은 지라동맥과 동반한다.

9 위창자간막혈관은 이자패임을 통하여 지나간다.

10 이자는 이자섬(랑게르한스섬)에 외분비샘 조직이 포함되어 있다.

이자암

Carcinoma of the pancreas

이자암은 어떤 암보다도 기대수명이 가장 안 좋은 암 중 하나이다. 환자가 질병으로 인지하기 전에 종종 먼 부위(예, 림프절과 간)까지 전이가 되기 때문이다. 이자머리의 암은 쓸개관이 폐색되어 폐색성황달이 발병하면 초기에 관찰할 수 있다. 그러나 이자몸통 또는 이자꼬리에 있는 종양은 대개 환자가 인지하기 전에 이자 뒤에 있는 림프관과 신경에까지 전이된다. 이자암의 증상은 등까지 전달되는 명치부위에 통증이 나타나며, 종종 강력하게 나타난다.

Multiple choice 질문에 맞는 답을 고르시오.

1 간을 앞배벽에 부착시키는 인대는?
Ⓐ 간낫인대
Ⓑ 관상인대
Ⓒ 정맥관인대
Ⓓ 위간인대
Ⓔ 간샘창자인대

2 간문에서 간 근처에 접근하지 않는 구조물은?
Ⓐ 쓸개관
Ⓑ 고유간동맥
Ⓒ 문맥
Ⓓ 림프관
Ⓔ 위샘창자동맥

3 간과 직접 접촉하지 않는 구조물은?
Ⓐ 지라
Ⓑ 오른콩팥
Ⓒ 가로잘록창자
Ⓓ 샘창자의 첫째부분
Ⓔ 오른부신

4 간의 어떤 인대가 왼배꼽정맥의 잔유물인가?
Ⓐ 정맥관인대
Ⓑ 간샘창자인대
Ⓒ 간낫인대
Ⓓ 관상인대
Ⓔ 간원인대

5 쓸개를 직접 지배하는 쓸개동맥을 분지하는 혈관은?
Ⓐ 지라동맥
Ⓑ 왼간동맥
Ⓒ 오른간동맥
Ⓓ 오른위동맥
Ⓔ 복강동맥

6 이자머리를 통과하는 구조물은?
Ⓐ 위창자간막정맥
Ⓑ 위창자간막동맥
Ⓒ 문맥
Ⓓ 쓸개관
Ⓔ B와 D 둘 다 옳다.

7 덧이자관은 샘창자의 어디에 열리는가?
Ⓐ 큰샘창자유두
Ⓑ 작은샘창자유두
Ⓒ 날문
Ⓓ 샘빈창자굽이
Ⓔ 술모양주름

간—미세구조
Liver—microstructure

간은 육각형 모양의 여러 개의 반복되는 구조적 단위(간소엽)로 구성된다. 각 소엽의 모퉁이에는 문맥의 분지인 중심정맥이 위치한다. 문맥의 분지, 간동맥 및 쓸개관이 위치한다.

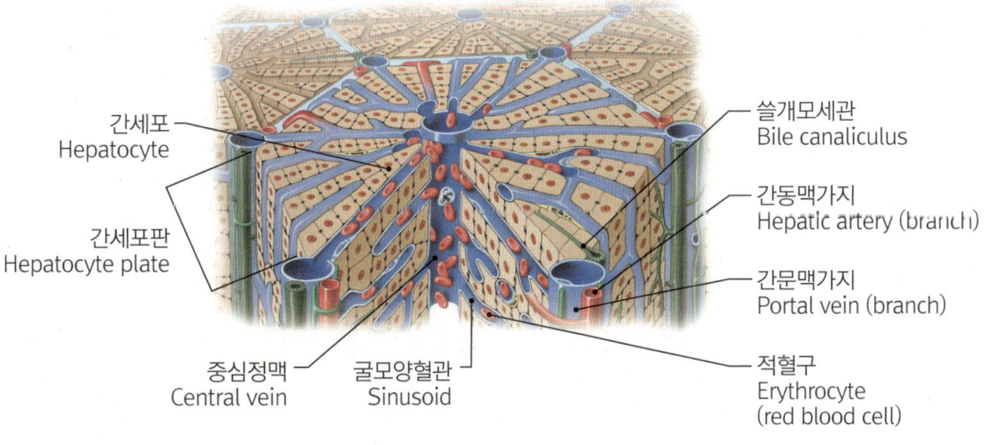

Color and label

i) 그림에 표시된 구조의 이름을 쓰시오.

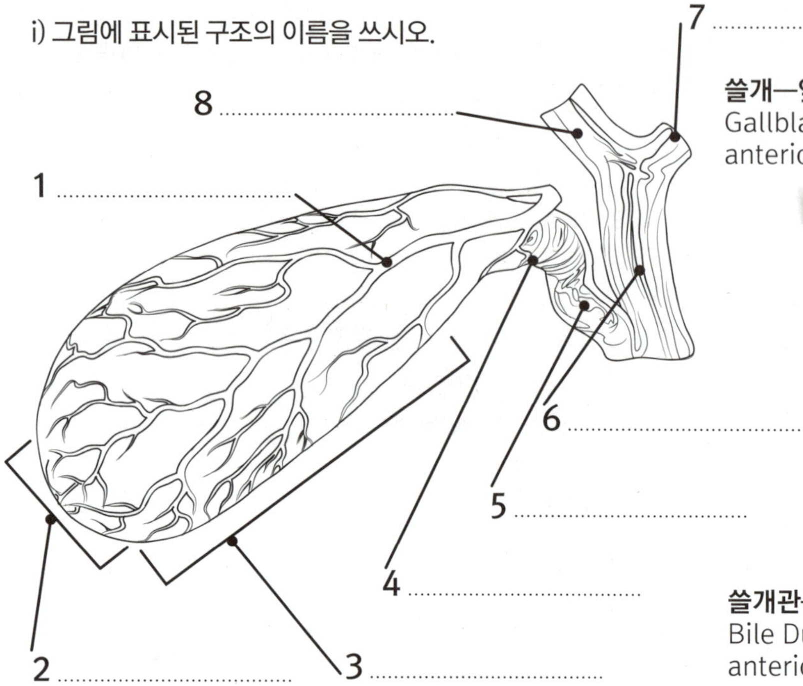

쓸개—앞모습
Gallbladder—anterior view

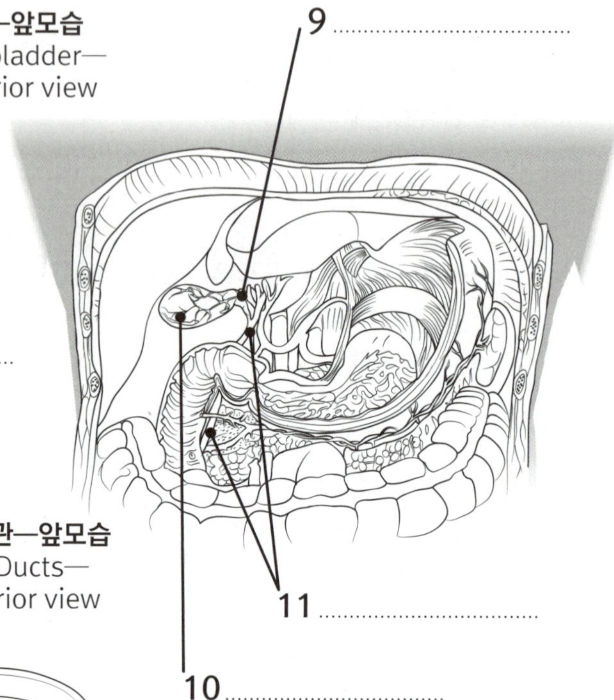

쓸개관—앞모습
Bile Ducts—anterior view

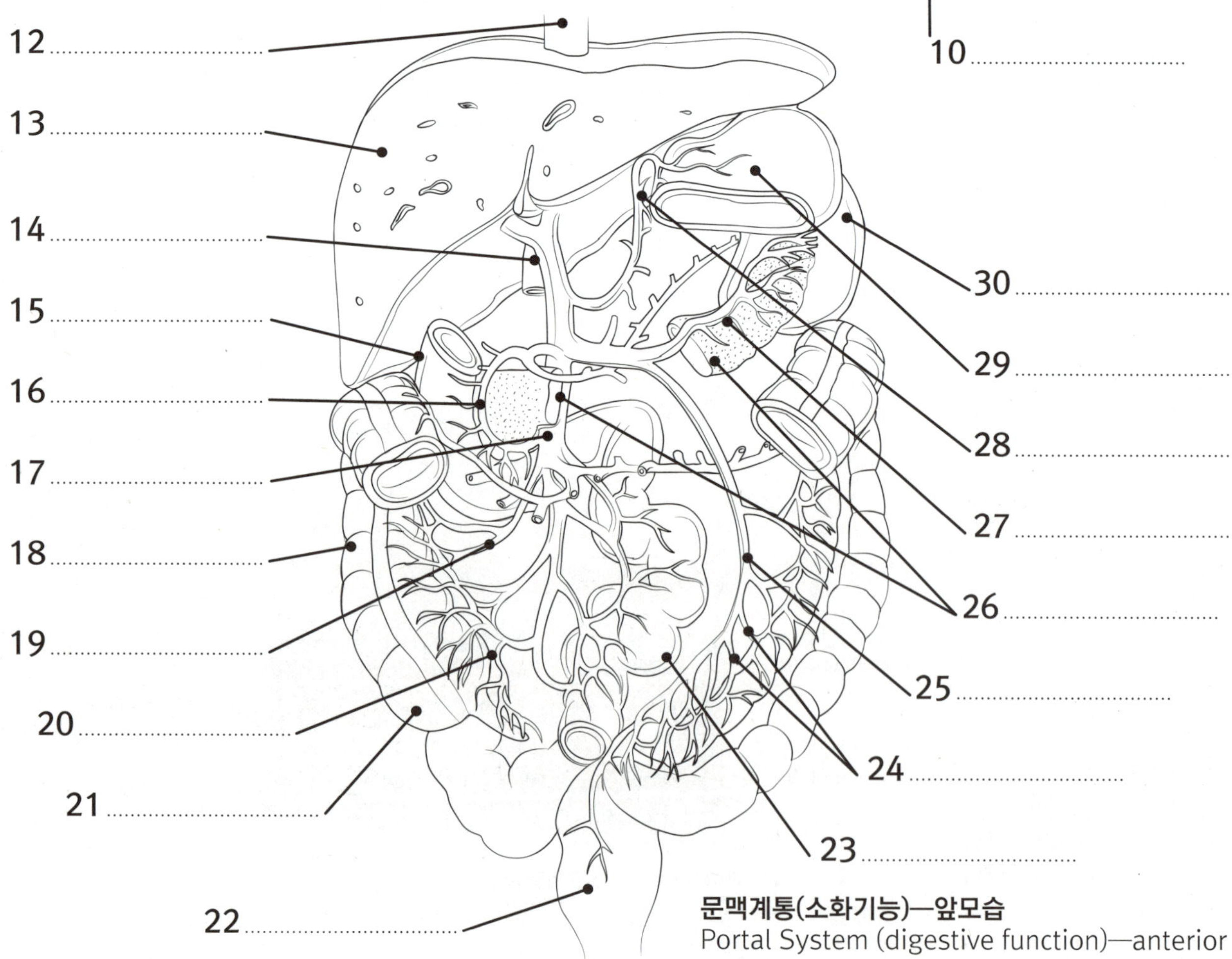

문맥계통(소화기능)—앞모습
Portal System (digestive function)—anterior view

ii) 그림에 표시된 구조의 이름을 쓰시오.

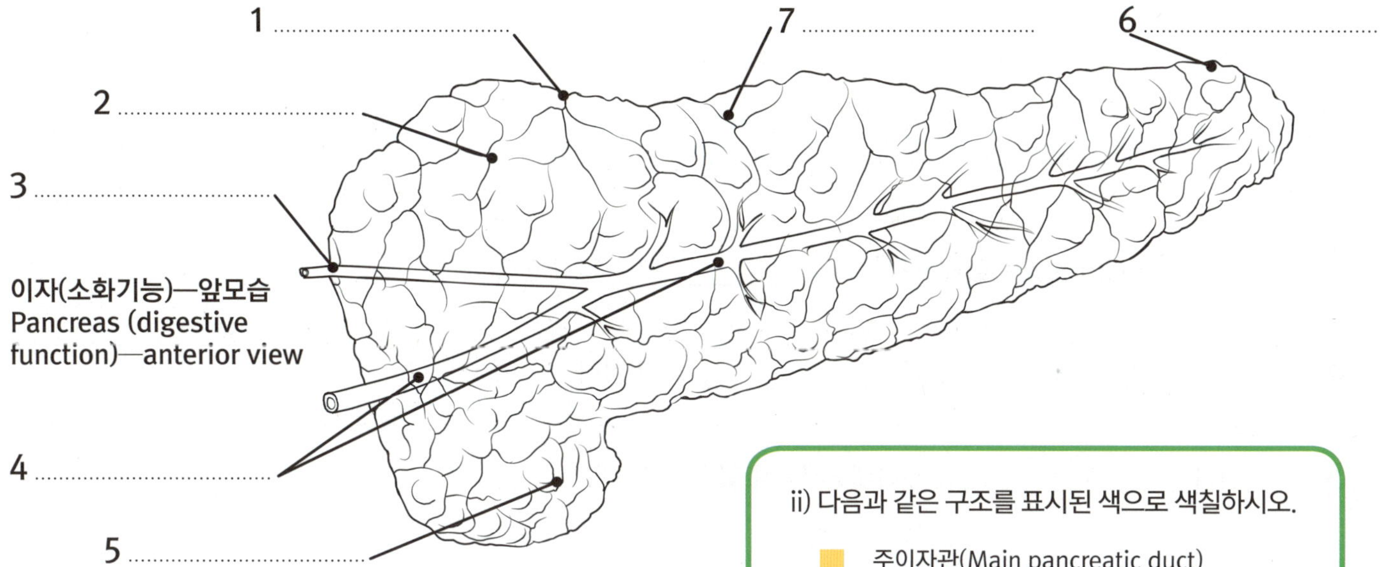

이자(소화기능)—앞모습
Pancreas (digestive function)—anterior view

ii) 다음과 같은 구조를 표시된 색으로 색칠하시오.

- 주이자관(Main pancreatic duct)
- 덧이자관(Accessory pancreatic duct)
- 이자꼬리(Tail of pancreas)

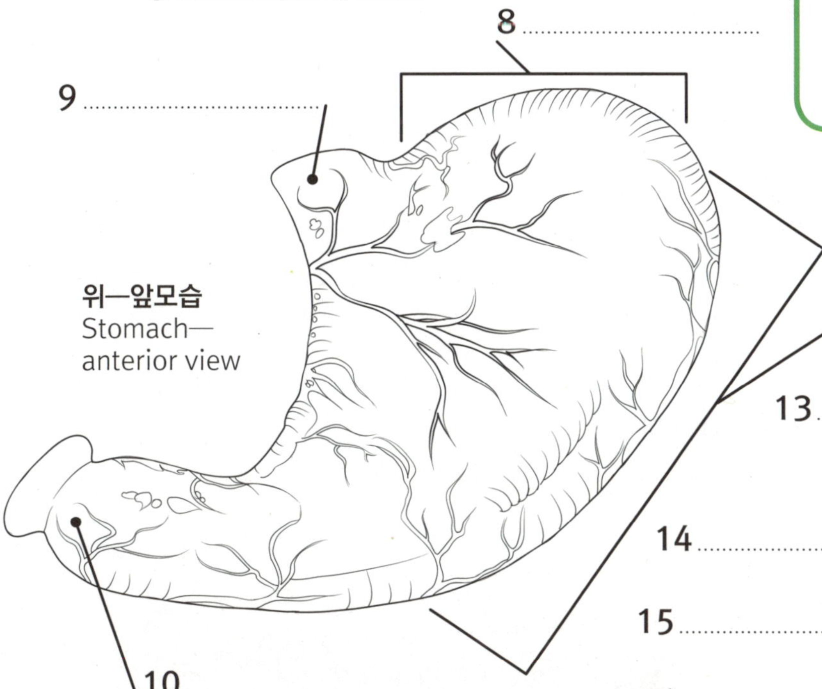

위—앞모습
Stomach—anterior view

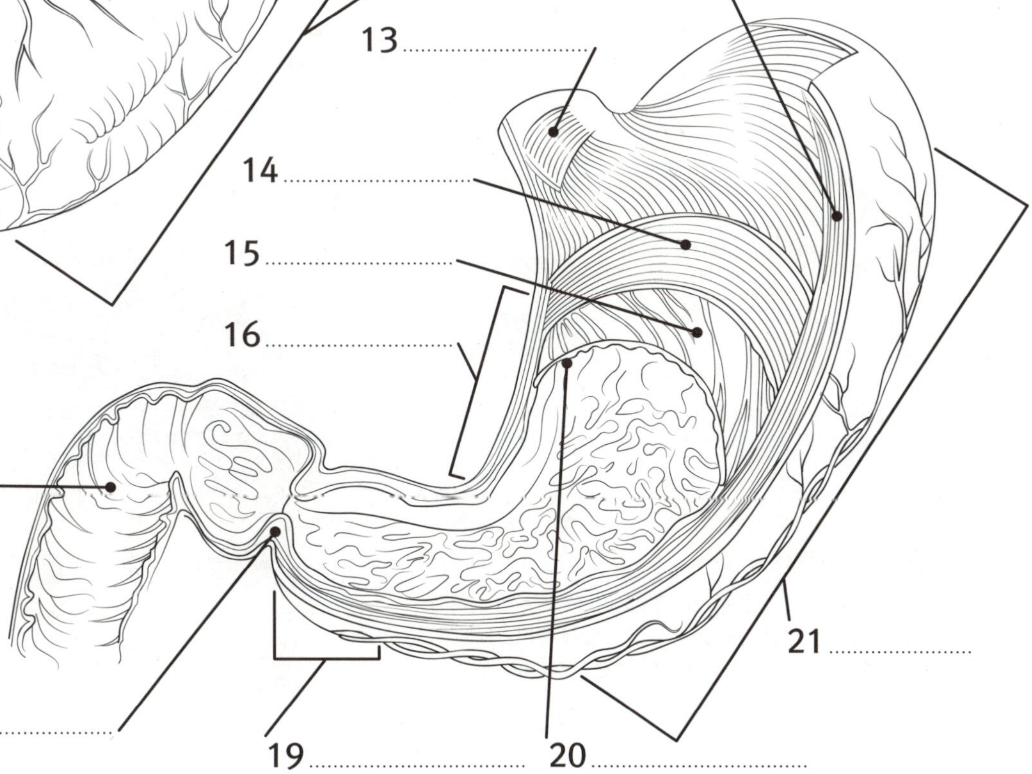

위—내부구조
Stomach—internal structure

Fill in the blanks 빈칸에 알맞은 답을 쓰시오.

1 간의 ______________ 돌기가 아래대정맥을 둘러싸고 있다.

2 ______________ 인대는 간의 무장막구역을 둘러싸고 있다.

3 간과 가로막 사이에 있는 잠재적인 공간을 ______________ 라고 한다.

4 간과 오른 콩팥사이에 있는 공간을 ______________ 라고 한다.

5 쓸개의 ______________ 는 간의 아래모서리 아래로 돌출된다.

6 ______________ 는 간샘창자인대에서 쓸개관 뒤에 위치한다.

7 ______________ 와 ______________ 는 큰샘창자유두의 꼭대기 아래에 있는 ______________ 에 열려 있다.

8 이자의 꼬리는 ______________ 의 문과 접촉된다.

9 두 개의 혈관인 ______________ 와 ______________ 는 이자의 위모서리와 관련되어 있다.

10 이자의 ______________ 돌기는 위창자간막혈관 뒤쪽을 지나간다.

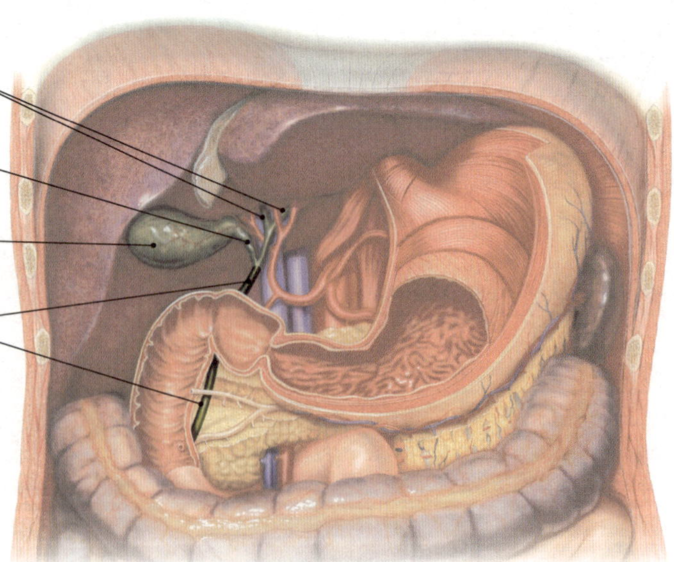

쓸개관 Bile Ducts

쓸개즙은 간에서 두 개의 간관으로 배출되며, 이 두 관이 합쳐져 온간관을 형성한다. 온간관은 쓸개(담낭)의 쓸개주머니관과 연결되어 십이지장의 두 번째 부분으로 열리는 온쓸개관(총담관)을 형성한다.

Match the statement to the reason 각각의 문장과 이유가 타당한 것끼리 연결하시오.

1 문맥은 소화기로부터 간까지 모든 혈액을 운반한다. 그 이유는...

2 간은 아래대정맥과 쓸개가 위치하는 단면을 따라 나눌 수 있다. 그 이유는...

3 간은 이차 종양이 흔하게 발생할 수 있는 부위이다. 그 이유는...

4 쓸개는 좀처럼 괴저가 발생할 가능성이 적다. 그 이유는...

5 쓸개관에 있는 쓸개돌은 이자염을 일으킬 수 있다. 그 이유는...

a 간동맥, 문맥, 쓸개관은 간의 구역 양쪽으로 분지하는 왼, 오른 가지가 있다.

b 정맥 배출은 대개 직접 간으로 여러 개의 통로에 의하여 배출된다.

c 소화기에서 흡수한 영양소와 독소는 대사작용에 의하여 처리되어야 한다.

d 주이자관의 폐색은 샘조직으로 소화효소의 방출을 일으킨다.

e 소화기로부터 온 거의 모든 정맥혈은 이곳을 통하여 지나간다.

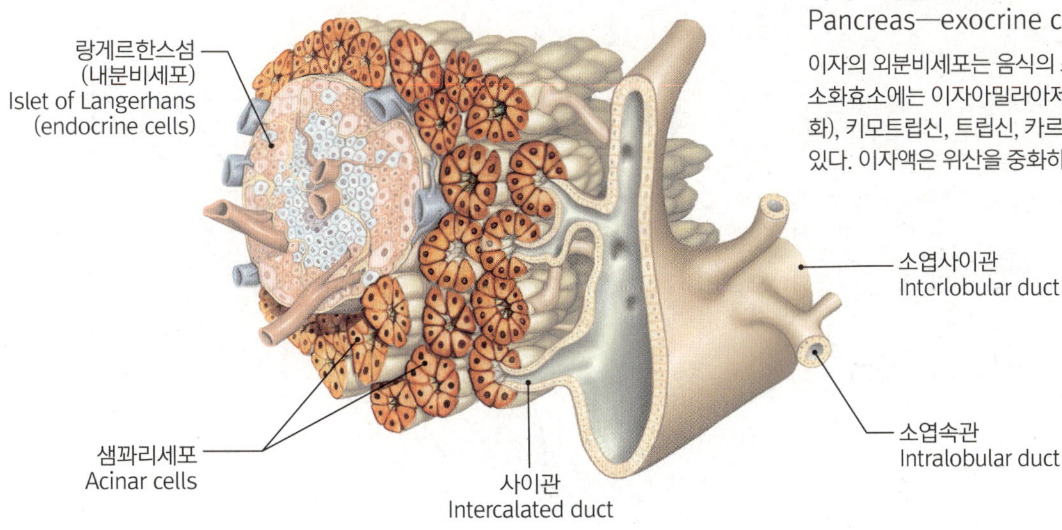

이자—외분비세포
Pancreas—exocrine cells

이자의 외분비세포는 음식의 소화에 필요한 효소를 생산한다. 소화효소에는 이자아밀라아제(전분의 소화), 리파아제(지방소화), 키모트립신, 트립신, 카르복시펩티다아제(단백질 소화)가 있다. 이자액은 위산을 중화하기 위하여 역시 알칼리성이다.

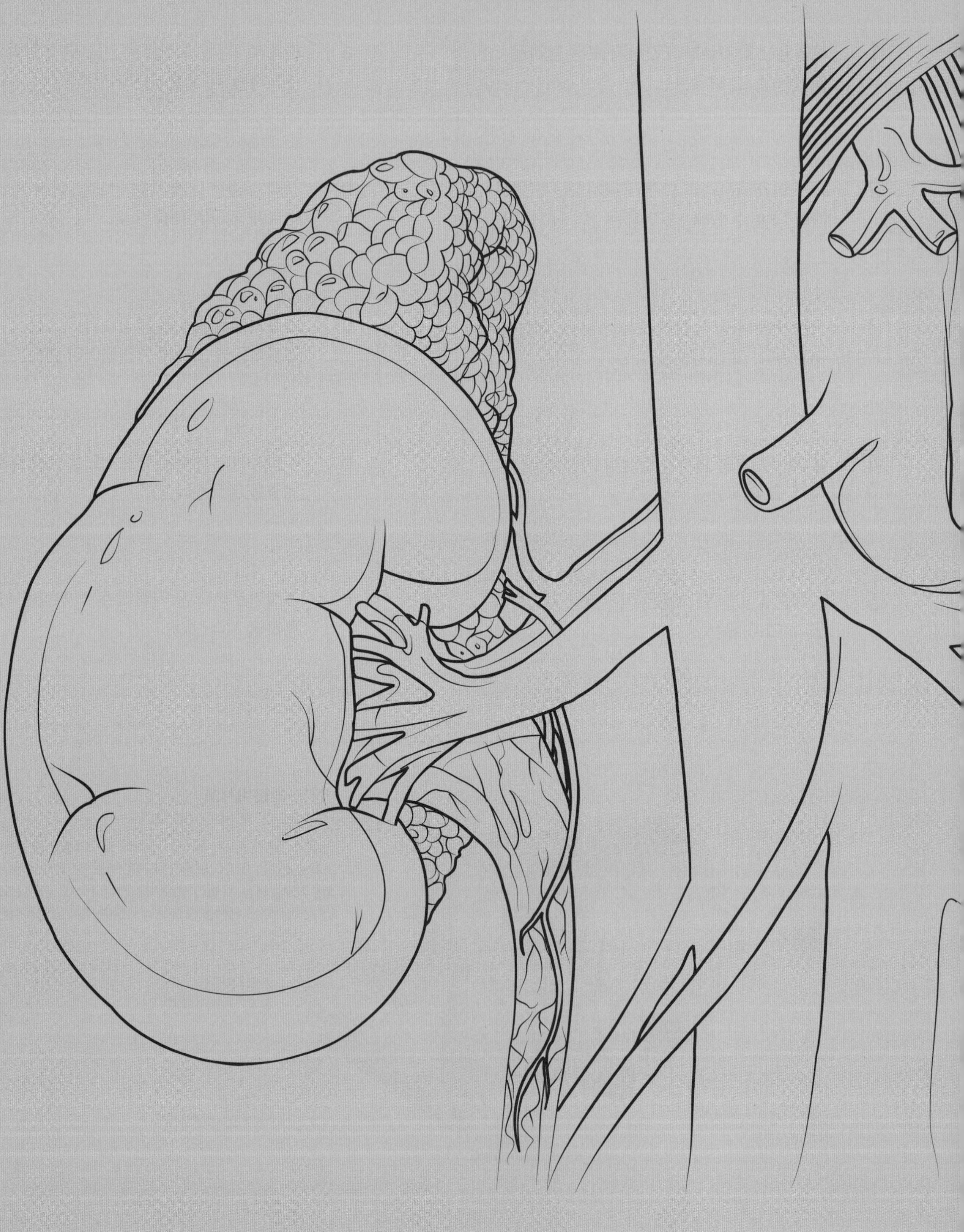

7

비뇨계통

THE URINARY SYSTEM

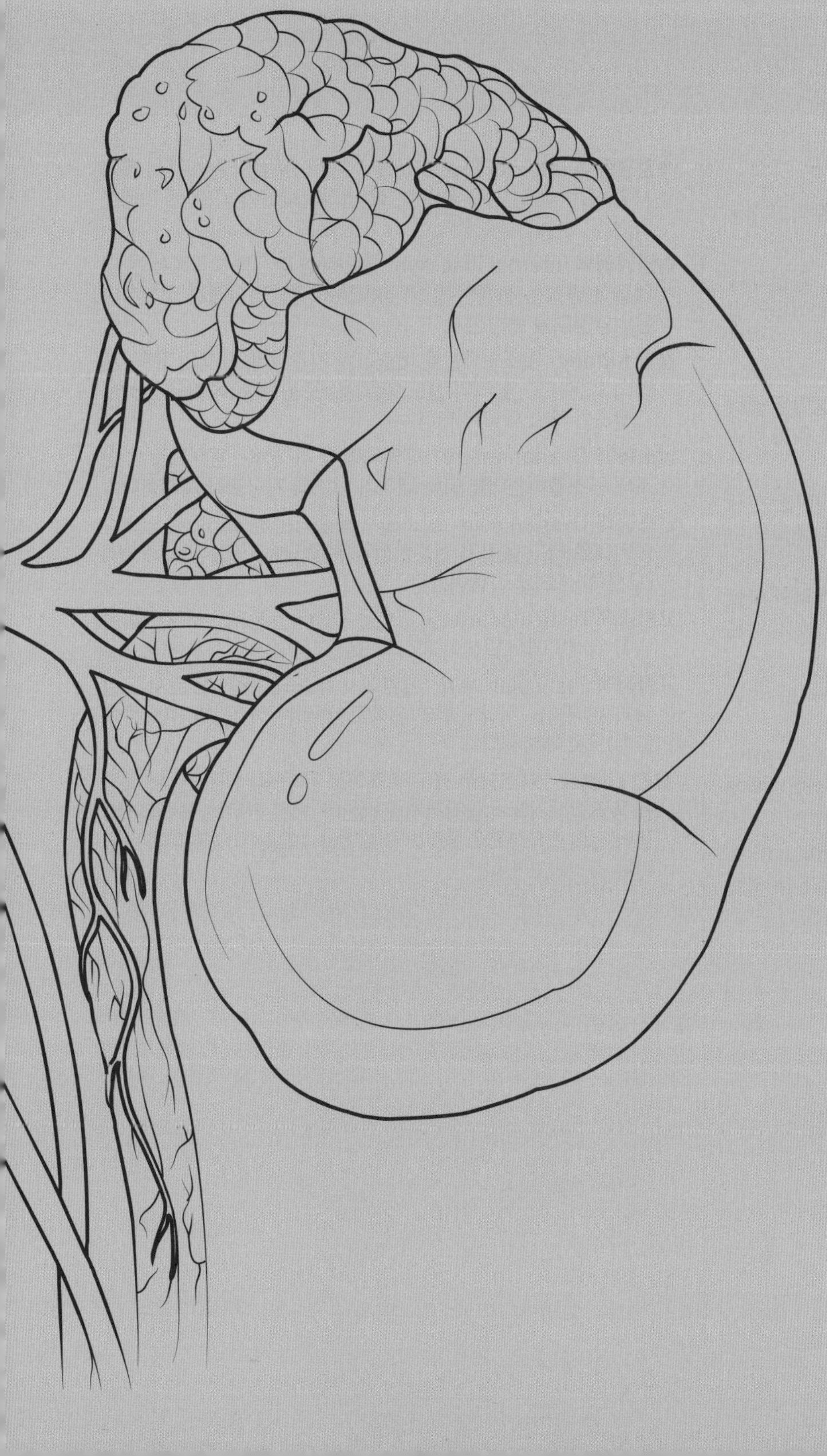

남성과 여성 비뇨계통

Male and Female Urinary Systems

비뇨계통은 주로 수용성인 요소 형태로 질소성 노폐물의 배출에 관여한다. 그리고 비뇨계통은 혈액의 이온균형(Na, K, Cl, Ca) 조절, 혈액의 산도(수소이온과 중탄산이온의 조절을 통하여) 조절, 혈압의 유지(렌닌-안지오텐신계통), 적혈구의 생산(에리스로포에틴)과 같은 주요 기능을 한다. 주요 기관에는 콩팥, 요관, 방광, 요도가 있다.

주요 용어(key terms)

배대동맥 Abdominal aorta 몸의 주요 동맥이다. 가로막의 대동맥구멍을 통하여 지나간다.

부신 Adrenal gland 콩팥 위에 위치한 내분비샘이다. 겉질과 속질 조직으로 나뉜다. 겉질은 코티솔과 무기질코르티코이드인 알도스테론을 분비하고, 속질은 에피네프린과 노르에피네프린을 분비한다.

방광 Bladder 오줌을 저장하는 근육성 주머니이다. 점막은 늘어나는 이행상피로 구성되고, 이를 민무늬근육(배뇨근)층과 바깥막층이 둘러싸고 있다.

온엉덩동맥 Common iliac artery 배대동맥에서 분지하는 두 개의 종말가지이다. 이 동맥은 속엉덩동맥과 바깥엉덩동맥으로 나뉜다.

온엉덩정맥 Common iliac vein 이 정맥은 속엉덩정맥과 바깥엉덩정맥이 결합하여 형성된 정맥이다. 두 개의 온엉덩정맥은 서로 결합하여 아래대정맥이 된다.

바깥엉덩동맥 External iliac artery 온엉덩동맥의 분지로서 고샅인대에서 넙다리동맥이 된다.

바깥엉덩정맥 External iliac vein 넙다리동맥의 연속된 정맥으로서 고샅인대 아래를 지나면서 이 정맥이 된다. 바깥엉덩정맥은 속엉덩정맥과 결합하여 온엉덩정맥이 된다.

아래대정맥 Inferior vena cava 배에서 가장 큰 정맥이다. 이 정맥은 다리, 골반, 콩팥, 뒤배벽에서 온 혈액을 운반한다. 이 정맥은 가로막을 지나 심장의 오른심실로 들어간다.

속엉덩동맥 Internal iliac artery 온엉덩동맥의 분지로서 볼기부위, 골반내장, 안쪽 골반벽, 샅(넙다리사이의 공간)을 지배한다.

속엉덩정맥 Internal iliac vein 골반내장과 궁둥부위에서 온 혈액을 배출하는 정맥이다. 이 정맥은 바깥엉덩정맥과 결합하여 온엉덩정맥을 형성한다.

콩팥 Kidney 질소노폐물을 배출하는 기관이며, 체액의 균형, 체액의 이온농도, 혈액의 산도, 혈압을 조절한다. 적혈구 생산을 조절하는 주요 역할도 한다.

난소동맥 Ovarian artery 대동맥에서 기시하는 동맥으로서 난소의 난소걸이인대를 따라 내려가 난소와 자궁관을 지배한다.

난소정맥 Ovarian vein 난소에서 배출되는 정맥으로서 난소걸이인대를 타고 올라가 왼콩팥정맥(왼쪽 난소) 또는 아래대정맥(오른쪽 난소)으로 들어간다.

고환동맥 Testicular artery 고환을 지배하는 동맥으로서 고환은 위쪽 뒤배벽에서 발생이 시작되므로 대동맥에서 기시한다.

고환정맥 Testicular vein 고환에서 배출되는 정맥으로서 고샅굴과 뒤배벽을 지나 왼콩팥(왼쪽고환) 또는 아래대정맥(오른쪽고환)으로 배출된다.

요관 Ureter 약 25cm 정도의 길이로 된 근육성 관으로서 오줌을 콩팥깔때기에서 방광까지 운반한다. 벽은 민무늬근육층과 바깥막 결합조직층으로 둘러싸인 늘어날 수 있는 이행상피가 속공간을 둘러싸고 있다.

남성비뇨계통—앞모습
Male Urinary System—anterior view

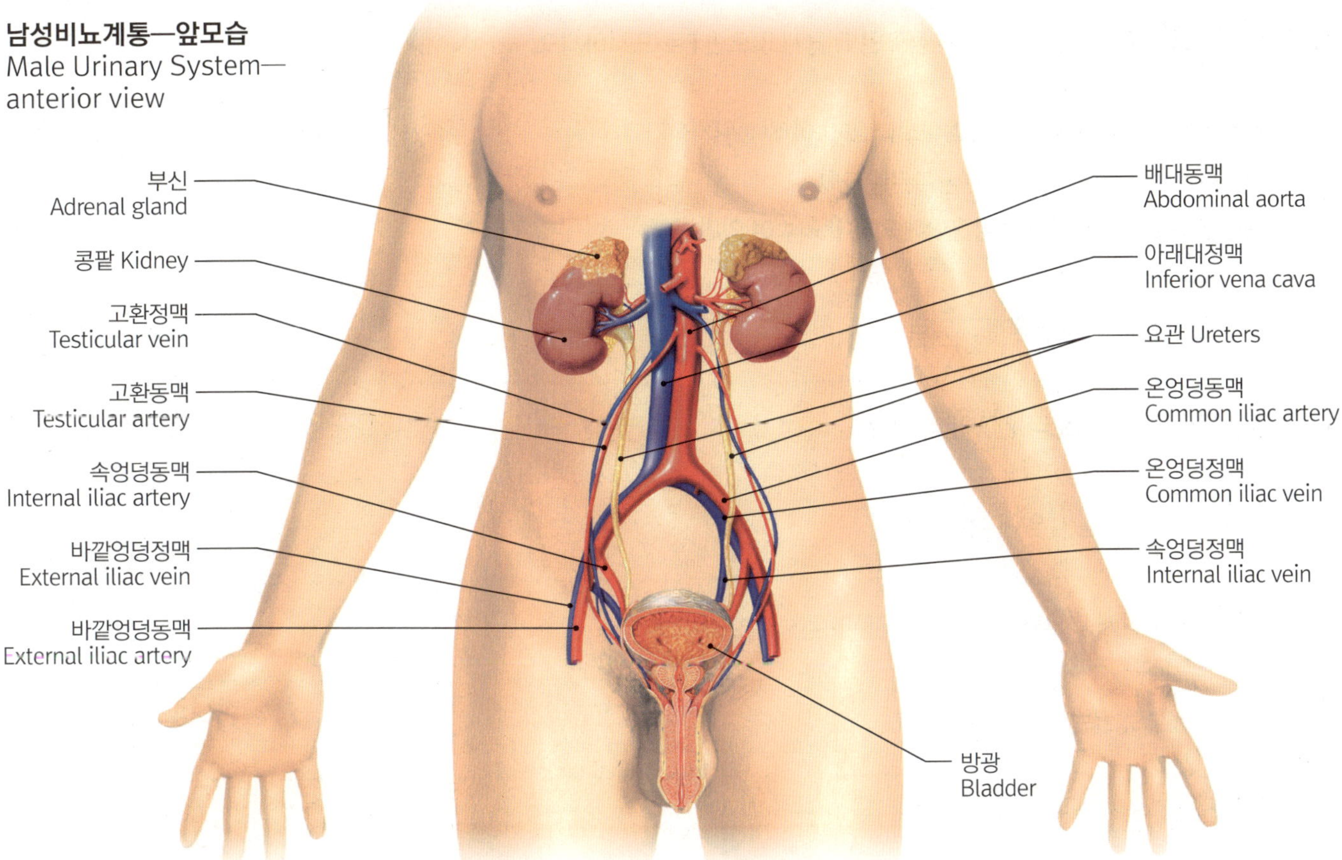

여성비뇨계통—앞모습
Female Urinary System—anterior view

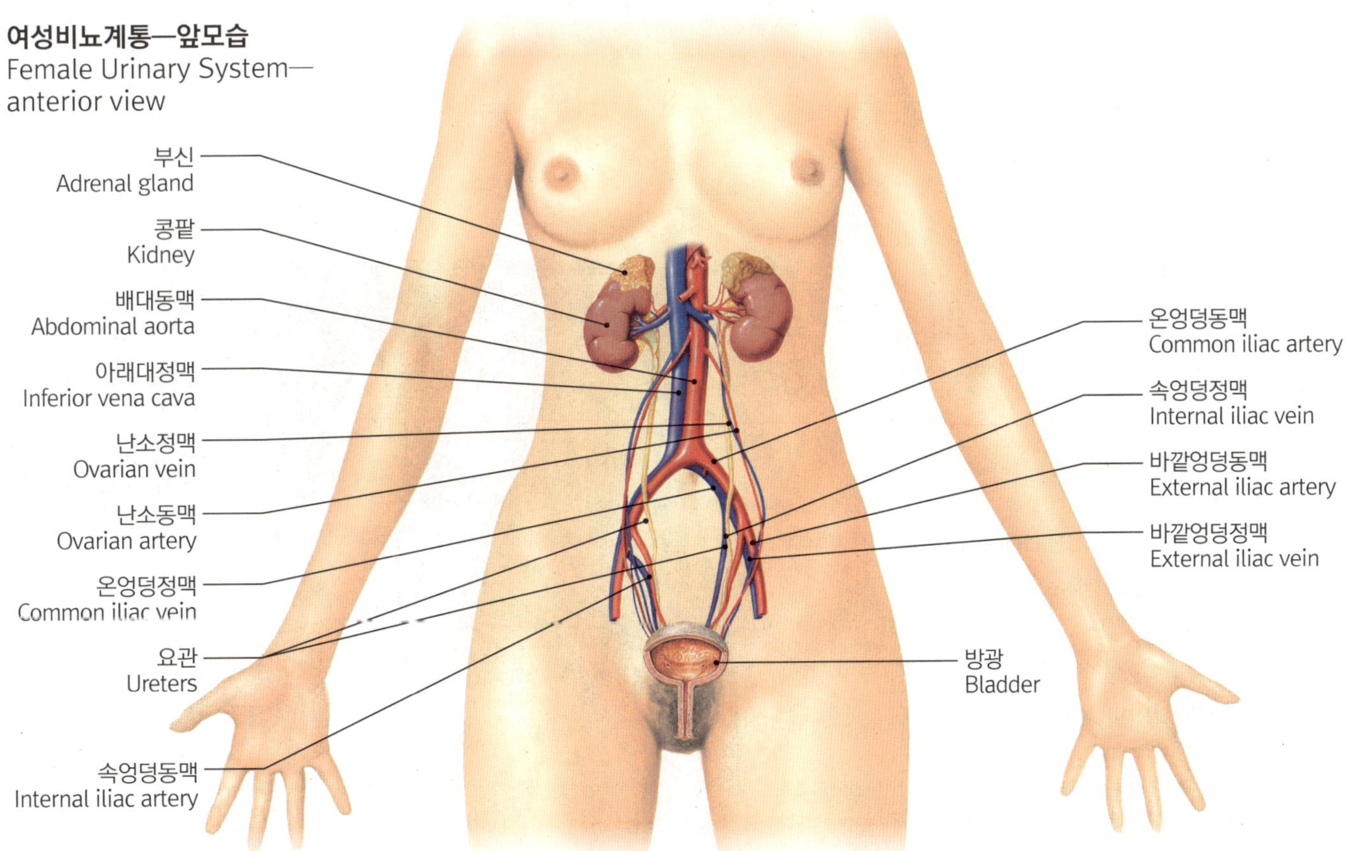

True or false 문장의 설명이 옳으면 T, 옳지 않으면 F로 표시하시오.

1 왼콩팥은 뒤배벽에 있는 오른콩팥보다 약간 아래에 위치한다.

2 콩팥은 콩팥주위지방과 콩팥근막에 의해 둘러싸여 있다.

3 각 콩팥의 문은 안쪽을 향하고 있다.

4 콩팥동맥은 오른쪽보다 왼쪽이 더 길다.

5 콩팥정맥은 콩팥동맥 앞에 위치한다.

6 콩팥은 열두번째갈비뼈에 의해 뒤쪽으로부터 보호받는다.

7 요관은 배부와 골반부로 나눈다.

8 요관은 배막안을 통하여 주행한다.

9 방광은 항상 엉치뼈곶 위치에 있다.

10 남성요도는 여성요도보다 더 짧다.

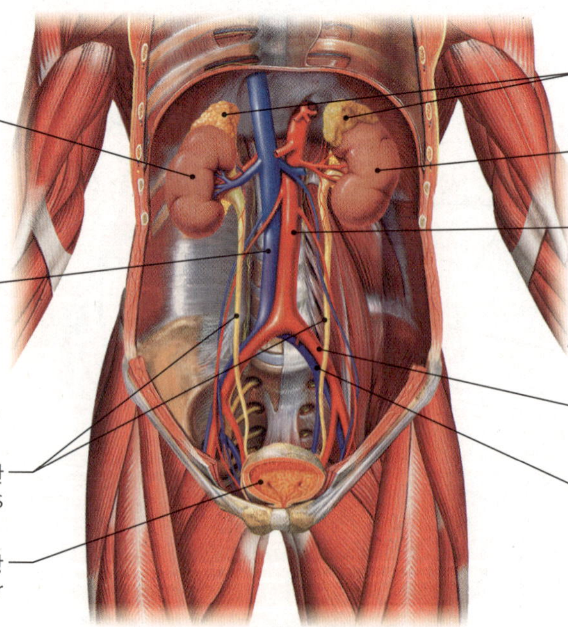

비뇨기관(요로) Urinary Tract

비뇨기관(요로)은 콩팥, 요관, 방광 및 요도로 구성된다. 콩팥과 요관은 배막뒤에 위치하는 기관, 즉 소화관이 매달려 있는 배막안의 뒤쪽에 위치하는 기관이다.

Multiple choice 질문에 맞는 답을 고르시오.

1 오른콩팥 바로 앞에 위치하는 것이 아닌 것은?
Ⓐ 샘창자
Ⓑ 간
Ⓒ 오른부신
Ⓓ 오름잘록창자
Ⓔ 이자머리

2 왼콩팥 바로 앞에 위치하는 것이 아닌 것은?
Ⓐ 지라동맥
Ⓑ 이자몸통
Ⓒ 지라
Ⓓ 간
Ⓔ 왼부신

3 콩팥 바로 뒤에 위치하는 것은?
Ⓐ 가로막 천장
Ⓑ 위
Ⓒ 부신
Ⓓ 이자
Ⓔ 간

4 콩팥생검은 다음의 어느 부위를 통하여 바늘을 쉽게 주입하여 시행하는가?
Ⓐ 허리네모근
Ⓑ 배꼰
Ⓒ 배곧은근
Ⓓ 가로막
Ⓔ 배바깥빗근

5 대개 왼콩팥정맥으로 배출하는 정맥은?
Ⓐ 온엉덩정맥
Ⓑ 문맥
Ⓒ 온간정맥
Ⓓ 왼고환정맥
Ⓔ 오른난소정맥

6 왼쪽요관 앞을 직접 지나는 구조물은?
Ⓐ 왼온엉덩동맥
Ⓑ 왼난소동맥
Ⓒ 왼속목동맥
Ⓓ 복강동맥
Ⓔ 위창자간막동맥

7 오른콩팥 위에 있는 기관은?
Ⓐ 위
Ⓑ 지라
Ⓒ 가로잘록창자
Ⓓ 샘창자
Ⓔ 부신

말발굽의 편자모양의 콩팥
Horseshoe kidney

대부분의 사람은 두 개의 뚜렷한 콩팥을 갖고 있으나 600명 가운데 1명은 콩팥의 아래극이 말발굽의 편자모양으로 결합되어 있다. 이러한 선천적인 질환은 남성에서 더욱 흔하며, 콩팥기능에는 영향을 주지 않으므로 건강에는 전혀 문제가 없다. 콩팥은 발생 중 대개 뒤배벽 위로 올라가게 되는데 말발굽의 편자모양의 콩팥은 대부분의 대동맥 앞쪽가지인 아래창자간막동맥이 올라가는 말발굽의 편자모양의 만곡 안쪽에 갇히게 되어 더 이상 위로 올라가지 못한다.

Fill in the blanks 빈칸에 알맞은 답을 쓰시오.

1 콩팥 주위에 지방으로 채워져 있는 부분을 ______________ 라고 한다.

2 콩팥 ______________ 은 콩팥내의 지방이 차 있는 부분이다.

3 큰콩팥잔으로부터 오줌을 모으는 구조는 ______________ 이다.

4 콩팥피라미드 사이에 있는 겉질조직을 ______________ 라고 한다.

5 콩팥피라미드의 꼭대기를 ______________ 라고 한다.

6 콩팥조직은 5개의 ______________ 구역으로 나뉜다.

7 ______________ 과 ______________ 는 남성에서 방광의 바닥과 관계가 있다.

8 ______________ 근육의 안쪽섬유는 방광목을 지지한다.

9 ______________ 는 방광목을 외부환경에 연결하는 도관이다.

10 여성방광의 윗면은 ______________ 의 몸통과 관계가 있다.

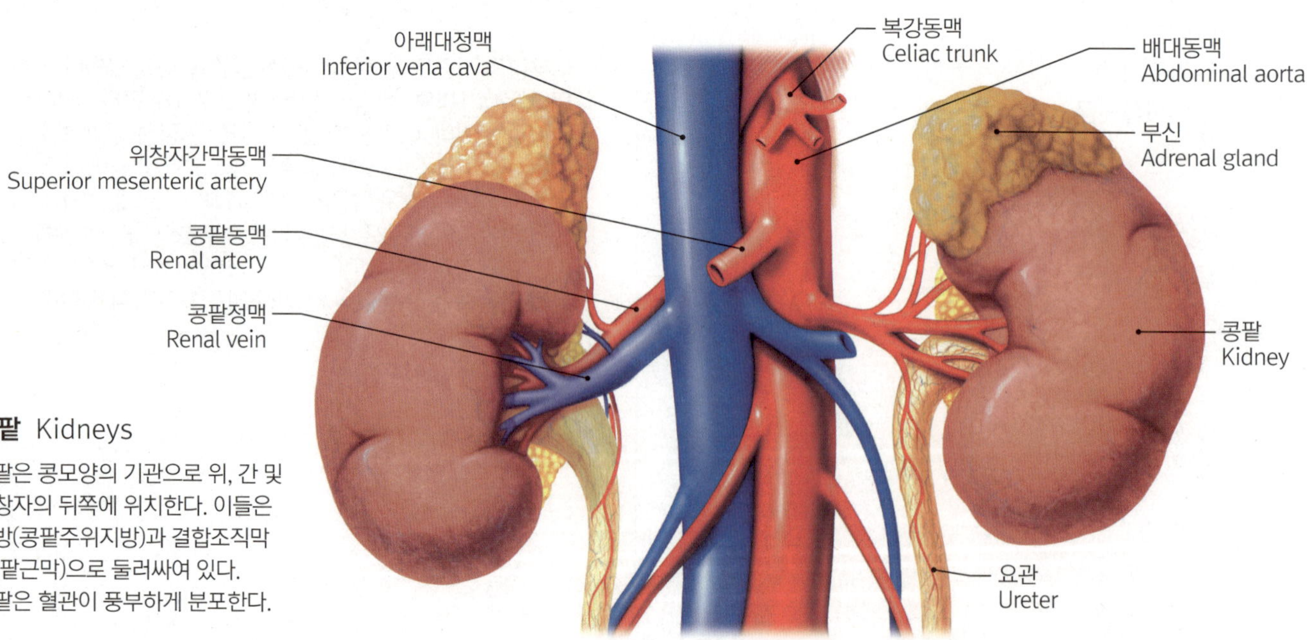

콩팥 Kidneys

콩팥은 콩모양의 기관으로 위, 간 및 샘창자의 뒤쪽에 위치한다. 이들은 지방(콩팥주위지방)과 결합조직막(콩팥근막)으로 둘러싸여 있다. 콩팥은 혈관이 풍부하게 분포한다.

Match the statement to the reason 각각의 문장과 이유가 타당한 것끼리 연결하시오.

1 콩팥 주위의 감염은 항상 아래쪽으로 전파된다. 그 이유는...

2 왼콩팥은 오른콩팥보다 더 길다. 그 이유는...

3 콩팥은 실제로 변형된 허리동맥에 의하여 지배받는다. 그 이유는...

4 아래대정맥의 폐색은 콩팥세포암에서 발생한다. 그 이유는...

5 방광의 꼭대기는 배꼽과 연결되어 있다. 그 이유는...

a 이러한 유형의 비정상적인 조직은 정맥을 따라서 성장하는 경향이 있다.

b 콩팥근막구획은 아래로 열려 있으나 위로는 닫혀 있다.

c 요막관은 초기 태아기 때 방광과 난황주머니를 연결한다.

d 기관들은 출생 전에는 뒤배벽을 따라 올라간다.

e 혈관은 아래대정맥에 도달하기 위하여 대동맥을 교차하여 지나가야 한다.

다낭성콩팥

Polycystic kidney

다낭성콩팥 질환은 콩팥세관이 적절하게 연결되지 않은 유전적 질환이다. 아동기와 청소년기에 체액이 계속적으로 요세관에 펌프하여 요세관이 확장되어 비기능적인 낭을 형성하여 점진적으로 확장된다. 이 질환은 유전적으로 우성인 것(1:500 정상 출산)과 열성인 것(1:20,000 정상 출산)으로 나타난다.

증상과 증후는 혈압이 상승하고, 혈뇨(소변내 혈액), 두통, 배부통증, 다뇨증상이 나타난다. 만성콩팥부전과 비뇨기도감염은 가장 심각한 결과를 초래하며, 치료는 콩팥투석, 지속적인 항생제 치료, 결국에는 콩팥이식이다.

콩팥(육안적 특징)

The Kidneys (Macroscopic Features)

콩팥은 쌍으로 된 콩모양의 기관으로서 뒤배벽의 배막안 뒤쪽에 위치한다. 이 기관은 콩팥주위공간에 있는 지방과 결합조직막(콩팥근막)에 둘러싸여 있다. 콩팥의 표면은 피막으로 둘러싸여 있으며, 바깥쪽의 겉질과 콩팥피라미드로 된 속질로 나뉜다. 오줌은 콩팥잔계통(작은콩팥잔, 큰콩팥잔, 콩팥깔때기)을 통하여 모아져 요관으로 배출된다.

주요 용어(key terms)

배대동맥 Abdominal aorta pp. 218-219 참조

부신 Adrenal glands pp. 218-219 참조

활꼴동맥 Arcuate artery 겉질과 속질 사이의 경계를 따라 주행하는 동맥의 분지. 이 동맥은 엽사이동맥을 받고 소엽사이동맥을 분지한다.

복강동맥 Celiac trunk 배대동맥의 첫 번째 앞가지이다. 앞창자에서 유래한 기관들(위에서 샘창자, 간, 쓸개)을 지배한다.

겉질 Cortex 콩팥피막 바로 아래의 콩팥의 바깥층이다. 이 곳에는 토리, 토리쪽곱슬세관, 먼쪽곱슬세관, 집합관의 시작부위가 위치한다.

아래대정맥 Inferior vena cava pp. 218-219 참조

소엽사이동맥 Interlobular artery 활꼴동맥에서 콩팥겉질로 올라가는 동맥. 이 동맥에서 들토리세동맥을 분지한다.

콩팥 Kidney 질소노폐물을 배출하는 기관이며, 체액의 균형, 체액의 이온농도, 혈액의 산도, 혈압을 조절한다. 적혈구 생산을 조절하는 주요 역할도 한다.

왼부신 Left adrenal gland 왼콩팥의 꼭대기에 위치한 내분비기관이다. 겉질조직과 속질조직으로 구성된다. 겉질은 코티솔과 무기질코르티코이드를 분비하고, 속질은 에피네프린과 노르에피네프린을 분비한다.

왼콩팥동맥 Left renal artery 왼부신동맥은 왼콩팥을 지배하고, 왼부신과 왼요관에 분지를 낸다.

큰콩팥잔 Major calyx 콩팥깔때기의 일차 분지로서 작은콩팥잔으로부터 오줌을 받는다.

작은콩팥잔 Minor calyx 콩팥잔계통의 마지막 컵과 같은 분지이다. 각각의 작은콩팥잔은 콩팥유두에서 떨어지는 오줌을 받아 다른 작은콩팥잔과 결합하여 큰콩팥잔을 형성한다.

콩팥주위지방 Perirenal fat 콩팥은 콩팥피막과 콩팥근막 사이의 지방층에 의해 둘러싸여 있다.

콩팥기둥 Renal column 두 개의 인접한 콩팥피라미드 사이에 있는 겉질조직

콩팥유두 Renal papilla 속질피라미드의 끝. 집합관이 콩팥유두 표면에 열려 작은콩팥잔으로 오줌을 배출한다.

콩팥깔때기 Renal pelvis 큰콩팥잔과 요관 사이에 있는 비뇨기관(요로)의 확장된 부분

콩팥피라미드 Renal pyramid (medulla) 각 콩팥의 속질에 있는 깔때기 구조. 이 구조의 바닥은 겉질속질결합부에 위치하고, 꼭대기(콩팥유두)는 작은술잔에 열려 있다.

콩팥굴 Renal sinus 콩팥 중심에 있는 콩팥잔의 분지를 둘러싸고 있는 공간. 이곳은 지방, 혈관 및 신경이 위치한다.

콩팥정맥 Renal vein 콩팥에서 배출되는 정맥. 왼콩팥정맥은 오른콩팥보다 더 길고 성샘(고환과 난소)과 부신으로부터 온 정맥을 받는다.

오른부신 Right adrenal gland 왼콩팥의 꼭대기에 위치한 내분비기관이다. 겉질조직과 속질조직으로 구성된다. 겉질은 코티솔과 무기질코르티코이드를 분비하고, 속질은 에피네프린과 노르에피네프린을 분비한다.

구역동맥 Segmental artery 다섯 개의 콩팥혈관구역 가운데 한 구역을 지배하는 콩팥동맥의 분지. 이 구역들은 인접한 구역과 최소한의 문합연결을 이룬 별개의 부위이다.

위창자간막동맥 Superior mesenteric artery 배대동맥의 분지는 배아발생 시 중간창자(먼쪽 샘창자, 빈창자, 돌창자, 막창자, 막창자고리, 오름잘록창자 및 가로잘록창자)에서 유래한 기관들을 지배한다.

요관 Ureter pp. 218-219 참조

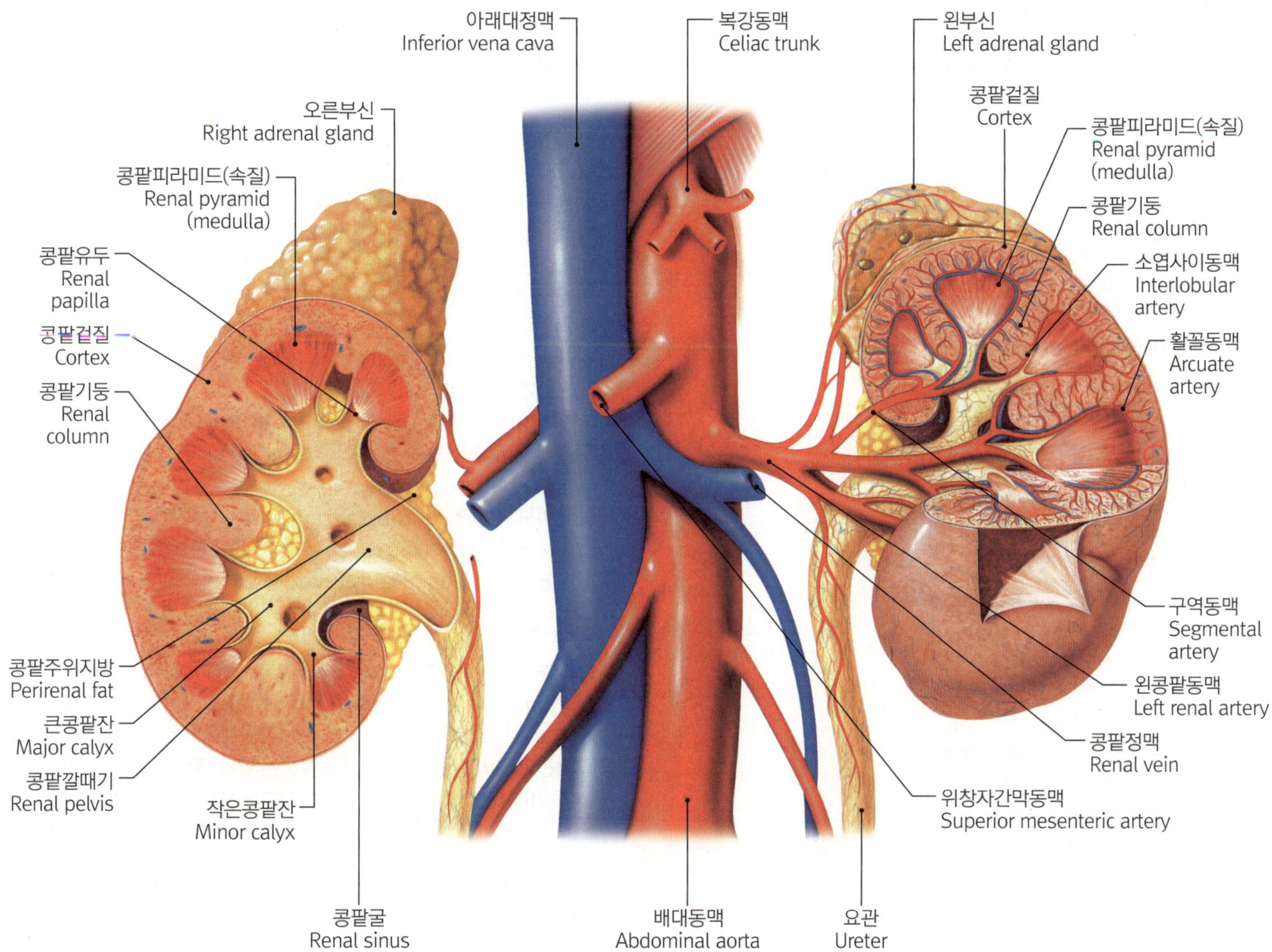

콩팥과 부신—앞모습
Kidneys and Adrenal Glands—anterior view

콩팥(현미경적 특징)

The Kidneys (Microscopic Features)

콩팥의 기본적인 기능적 단위는 콩팥단위(nephron)이다. 두 개의 콩팥에 약 100만 개 정도 있다. 각각의 콩팥단위는 콩팥소체(보우만주머니와 토리), 일련의 세관들(몸쪽곱슬세관, 가는부분과 굵은부분으로 된 콩팥세관고리, 먼쪽곱슬세관, 집합세관)로 구성된다. 콩팥소체는 초미세여과의 기능을 하며, 반면에 세관은 재흡수, 분비 및 배출 기능을 한다.

주요 용어(key terms)

들토리세동맥 Afferent arteriole 소엽사이동맥에서 분지한 세동맥 분지로서 토리를 형성한다.

활꼴동맥 Arcuate artery pp. 224-225 참조

활꼴정맥 Arcuate vein 콩팥의 겉질과 속질 사이의 경계를 따라 주행하는 정맥분지이다.

바닥판 Basal lamina 상피세포의 바닥쪽에 형성된 물질층. 대개 상피세포 자체에서 만든 물질이다.

보우만공간 Bowman's space 토리를 둘러싸고 있는 컵모양의 구조인 보우만주머니의 벽층과 내장층 사이에 있는 오줌이 떨어지는 공간. 토리로부터 초미세여과된 물질을 받는 곳이다.

발세포의 몸통 Cell body of podocyte 발세포는 토리모세혈관을 둘러싸고 있는 발돌기를 갖고 있다. 이 돌기들은 서로 깍지끼듯이 배열되어 있으며, 이 돌기들 사이의 틈새를 여과틈새라고 한다.

집합관 Collecting duct 연결세관으로부터 오줌을 모으는 도관들 중 하나이고, 서로 결합하여 콩팥유두에서 콩팥잔계통으로 열려 있다. 오줌으로부터 NaCl을 재흡수하는 중요한 부위이다.

연결세관 Connecting tubule 먼쪽곱슬세관과 집합관을 연결하는 짧은 도관이다.

먼쪽곱슬세관 Distal convoluted tubule 먼쪽곱슬세관의 먼쪽부분은 항이뇨호르몬에 대한 물 투과성이 있고, NaCl에 대한 재흡수 기능이 있다.

날토리세동맥 Efferent arteriole 토리모세혈관그물을 떠나는 세동맥

내피세포 Endothelial cell 혈관과 림프관을 둘러싸고 있는 납작한 상피세포는 림프관, 동맥, 모세혈관 및 정맥에서 관찰된다.

발세포의 발돌기 Foot process of podocytes 이 돌기들은 바닥판을 덮기 위하여 깍지낀 모습을 하고 있다. 이 돌기들은 서로 여과틈새에 의하여 분리된다. 틈새에는 가로막이 있으며, 큰분자가 오줌공간으로 이동하는 것을 방해한다.

모세혈관의 토리 Glomerular tuft of capillaries 토리에 있는 창모세혈관. 혈관사이세포와 발세포의 발돌기에 의해 둘러싸여 있다.

토리 Glomerulus 토리는 토리모세혈관, 기질에 있는 혈관사이세포, 보우만주머니를 둘러싸고 있는 내장층을 형성하는 발세포로 구성된다.

소엽사이동맥 Interlobular artery pp. 224-225 참조

소엽사이정맥 Interlobular vein 콩팥의 겉질조직으로 배출되는 정맥

콩팥 Kidney pp. 224-225 참조

치밀반점 Macula densa 굵은오름다리와 먼쪽곱슬세관이 연결되는 특수한 상피가 모여있는 부위

세관주위모세혈관의 속질얼기 Medullary plexus of peritubular capillaries 콩팥속질에 있는 가는 모세혈관그물. 산소와 영양소를 콩팥세관고리에 운반하고 지나친 노폐물과 용질을 제거한다.

콩팥단위 Nephron 콩팥의 기능적 여과단위. 토리를 둘러싸고 있는 보우만주머니와 세관으로 구성된다.

보우만주머니의 벽층 Parietal layer of Bowman's capsule 보우만주머니의 벽층은 오줌공간을 둘러싸고 있는 편평한 상피세포로 구성된다.

세관주위모세혈관 Peritubular capillaries 몸쪽과 먼쪽곱슬세관을 지배하는 모세혈관. 날토리세동맥의 연속된 혈관이다.

몸쪽곱슬세관 Proximal convoluted tubule 토리와 바로 이어지는 세관. 토리에서 여과된 물질내 70%의 물과 포도당, Na, Cl, K를 흡수하는 곳이다.

콩팥세관고리의 굵은오름부분(먼쪽곧은세관) Thick ascending limb of loop of Henle (distal straight tubule) 먼쪽곱슬세관에서 연속된 관으로 낮은 입방상피세포로 둘러싸여 있다.

콩팥세관고리의 굵은내림부분(몸쪽곧은세관) Thick descending limb of loop of Henle (proximal straight tubule) 몸쪽곱슬세관에서 연속된 관으로 낮은입방상피세포로 둘러싸여 있다.

콩팥세관고리의 가는오름부분 Thin ascending limb of loop of Henle 요소가 세관액으로 재흡수되고, 상피에 Na/K ATPase 펌프의 존재시 세관액으로부터 NaCl이 재흡수되는 중요한 부위이다.

콩팥세관고리의 가는내림부분 Thin descending limb of loop of Henle 이 부분은 물에 대한 투과성이 있다. 세관액이 고삼투압 속질의 깊은부위를 지나갈 때 물은 세관고리로부터 재흡수되어 세관액의 농도를 더욱 높게 만든다.

요세관극 Urinary pole 콩팥소체의 끝 부분이며, 몸쪽곱슬세관이 시작되는 부위이다.

곧은혈관 Vasa recta 속질을 주행하는혈관그물. 지나치게 많은 물과 용질을 흡수해서 세관고리로부터 사이질액에 더한다.

혈관극 콩팥소체의 끝으로서 들세동맥이 들어오고 날세동맥이 나가는 곳이다.

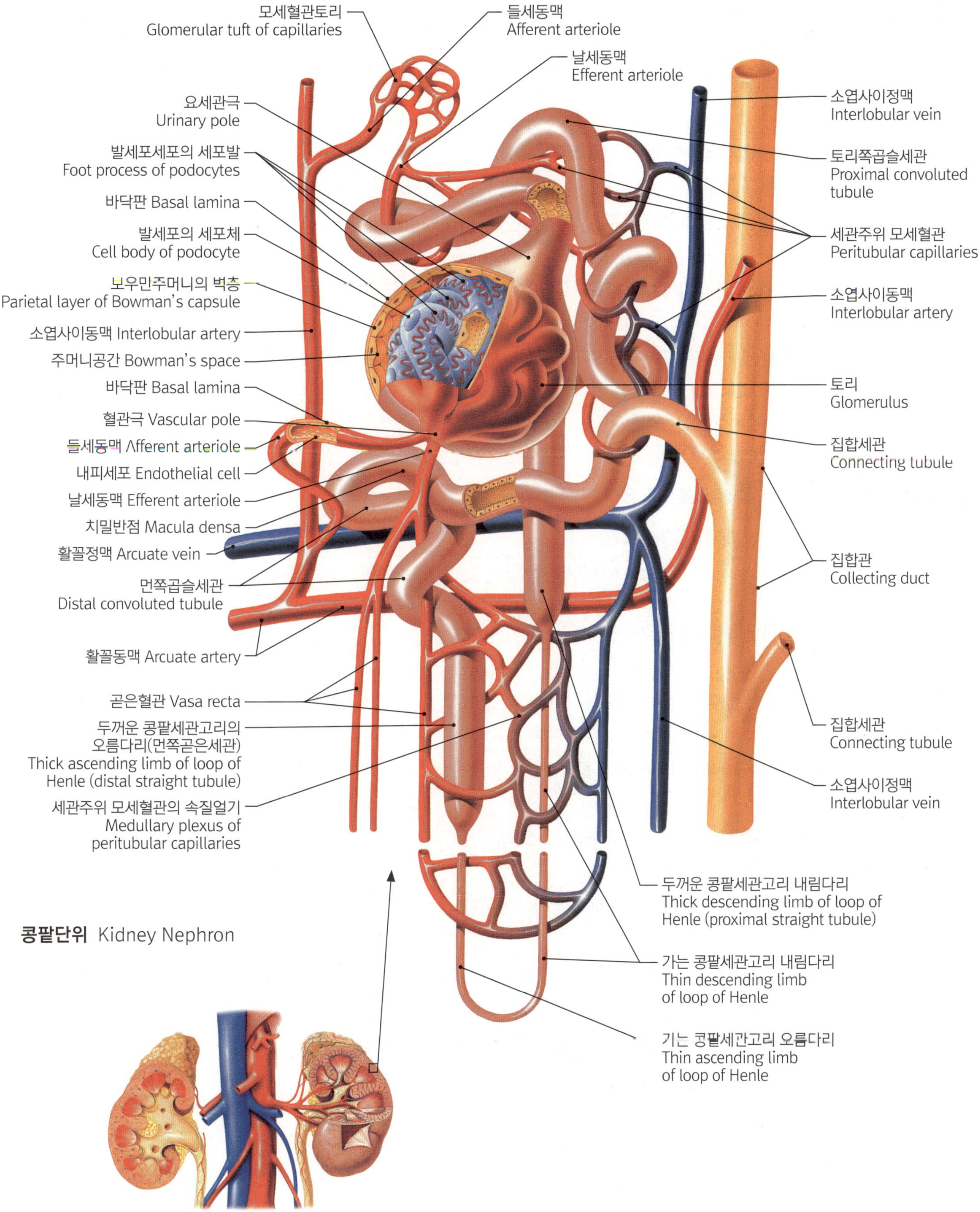

콩팥단위 Kidney Nephron

True or false 문장의 설명이 옳으면 T, 옳지 않으면 F로 표시하시오.

1	콩팥소체는 콩팥피라미드에 위치한다.	
2	각 콩팥소체는 혈관극과 요세관극을 가지고 있다.	
3	각 콩팥에는 300만 개의 콩팥단위가 있다.	
4	토리는 콩팥에서 흡수작용이 일어나는 주요부위이다.	
5	토리에 있는 3가지 세포유형은 모세혈관내피세포, 혈관사이세포 및 발세포이다.	
6	혈관사이세포는 포식작용 능력이 있다.	
7	각각의 콩팥소체는 날세정맥을 갖고 있다.	
8	몸쪽곱슬세관 상피세포는 흡수를 도와주는 미세융모가 있다.	
9	몸쪽곱슬세관은 콩팥소체의 혈관극에 붙어 있다.	
10	몸쪽곱슬세관에서 물을 재흡수하는 추진력은 NaCl의 흡수이다.	
11	안지오텐신II는 몸쪽곱슬세관에서 NaCl과 물의 재흡수를 촉진한다.	
12	콩팥세관고리의 오름다리는 오직 가는다리만 갖고 있다.	
13	모든 콩팥단위의 세관고리는 콩팥의 겉질에 한정되어 위치한다.	
14	Urodilatin은 먼쪽곱슬세관에 의하여 분비되고 속질의 집합세관에서 NaCl과 물의 재흡수를 억제한다.	
15	Thiazide이뇨제는 몸쪽곱슬세관에서 NaCl 재흡수를 억제하는 작용을 한다.	
16	항이뇨호르몬(ADH)은 주로 몸쪽곱슬세관에서 작용한다.	

17	심방나트륨이뇨인자는 NaCl과 물을 오줌으로 배출하는 작용을 한다.	
18	활꼴동맥은 겉질과 속질의 연결부위와 평행하게 주행한다.	
19	콩팥은 5개의 혈관구역으로 구성되며, 각 구역은 자신의 구역동맥이 지배한다.	
20	콩팥유두의 괴사는 작은콩팥잔을 폐색할 가능성이 있다.	

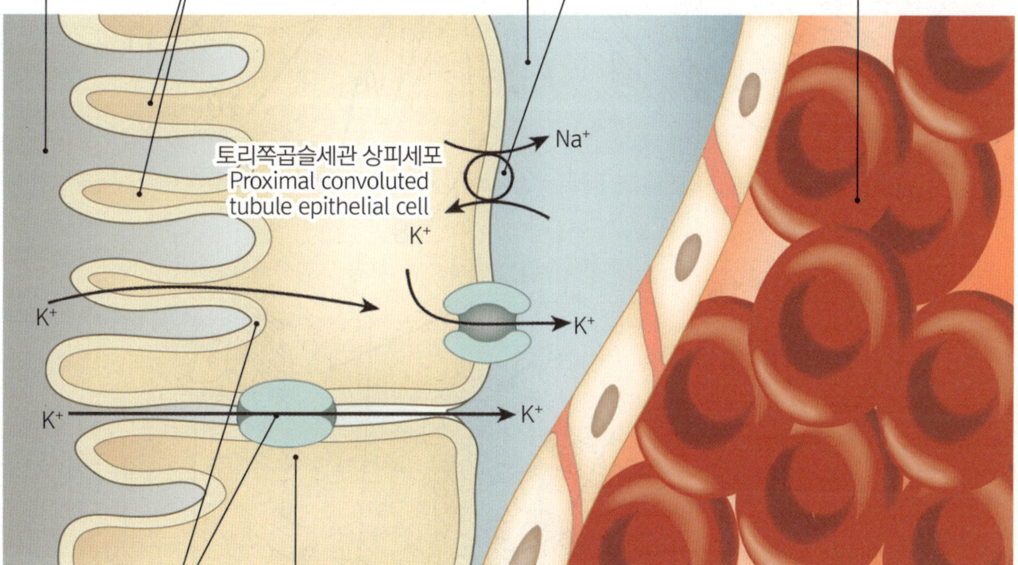

K 조절기전 Mechanisms of Potassium Regulation

약 600mM의 K는 매일 토리여과액을 지나가고, 대부분 몸쪽곱슬세관과 콩팥세관고리에서 재흡수된다. 일부는 알도스테론의 조절하에서 먼쪽곱슬세관에서 분비될 것이다. K는 몸쪽곱슬세관의 상피세포 사이의 공간을 통하여 흡수되거나 또는 알려지지 않은 기전에 의하여 그들 자신의 세포를 통하여 흡수된다. 혈액에서 K의 정상적인 농도는 4.4mM(3.5~5.0mM 범위)이다.

Color and label

i) 그림에 표시된 구조의 이름을 쓰시오.

콩팥—앞모습 Kidneys—anterior view

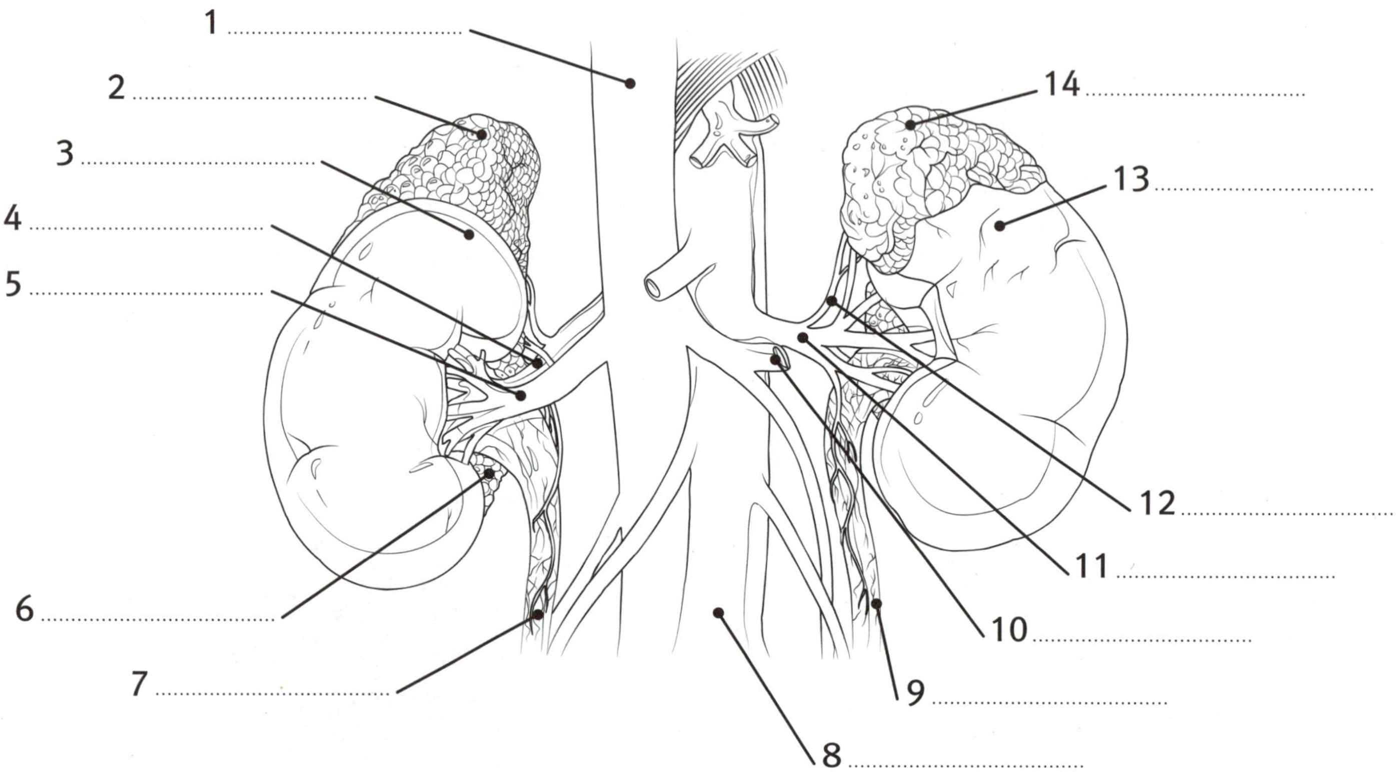

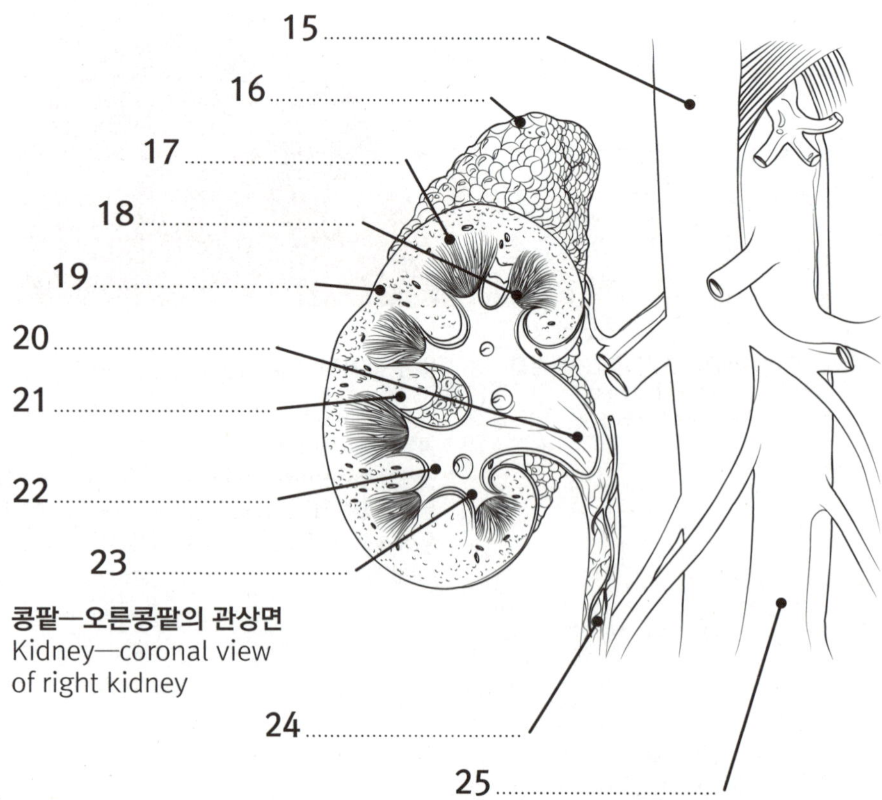

콩팥—오른콩팥의 관상면
Kidney—coronal view of right kidney

ii) 그림에 표시된 구조의 이름을 쓰시오.

비뇨기관(요로)—앞모습 Urinary Tract—anterior view

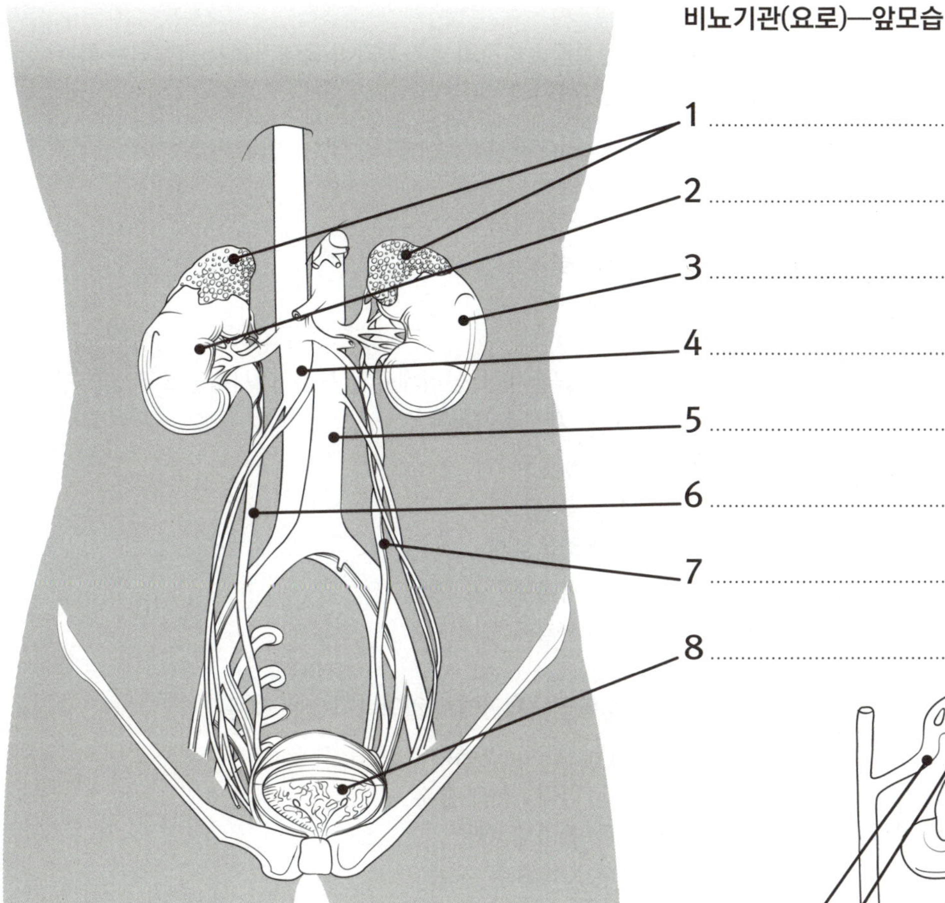

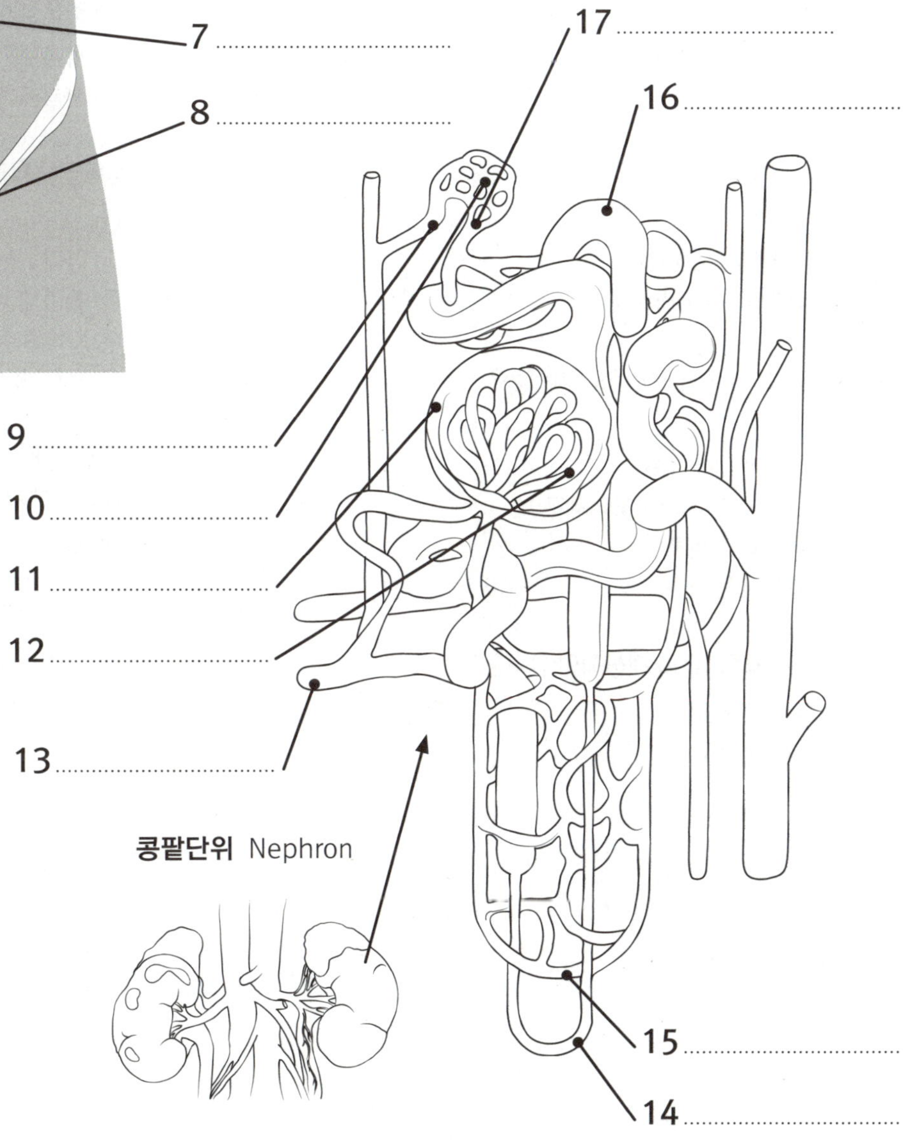

콩팥단위 Nephron

Multiple choice 질문에 맞는 답을 고르시오.

1 토리모세혈관은 어떤 유형의 모세혈관인가?

Ⓐ 창
Ⓑ 민창(연속)
Ⓒ 불연속
Ⓓ 바닥
Ⓔ 정답이 없다.

2 대개 초미세여과로 들어갈 수 없는 것은?

Ⓐ 알부민
Ⓑ 포도당
Ⓒ K
Ⓓ 시스테인
Ⓔ 에탄올

3 토리모세혈관의 창의 직경은?

Ⓐ 5~10nm
Ⓑ 10~20nm
Ⓒ 50~100nm
Ⓓ 150~200nm
Ⓔ 250~300nm

4 레닌(renin)을 분비하는 세포는?

Ⓐ 발세포
Ⓑ 혈관사이세포
Ⓒ 보우만주머니 상피세포
Ⓓ 토리곁세포
Ⓔ 날세동맥

5 사구체여과물의 정상적인 유량은?

Ⓐ 1㎖/min
Ⓑ 5㎖/min
Ⓒ 20㎖/min
Ⓓ 60㎖/min
Ⓔ 120㎖/min

6 몸쪽곱슬세관의 솔가장자리 꼭대기에서 관찰되는 특수한 구조는?

Ⓐ 미세융모
Ⓑ 섬모
Ⓒ 부동섬모
Ⓓ 융모
Ⓔ 편모

7 몸쪽곱슬세관 상피세포의 높은 대사활동을 가능하게 하는 세포소기관은?

Ⓐ 핵소체
Ⓑ 골지장치
Ⓒ 중심소체
Ⓓ 과립세포질그물
Ⓔ 사립체

8 몸쪽곱슬세관에서 일어나지 않는 것은?

Ⓐ 포도당의 흡수
Ⓑ 아미노산의 흡수
Ⓒ 초미세여과
Ⓓ K의 흡수
Ⓔ 물의 흡수

9 콩팥세관고리의 굵은오름부분과 먼쪽곱슬세관이 연결되는 곳에서 관찰되는 것은?

Ⓐ 치밀반점
Ⓑ 발세포
Ⓒ 혈관사이세포
Ⓓ 유두세포
Ⓔ 정답이 없다.

10 콩팥세관고리에서 일어나는 것은?

Ⓐ K을 속공간에 분비
Ⓑ 초미세여과된 물의 15%를 재흡수
Ⓒ 중탄산이온의 분비
Ⓓ 대부분의 약물을 흡수
Ⓔ 칼슘의 배출

11 먼쪽곱슬세관은?

Ⓐ 물을 재흡수하는 주요한 부위이다.
Ⓑ 상피세포는 납작한 세포이다.
Ⓒ 대부분의 포도당을 재흡수한다.
Ⓓ 항이뇨호르몬에 대해 반대한다.
Ⓔ 풍부한 미세융모를 가진 입방상피세포

12 알도스테론은 콩팥세관고리의 오름부분, 먼쪽곱슬세관, 집합세관에 무슨 영향을 미치는가?

Ⓐ K 재흡수 자극
Ⓑ 수분소실 자극
Ⓒ Ca 재흡수 자극
Ⓓ NaCl 재흡수 자극
Ⓔ 정답이 없다.

13 집합세관을 둘러싸고 있는 상피유형은?

Ⓐ 단층편평상피
Ⓑ 단층입방상피
Ⓒ 중층편평상피
Ⓓ 이행비뇨상피
Ⓔ 거짓중층섬모원주상피

14 집합세관은 결국 어디에 열리는가?

Ⓐ 먼쪽곱슬세관
Ⓑ 몸쪽곱슬세관
Ⓒ 콩팥유두의 꼭대기
Ⓓ 보우만주머니
Ⓔ 큰술잔

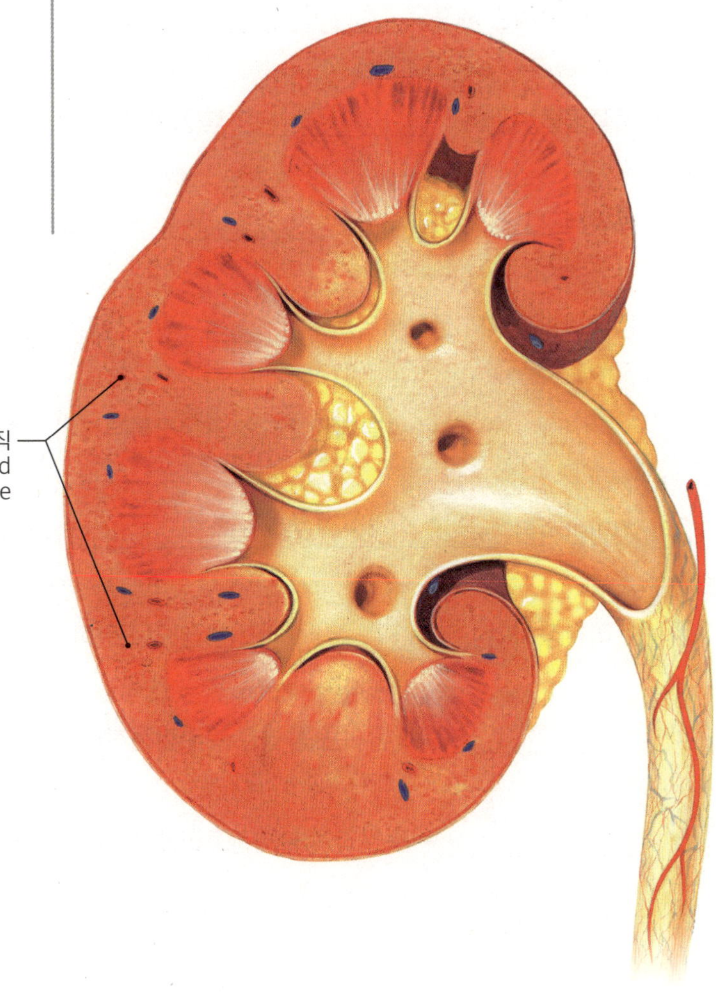

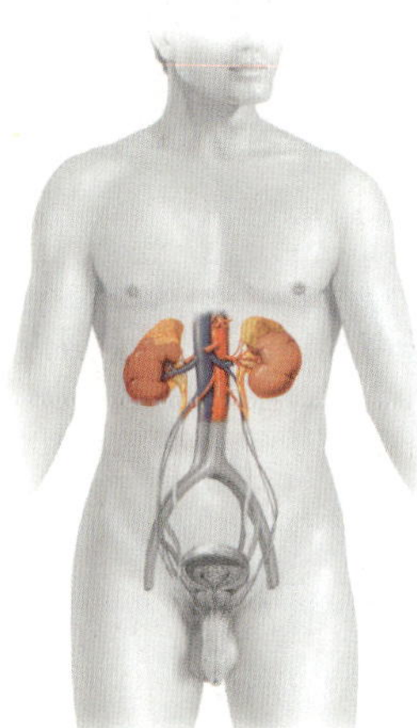

콩팥염 Nephritis

콩팥염은 콩팥의 염증이며, 여러 가지 유형의 콩팥염은 콩팥의 여러 가지 구조에 영향을 미친다.

Fill in the blanks 빈칸에 알맞은 답을 쓰시오.

1 ______________ 는 여과틈새공간을 만들기 위하여 발돌기가 깍지끼듯이 배열되어 있다.

2 보우만주머니 공간은 토리와 ______________ 사이에 있다.

3 ______________ 는 토리의 바닥막에 붙어 있는 찌거기와 단배질을 깨끗하게 치우는 일을 한다.

4 물, 영양소, 전해질을 재흡수하는 부위는 ______________ 이다.

5 몸쪽곱슬세관 세포의 인접한 상피세포는 ______________ 에 의하여 서로 단단히 결합되어 있다.

6 사립체는 몸쪽곱슬세관 세포의 ______________ 사이에 있는 ______________ 에 많이 집중되어 있다.

7 몸쪽곱슬세관 세포의 ______________ 는 큰 펩타이드를 에워싸서 삼킨다.

8 몸쪽곱슬세관이 ______________ 한 후 콩팥단위(nephron)의 다음 구역이 된다.

9 콩팥세관고리의 가는부위는 ______________ 상피로 둘러싸여 있다.

10 콩팥세관고리의 굵은부위는 ______________ 상피로 둘러싸여 있다.

11 ______________ 는 콩팥세관고리의 굵은오름부분과 먼쪽곱슬세관이 연결되는 부위에서의 특수화된 부위이다.

12 치밀반점은 ______________ 와 ______________ 세동맥 둘 다 접촉하고 있다.

13 토리곁장치의 ______________ 세포는 레닌을 분비한다.

14 ______________ 콩팥단위는 콩팥겉질에 한정하여 위치하는 콩팥세관고리를 갖고 있다.

15 ______________ 는 속질의 콩팥세관고리를 따라가는 혈관이다.

16 ______________ 호르몬은 오른심방의 심방근세포에서 분비되는데, NaCl과 물의 배출을 증가시킨다.

17 보우만주머니에서 생산된 체액은 ______________ 이다.

18 오줌은 ______________ 이 열려 있는 구멍이 있는 콩팥단위에 있다.

19 ______________ 동맥은 콩팥엽을 분리하는 공간을 주행한다.

20 소엽사이동맥은 ______________ 동맥으로부터 콩팥겉질까지 올라간다.

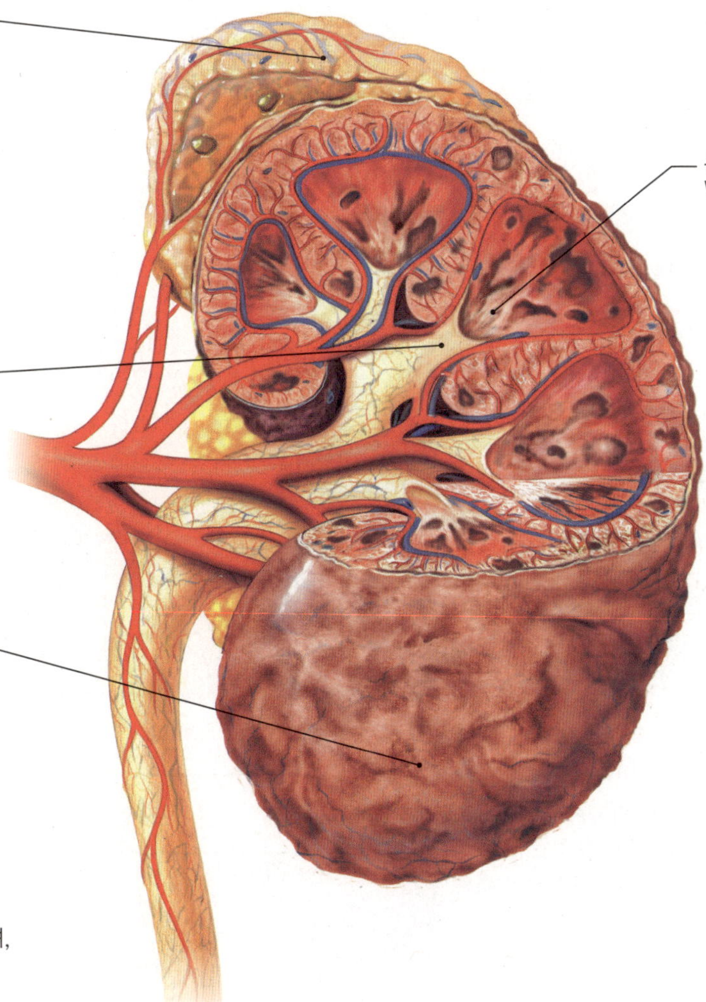

깔때기콩팥염(신우신염)
Pyelonephritis

신우신염은 콩팥과 콩팥깔때기의 염증이며, 종종 비뇨기관(요로)의 다른 부위로부터 전이된 세균에 의해 야기된다.

Match the statement to the reason 각각의 문장과 이유가 타당한 것끼리 연결하시오.

1 콩팥은 심장박출량의 20%를 받아들인다. 그 이유는...

2 사막의 포유동물은 특히 속질의 양이 크다. 그 이유는...

3 콩팥에서 물의 재흡수 이상이 있으면 치명적일 정도의 수분소실을 일으킨다. 그 이유는...

4 콩팥동맥의 폐색은 혈압을 올린다. 그 이유는...

5 콩팥질환은 종종 적혈구의 수가 감소한다. 그 이유는...

a 이 기관들은 몸의 혈액을 여과하는 중요한 역할을 한다.

b 들토리세동맥의 흐름이 낮으면 레닌의 방출을 일으킨다.

c 이것은 토리여과물로부터 물의 재흡수가 일어나는 중요한 부위이다.

d 콩팥은 적혈구생성촉진인자인 에리스로포에틴을 생산한다.

e 하루에 180 ℓ 의 토리 초미세여과물이 생산된다.

콩팥조절과정

The Process of Renal Regulation

콩팥은 몸쪽곱슬세관에서 중탄산이온의 재흡수과정에 의해 신체의 산염기균형을 조절한다. 이것은 이산화탄소와 결합하기 위해 세관속으로 수소이온을 방출하고, 이후 중탄산염으로 전환된다. 차례로 세포밖의 간질액으로 이동한 후 결국 혈류로 흡수된다.

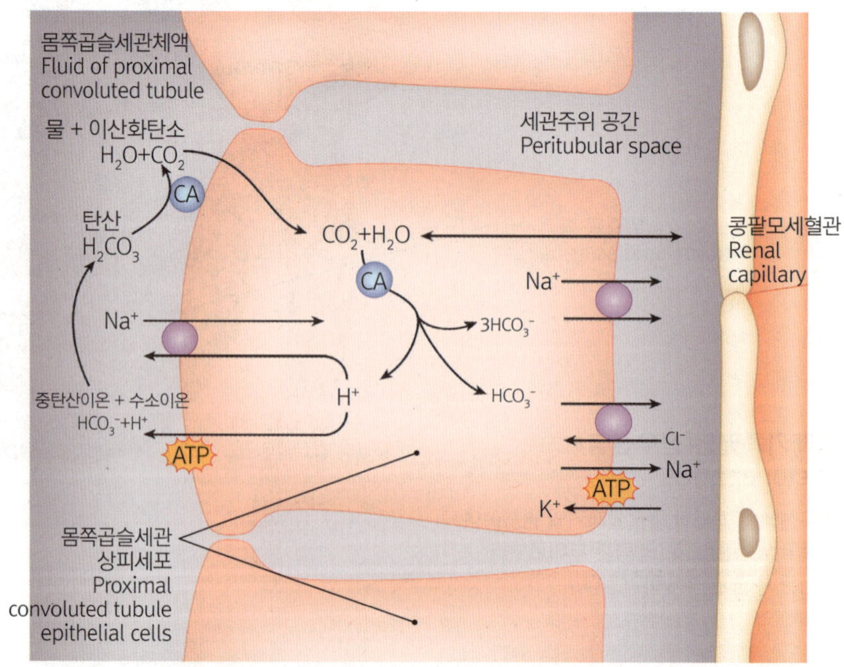

1	비정상적인 칼슘대사는 콩팥질환이 동반될 수 있다. 그 이유는...	a	속질에서 적정농도를 유지하는 능력이 소실된다.
2	토리콩팥염은 혈뇨를 일으킬 수 있다. 그 이유는...	b	콩팥은 비타민 D 유도체인 1,25-hydroxycolecalciferol을 활성화한다.
3	콩팥의 교감신경 자극은 레닌의 방출을 증가시킨다. 그 이유는...	c	토리 여과계통의 기능이상을 초래한다.
4	콩팥유두의 괴사는 오줌을 농축시키는 능력에 주요 문제를 일으킨다. 그 이유는...	d	토리곁세포를 지배하는 풍부한 아드레날린 신경섬유가 있다.
5	콩팥질환은 오줌내 혈장단백질의 소실(콩팥증후군)과도 관계가 있다. 그 이유는...	e	염증은 적혈구의 이동과 토리여과막의 기능장애를 초래한다.

만성적인 콩팥 기능부전

Chronic renal failure

만성적인 콩팥 기능부전은 수개월에서 몇 년간 콩팥의 기능이 떨어졌을 때 일어난다. 흔한 원인이 되는 질환으로는 당뇨병, 고혈압, 혈관질환, 토리콩팥염, 다낭성콩팥질환 및 요로폐색질환이 있다. 증상과 징후는 무기력, 식욕소실, 심장부정맥, 두통(혈압상승에 의한), 피곤(빈혈에 의한), 성기능이상이 있다. 환자는 혈청내 요소와 크레아티닌의 농도가 높고, 혈청내 K와 P의 농도가 높으며, 혈청내 칼슘농도가 낮고, 대사성 산증을 나타낸다. 치료는 아래팔에서 동정맥션트를 사용하여 배막이나 혈관계통을 이용한 투석과 콩팥이식 방법이 있다.

요관, 방광 및 요도

Ureters, Bladder, and Urethra

요관은 근육성 관으로서 오줌을 콩팥으로부터 방광까지 운반하여 저장한다. 방광은 비어있을 때는 4면체이며 완전히 찼을 때는(300~500㎖) 구형으로 팽창한다. 오줌은 요도를 통해 외부로 배출된다. 요도의 길이는 여성은 약 4㎝, 남성은 약 20㎝의 길이이다. 남성요도는 전립샘의 중심을 통해 지나가는데 양성전립샘비대에 의하여 폐색될 수 있다.

주요 용어(key terms)

배대동맥 Abdominal aorta pp. 218-219 참조

방광 Bladder pp. 218-219 참조

방광상피 Bladder lining 상피의 유형은 이행상피 또는 요로상피라 한다. 원주상피가 방광이 찼을 때는 늘어나 납작한 상피가 된다.

음경망울 Bulb of penis 음경의 발기조직의 일부분. 음경몸통의 요도해면체와 연속된다. 해면체요도는 음경망울을 중심을 지나간다.

요도망울샘 Bulbourethral (Cowper's) gland 점액을 분비하는 샘으로 해면체요도의 망울속으로 배출된다. 사정 초기에 분비된다.

요도둔덕 Colliculus seminalis 전립샘요도의 뒤쪽벽에 있는 작은 융기부. 사정관의 구멍이 열리고 전립샘소실이 위치한다.

온엉덩동맥 Common iliac artery pp. 218-219 참조

온엉덩정맥 Common iliac vein pp. 218-219 참조

귀두둘레 Corona glandis 음경의 귀두 둘레

음경해면체 Corpus cavernosum 축 늘어져 있는 음경몸통에 있는 한 쌍의 발기조직 중 한 개. 각각의 해면체는 질긴 백색막으로 둘러싸여있어 발기 중 혈액이 찼을 때 매우 딱딱하게 된다.

요도해면체 Corpus spongiosum 음경망울의 발기조직이 음경몸통으로 연속된 해면체이다. 먼쪽으로는 확장되어 귀두를 형성한다. 해면체요도가 이 해면체의 중심을 지나간다.

바깥엉덩동맥 External iliac artery pp. 218-219 참조

바깥엉덩정맥 External iliac vein pp. 218-219 참조

바깥요도구멍 External urethral orifice 음경 끝에 있는 해면체요도가 열리는 구멍

음경귀두 Glans penis pp. 218-219 참조

아래대정맥 Inferior vena cava pp. 218-219 참조

속엉덩동맥 Internal iliac artery pp. 218-219 참조

속엉덩정맥 Internal iliac vein pp. 218-219 참조

방광목 Neck of bladder 속요도구멍을 둘러싸고 있는 방광의 일부분. 민무늬근육이 방사상으로 둘러싸고있어 배뇨 중 방광목을 여는 데 도움을 준다.

사정관 구멍 Opening of ejaculatory duct 정관과 정액샘이 결합하여 사정관이 된 후 전립샘요도의 요도둔덕에 열린다.

요관 구멍 Opening of ureters 두 개의 요관이 방광삼각의 두 개의 꼭대기에 열리는 구멍이며 세 번째 꼭대기에는 속요도구멍이 열린다.

왼요관 구멍 Opening (meatus) of left ureter 각 요관은 방광에 열리기 전 방광의 벽을 통하여 비스듬히 지나간다. 그 이유는 요관으로 오줌이 역류하는 것을 방지하기 위한 판막기전을 제공하기 위함이다.

난소동맥 Ovarian artery 대동맥에서 기시하는 동맥으로 난소걸이인대를 타고 내려가 난소와 자궁관을 지배한다.

난소정맥 Ovarian vein 난소에서 배출되는 정맥. 난소걸이인대를 타고 올라가 왼콩팥정맥으로 들어가거나(왼쪽난소) 또는 아래대정맥(오른쪽난소)으로 들어간다.

포피 Prepuce (foreskin) 귀두를 덮고 있는 피부주름. 포피아래에는 포피주머니가 있다. 포피는 바깥요도구멍 가까이 음경꺼풀주름띠에 의해 음경의 앞쪽에 붙어 있다.

전립샘 Prostate gland pp. 218-219 참조

전립샘소실 Prostatic utricle 여성에서 자궁과 질을 형성하는 도관의 배아기 잔유물이다.

음낭 Scrotum 고환, 부고환, 정삭의 아래부분을 둘러싸고 있는 두 겹의 주머니이다. 피부와 음낭근으로 구성된다.

고환동맥 Testicular artery 고환을 지배하는 동맥. 고환의 배아기 기원은 위쪽 뒤배벽이므로 대동맥에서 기시한다.

고환정맥 Testicular vein 고환에서 배출되는 정맥. 고샅굴과 배의 뒤쪽을 지나 왼콩팥정맥(왼쪽고환) 또는 아래대정맥(오른쪽고환)으로 배출된다.

방광삼각 Trigone 방광바닥의 내부에 있는 밋밋하고 삼각형 모양의 부위. 경계는 두 개의 들어오는 요관구멍과 속요도구멍에 의해서 경계를 이룬다.

요관 Ureter pp. 218-219 참조

요도 Urethra 방광으로부터 외부로 오줌을 운반하는 도관. 남성에서는 전립샘요도, 막요도, 해면체요도 부분으로 나눈다.

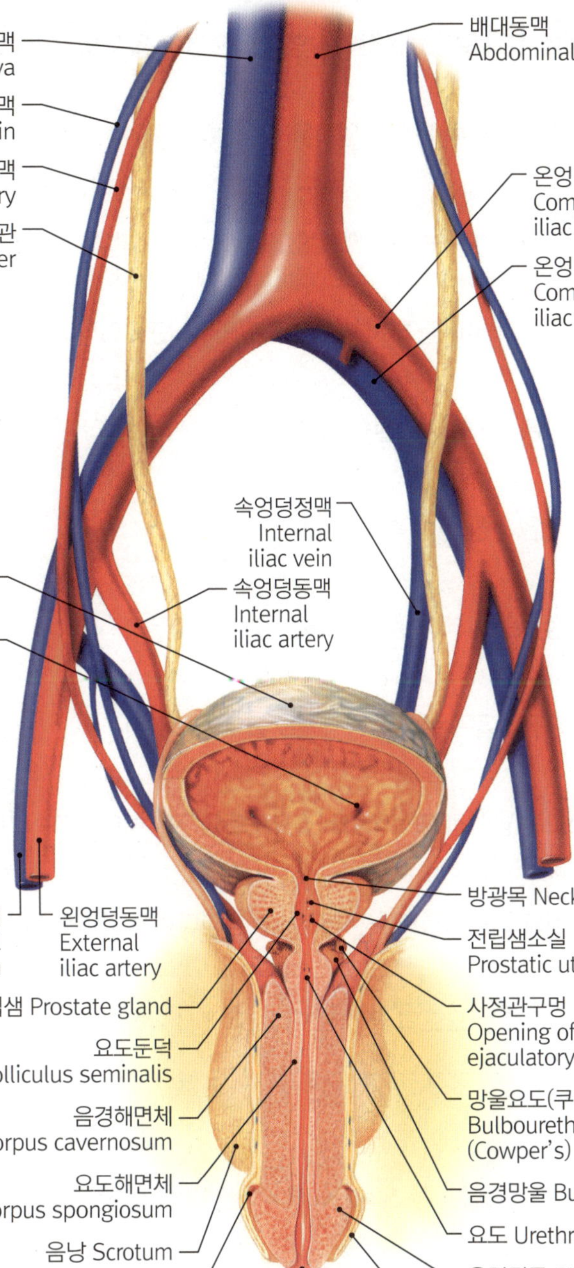

남성방광—앞모습
Male Bladder—anterior view

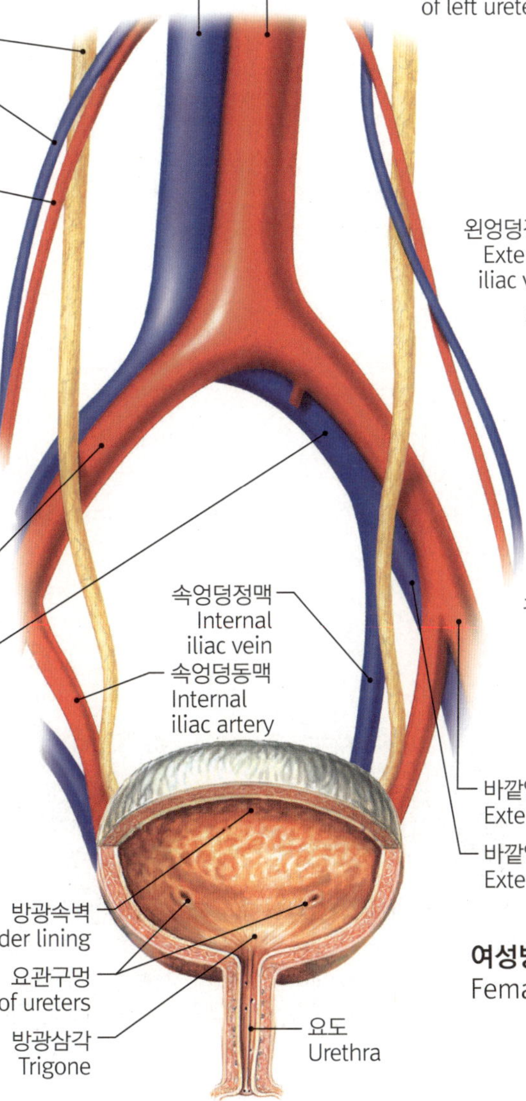

여성방광—앞모습
Female Bladder—anterior view

True or false 문장의 설명이 옳으면 T, 옳지 않으면 F로 표시하시오.

1 요관은 허리뼈 몸통의 앞쪽을 지나간다.

2 요관의 속지름은 약 5㎜이다.

3 요관벽의 부피를 차지하는 구조는 민무늬근육이다.

4 요관은 엉치엉덩관절을 넘어간다.

5 방광은 항상 골반 속 기관이다.

6 남성 방광의 바닥은 곧창자와 관계가 있다.

7 질어귀망울은 여성의 방광목을 둘러싸고 있다.

8 요도는 남성과 여성에서 바깥요도조임근을 통하여 지나간다.

9 남성요도는 음경의 음경해면체와 음경다리의 길이를 따라 아래쪽으로 지나간다.

10 남성요도는 요도의 끝인 요도배오목에서 확장되었다.

콩팥결석증

Renal calculi (stones)

콩팥결석증은 염(칼슘, 인산 등) 또는 유기화합물(옥살산, 시스테인, 요산 등)이 소변 속에서 결정되어 돌을 형성하는 상태이다. 예방 가능한 위험요인으로 탈수, 비만, 과도한 설탕이나 칼슘 보충제 섭취가 있다. 돌은 보통 콩팥에서 형성되며 작을 경우 요관을 통해 방광을 거쳐 요도 밖으로 나간다. 만약 나가지 못하게 되면, 콩팥잔이나 방광에서 자랄 수 있다. 콩팥결석이 지나갈 때 매우 고통스러울 수 있다. 치료는 수분공급, 통증완화제, 체외충격파이며 필요시 외과적으로 제거하는 것이다.

Multiple choice 질문에 맞는 답을 고르시오.

1 요관에서 압박을 받거나 폐색이 일어날 수 있는 부위는?
Ⓐ 방광요관 연결부
Ⓑ 엉덩뼈능선
Ⓒ 골반가로막
Ⓓ 궁둥뼈가시
Ⓔ 비뇨생식가로막

2 여성골반에서 요관을 넘어가는 혈관은?
Ⓐ 중간곧창자동맥
Ⓑ 자궁동맥
Ⓒ 속음부동맥
Ⓓ 속엉덩동맥
Ⓔ 폐쇄동맥

3 방광삼각의 위쪽 모서리에서 열리는 구조물은?
Ⓐ 요도
Ⓑ 요막관
Ⓒ 요막
Ⓓ 요관
Ⓔ 사정관

4 배 방사선사진에서 요관결석으로 오진할 가능성이 있는 것은?
Ⓐ 정액샘
Ⓑ 석회화된 골반정맥
Ⓒ 난소낭종
Ⓓ 곧창자의 배변
Ⓔ 확장된 전립샘

5 전립샘요도의 뒤벽에서 관찰되는 구조물은?
Ⓐ 요도능선
Ⓑ 정액샘
Ⓒ 요관사이능선
Ⓓ 요관구멍
Ⓔ 요도배오목

6 전립샘요도로 들어가는 도관은?
Ⓐ 망울요도샘관
Ⓑ 요막관
Ⓒ 요도배오목관
Ⓓ 요관
Ⓔ 사정관

7 오줌의 통로를 직접 조절하는 뼈대근육은?
Ⓐ 두덩곧창자근
Ⓑ 두덩꼬리근
Ⓒ 바깥요도조임근
Ⓓ 배뇨근
Ⓔ 방광조임근

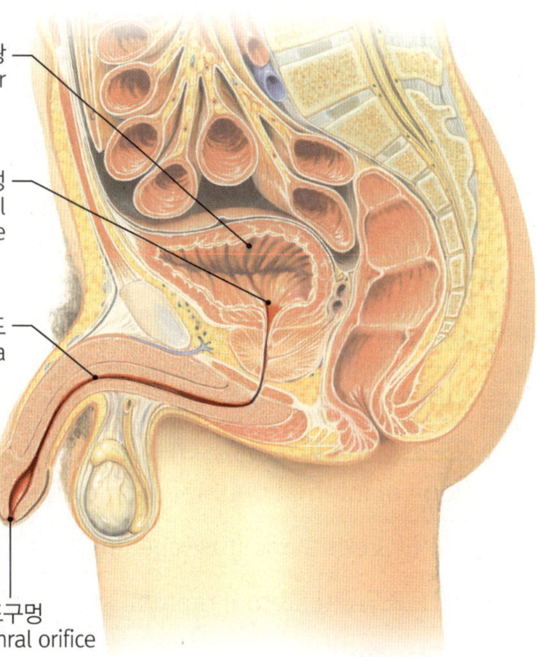

남성요도 Male Urethra

남성요도는 길이가 약 20㎝이고 방광목에서부터 바깥요도구멍까지 펼쳐져 있다. 이 요도는 전립샘앞요도, 전립샘요도, 막요도 및 해면체요도로 구성된다.

Color and label

비뇨기관(요로)(남자)—시상면
Urinary Tract (male)—sagittal view

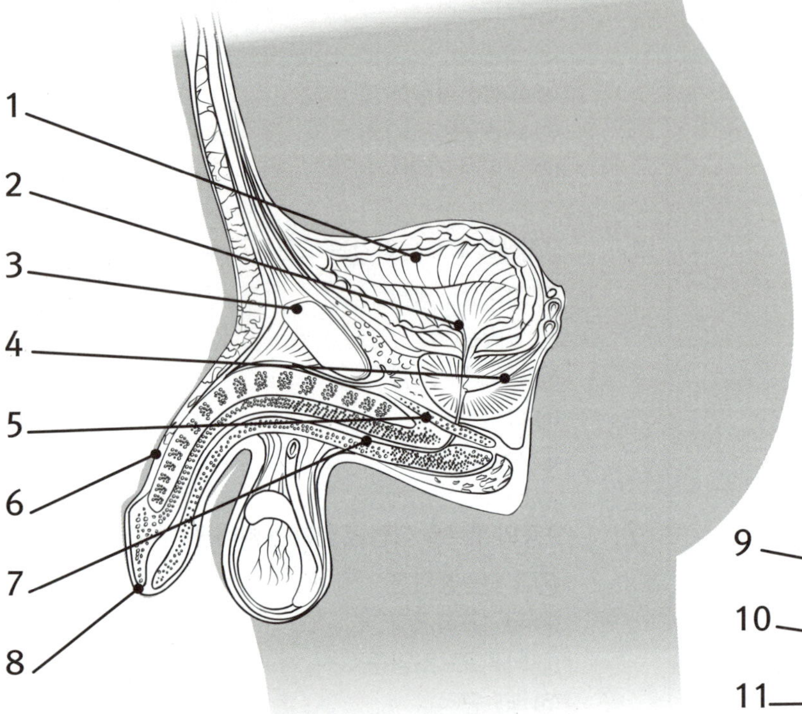

i) 그림과 일치하는 용어를 찾아 빈칸에 해당 번호를 쓰시오.

- 음경(Penis) ☐
- 요도(Urethra) ☐
- 두덩연골결합(Symphysis pubis) ☐
- 전립샘(Prostate gland) ☐
- 질(Vagina) ☐
- 방광(Bladder) ☐
- 속요도조임근 부위 (Region of internal urethral sphincter) ☐
- 요도구멍(Urethral meatus (opening) ☐
- 바깥요도조임근(External urethral sphincter) ☐
- 방광(Bladder) ☐

비뇨기관(요로)(여자)—시상면
Urinary Tract (female)—sagittal view

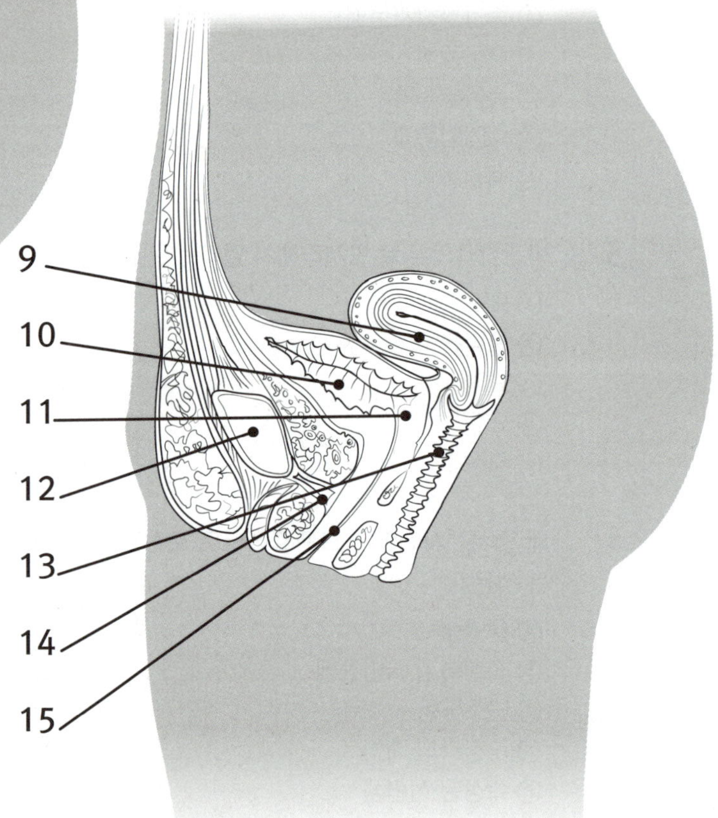

- 속요도조임근(Internal urethral sphincter) ☐
- 두덩연골결합(Symphysis pubis) ☐
- 바깥요도조임근(External urethral sphincter) ☐
- 자궁(Uterus) ☐
- 요도(Urethra) ☐

ii) 그림에 표시된 구조의 이름을 쓰시오.

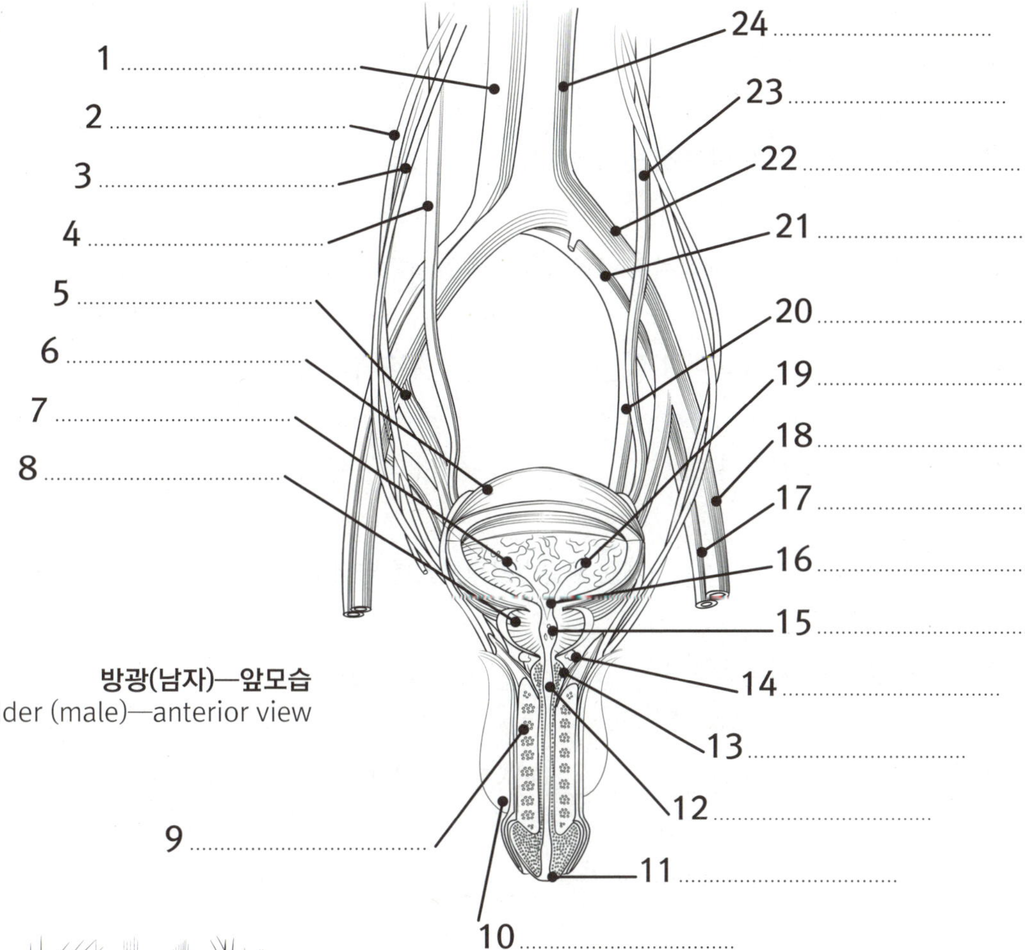

방광(남자)—앞모습
Bladder (male)—anterior view

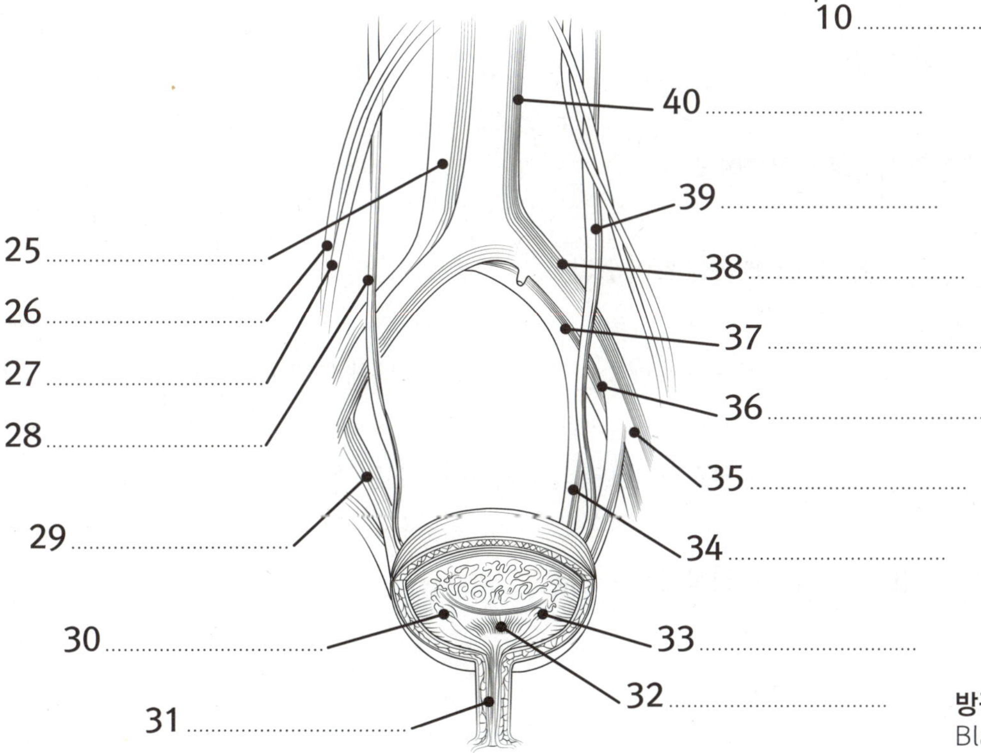

방광(여자)—앞모습
Bladder (female)—anterior view

Fill in the blanks 빈칸에 알맞은 답을 쓰시오.

1 요관이 기원하는 곳을 ______________ 라고 한다.

2 요관이 폐색되기 쉬운 첫 번째 부위는 ______________ 이다.

3 오줌 또는 결석을 요관으로 이동시키는 데 도움을 주는 기전을 ______________ 이라고 한다.

4 요관이 골반으로 들어갈 때 ______________ 위치에서 안쪽으로 회전한다.

5 몸쪽요관의 동맥분포는 ______________ 에서 나온 분지이다.

6 요관은 ______________ 때문에 골반가장자리를 넘어갈 때 뒤틀릴 수 있다.

7 여성에서 요관은 자궁 ______________ 가쪽을 지나간다.

8 요관의 몸쪽에서 ______________ 까지는 자궁절제술을 시행할 때 요관이 우연히 결찰되기 쉽다.

9 요관이 방광으로 들어가는 지점을 ______________ 라고 한다.

10 방광바닥 내부의 밋밋한 벽으로 된 부위를 ______________ 라고 한다.

11 방광은 ______________ 유형의 상피로 둘러싸여 있다.

12 방광의 꼭대기는 ______________ 에 의하여 배꼽에 붙어 있다.

13 방광의 혈관지배는 주로 위 ______________ 동맥과 아래 ______________ 동맥에 의하여 운반된다.

14 배뇨조절은 골반 ______________ 신경에 있는 부교감신경 축삭에 의하여 조절된다.

15 ______________ 는 오줌의 흐름을 방지하는 방광목에 있는 민무늬근육이다.

16 바깥요도조임근은 ______________ 가로막의 일부분이다.

17 남성에서 망울요도샘의 도관은 ____________ 에서 요도로 들어간다.

18 음경의 망울에 있는 요도의 확장부분을 ____________ 라고 한다.

19 남성요도의 점막에 작은 오목이 있는데 이를 ____________ 이라고 한다.

20 요도는 ____________ 에서 외부에 열려 있다.

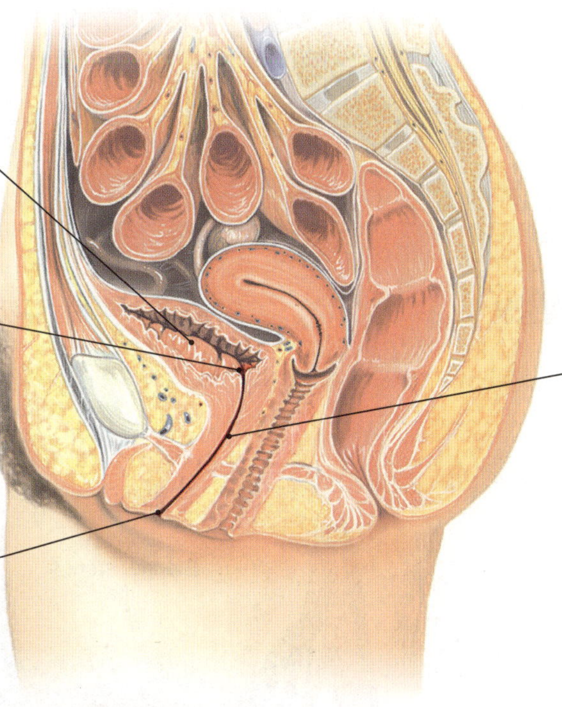

여성의 요도 Female Urethra

여성의 요도는 길이 4㎝이며 음핵귀두와 질구 사이에 열려 있다. 여성의 요도는 질의 앞쪽벽에 붙어 있다.

방광암

Carcinoma of the bladder

방광암은 대개 점막상피에서 기원한다. 위험요인으로 흡연, 가족력, 이전의 방사선치료, 재발한 비뇨기감염, 산업화학물질(벤지딘과 같은 염료)의 노출이 있다. 증상에는 혈뇨, 배뇨 시 통증 및 요통이 있다. 방광경검사법을 이용하여 얇은 층의 작은 종양을 치료할 수 있으나, 크고 악화된 종양은 방광절제술(방광 전체를 제거)이 필요할 수도 있다.

Match the statement to the reason 각각의 문장과 이유가 타당한 것끼리 연결하시오.

1 방광의 상피는 이행상피이다. 그 이유는...

2 골반요관 연결부위는 비뇨기관(요로)의 폐색이 일어날 수 있는 부위이다. 그 이유는...

3. 요관은 연동운동을 할 수 있다. 그 이유는 ...

4 오줌이 요관 종말부로의 역류가 방지된다. 그 이유는...

5 요관의 선천적인 결함은 물콩팥증을 야기한다. 그 이유는...

a 이 부위는 요관의 다른 부분보다 좁다.

b 체액이 증가하여 위로 올라가 콩팥잔계통을 확장시킨다.

c 요관은 방광벽을 관통할 때 비스듬하게 주행한다.

d 상피는 속공간의 확장 정도에 따라 원주상피에서 편평상피로 변할 수 있다.

e 벽에는 두꺼운 층의 민무늬근육이 있다.

방광결석 Bladder Stones

소금, 콜레스테롤, 일부 단백질의 증가는 방광결석을 형성하게 한다. 이러한 방광결석은 방광의 출구를 폐색할 정도까지 증상없이 발달한다. 이러한 경우 외과적인 수술 또는 초음파 치료가 필요하다.

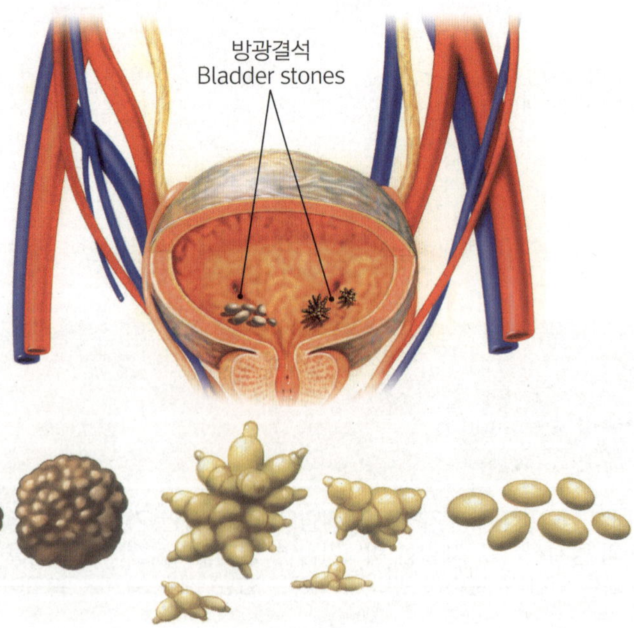

1	전립샘의 중심부의 비대는 비뇨기관(요로)의 폐색을 일으킨다. 그 이유는...	a	매우 확장된 방광은 두덩연골결합 위치보다 높게 올라간다.
2	남성요도의 도관삽입은 주의하여 시행하여야 한다. 그 이유는...	b	요도는 전립샘의 중심을 통하여 지나간다.
3	비뇨기관(요로)의 감염은 여성에서 더욱 흔하다. 그 이유는...	c	전립샘의 정중엽은 방광벽의 바로 아래에 있다.
4	전립샘비대는 방광에 방광목젖이라고 하는 덩어리가 형성될 수 있다. 그 이유는...	d	여성의 요도는 남성의 요도보다 짧다.
5	확장된 방광에서의 배출은 두덩위 도관삽입을 시행할 수 있다. 그 이유는...	e	요도는 망울속오목에서 직각으로 방향전환 한다.

방광결석

Bladder calculi

결석은 오줌 속에 침전된 물질이 딱딱하게 된 결정체이다. 결석은 인산칼슘, 스투루바이트석, 옥살산칼슘, 시스틴, 요산염으로 구성된다. 방광결석은 점막을 마모시켜 오줌에 혈액이 나타나는 혈뇨를 일으키며, 특히 배뇨가 끝나갈 때 고통스러운 배뇨를 일으킨다. 결석의 크기가 요도의 내부 직경보다 지나치게 크다면 자연적으로 요도를 통과할 수 없어 외과적인 수술 또는 초음파를 이용하여 조각을 내서(쇄석술) 제거해야 한다. 방광결석의 결정체는 살아있는 조직에 해롭지 않게 초음파 진동수에 의해 산산조각 낼 수 있다.

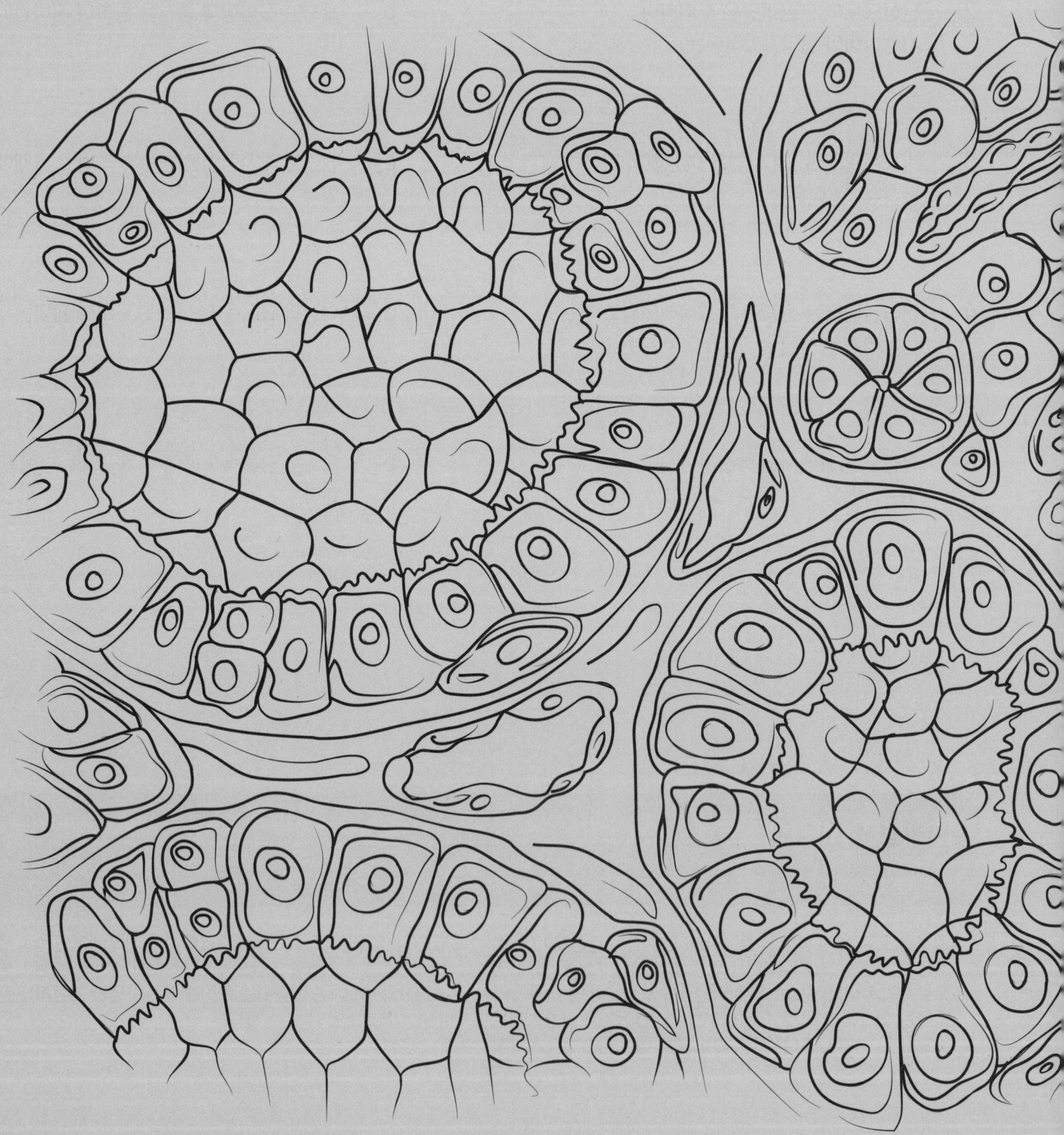

8

내분비계통

THE ENDOCRINE SYSTEM

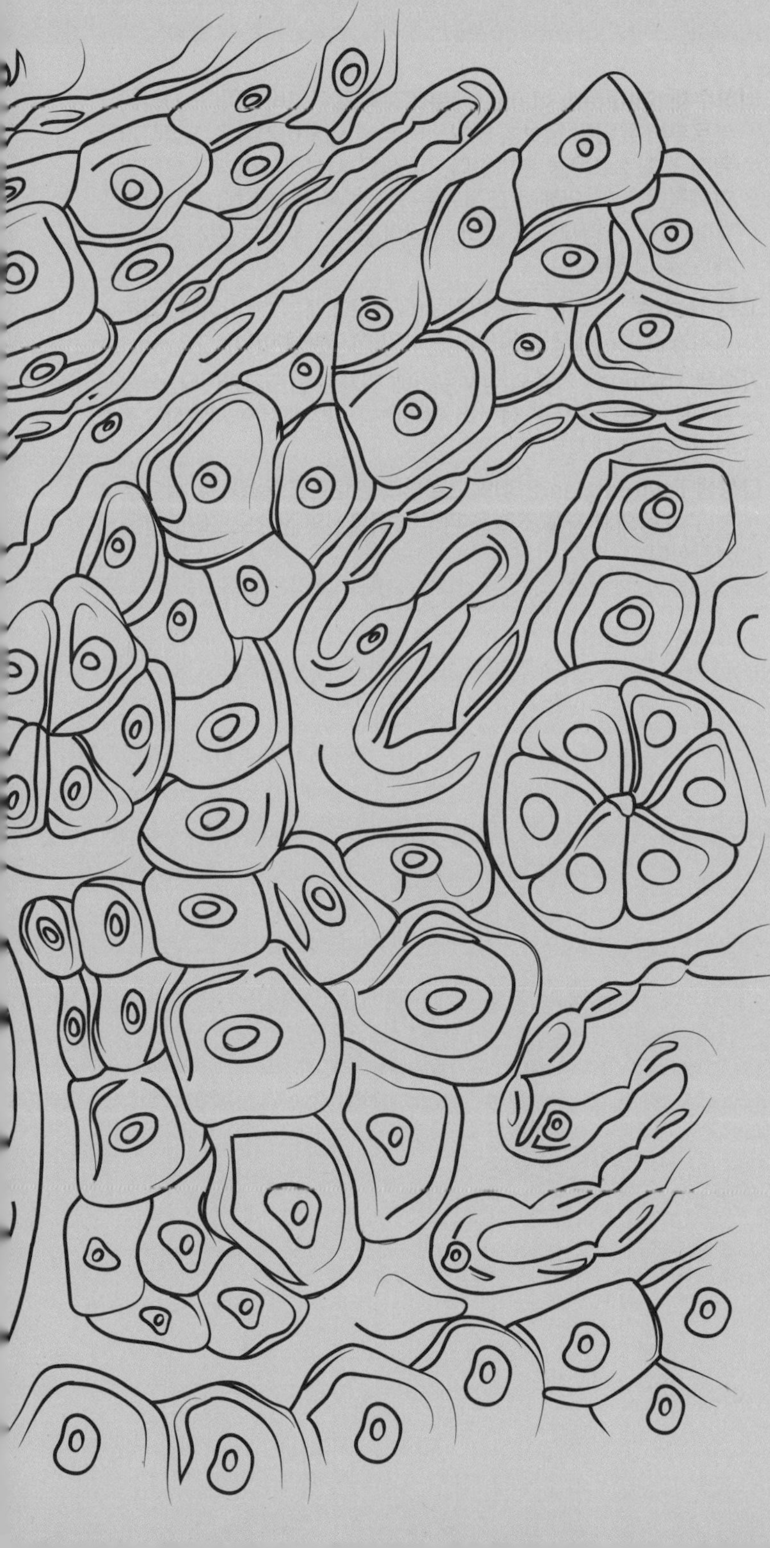

내분비계통의 개요

Endocrine System Overview

내분비계통은 몸의 일정한 내부상태인 생체시계, 성장, 생식기능과 같은 조절에 관여하는 도관이 없는 샘들의 집단이다. 이들은 분비산물(호르몬)을 직접 혈류 또는 몸안에 분비한다. 호르몬은 작은 단백질분자(펩타이드) 또는 콜레스테롤 분자(스테로이드)이며, 이들은 전신을 통하여 대사기능을 변화시켜서 그들의 기능을 발휘한다.

주요 용어(key terms)

부신 Adrenal glands 콩팥의 꼭대기에 위치한 내분비기관. 겉질과 속질조직으로 구성된다. 겉질은 코티솔과 알도스테론인 무기질코르티코이드 호르몬을 분비하고, 속질은 에피네프린과 노르에피네프린을 분비한다.

난소 Ovaries 각 난소는 여성의 성세포를 생산하고, 에스트로겐과 프로게스테론을 분비하고, 출생 후 생식기관의 발육과 2차성징(두덩털, 여성의 지방분포)의 발달을 조절한다.

이자 Pancreas 내분비와 외분비가 혼합된 혼합샘이다. 이자섬은 인슐린, 글루카곤, 소마토스타틴을 분비하는 내분비 부분이다. 외분비 부분은 소화를 위해서 프로테아제, 아밀라아제, 리파아제를 분비한다.

부갑상샘 Parathyroid glands 갑상샘엽의 뒤에 위치하는 4개의 작은 샘이다. 칼슘대사를 조절하는 부갑상샘호르몬을 분비한다.

뇌하수체 Pituitary gland 내분비계통의 주분비샘이다. 시상하부로부터 유입된 정보를 받아들여 다른 내분비기관을 조절하기 위해 조절호르몬을 분비한다. 이 샘은 시상하부로부터 분비된 화학적 인자에 의해서 조절되는 앞쪽부분(샘하수체)과 시상하부에 있는 신경세포의 축삭을 받아들이는 뒤쪽부분(신경하수체)으로 나뉜다.

고환 Testes 고환은 내분비기관(테스토스테론 분비)이며, 외분비기능인 정자세포를 생산하는 부위(정자발생)이다.

가슴샘 Thymus 가슴의 앞세로칸에 위치한 림프기관이다. 성성숙 이전에는 T림프구 생산이 활발하나 성인에서는 지방섬유조직 잔유물로 대치된다.

갑상샘 Thyroid gland 혈액으로부터 요오드를 농축하는 샘으로서 우리 몸의 대사율 조절을 위하여 티록신과 삼요오드티로닌을 생산한다.

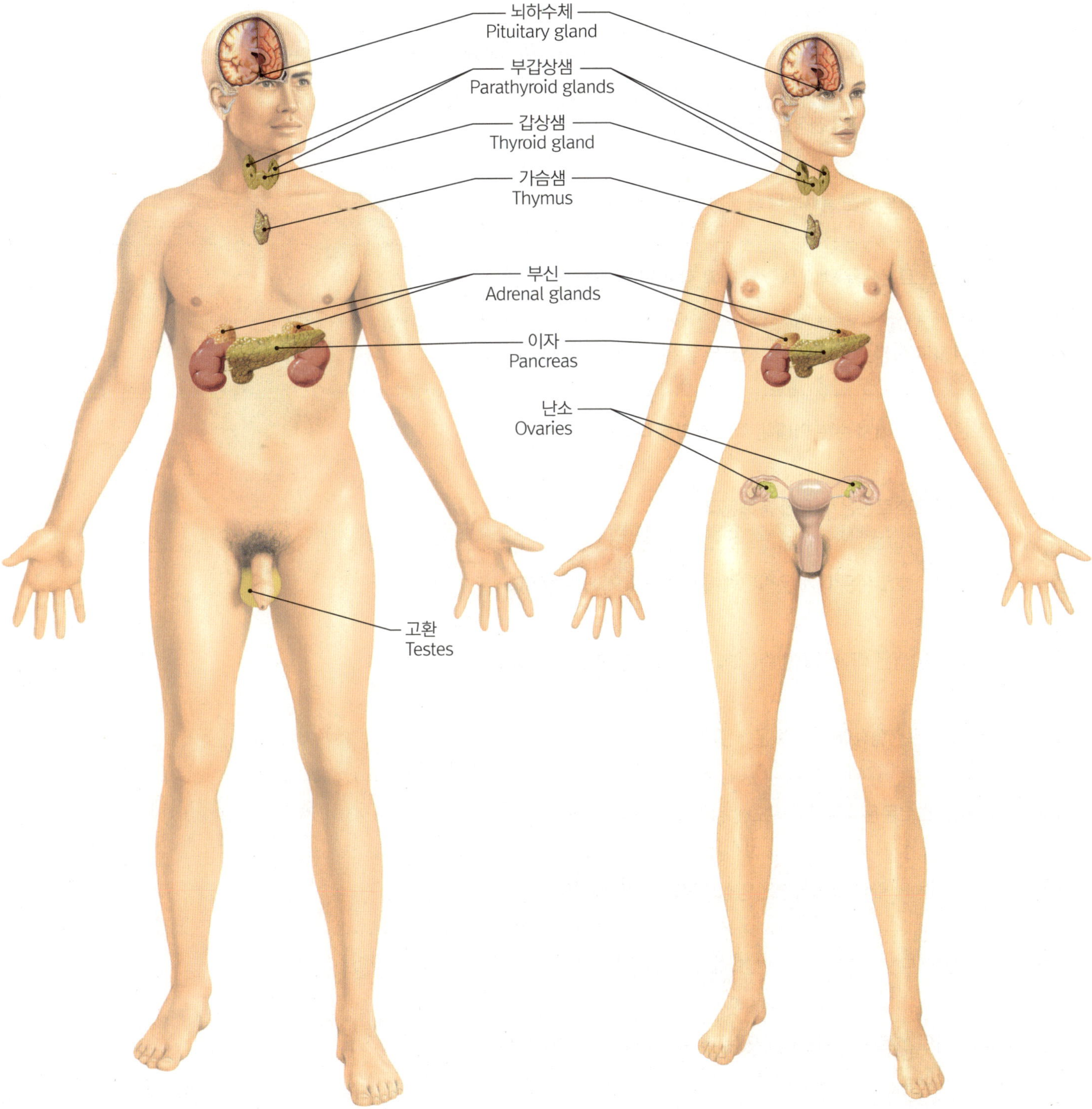

남성의 내분비계통—앞모습
Male Endocrine System—anterior view

여성의 내분비계통—앞모습
Female Endocrine System—anterior view

True or false 문장의 설명이 옳으면 T, 옳지 않으면 F로 표시하시오.

1	모든 호르몬은 스테로이드 분자이다.	
2	스테로이드 호르몬은 세포표면에 있는 수용체와 결합하여 효과를 발휘한다.	
3	뇌하수체는 오직 입의 천장으로부터 발생한다.	
4	스테로이드호르몬은 콜레스테롤 분자로부터 유래하였다.	
5	펩타이드호르몬은 위액에 의한 분해에 잘 견딘다.	
6	부신겉질과 성샘은 스테로이드 호르몬을 생산하는 주요 샘이다.	
7	호르몬은 수초에서 수분 이내에 주요 효과를 나타낸다.	
8	스테로이드 호르몬은 지질에 용해된다.	
9	스테로이드 호르몬은 대개 운반단백질에 의해 혈액에 운반된다.	
10	모든 내분비샘은 배아의 표면층(내배엽과 외배엽)으로부터 유래된다.	
11	모든 호르몬은 혈류에 의하여 운반된다.	
12	펩타이드호르몬은 4개의 아미노산 길이 이하이다.	
13	내분비 기능의 주요 구성성분은 양성되먹임고리이다.	
14	비스테로이드 호르몬은 표적세포막에 묻혀 있는 이차전령계통에 의하여 효과를 발휘한다.	
15	스테로이드 호르몬은 세포질에 있는 수용체와 결합하여 핵으로 이동한다.	

Multiple choice 질문에 맞는 답을 고르시오.

1 내분비계통의 주요 분비샘은 어느 것인가?

Ⓐ 갑상샘
Ⓑ 부갑상샘
Ⓒ 뇌하수체
Ⓓ 이자
Ⓔ 부신

2 어느 내분비샘이 시상하부와 가장 직접 연결되었는가?

Ⓐ 갑상샘
Ⓑ 부갑상샘
Ⓒ 부신
Ⓓ 이자
Ⓔ 뇌하수체

3 어느 내분비샘이 머리뼈안의 가장 중심에 위치하는가?

Ⓐ 갑상샘
Ⓑ 부갑상샘
Ⓒ 솔방울샘
Ⓓ 뇌하수체
Ⓔ 부신

4 어느 내분비샘이 커졌을 때 목구멍에서 덩어리가 생기는가?

Ⓐ 갑상샘
Ⓑ 부갑상샘
Ⓒ 솔방울샘
Ⓓ 뇌하수체
Ⓔ 부신

5. 어느 내분비샘이 외분비샘과 같이 존재하는가?

Ⓐ 뇌하수체
Ⓑ 솔방울샘
Ⓒ 고환
Ⓓ 이자
Ⓔ 부신

6 어느 내분비샘이 뒤배벽쪽에 위치하는가?

Ⓐ 난소
Ⓑ 부갑상샘
Ⓒ 부신
Ⓓ 고환
Ⓔ 솔방울샘

7 어느 내분비샘이 겉질부위와 속질부위로 나뉘는가?

Ⓐ 뇌하수체
Ⓑ 고환
Ⓒ 이자
Ⓓ 갑상샘
Ⓔ 부신

호르몬 작용의 기전 Mechanisms of Action of Hormones

스테로이드호르몬은 세포로 들어가서 단백질 합성에 영향을 미칠 핵에 이동할 수 있는 수용체와 결합할 수 있다. 비스테로이드호르몬은 세포표면에 있는 수용체를 경유하여 작용한다. 펩타이드호르몬의 수용체와의 결합은 효소 연쇄증폭을 활성화하여 세포의 기능에 영향을 미칠 cAMP와 같은 이차전령을 만들어낸다.

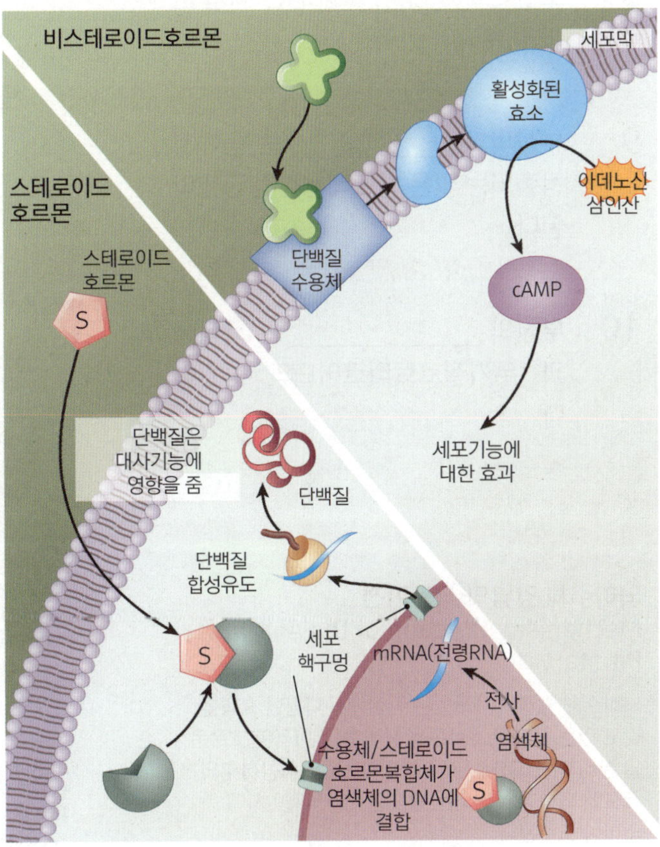

Fill in the blanks 빈칸에 알맞은 답을 쓰시오.

1 뇌하수체의 외과적 수술은 ______________ 을 통하여 샘에 접근하여 시행한다.

2 ______________ 는 갑상샘의 뒷면에서 관찰된다.

3 신경내분비계통에는 ______________ 샘과 ______________ 샘이 있다.

4 갑상샘은 잘록에 의해 연결된 2개의 ______________ 으로 구성되어 있다.

5 갑상샘은 ______________ 과 ______________ 주위에 위치한다.

6 ______________ 는 외분비샘과 내분비샘이 혼합된 혼합샘이다.

7 ______________ 는 외과적으로 뒤 배벽을 통하여 접근할 수 있다.

8 오른 ______________ 샘은 직접 간과 접촉되어 있다.

9 부신의 ______________ 는 몸에서 방출되는 많은 아드레날린의 근원이 된다.

10 부신의 ______________ 는 코티솔과 무기질코르티코이드의 근원이다.

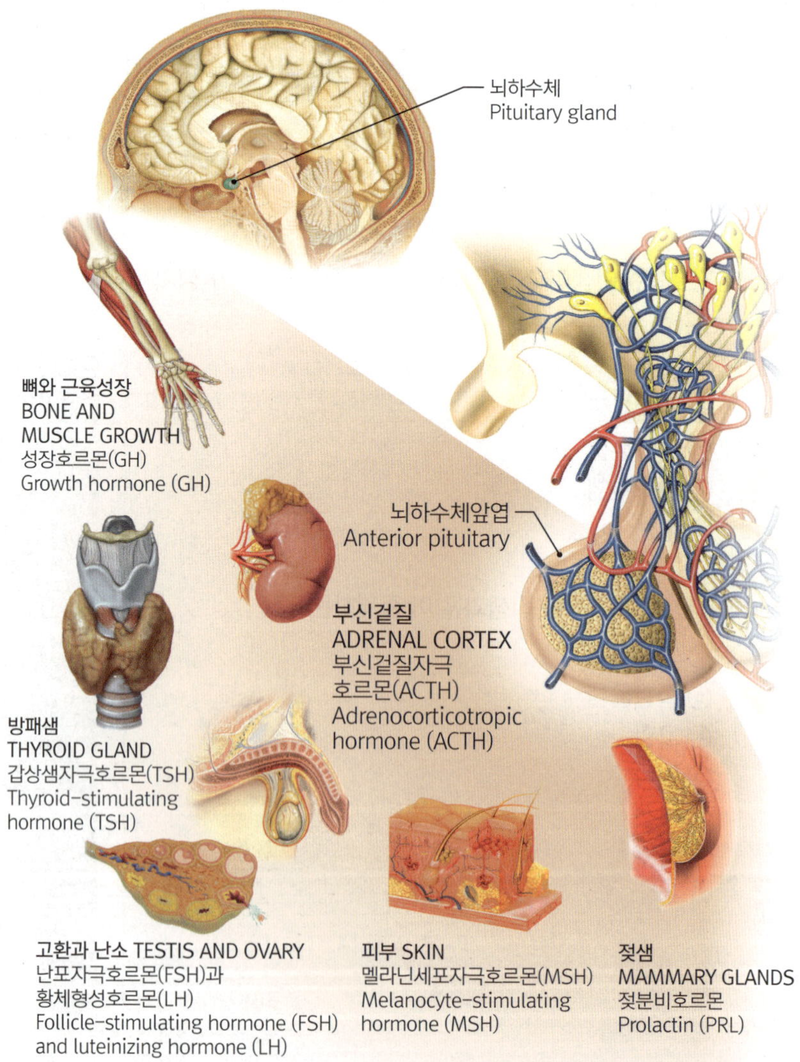

뇌하수체 앞엽의 작용기전
Mechanism of Action of the Anterior Pituitary

뇌하수체 앞엽의 세포들은 전신에서 다양한 효과를 갖고 있는 다양한 호르몬을 분비한다. 이러한 호르몬을 분비하는 뇌하수체 앞엽의 세포들은 시상하부의 세포에 의하여 분비되는 방출인자와 억제인자에 의하여 조절된다.

Match the statement to the reason 각각의 문장과 이유가 타당한 것끼리 연결하시오.

1 뇌하수체 종양은 관자쪽 시각영역의 소실을 일으킬 수 있다. 그 이유는...

2 부주의한 갑상샘의 제거는 칼슘대사에 문제를 일으킬 수 있다. 그 이유는...

3 갑상샘의 이동(이주)이 잘못되면 혀에 덩어리가 발생할 수 있다. 그 이유는...

4 솔방울샘은 머리뼈 방사선사진으로 관찰할 수 있다. 그 이유는 ...

5 반복적으로 이자염에 걸리면 당뇨병이 야기될 수 있다. 그 이유는...

6 펩타이드호르몬은 표적세포의 표면에 결합해야 한다. 그 이유는...

7 시상하부의 종양은 내분비기능에 크게 영향을 미친다. 그 이유는...

a 샘의 석회화는 중년에 일어난다.

b 부갑상샘은 부주의하게 제거될 수 있다.

c 이자의 자가소화와 염증은 이자섬의 손상을 일으킬 수 있다.

d 이 샘은 혀막구멍에서 기원한다.

e 시각신경교차는 이 샘의 위에 위치한다.

f 그 구조물은 뇌하수체에서 서로 다른 유형의 세포활성을 총괄한다.

g 그들은 지용성이 아니며, 세포막의 이중의 지질층을 지나서 확산할 수 없다.

뇌하수체, 솔방울샘, 갑상샘 및 부갑상샘

The Pituitary, Pineal, Thyroid, and Parathyroid Glands

2개의 내분비기관은 머리뼈안에 위치한다. 뇌하수체는 시상하부 아래의 뇌하수체오목에 위치하고, 솔방울샘은 머리뼈안의 중심에 위치한다. 뇌하수체는 다른 분비샘의 활동을 총괄하기 때문에 주내분비샘이라고 한다. 반면에 솔방울샘은 생체리듬과 관련이 있다. 갑상샘과 부갑상샘은 목의 아래쪽에 위치한다. 부갑상샘은 작은 콩모양의 크기로 갑상샘의 뒤쪽에 붙어 있다.

주요 용어(key terms)

뇌하수체 앞엽(샘뇌하수체) Anterior pituitary (adenohypophysis) 뇌하수체의 앞엽이다. 혈관이 매우 풍부하고 상피세포에서 호르몬을 분비한다. 호르몬은 상피세포내에 과립형태로 저장하여 필요할 때 방출한다.

축삭 Axon 신경세포의 긴 돌기로서 자극을 뇌나 신체의 다른 부분에 전달한다.

뇌들보 Corpus callosum 두 개의 대뇌반구를 연결하는 큰 신경섬유다발이다. 3억 개 이상의 축삭이 앞뇌 양쪽 사이를 교차하여 지나가도록 운반한다.

내분비샘 Endocrine glands 화학전령인 호르몬을 혈류나 몸안으로 분비하는 내분비샘. 주요 내분비샘은 뇌하수체, 솔방울샘, 부신, 갑상샘, 부갑상샘, 이자섬이 있다.

뇌하수체동맥 Hypophyseal artery 속목동맥의 분지는 뇌하수체를 지배한다.

뇌하수체문맥계통 Hypophyseal portal system 문맥계통으로서 일부 시상하부의 핵으로부터 뇌하수체의 앞엽까지 방출인자와 조절인자를 운반하는 정맥

시상하부 Hypothalamus 사이뇌의 아래부분이다. 항상성(일정한 내부환경 유지), 동기, 자율신경계통 조절에 관여한다.

유두체 Mammillary body 시상하부의 일부분. 2개의 유두체는 기억의 저장과 관련된 회로의 일부분이다. 작은 젖과 유사하여 이렇게 이름을 명명하였다.

신경분비세포 Neurosecretory cells 시상하부의 세포로서 옥시토신과 바소프레신을 분비한다. 이 분비물을 뇌하수체 뒤엽에 축삭을 통하여 내려 보낸다.

시각신경교차 Optic chiasm 안쪽(코쪽)의 망막으로부터 온 축삭이 있는 부위는 뇌의 다른편 쪽으로 교차한다.

부갑상샘 Parathyroid glands 갑상샘의 엽 뒤에 붙어있는 4개의 작은 샘. 칼슘대사를 조절하기 위한 부갑상샘호르몬을 분비한다.

솔방울샘 Pineal gland 사이뇌의 윗면에 부착된 샘. 생물학적 리듬에 관여하는 멜라토닌 호르몬을 분비한다. Pineal body라고도 한다.

뇌하수체 Pituitary gland pp. 250-251 참조

뇌하수체줄기 Pituitary stalk 시상하부의 아랫면과 뇌하수체를 연결하는 줄기이다. 이 줄기는 문맥계통을 뇌하수체 앞엽에, 시상하부뇌하수체로의 축삭을 뇌하수체 뒤엽에 운반한다.

뇌하수체 뒤엽(신경하수체) Posterior pituitary (neurohypophysis) 뇌하수체의 뒤엽이다. 시상하부의 신경분비세포의 축삭종말이 위치한다.

위둔덕과 아래둔덕 Superior and inferior colliculi 중간뇌의 등쪽면에 있는 쌍으로 된 융기부. 위둔덕은 각과 관련되며, 아래둔덕은 청각과 관련되어 있다.

시상 Thalamus 셋째뇌실 양쪽에 있는 계란모양의 부위. 시상은 뇌줄기와 겉질 사이에서 중계역할을 한다. 시상에는 시각, 청각, 촉각 및 되먹임 운동회로와 관련된 핵이 위치한다.

갑상샘 Thyroid gland pp. 250-251 참조

정맥 Vein 혈액이 심장으로 되돌아오는 압력이 낮은 혈관. 정맥은 비교적 얇은 중간막으로 구성되어 있다.

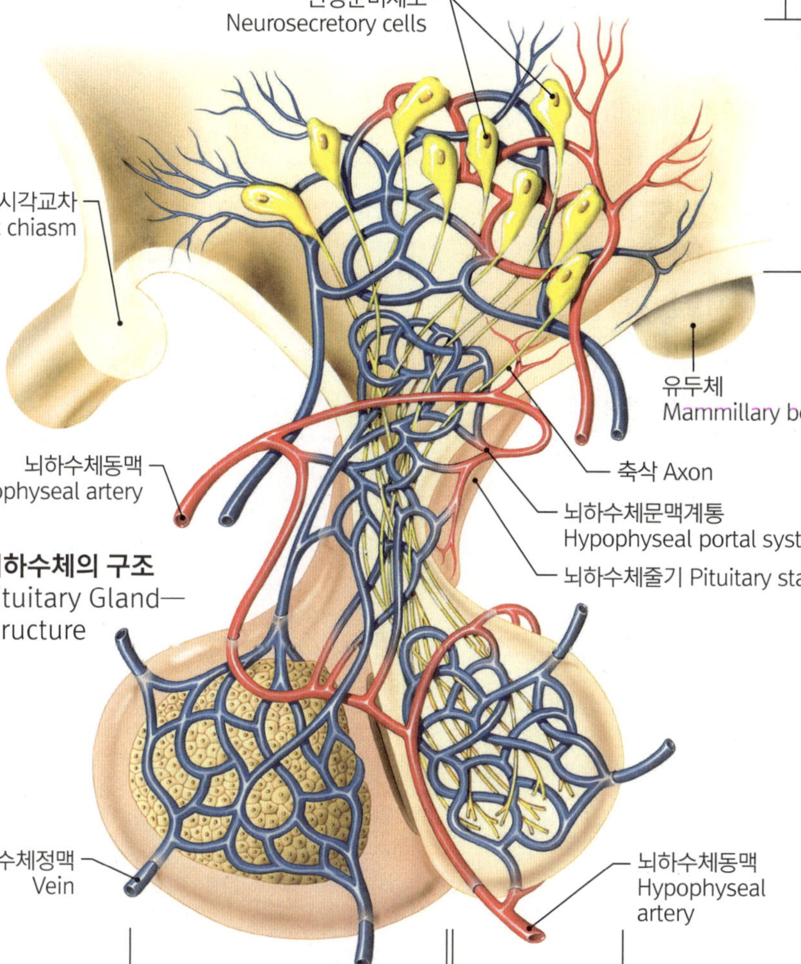

뇌하수체의 구조
Pituitary Gland—structure

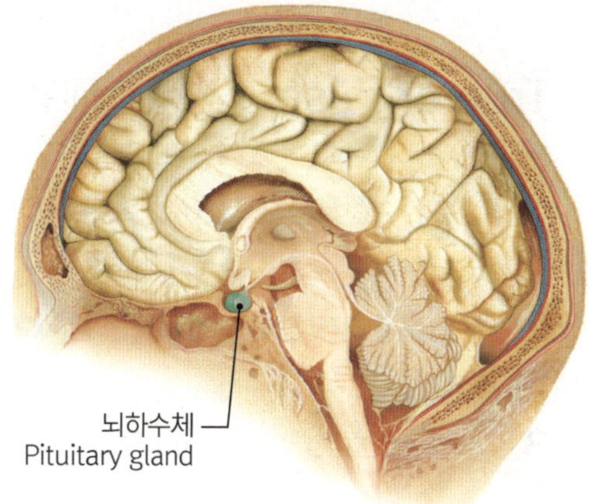

뇌하수체의 위치
Location of the Pituitary Gland

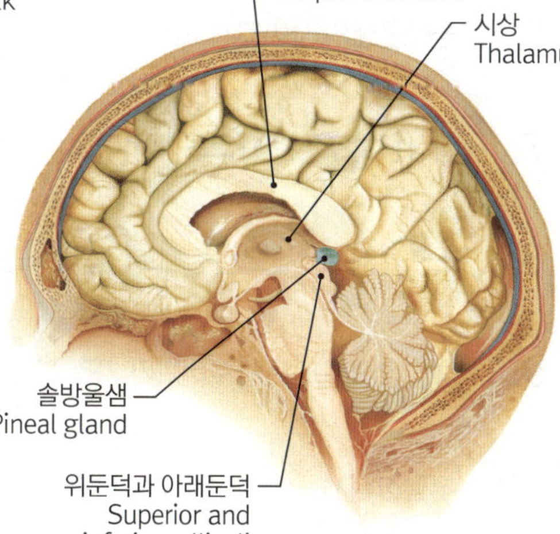

솔방울샘의 위치
Location of the Pineal Gland

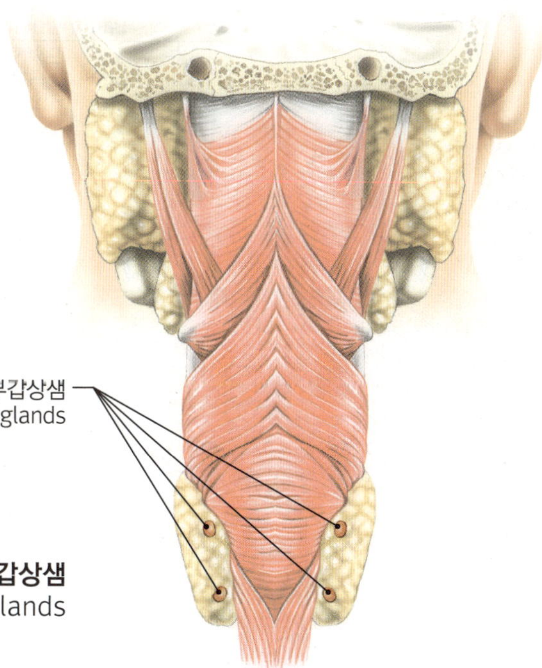

부갑상샘
Parathyroid Glands

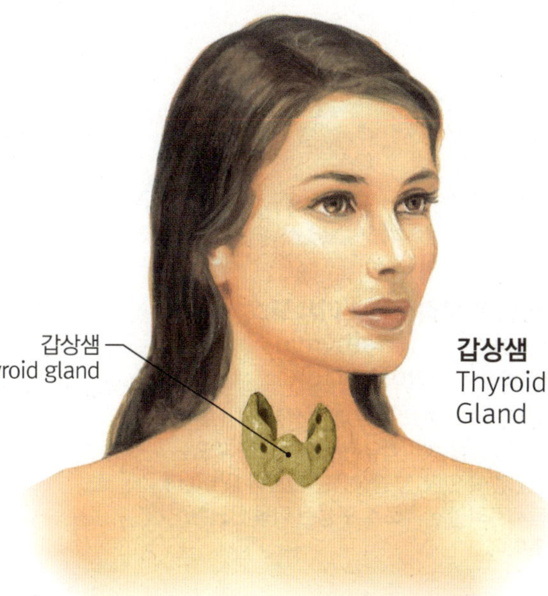

갑상샘
Thyroid Gland

True or false 문장의 설명이 옳으면 T, 옳지 않으면 F로 표시하시오.

1 부신겉질자극호르몬(ACTH)은 뇌하수체 뒤엽에서 분비된다.

2 뇌하수체 앞엽의 호산세포는 황체호르몬(LH)을 분비한다.

3 젖분비호르몬(prolactin)은 뇌하수체 앞엽의 호산세포에서 분비한다.

4 뇌하수체 앞엽의 호염기세포는 난포자극호르몬(LH)을 분비한다.

5 옥시토신 호르몬은 시상하부-신경하수체로의 축삭으로부터 방출된다.

6 솔방울샘의 사이질세포는 분비기능을 한다.

7 갑상샘호르몬은 요오드와 아미노산인 시스테인으로부터 합성된다.

8 소포곁세포 C세포는 칼시토닌을 분비한다.

9 부갑상샘세포는 콜로이드가 가득 찬 소포가 있다.

10 부갑상샘세포의 호산세포는 부갑상샘호르몬을 분비한다.

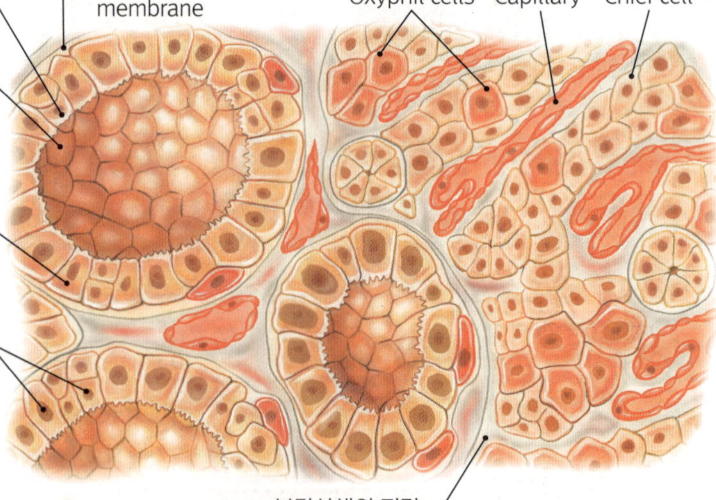

갑상샘과 부갑상샘—미세구조
Thyroid and Parathyroid Glands—microstructure

갑상샘은 여러 개의 소포로 구성된다. 소포에는 갑상샘글로불린이 함유된 콜로이드가 차 있는 중심공간이 있다. 부갑상샘은 혈관이 풍부하며, 으뜸세포와 호산세포로 구성된 더욱 단단한 구조이다.

Multiple choice 질문에 맞는 답을 고르시오.

1 시상하부와 뇌하수체 뒤엽을 연결하는 신경로는?

Ⓐ 뇌활
Ⓑ 시상하부-신경하수체로
Ⓒ 시상하부-회색층로
Ⓓ 뇌들보
Ⓔ 피라미드로

2 젖샘의 성장과 직접 관련된 뇌하수체 앞엽의 호르몬은?

Ⓐ 갑상샘자극호르몬
Ⓑ 황체호르몬
Ⓒ 난포자극호르몬
Ⓓ 젖분비호르몬
Ⓔ 옥시토신

3 간에서 인슐린 유사 성장인자의 분비를 자극하는 뇌하수체 앞엽의 호르몬은?

Ⓐ 젖분비호르몬
Ⓑ 갑상샘자극호르몬
Ⓒ 난포자극호르몬
Ⓓ 황체호르몬
Ⓔ 성장호르몬

4 뇌하수체 앞엽에 있는 호르몬분비세포의 가장 흔한 유형은?

Ⓐ 성장호르몬
Ⓑ 황체호르몬
Ⓒ 젖분비호르몬
Ⓓ 난포자극호르몬
Ⓔ 갑상샘자극호르몬

5 진통 중 자궁수축을 일으키는 호르몬은?

Ⓐ 항이뇨호르몬
Ⓑ 옥시토신
Ⓒ 난포자극호르몬
Ⓓ 젖분비호르몬
Ⓔ 성장호르몬

6 갑상샘호르몬의 직접적인 효과는?

Ⓐ 혈청칼슘 감소
Ⓑ 근육 혈액순환 증가
Ⓒ 심장박동율 증가
Ⓓ 대사율 증가
Ⓔ 혈당 증가

7 혈액에서 칼슘농도를 올리는 데 관여하는 호르몬은?

Ⓐ 부갑상샘호르몬
Ⓑ 칼시토닌
Ⓒ 갑상샘자극호르몬
Ⓓ 황체호르몬
Ⓔ 성장호르몬

뇌하수체 샘종
Pituitary adenomas

뇌하수체는 시상하부 아래 나비뼈의 뇌하수체오목에 위치한다. 양성종양은 샘에서 발생하여 시각신경교차와 같은 인접구조를 압박하여 양쪽 눈의 관자시각영역에서 시각상실을 일으킨다. 이 종양은 역시 성장호르몬, 부신겉질자극호르몬과 같은 호르몬을 분비하여 환자에게 생리학적 변화를 야기시킨다. 치료는 종종 코안과 나비굴을 통한 종양의 외과적인 수술에 의하여 제거한다.

Color and label

i) 그림에 표시된 구조의 이름을 쓰시오.

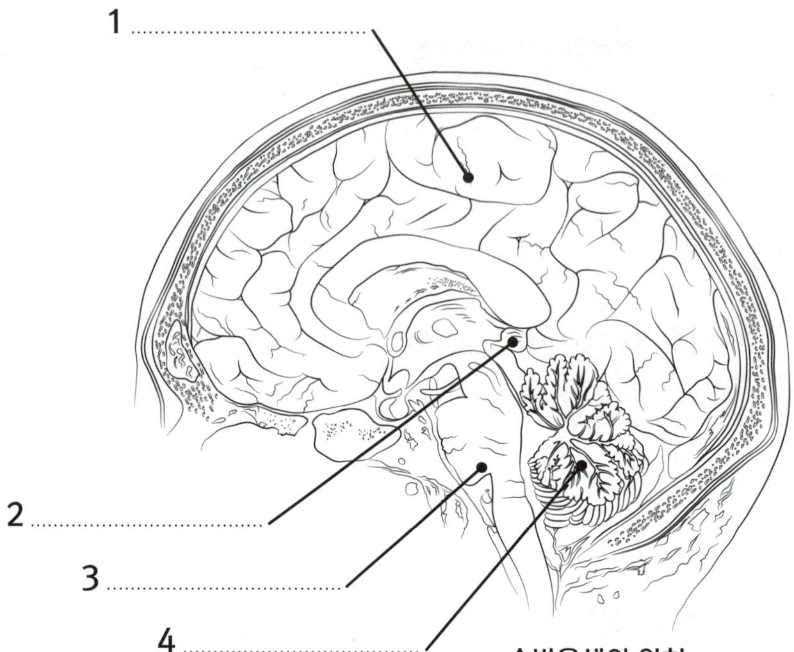

솔방울샘의 위치
Location of the Pineal Gland

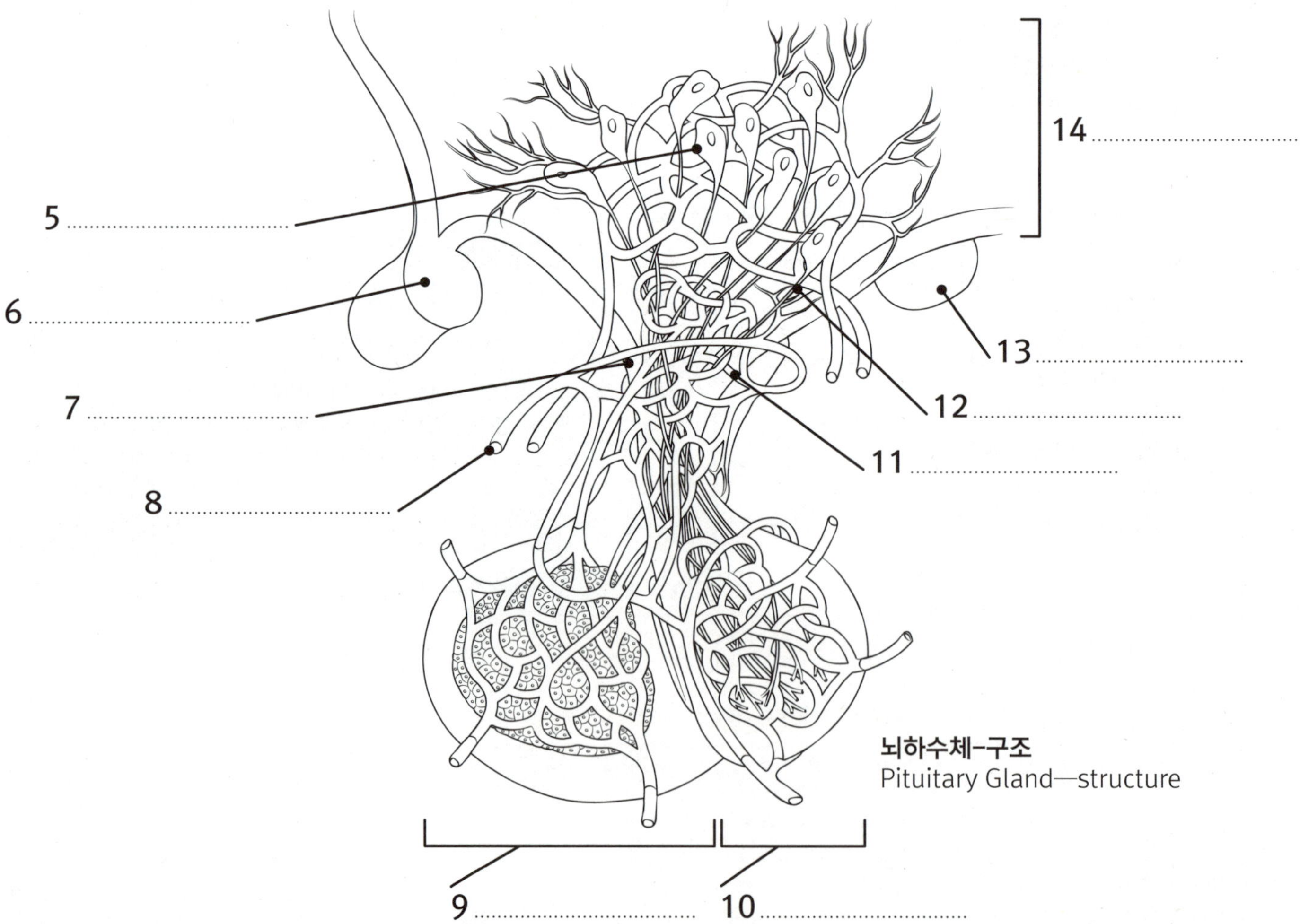

뇌하수체-구조
Pituitary Gland—structure

ii) 그림에 표시된 구조의 이름을 쓰시오.

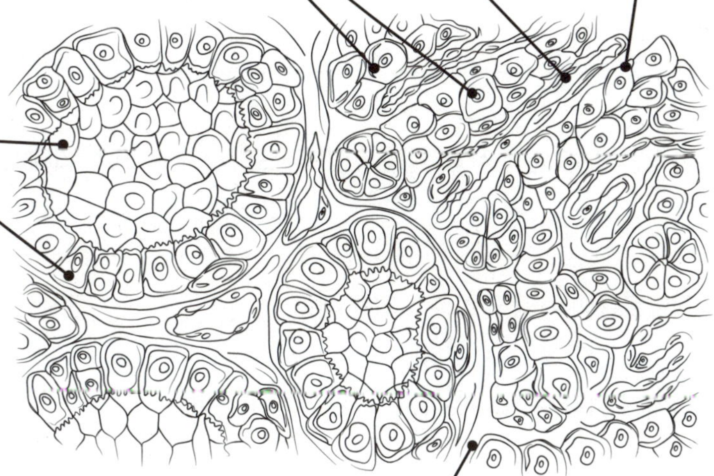

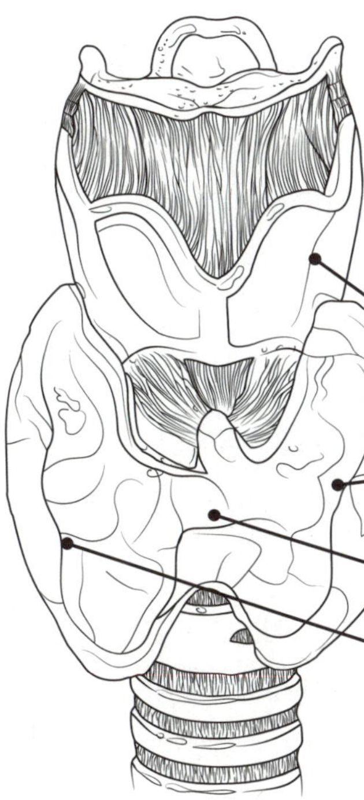

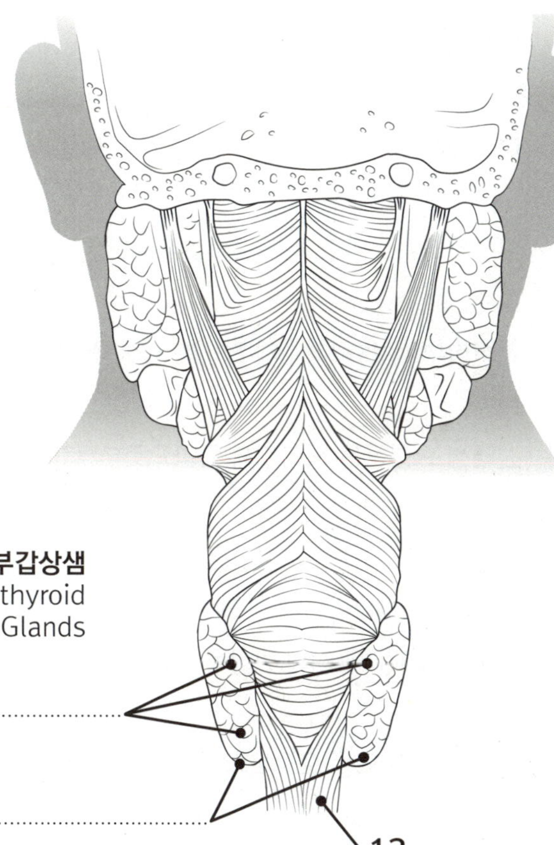

Fill in the blanks 빈칸에 알맞은 답을 쓰시오.

1 뇌하수체 앞엽으로부터 성장호르몬의 분비는 시상하부로부터 ______________ 에 의해 억제된다.

2 ______________ 계통은 시상하부로부터 뇌하수체 앞엽까지 혈액을 운반한다.

3 시상하부의 ______________ 핵과 ______________ 핵은 시상하부-신경뇌하수체로를 형성한다.

4 일반적인 H&E 염색 시 세 가지 유형의 세포가 뇌하수체 앞엽에서 관찰된다: ______________ , ______________ , ______________ .

5 성장호르몬이 가장 많이 분비되는 때는 ______________ 전 ______________ 이다.

6 성인에서 성장호르몬이 지나치게 많이 분비되면 ______________ 을 일으킨다.

7 발생중 성장호르몬의 분비가 부족하면 ______________ 을 야기한다.

8 남성에서 황체호르몬은 ______________ 세포에서 ______________ 의 분비를 자극한다.

9 여성에서 ______________ 는 난포의 발달을 자극한다.

10 부신겉질호르몬 또는 코르티코트로핀은 ______________ 방출을 자극하기 위하여 부신겉질에 작용한다.

11 시상하부-신경뇌하수체로의 축삭의 종말을 ______________ 라고 한다.

12 신경성 요붕증은 뇌하수체 뒤엽으로부터 ______________ 가 부적절하게 분비되기 때문에 발생한다.

13 솔방울샘을 지배하는 신경은 ______________ 로부터 온 교감신경섬유이다.

14 소포곁세포(C세포)의 발생학적 기원은 ______________ 이다.

15 음식에 들어 있는 요오드의 부족은 갑상샘을 커지게 하는데 이 질환을 ______________ 라고 한다.

16 가장 강력한 갑상샘호르몬은 ______________ 이다.

17 갑상샘의 뇌하수체 조절은 ______________ (______________)에 의하여 일어난다.

18 소화기로부터 칼슘의 흡수를 촉진하는 인자는 ______________ 이다.

19 부갑상샘의 ______________ 세포는 이행성 ______________ 세포이다.

20 ______________ 호르몬은 파골세포에 의하여 뼈로부터 칼슘의 동원을 억제한다.

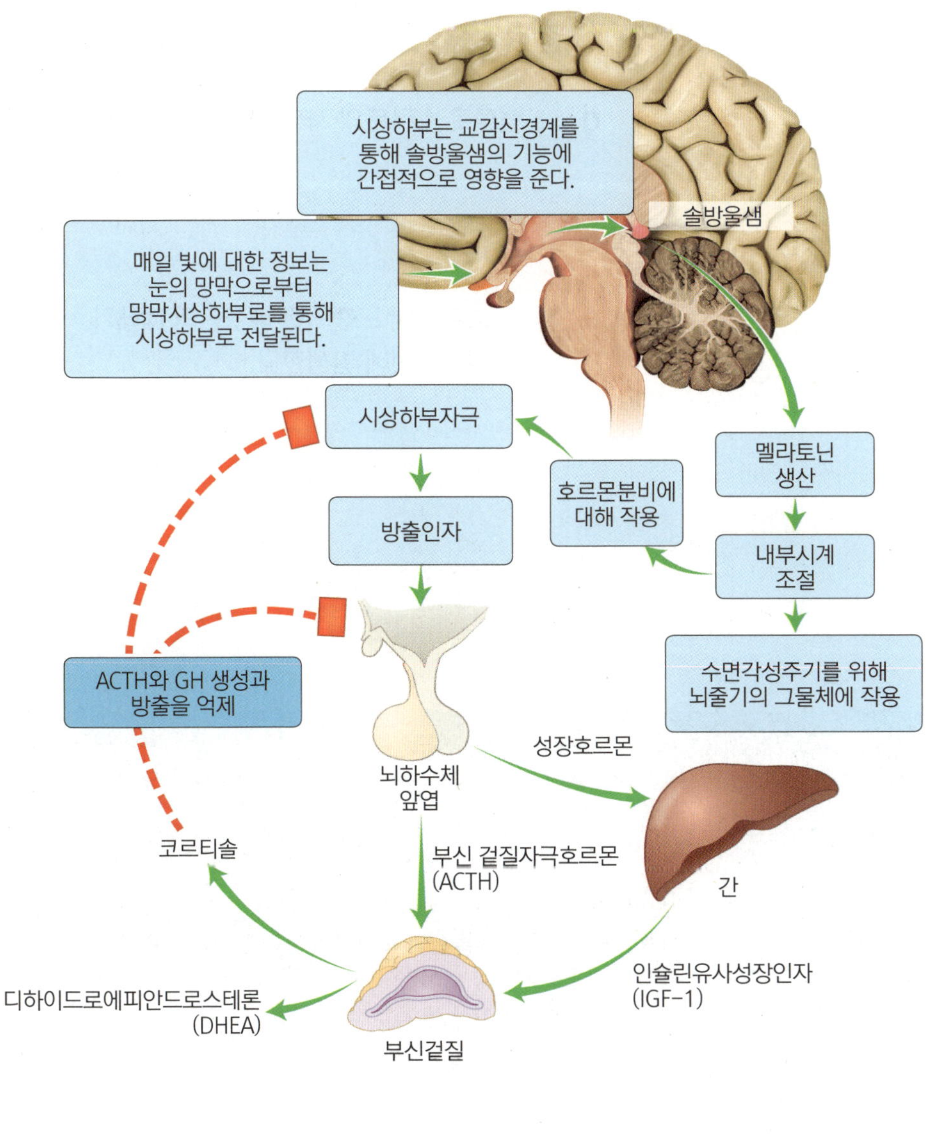

호르몬에 의한 일주기의 조절
Regulation of Daily Cycles by Hormones

뇌와 내분비계통의 많은 기능은 뇌의 시상 위에 있는 솔방울샘으로부터 멜라토닌의 분비에 의하여 일주기를 조절한다. 두 종류의 성장호르몬과 코르티코스테로이드호르몬은 규칙적인 일주기의 분비가 고점과 저점에 따라 그 기능을 한다. 멜라토닌의 분비는 망막으로부터 시상하부까지 빛의 유입에 의하여 조절된다.

Match the statement to the reason 각각의 문장과 이유가 타당한 것끼리 연결하시오.

1 여성에서 젖분비호르몬이 과다분비되면 불임을 일으킬 수 있다. 그 이유는...

2 성장호르몬 분비 호산세포의 샘종은 거인증을 일으킬수 있다. 그 이유는...

3 뇌하수체 앞엽은 혈액-뇌장벽을 갖고 있지 않다. 그 이유는...

4 멜라토닌은 종종 어둠의 호르몬이라고 한다. 그 이유는...

5 일주기리듬은 빛에 노출에 의하여 시작된다. 그 이유는...

a 이 호르몬의 분비는 밤시간에 최고조에 달한다.

b 이 호르몬은 배란을 억제하고 월경기간을 불규칙하게 하거나 거의 일어나지 않게 한다.

c 망막시상하부로는 솔방울샘에서 멜라토닌의 분비를 조절하는 경로를 활성화한다.

d 혈류로 호르몬의 자유로운 이동을 막는다.

e 이 호르몬에 노출되면 뼈끝판의 폐쇄가 일어나기 전에 발생한다.

그레이브스질환과 갑상샘중독증

Graves' disease and thyrotoxicosis

그레이브스질환에서 갑상샘은 비정상적인 자가항체에 자극되어 기능이 항진된다. 신체의 T림프구는 갑상샘자극호르몬 수용체에 대한 항체를 만들어낸다. 이러한 자가항체는 갑상샘자극호르몬의 효과를 나타내어 갑상샘의 활성을 증가시킨다. 갑상샘은 커지고(갑상샘종이 발병), 소포의 상피세포는 원주형으로 변한다. 이러한 기능이 항진된 샘은 많은 갑상샘호르몬을 분비하여 안구 뒤에 물질이 축적되어 눈이 튀어나오고, 환자는 피부가 따뜻해지고, 심장박동이 증가하고(심계항진), 잠자기가 힘들며, 손가락의 미세 떨림현상이 나타난다.

1 음식에 요오드가 결핍되면 갑상샘이 확장된다. 그 이유는...

2 부갑상샘의 종양은 고칼슘혈증을 일으킨다. 그 이유는...

3 하시모토질환에서 갑상샘의 자가면역에 의한 손상은 갑상샘기능저하증을 야기한다. 그 이유는...

4 태아발생 중 갑상샘호르몬의 부족은 지적장애를 일으킨다. 그 이유는...

5 부갑상샘은 직접 뼈의 재흡수를 조절한다. 그 이유는...

6 그레이브스질환을 앓고 있는 환자는 뇌하수체 앞엽으로부터 갑상샘자극호르몬의 분비가 부족하게 될 것이다. 그 이유는...

7 신경성 당뇨병은 뇌하수체 뒤엽의 손상 때문일 수 있다. 그 이유는...

a 이 호르몬은 파골세포의 활성과 분화를 조절한다.

b 지나친 부갑상샘은 뼈에서 무기질 제거를 일으킨다.

c 갑상샘호르몬은 뇌조직의 적절한 발달에 필수적이다.

d. 샘에 많은 양의 콜로이드가 축적된다.

e 이 질환에서 항체는 요오드와 갑상샘글로불린을 연결하는 효소인 갑상샘과산화효소에 손상을 준다.

f 바소프레신/항이뇨호르몬의 방출에 손상을 입힌다.

g 갑상샘호르몬의 과다 방출은 피드백 억제를 유발한다.

부신과 이자

The Adrenal Glands and Pancreas

부신은 콩팥의 위에 위치한다. 부신은 콩팥과는 얇은층의 콩팥근막과 결합조직에 의해 분리되었다. 각 부신은 뚜렷하게 겉질과 속질로 구분되며, 기능과 분비물은 구분된다. 이자는 외분비샘과 내분비샘이 섞인 혼합샘으로서 배 위쪽에 위치한다. 이자의 내분비 부분은 이자섬이라하며, 외분비샘내에 흩어져 있다.

주요 용어(key terms)

덧이자관 Accessory pancreatic duct 이자 외분비샘의 작은 도관으로서 이자머리로부터 작은샘창자유두까지 이자액을 배출한다.

부신겉질 Adrenal cortex 부신겉질은 샘의 바깥부분으로서 3개의 구역으로 나눈다: 토리층(알도스테론 분비), 다발층(코티솔 분비), 그물층(성스테로이드호르몬 분비).

부신 Adrenal gland pp. 250-251 참조

부신속질 Adrenal medulla 부신속질에는 변형된 연접이후교감신경세포가 위치하여 에피네프린과 노르에피네프린을 분비한다.

이자몸통 Body of pancreas 대동맥의 앞에 위치하는 이자의 일부분

피막동맥 Capsular artery 부신의 피막을 주행하는 동맥들 중 한 개

피막 Capsule 부신을 둘러싸고 있는 결합조직 층

깊은얼기 Deep plexus 혈액이 속질얼기로 들어가기 전의 그물층내에 있는 모세혈관그물

내분비샘 Endocrine glands 화학적 전령인 호르몬을 분비하는 내분비샘은 혈액 또는 몸안으로 분비한다. 주요 내분비샘은 뇌하수체, 솔방울샘, 갑상샘, 부신, 이자의 내분비 부분이다.

이자머리 Head of pancreas 샘창자에 둘러싸인 이자의 일부분이다. 이자를 따라 주이자관과 덧이자관이 지나가며, 쓸개관도 위치한다.

콩팥 Kidney pp. 250-251 참조

주이자관 Main pancreatic duct 이자 꼬리, 몸통, 목, 머리에서 배출되는 주요 도관이다. 이 관은 쓸개관과 결합하여 쓸개이자관팽대를 형성하여 샘창자의 둘째 부분에 열려 있다.

속질 Medulla 부신의 중심부분이며, 이곳에는 변형된 교감신경세포가 위치하여 에피네프린과 노르에피네프린을 분비한다.

속질얼기 Medullary plexus 부신겉질과 속질에서 호르몬을 멀리 운반하기 위한 속질에 있는 정맥얼기이다.

속질정맥 Medullary vein 부신속질에 있는 큰 정맥으로서 혈액과 호르몬을 부신정맥으로 배출한다.

이자목 Neck of pancreas 이자머리와 이자몸통 사이의 좁아진 부분

이자 Pancreas pp. 250-251 참조

굴모양혈관 Sinusoidal vessel 분비된 호르몬을 모아서 토리층과 다발층을 통하여 지나가는 창모세혈관

피막밑얼기 Subcapsular plexus 위부신동맥과 중간부신동맥으로부터 유래한 혈관. 창굴모양혈관을 분지한다.

부신동맥 Suprarenal artery 부신은 대동맥, 아래가로막동맥 및 콩팥동맥으로 많은 혈액공급을 받는다.

이자꼬리 Tail of pancreas 지라콩팥인대로 돌출한 이자의 일부분으로서 지라문과 접촉되었다.

이자의 갈고리돌기 Uncinate process of pancreas 이자머리에서 왼쪽으로 돌출한 돌기로서 이 돌기에 의해 이자패임을 형성하고 이 패임으로 위창자간막동맥과 정맥이 지나간다.

다발층 Zona fasciculata 겉질에서 75% 정도 차지하며, 입방세포로 긴 띠모양으로 세로로 배열되어 코티솔을 분비한다.

토리층 Zona glomerulosa 겉질에서 10~15%를 차지하며, 토리같이 집단적으로 배열되어 있으며 세포질에 지질방울이 있다. 알도스테론을 분비한다.

그물층 Zona reticularis 겉질에서 5~10%를 차지하며, 창모세혈관이 관통하는 짧은 끈이 그물을 이루는 것과 같이 배열되어 있다. 성스테로이드호르몬을 분비한다.

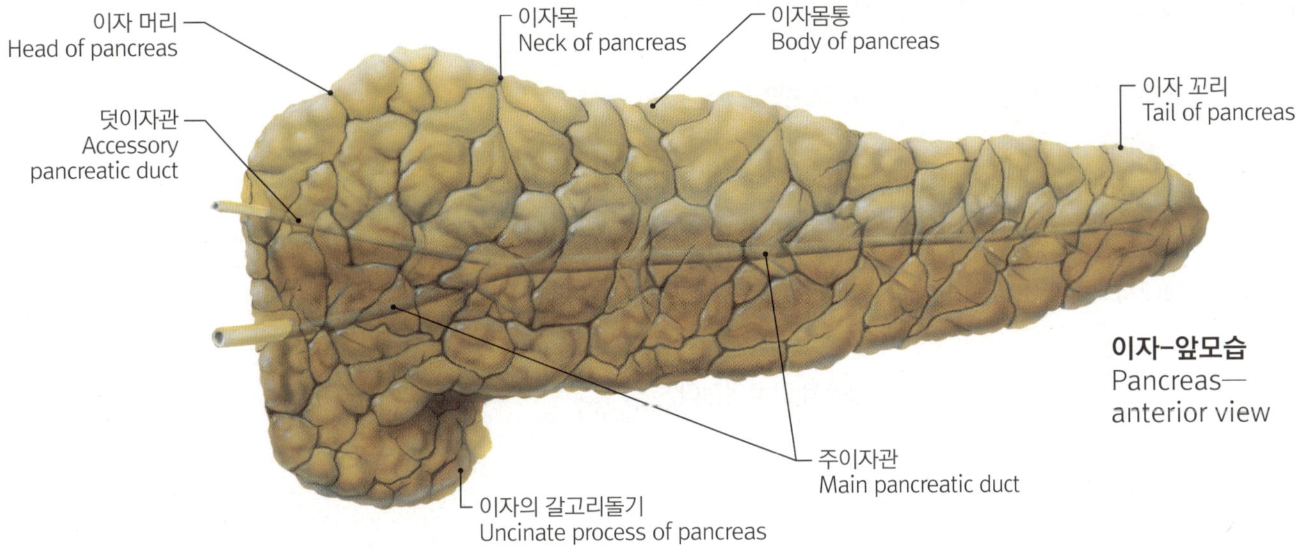

이자-앞모습
Pancreas—anterior view

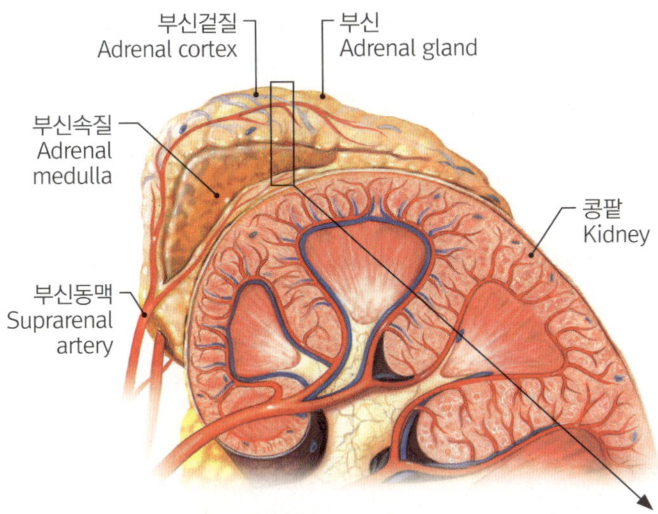

부신—가로단면(왼부신)
Adrenal Gland—cross-sectional view (left adrenal gland)

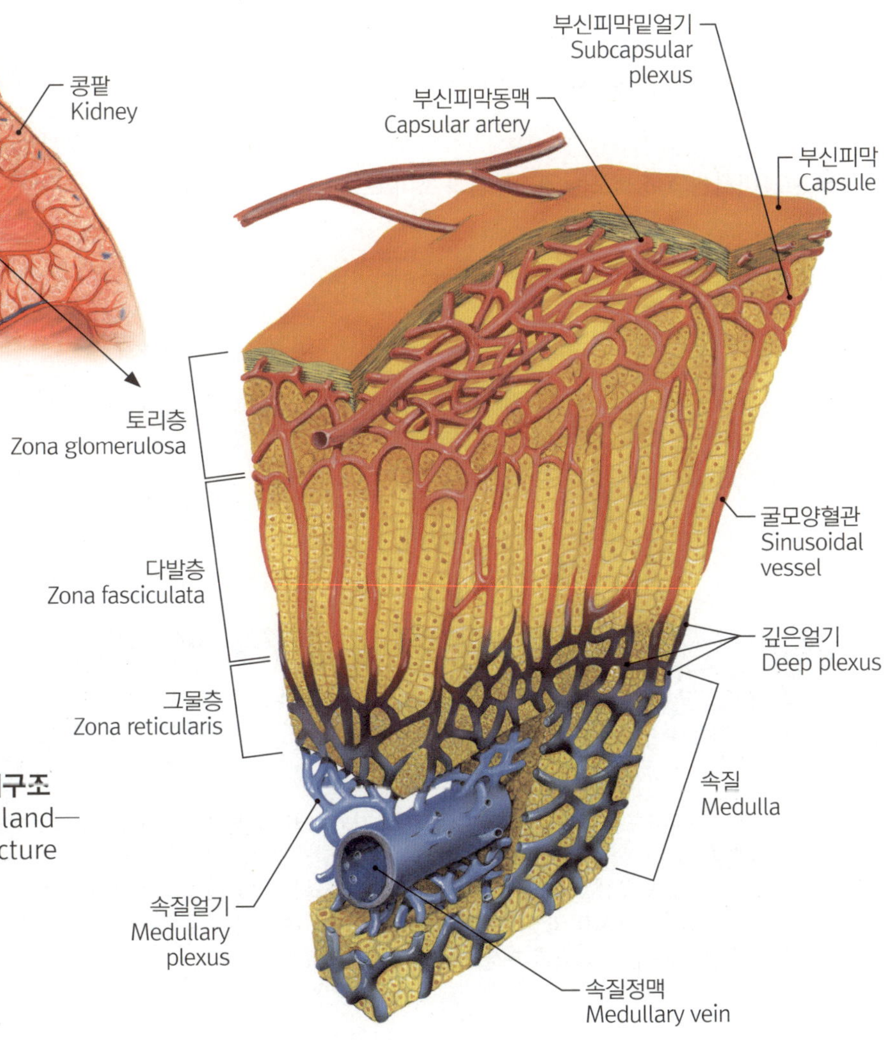

부신—미세구조
Adrenal Gland—microstructure

True or false 문장의 설명이 옳으면 T, 옳지 않으면 F로 표시하시오.

1 부신속질은 변형된 자율신경세포에서 유래하였다.

2 부신겉질의 가장 바깥층은 그물층이다.

3 부신겉질에서의 알도스테론의 분비는 안지오텐신 II의 조절하에 있다.

4 부신의 성스테로이드호르몬은 부신속질에서 만들어진다.

5 부신겉질 세포에는 큰 지방방울이 들어 있다.

6 부신속질 호르몬은 아미노산인 티로신으로부터 합성된다.

7 부신속질의 대부분의 크롬친화성세포는 노르아드레날린을 분비한다.

8 이자섬의 β 세포는 글루카곤을 분비한다.

9 이자섬의 δ 세포는 가스트린과 소마토스타틴을 분비한다.

10 이자섬은 이자용적의 약 2% 정도이다.

쿠싱병과 쿠싱증후군

Cushing's disease and Cushing's syndrome

쿠싱증후군은 우리 몸이 높은 농도의 코르티코스테로이드에 노출되었을 때의 상태이다. 염증을 위한 치료약물로 코르티코스테로이드를 사용했을 때 발병하며, 특징적인 증상은 보름달과 같은 얼굴, 어깨 사이의 버팔로 험프, 배의 튼살, 혈압 상승, 비만, 뼈엉성증, 근육소모를 특징으로 한다. 한 가지 특이한 유형을 쿠싱병이라고 한다. 뇌하수체 앞엽의 종양은 지나치게 부신겉질호르몬의 분비를 촉진한다. 쿠싱병에서 부신겉질의 다발층에 의해 코티솔의 분비를 증가시킨다. 이러한 상태가 되면 종양을 제거하는 수술을 시행하여 치료한다.

Multiple choice 질문에 맞는 답을 고르시오.

1 무기질코르티코이드는 정상적으로 어디에서 합성되는가?
- Ⓐ 부신속질
- Ⓑ 부신겉질의 토리층
- Ⓒ 부신겉질의 다발층
- Ⓓ 부신겉질의 그물층
- Ⓔ 부신피막의 호산세포

2 성스테로이드호르몬은 정상적으로 부신의 어디에서 합성되는가?
- Ⓐ 부신속질
- Ⓑ 부신겉질의 토리층
- Ⓒ 부신겉질의 다발층
- Ⓓ 부신겉질의 그물층
- Ⓔ 정답이 없다.

3 부신겉질에서 가장 흔하게 생산되는 성스테로이드호르몬은?
- Ⓐ 에스트로겐과 프로게스테론
- Ⓑ 디하이드로에피안드로스테론과 안드로스테네디온
- Ⓒ 테스토스테론과 인히빈
- Ⓓ 에스트로겐과 테스토스테론
- Ⓔ 정답이 없다.

4 부신겉질에서 가장 많은 부분을 차지하는 층은?
- Ⓐ 토리층
- Ⓑ 다발층
- Ⓒ 그물층
- Ⓓ 크롬친화성세포층
- Ⓔ 둘레층

5 부신은 다음의 어느 동맥의 지배를 받는가?
- Ⓐ 아래가로막동맥
- Ⓑ 위창자간막동맥
- Ⓒ 콩팥동맥
- Ⓓ 지라동맥
- Ⓔ A와 C 둘 다 옳다.

6 직접 혈당을 증가시키는 이자섬의 호르몬은 어느 것인가?
- Ⓐ 인슐린
- Ⓑ 소마토스타틴
- Ⓒ 가스트린
- Ⓓ 글루카곤
- Ⓔ 이자폴리펩타이드

7 이자섬의 α 세포에서 만드는 호르몬은?
- Ⓐ 글루카곤
- Ⓑ 인슐린
- Ⓒ 소마토스타틴
- Ⓓ 가스트린
- Ⓔ 이자폴리펩타이드

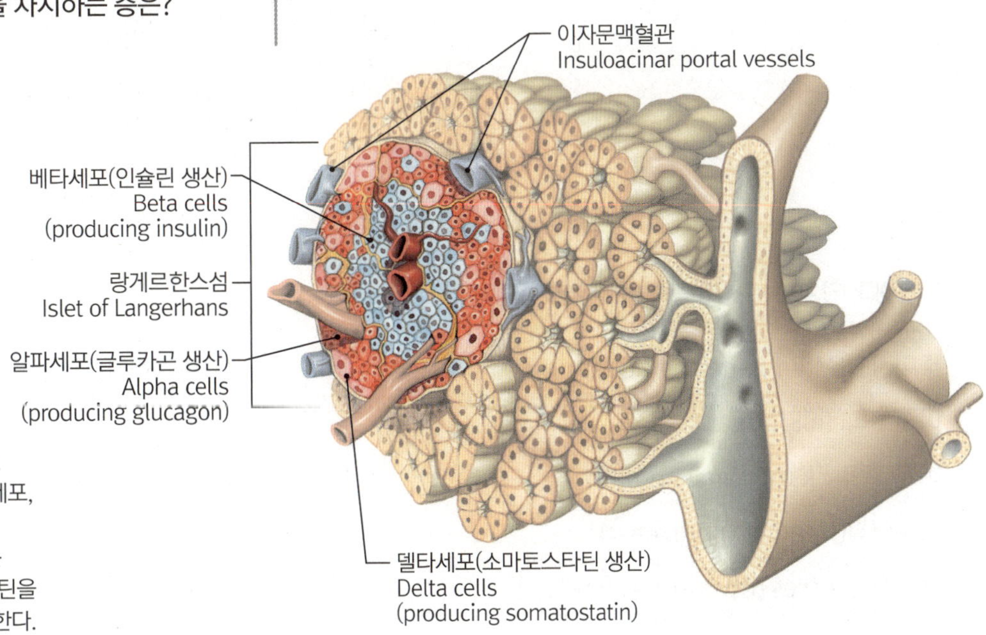

이자섬 Islets of Langerhans

이자섬은 이자 내에 있는 세포들의 집단이다. 이 섬은 세 종류의 세포들이 위치한다: 알파세포, 베타세포 및 델타세포. 알파와 베타세포에서 분비된 호르몬은 각각 혈당을 올리고, 내리는 기능을 한다. 반면에 델타세포는 소마토스타틴을 분비하여 글루카곤과 인슐린의 방출을 억제한다.

Color and label

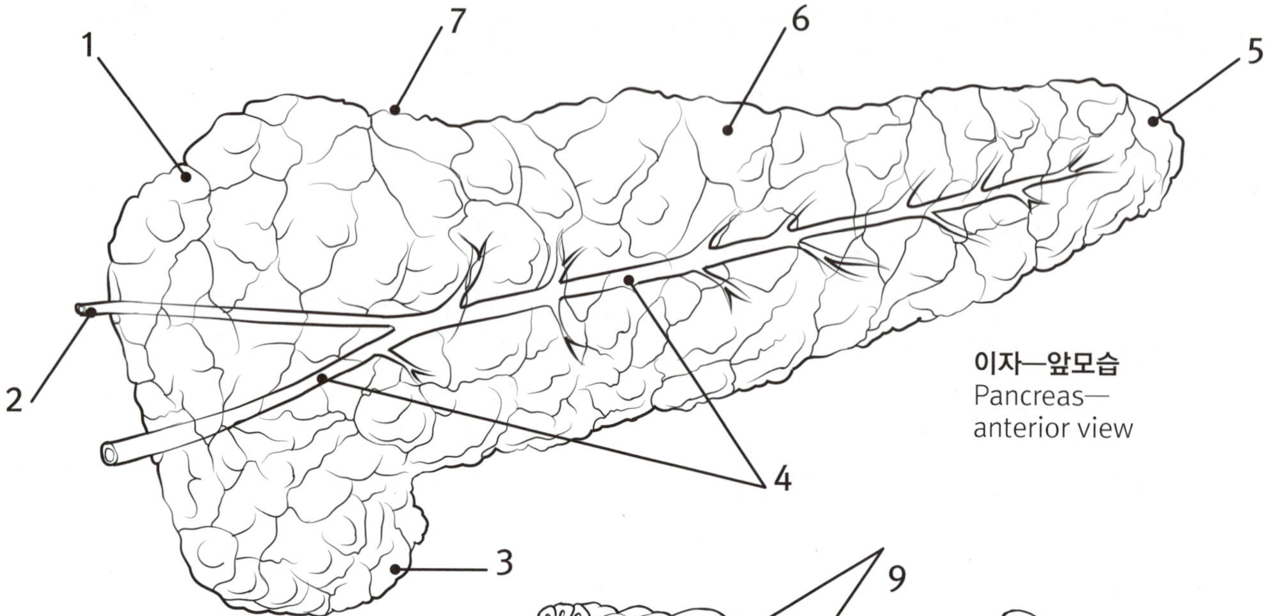

이자—앞모습
Pancreas—anterior view

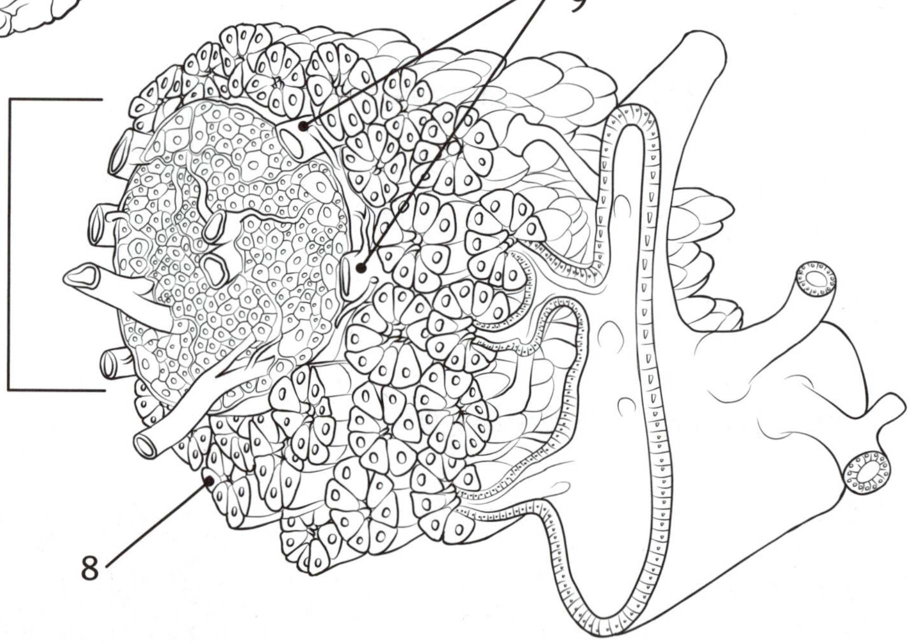

랑게르한스섬—미세구조
Islet of Langerhans—microstructure

i) 그림과 일치하는 용어를 찾아 빈칸에 해당 번호를 쓰시오.

용어	번호	용어	번호
주이자관(Main pancreatic duct)		이자문맥혈관(Insuloacinar portal vessels)	
이자꼬리(Tail (of pancreas))		갈고리돌기(Uncinate process)	
이자목(Neck (of pancreas))		외분비이자(Exocrine pancreas)	
이자머리(Head (of pancreas))		이자몸통(Body (of pancreas))	
덧이자관(Accessory pancreatic duct)			

ii) 그림에 표시된 구조의 이름을 쓰시오.

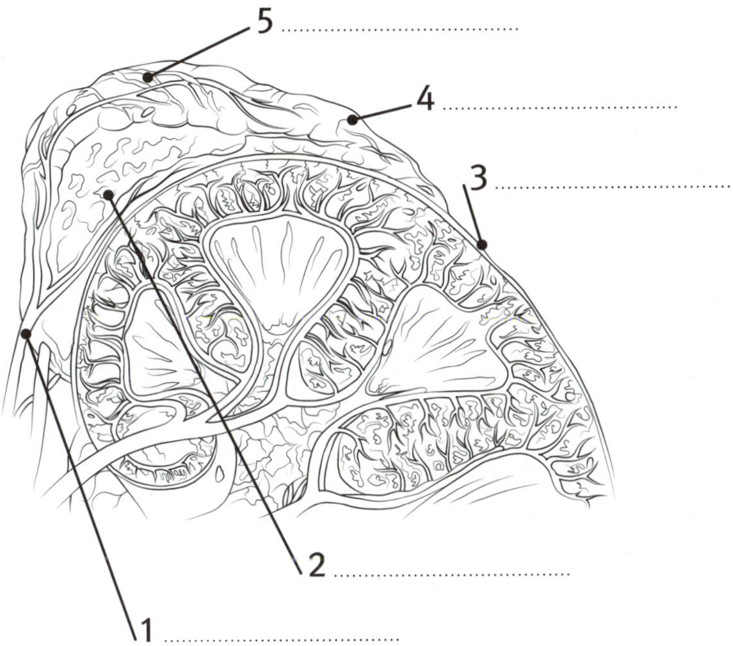

부신—왼부신의 관상면
Adrenal Gland—coronal section through left adrenal gland

애디슨병(부신피질저하증)

Addison's disease

애디슨병은 부신에서 충분하게 스테로이드호르몬(코티솔과 알도스테론)을 생산하지 못하여 발생한다. 이 질환은 천천히 발생하며 장기간 지속되며, 증상과 증후는 배부의 통증, 쇠약, 체중감소를 일으킨다. 또한 피부를 검게하는데, 이는 뇌하수체에서 지나치게 부신겉질자극호르몬(ACTH)이 분비되기 때문이며, 이 ACTH는 멜라닌자극호르몬과 전구물질이 같기 때문에 피부가 검게 된다. 가끔 환자는 혈압저하, 구토, 허리통증, 무의식을 일으키는 애디슨위기(Addisonian crisis)를 일으킨다. 원인은 대개 개발도상국의 결핵과 자가면역질환에 의하여 발생한다. 치료는 호르몬대체요법에 의하여 치료한다.

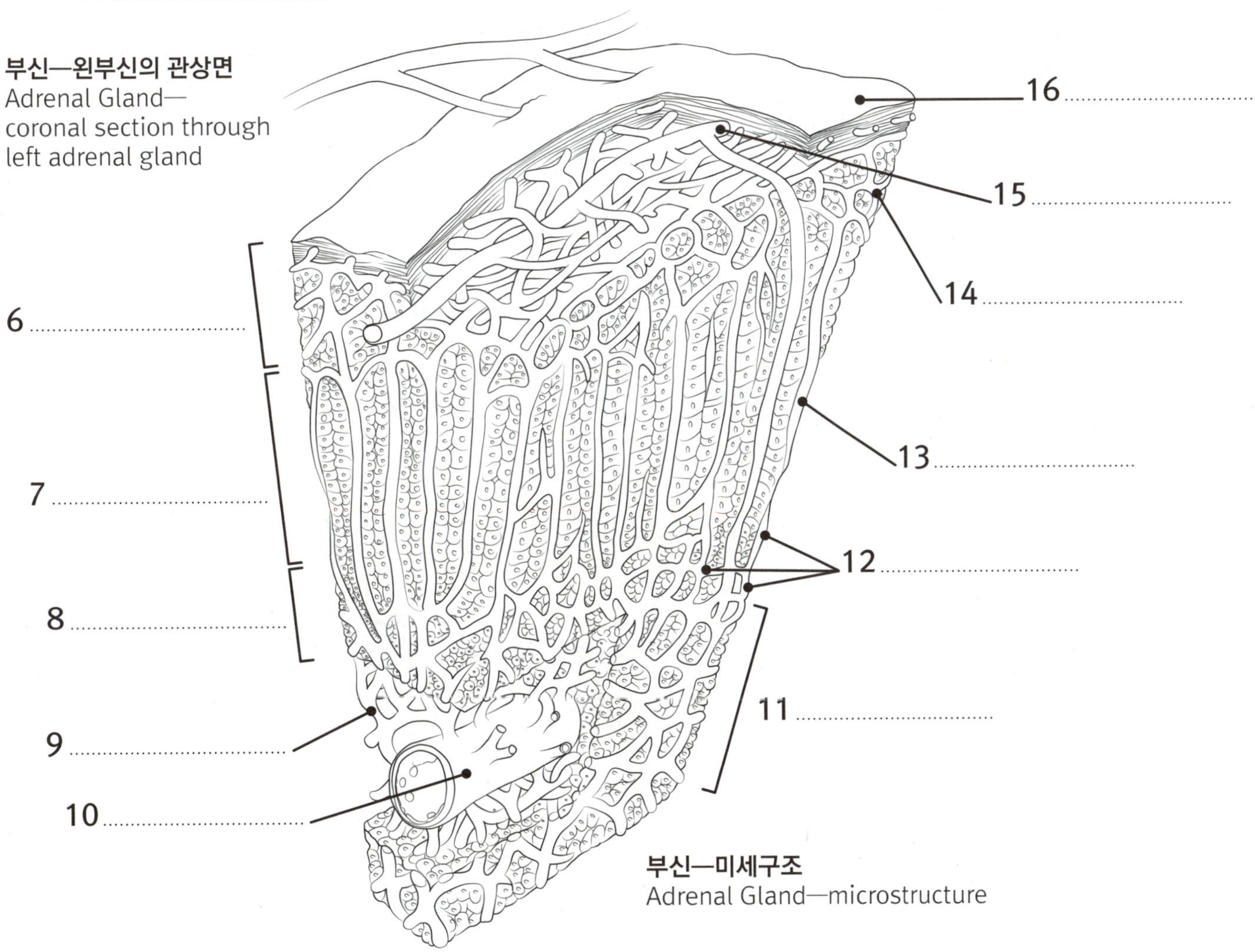

부신—미세구조
Adrenal Gland—microstructure

Fill in the blanks 빈칸에 알맞은 답을 쓰시오.

1 부신겉질에서 코티솔 분비를 자극하는 뇌하수체호르몬은 ______________ 이다.

2 부신에서 생식기와 관련된 호르몬의 분비로 여성에서 지나치게 음모가 발달되는 ______________ 와 ______________ 의 확대와 같은 남성화 징후를 발달시킨다.

3 코티솔은 간에서 ______________ 자극하여 혈당을 증가시킨다.

4 부신속질 호르몬의 작용은 아드레날린성 ______________ 와 ______________ 수용체에 대한 작용을 조정한다.

5 부신속질 호르몬은 심장근육의 세동맥에 대한 ______________ 효과를 나타낸다.

6 부신의 모든 정맥배출은 부신속질의 ______________ 정맥에 의하여 배출된다.

7 이자호르몬의 ______________ 는 글루카곤과 인슐린의 방출을 억제한다.

8 ______________ 로부터 외분비 이자까지 혈액을 배출하는 세정맥은 외분비기능을 내분비조절을 가능하게 한다.

9 ______________ 세포는 이자섬의 중심에 있는 주요 세포유형이다.

10 글루카곤은 간에서 ______________ 을 자극하여 혈당의 농도를 증가시킨다.

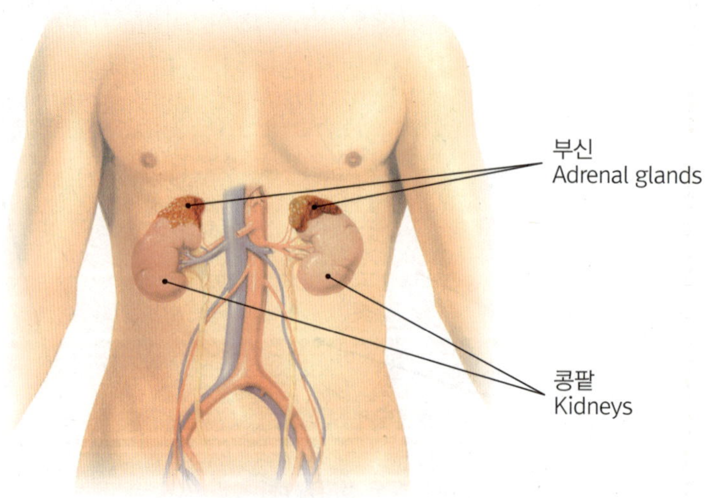

부신 Adrenal Glands

부신겉질의 각 층은 대사의 안정성을 위하여 필수적인 호르몬을 분비한다. 호르몬 에피네프린과 노르에피네프린은 부신속질에서 분비한다.

Match the statement to the reason 각각의 문장과 이유가 타당한 것끼리 연결하시오.

1 부신생식기증후군은 여성의 남성화를 야기한다. 그 이유는...

2 부신겉질세포는 큰 지질방울이 함유되어 있다. 그 이유는...

3 알도스테론분비이상은 콩팥으로부터 지나치게 나트륨이온의 소실을 일으킨다. 그 이유는...

4 부신속질의 종양은 혈압을 올린다. 그 이유는...

5 토리층의 종양은 지나치게 알도스테론의 분비를 일으킨다. 그 이유는...

a 이 호르몬은 나트륨을 오줌에 정체하는 것을 촉진하고, 칼륨과 수소이온의 배출을 촉진한다.

b 지나치게 많이 카테콜아민이 방출되면 동맥의 혈관을 수축시킨다.

c 스테로이드호르몬은 콜레스테롤 분자로부터 만들어진다.

d 지나치게 많은 안드로겐은 부신에서 만들어진다.

e 이 부위는 대개 무기질코르티코이드가 만들어지는 부위이다.

당뇨병

Diabetes mellitus

당뇨병은 이자섬으로부터 인슐린의 부적절한 분비에 의한 혈당조절이 안 되는 질병이다. 이 질환은 25세 전에 거의 발병하지 않지만 자가면역, 독소, 베타세포의 바이러스에 의한 손상에 의하여 야기된다. 가장 흔한 형태의 Type 2 DM 또는 2형 당뇨(80%)는 몸의 조직이 인슐린에 대한 저항성이 생길 때 일어나서 혈액으로부터 포도당을 흡수하지 못한다. 2형 당뇨는 대개 비만이거나 유전적인 성향이 있는 성인에서 관찰된다. 다른 유형의 당뇨병은 임신성당뇨로 임산부에서 관찰된다. 당뇨병의 증상과 징후는 콩팥에서 수분소실에 의한 혈당 증가의 삼투압 효과에 의하여 소변량 증가, 목이 마름, 물의 섭취가 증가한다. 치료는 체중감량과 운동(2형 당뇨), 혈당저하제 복용(2형 당뇨), 또는 규칙적인 인슐린 주사투여(1형 당뇨) 방법이 있다.

남성과 여성 내분비기관

Male and Female Endocrine Glands

생식세포(정자와 난자)를 만드는 것을 제외하고, 남성과 여성의 생식샘 역시 중요한 내분비기관이다. 고환은 테스토스테론, 액티빈, 인히빈을 분비하고; 난소는 에스트로겐, 프로게스테론, 액티빈, 인히빈 및 소량의 안드로겐을 분비한다. 고환과 난소호르몬의 활성은 거의 뇌하수체 앞엽의 조절하에서 이루어진다. 난소의 기능은 태반으로부터 사람융모생식샘자극호르몬(HCG)에 의하여 조절될 수 있다.

주요 용어(key terms)

자궁넓은인대 Broad ligament 난소, 자궁관 및 자궁의 몸통을 둘러싸고 있는 두 층의 복막주름. 혈관이 두 층 사이에 위치한다.

백체 Corpus albicans 황체가 퇴행한 후 남은 결합조직 흉터

황체 Corpus luteum 배란 후 난포세포층이 안으로 함입되어 호르몬 분비기관이 된다. 황체는 월경주기의 분비기와 임신 중에 프로게스테론과 에스트로겐을 분비한다.

성숙난포 Discharging follicle 난포가 성숙했을 때 난소표면으로 돌출된 난포. 황체호르몬의 급등에 의하여 유발된 효소활성은 난포 파열을 일으킨다.

내분비기능 Endocrine function 고환과 난소는 내분비기능을 한다. 각각의 고환은 남성의 이차성징을 일으키는 테스토스테론을 분비한다. 각각의 난소는 임신 중과 월경주기에 에스트로겐과 프로게스테론을 분비한다.

자궁관 Fallopian (uterine) tube 정자를 난자에게 운반하는 관으로서 수정된 난자는 자궁벽에 착상한다.

성숙한 난자 Mature ovum 성숙한 난포는 난자, 액체가 차 있는 공간(난포방), 난자를 둘러싸고 있는 속난포막층과 바깥난포막층으로 구성되었다.

난소 Ovaries 각각의 난소는 여성의 성세포를 생산하고, 에스트로겐과 프로게스테론을 분비한다. 그리고 생식기관의 출생 후 성장을 조절하고 이차성징(두덩털과 여성의 지방분포)을 발달하게 한다.

난자 Ovum Oocyte라고도 한다. 배란 시 방출된 난자는 실제로 난자, 난자를 둘러싸고 있는 투명층과 방사관층으로 구성되어 있다.

음낭 Scrotum pp. 238–239 참조

고환 Testes 고환은 내분비기관(테스토스테론 분비)이며 정자를 생산하는 기관이다.

자궁 Uterus 임신기관이다. 자궁은 바닥, 몸통, 잘록, 목으로 구성된다. 자궁관은 자궁바닥과 몸통의 연결부위로 들어간다 .

질 Vagina 여성의 교접기관이며 산도의 아래쪽 끝부분이다. 매우 확장성이 있는 관이며, 자궁목에서부터 질어귀까지 펼쳐져 있다.

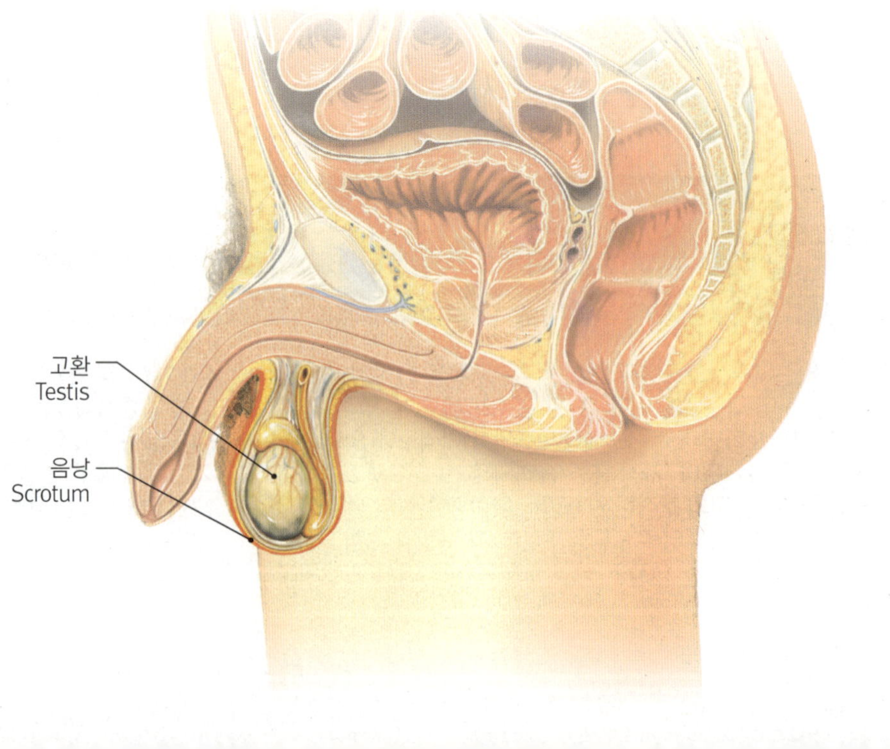

고환—내분비 기능
Testes—endocrine function

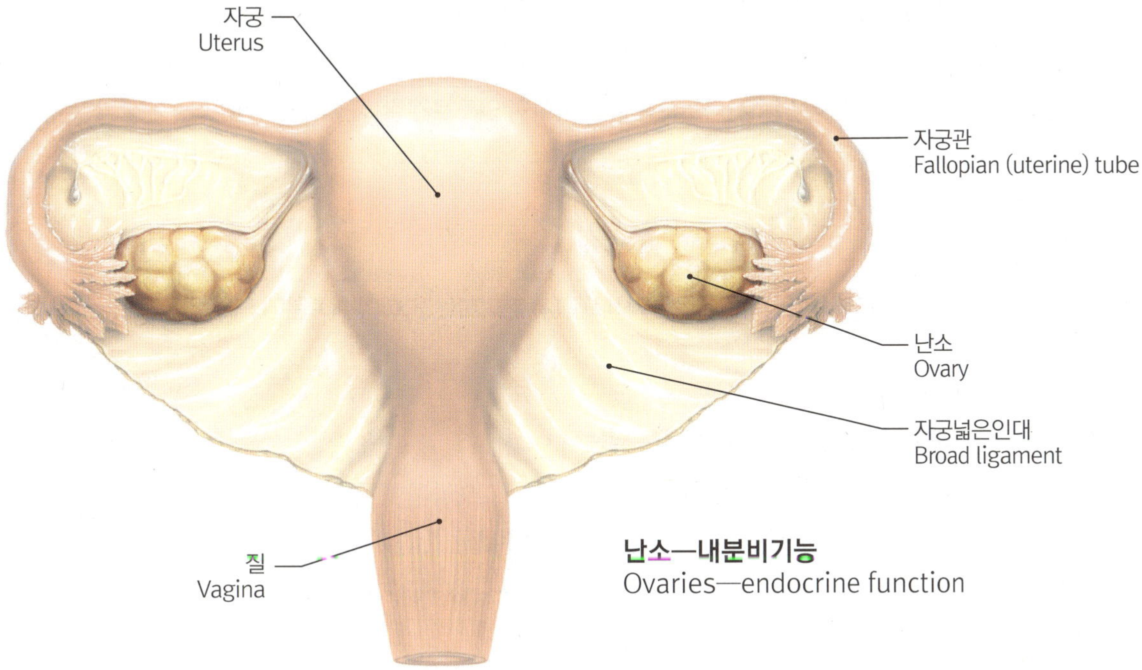

난소—내분비기능
Ovaries—endocrine function

난소—가로단면
Ovary—cross-sectional view

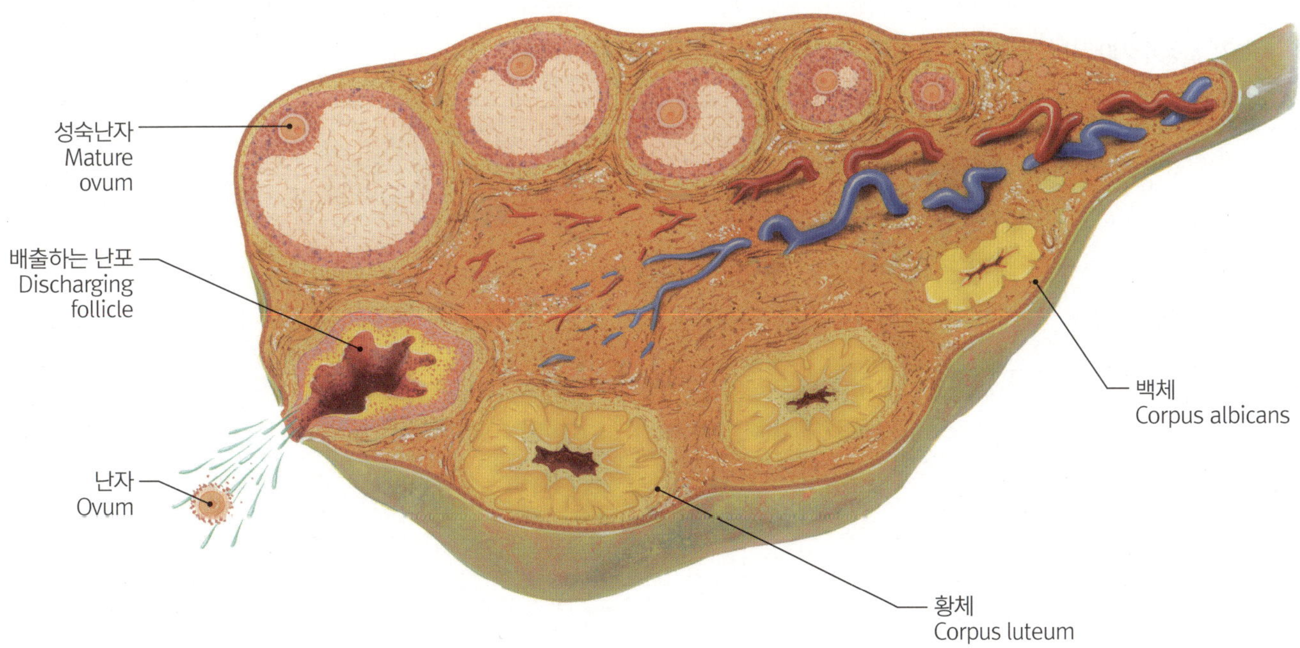

True or false 문장의 설명이 옳으면 T, 옳지 않으면 F로 표시하시오.

1	황체호르몬과 젖분비호르몬은 고환에서 테스토스테론의 분비를 자극한다.	
2	세르톨리세포는 뇌하수체 앞엽으로부터 난포자극호르몬을 자극하여 안드로겐결합단백질을 만든다.	
3	라이디히세포는 세포질에 지질이 거의 없다.	
4	뇌하수체 앞엽에 의한 FSH분비의 되먹임억제는 세르톨리세포에서 분비하는 인히빈호르몬에 의해 일어난다.	
5	전립샘과 정액샘은 직접 뇌하수체 앞엽의 FSH의 자극을 받는다.	
6	사춘기에 후두가 커지는 것은 테스토스테론 자극에 의한 성장 결과이다.	
7	여성은 순환하는 안드로겐이 없다.	
8	FSH는 난포발육, 배란, 에스트로겐 생산을 자극한다.	
9	황체호르몬은 황체에서 에스트로겐 생산을 자극한다.	
10	초기 월경주기에 생산된 에스트로겐은 자궁속막의 샘 분비활동을 자극한다.	

Multiple choice 질문에 맞는 답을 고르시오.

1 안드로겐의 기능이 아닌 것은?
Ⓐ 음모의 성장
Ⓑ 기름샘 분비
Ⓒ 정자발생 자극과 유지
Ⓓ 전립샘 분비 유지
Ⓔ 엉덩이에 지방의 침착

2 테스토스테론의 중요한 전구 분자는?
Ⓐ 콜레스테롤
Ⓑ 글리세롤
Ⓒ 알라닌
Ⓓ 구아닌
Ⓔ 정답이 없다.

3 뇌하수체 앞엽에서 황체호르몬 분비에 대한 음성되먹임기전은 어느 것인가?
Ⓐ 인히빈
Ⓑ 액티빈
Ⓒ 테스토스테론
Ⓓ 갑상샘호르몬
Ⓔ 인슐린

4 뇌하수체 앞엽에서 난포자극호르몬 분비에 대한 양성효과를 갖고 있는 라이디히세포에서 분비하는 호르몬은?
Ⓐ 인히빈
Ⓑ 액티빈
Ⓒ 테스토스테론
Ⓓ 갑상샘호르몬
Ⓔ 인슐린

5 난소에서 안드로겐을 생산하는 부위는?
Ⓐ 속난포막
Ⓑ 난포세포
Ⓒ 투명층
Ⓓ 난소
Ⓔ 정답이 없다.

6 난소에서 에스트로겐 분비를 직접 가장 자극하는 호르몬은?
Ⓐ 황체호르몬
Ⓑ 난포자극호르몬
Ⓒ 인히빈
Ⓓ 디하이드로에피안드로스테론
Ⓔ 액티빈

7 프로게스테론을 분비하는 구조물은?
Ⓐ 자궁상피
Ⓑ 자궁목상피
Ⓒ 질
Ⓓ 황체
Ⓔ 난모세포

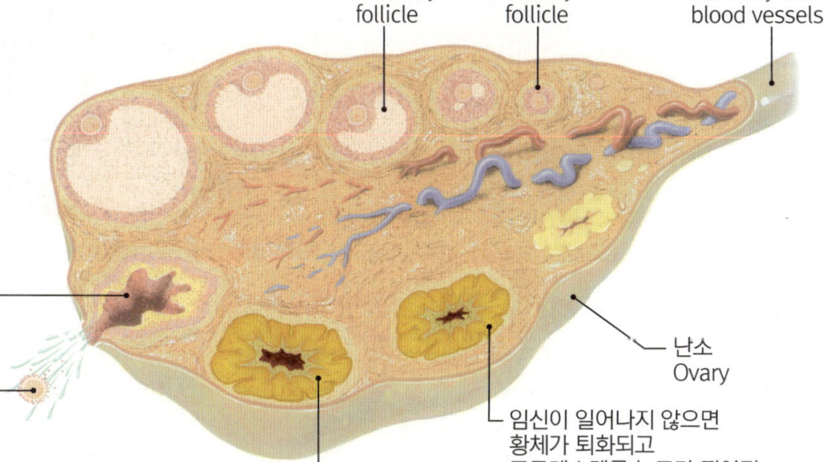

난소에서의 주기적인 변화
Cyclical Changes in Ovary

난소에서의 주기적인 변화는 발육 중인 난포에 대한 일련의 그림에서 설명하였다.

Fill in the blanks 빈칸에 알맞은 답을 쓰시오.

1 난포자극호르몬은 고환의 세르톨리세포에 의하여 ____________ 과 ____________ 의 분비를 자극한다.

2 안드로겐은 남성 태아에서 ____________ 의 분화에 중요한 역할을 한다.

3 여성의 내부생식기관의 형성은 ____________ 에 의하여 남성의 태아에서는 억제된다.

4 남성에서 지나친 여성호르몬은 유방이 확대되는데 이를 ____________ 라고 한다.

5 고환의 ____________ 은 테스토스테론의 생산에 관여한다.

6 월경주기의 ____________ 기는 주로 난포자극호르몬의 조절에 의하여 이루어진다.

7 난포의 ____________ 세포는 황체호르몬의 자극에 의하여 안드로스테네디온을 만든다.

8 배란기에 난포의 파열은 __________ 에 의하여 자극을 받는다.

9 태반은 황체를 유지하기 위하여 ____________ 을 생산한다.

10 ____________ 호르몬은 자궁속막의 분비기능을 유지한다.

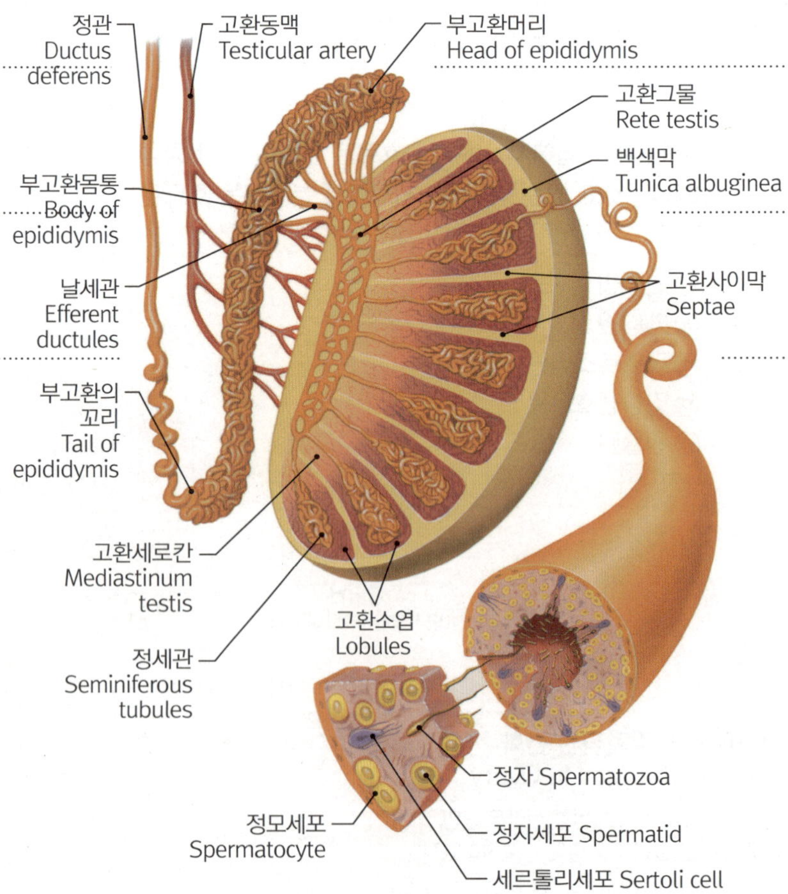

고환과 부고환의 구조와 기능
Structure and Function of the Testis and Epididymis

정자는 정세관의 벽에서 정조세포가 정모세포, 정자세포, 마지막으로 정자로 변화하여 발생한다. 이때 정자는 정관을 따라서 나머지 남성생식기도까지 지나가기 전에 고환그물과 고환날세관을 통하여 이동하여 부고환의 세관에 도달한다.

Match the statement to the reason 각각의 문장과 이유가 타당한 것끼리 연결하시오.

1 고환의 제거(거세)는 혈액에서 FSH와 LH의 농도를 올린다. 그 이유는...

2 젖분비호르몬이 과다 분비되면 남성생식기능이 억제된다. 그 이유는...

3 뇌하수체절제술은 정자생산을 멈추게 한다. 그 이유는...

4 난소이상은 FSH농도가 올라가는 특징이 있다. 그 이유는...

5 난소의 난포속막세포에서 안드로스테네디온의 생산은 에스트로겐 생산를 위한 주요 단계이다.

a FSH와 LH 둘 다 정자생성에 필수적이다.

b 난소는 뇌하수체 앞엽에 대한 음성되먹임효과를 갖고 있는 에스트로겐을 생산한다.

c 이 화학물질은 난포세포에서 효소인 아로마타제에 의해 에스트라디올로 변환된다.

d 너무 많은 이 호르몬은 뇌하수체 앞엽에서 FSH와 LH의 분비를 감소시킨다.

e 고환으로부터 음성되먹임기전이 소실된다.

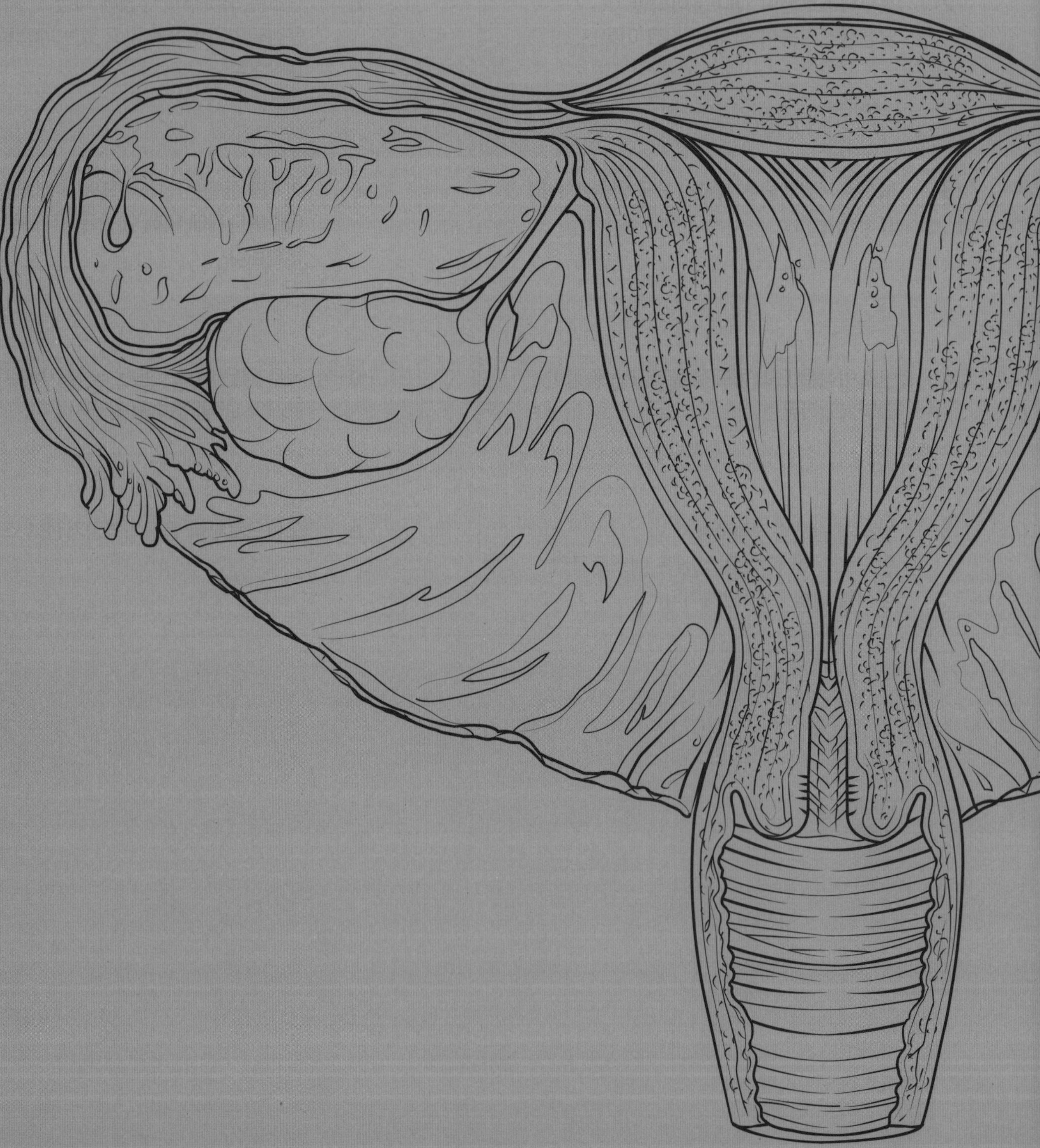

9

생식계통

THE REPRODUCTIVE SYSTEM

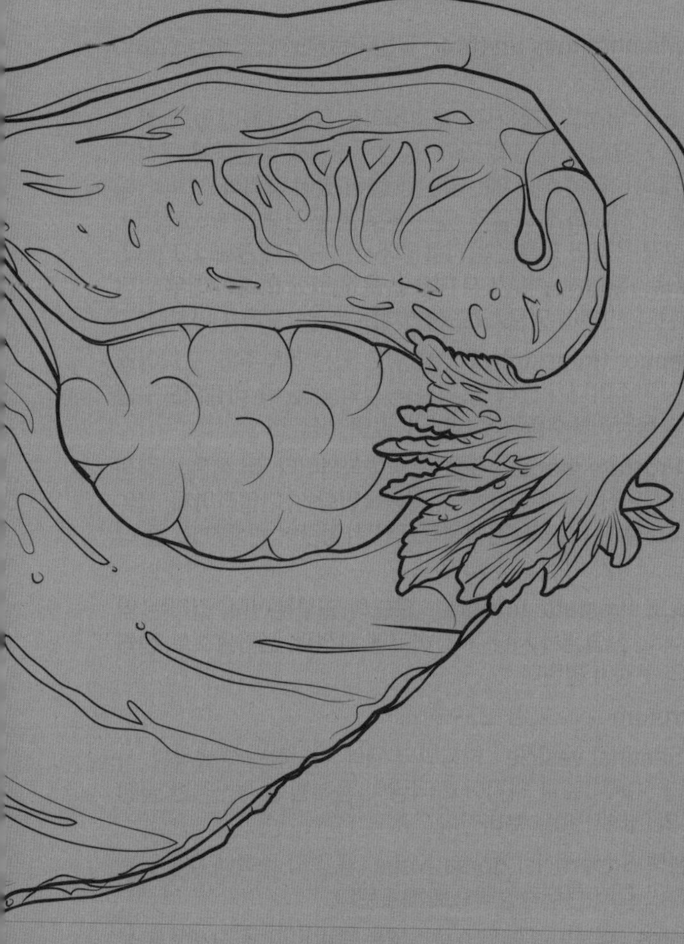

남성생식계통

Male Reproductive System

남성생식계통은 정자라는 성세포를 만들고, 남성생식호르몬인 테스토스테론을 분비하는 고환; 정자가 살아가고, 질에 사정 시 기능을 발휘할 수 있도록 정액의 구성성분을 만드는 부생식샘(전립샘, 정액샘, 망울요도샘); 남성의 교접기관인 음경으로 구성되었다. 남성생식계통은 비뇨계통의 요도와 공통된 통로를 공유한다.

주요 용어(key terms)

정관팽대부 Ampulla of ductus deferens 정액샘의 도관과 만나기 바로 전 정관의 확장된 종말부분으로서 정액샘의 도관과 만나 사정관을 형성한다.

방광 Bladder, pp. 218–219 참조

방광근육(배뇨근) Bladder (detrusor) muscle 방광벽의 민무늬근육. 근섬유는 나선형과 세로층으로 배열되어 있다.

음경망울 Bulb of penis 음경의 해면체조직의 일부분. 음경몸통에 있는 요도해면체의 연속이다. 해면체요도가 음경망울의 중심을 관통한다.

망울요도샘 Bulbourethral (Cowper's) gland 점액을 분비하는 샘으로 해면체요도의 요도망울속부분으로 배출된다. 사정하기 전 처음 분비하는 분비물이다.

음경해면체 Corpus cavernosum 음경몸통에 있는 쌍으로 된 발기조직의 일부분. 각각은 강한 백색막에 둘러싸여 있어 발기 시 혈액으로 가득 찰 때 매우 단단하게 된다.

요도해면체 Corpus spongiosum 음경망울이 음경몸통쪽으로 연속된 발기조직이다. 먼쪽으로 확장되어 귀두가 된다. 해면체요도가 중심을 지나간다.

정관 Ductus deferens (vas deferens) 부고환의 꼬리로부터 사정관까지 정자를 운반하는 도관이다. 이 관은 고샅굴을 관통하여 골반가장자리를 넘어 방광바닥 뒤쪽에 위치한다.

사정관 Ejaculatory duct 정액샘의 도관과 정관의 팽대부가 만나서 된 사정관이 요도둔덕이 있는 전립샘요도에 열려 있다.

부고환 Epididymis 고환의 뒤와 위에 위치하는 기관으로서 정자의 수정능 획득이 이루어지는 곳이다. 고환으로부터 정자를 고환날세관을 통하여 받아들여 정관으로 내보낸다.

음경근막 Fascia penis 음경을 둘러싸고 있는 두 층의 결합조직: 음낭의 음낭근의 연속인 얕은 근막과 깊은 샅근막과 연속되는 깊은 근막

귀두 Glans penis 음경의 요도해면체의 확장된 끝. 요도해면체가 관통하고 포경수술을 하지 않은 남성에서는 포피로 덮여 있다.

막요도 Membranous urethra 골반가로막을 관통하는 요도의 가장 짧은부분

음경 Penis 남성의 교접기관. 음경뿌리는 골반에 붙어 있고, 음경몸통은 자유롭게 매달려 있다. 음경은 3개의 해면체로 구성되며, 2개의 뿌리쪽 해면체는 골반에 붙어 있어 다리라고 하며, 음경몸통의 자유롭게 매달려 있는 부위를 음경해면체라고 한다. 유사하게 음경의 망울은 음경몸통에서는 요도해면체라고 한다. 다리/음경해면체는 발기 시 매우 높은 압력에 의하여 매우 단단하게 된다. 반면에 망울/요도해면체는 음경요도가 지나간다.

포피 Prepuce (foreskin) 귀두를 덮고 있는 피부주름. 포피아래에는 포피주머니가 있다. 포피는 음경의 앞쪽, 즉 바깥요도구멍 근처에 음경꺼풀주름띠에 의하여 붙어 있다.

전립샘 Prostate gland 가장 큰 부생식샘이다. 이 샘은 전립샘특이산성인산가수분해효소, 전립샘특이항원, 아밀라아제, 섬유소용해소를 분비한다. 전립샘요도와 사정관이 관통하고, 둘 다 소변과 정자가 이 샘을 지나간다.

전립샘요도 Prostatic urethra 요도의 일부분이며, 길이는 약 3cm이고, 전립샘을 지나간다. 이곳에 사정관, 전립샘소실, 전립샘관의 구멍이 열린다.

음낭 Scrotum pp. 238–239 참조

정액샘 Seminal vesicle 방광바닥 뒤에 위치하는 부생식샘. 사정액의 50~70%를 차지하고 과당이 풍부한 끈적끈적한 물질(정자의 에너지원)을 분비한다.

얕은등정맥 Superficial dorsal vein 음경의 등쪽에 위치하는 큰 정맥으로서 큰두렁정맥으로 배출된다.

고환 Testes 내분비기관(테스토스테론 분비)이며 정자세포를 생산하는 곳(정자발생)이다.

요관 Ureter 길이는 25㎝ 정도의 근육성 도관이며, 콩팥깔때기부터 방광까지 소변을 운반한다. 벽의 점막은 잘 늘어나는 이행상피로 되어 있고, 주위에는 민무늬근육층과 바깥막이라는 결합조직층으로 되어 있다.

요도 Urethra 방광으로부터 외부로 소변을 운반하는 도관이다. 남성에서는 전립샘요도, 막요도, 해면체요도로 나뉜다.

남성생식기관—앞모습
Organs of Male Reproduction—anterior view

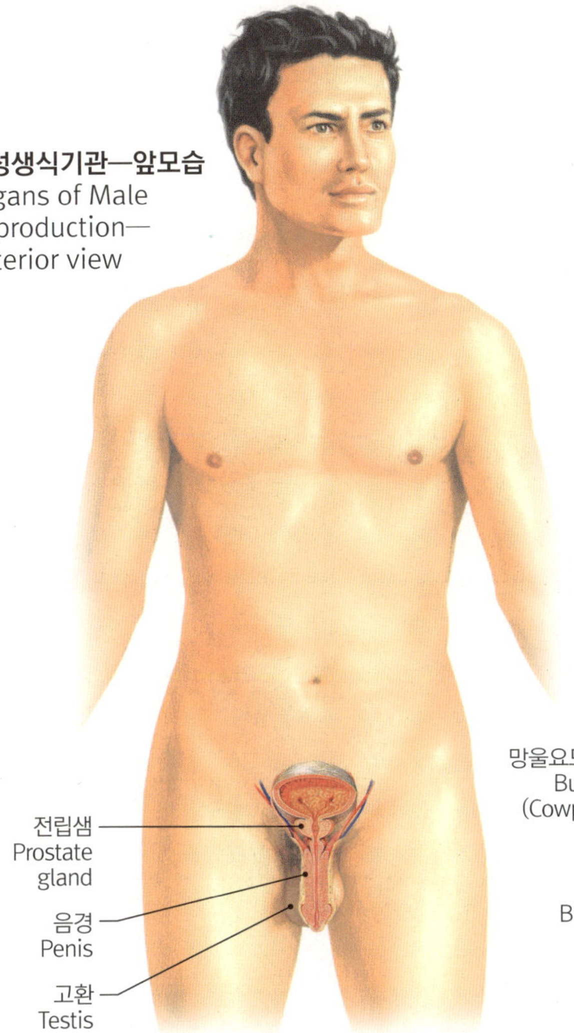

남성생식기관—시상면
Male Reproductive System—sagital sectional view

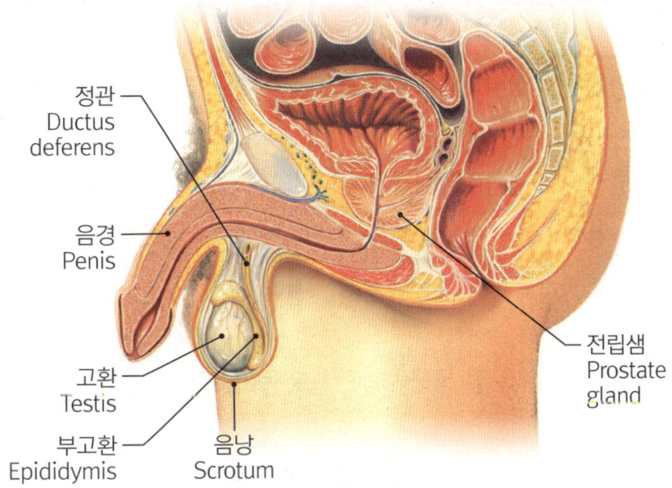

음경—생식기능
Penis—reproductive function

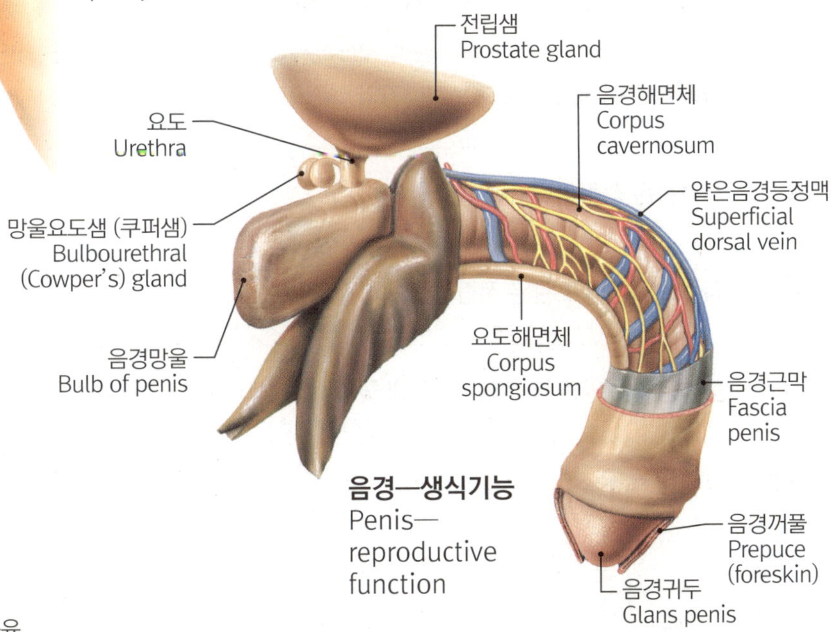

전립샘과 방광—뒷모습
Prostate and Bladder—posterior view

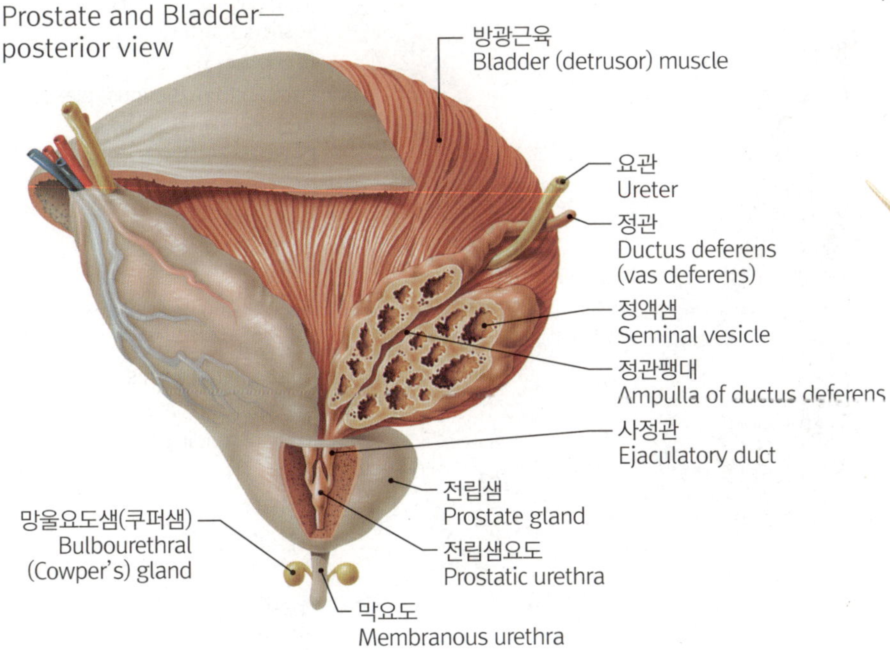

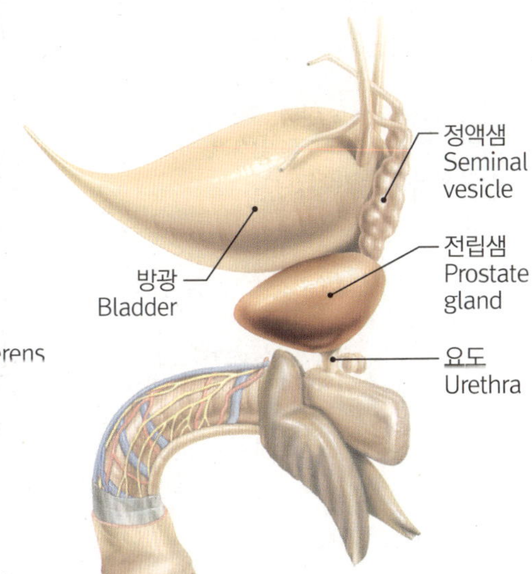

전립샘 Prostate Gland

True or false 문장의 설명이 옳으면 T, 옳지 않으면 F로 표시하시오.

1 고환은 고환집막이라는 액체가 찬 주머니로 덮여 있다.

2 고환의 치밀결합조직집을 백색막이라고 한다.

3 수출날세관은 고환의 아래극에서 고환을 떠난다.

4 정관은 넙다리관을 통하여 배안으로 들어간다.

5 정관의 팽대부는 정액샘의 안쪽에 위치한다.

6 사정관은 정액샘을 통하여 지나간다.

7 사정관은 전립샘요도에 열린다.

8 망울요도샘의 도관은 전립샘요도에 열린다.

9 음경망울은 궁둥해면체근에 의해 둘러싸여 있다.

10 음경의 포피는 귀두를 덮는다.

고환—뒷모습
Testes—posterior view

고환은 남성의 생식세포(정모세포)를 생산하는 쌍으로 된 기관이다. 내분비 기관으로서의 기능도 한다. 고환은 정자발생의 최적의 온도를 맞추기 위하여 음낭에 매달려 있다.

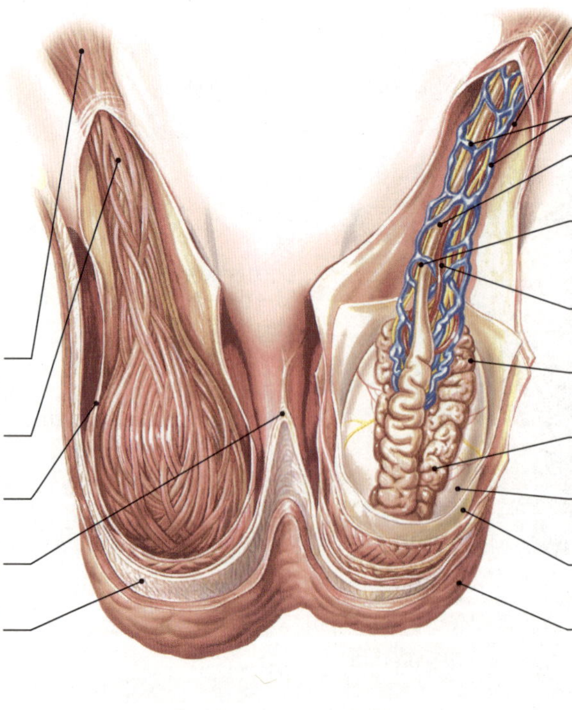

Multiple choice 질문에 맞는 답을 고르시오.

1 고환 내부에서 결합조직 사이막을 형성하는 것은?
Ⓐ 백색막
Ⓑ 고환집막의 벽층
Ⓒ 고환집막의 내장층
Ⓓ 속정삭근막
Ⓔ 고환올림근막

2 정자형성세포를 위한 영양, 보호, 지지 기능을 하는 세포의 유형은?
Ⓐ 라이디히세포
Ⓑ 정자세포
Ⓒ 정모세포
Ⓓ 세르톨리세포
Ⓔ 근육양세포

3 정자세포의 분화 기전을 무엇이라 하는가?
Ⓐ 정모세포
Ⓑ 웅성발생
Ⓒ 감수분열
Ⓓ 정자발생
Ⓔ 정답이 없다.

고환의 염전
Torsion of testis

고환과 부고환은 혈관, 신경 및 림프관을 운반하는 정삭의 몸통으로부터 매달려 있다. 고환이 정삭의 축 주위로 회전한다면 정맥이 폐색되어 배출이 안 될 것이며, 고환에 있는 정맥의 괴저를 일으킬 것이다. 이러한 현상은 격렬한 운동 또는 엉덩관절의 빠른 굽힘과 폄운동을 할 때 일어난다. 예를 들어, 오토바이를 시동걸 때 고환이 수 시간내에 제위치로 회전하여 돌아오지 않으면 고환은 괴사되어 제거해야 할 수도 있다.

4 정액샘에서 만드는 것은?
Ⓐ 정자
Ⓑ 과당
Ⓒ 알칼리성인산가수분해효소
Ⓓ 점액
Ⓔ 산성인산가수분해효소

5 전립샘암이 일어나는 가장 흔한 부위는?
Ⓐ 요도주위층
Ⓑ 정중엽
Ⓒ 앞구역
Ⓓ 가장자리구역
Ⓔ 정답이 없다.

6 전립샘 분비물에서 관찰할 수 없는 것은?
Ⓐ 섬유소용해소
Ⓑ 시트르산
Ⓒ 산성인산가수분해효소
Ⓓ 아연
Ⓔ 망간

7 음경해면체에 많은 혈액을 공급하는 동맥은?
Ⓐ 위볼기동맥
Ⓑ 아래볼기동맥
Ⓒ 속음부동맥
Ⓓ 넙다리동맥
Ⓔ 중간곧창자동맥

Color and label

i) 그림에 표시된 구조의 이름을 쓰시오.

남성생식기관—앞모습
Male Reproductive System—
anterior view

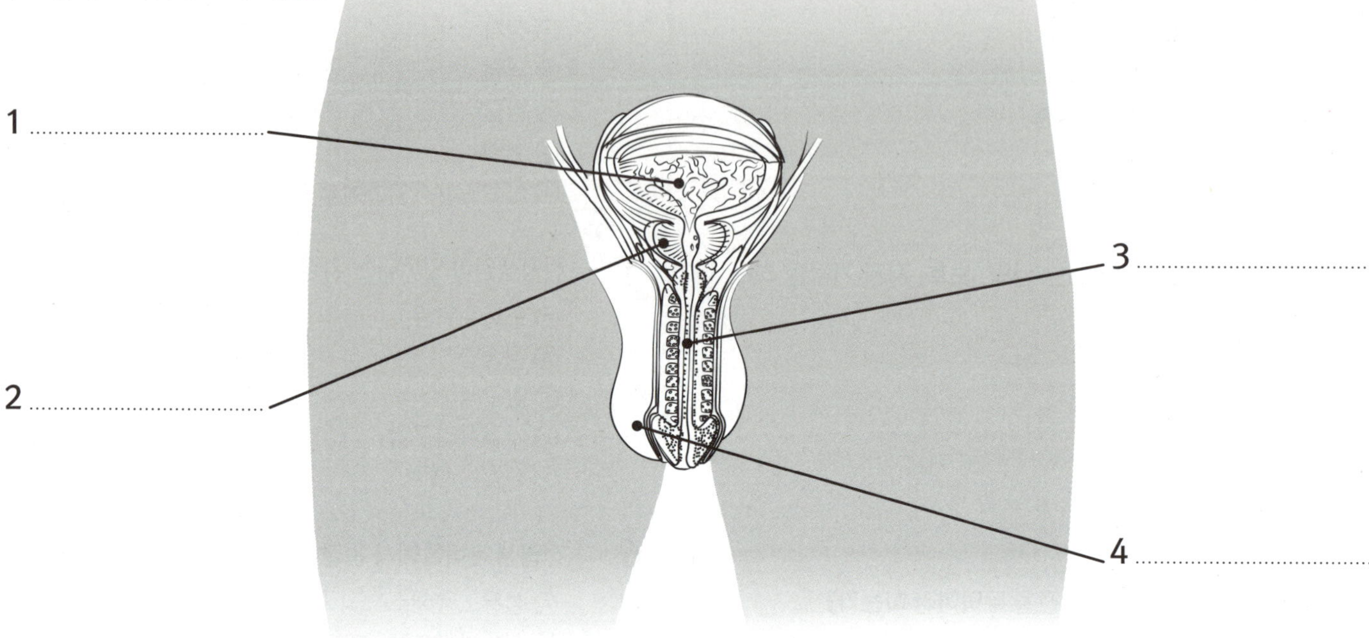

남성생식기관-시상면
Male Reproductive System—
sagittal view

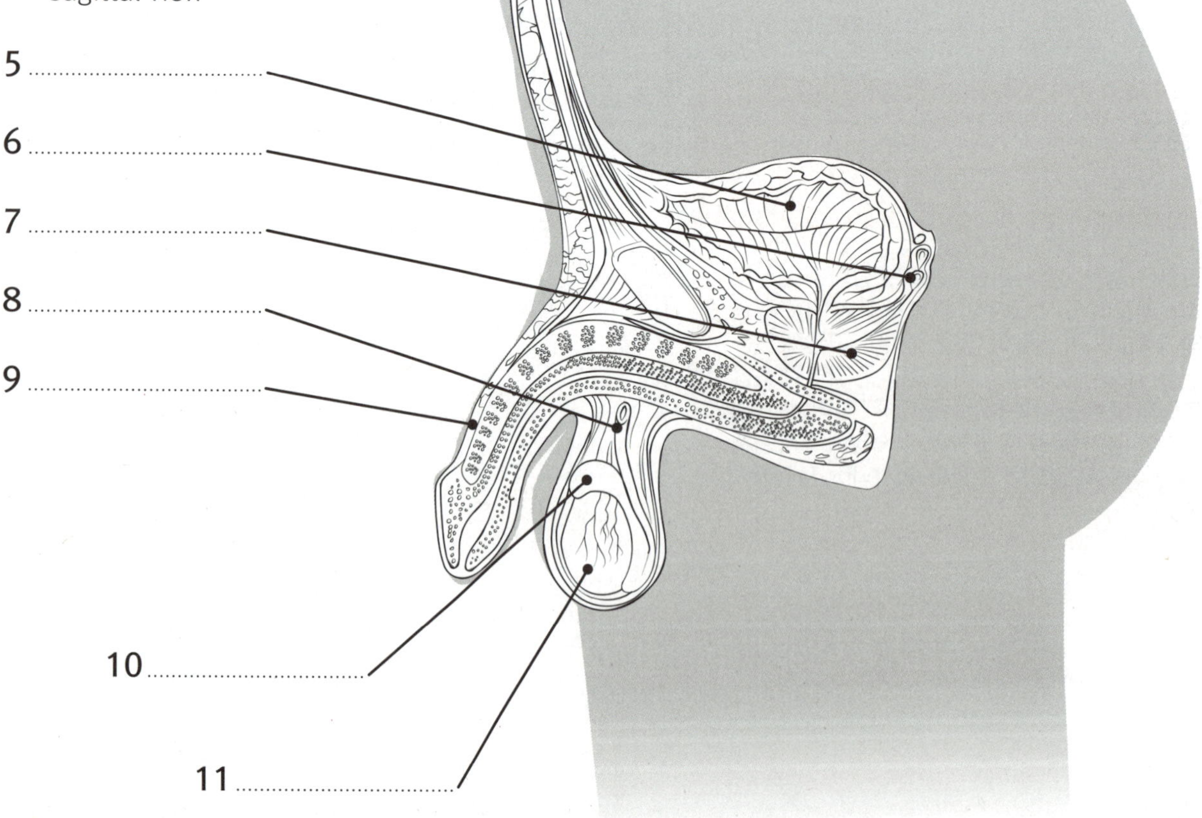

ii) 그림에 표시된 구조의 이름을 쓰시오.

고환—뒷모습
Testes—posterior view

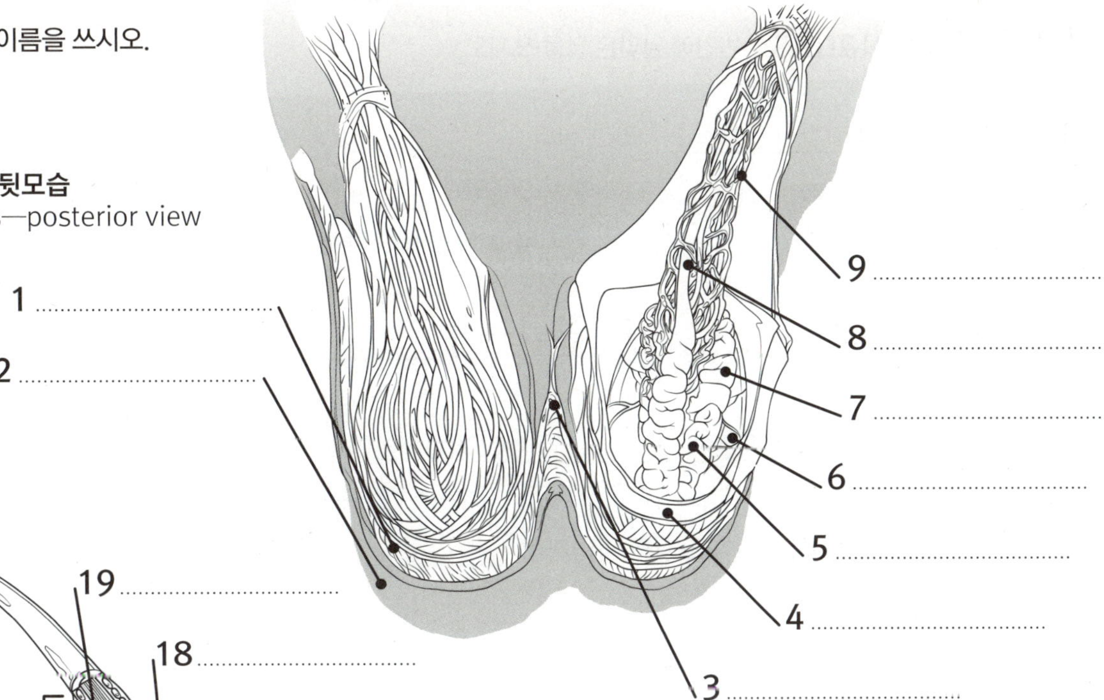

정자—구조
Sperm—structure

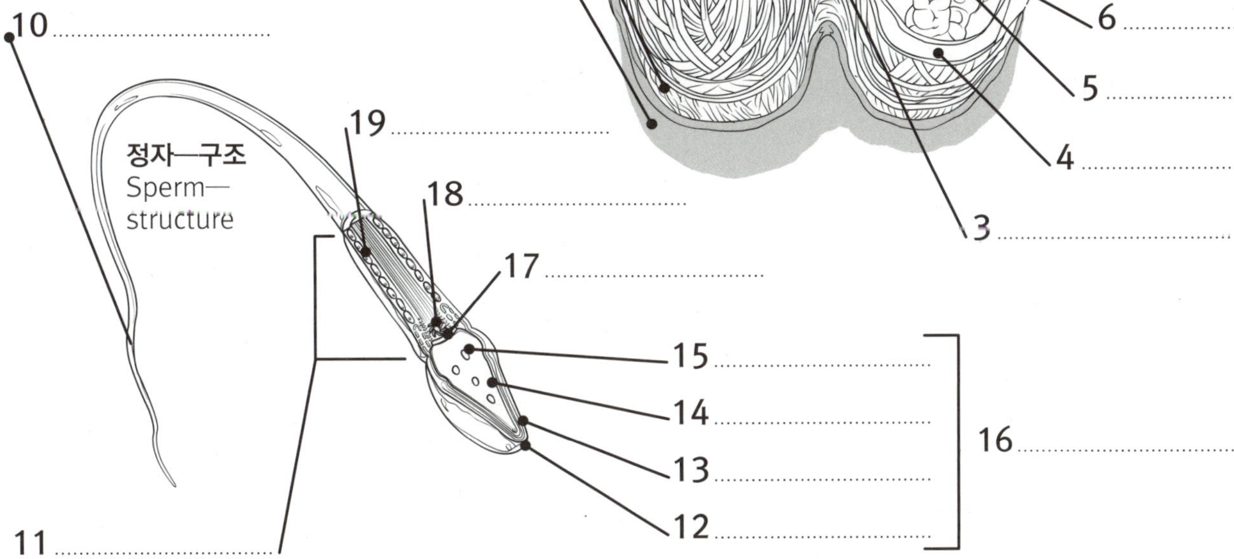

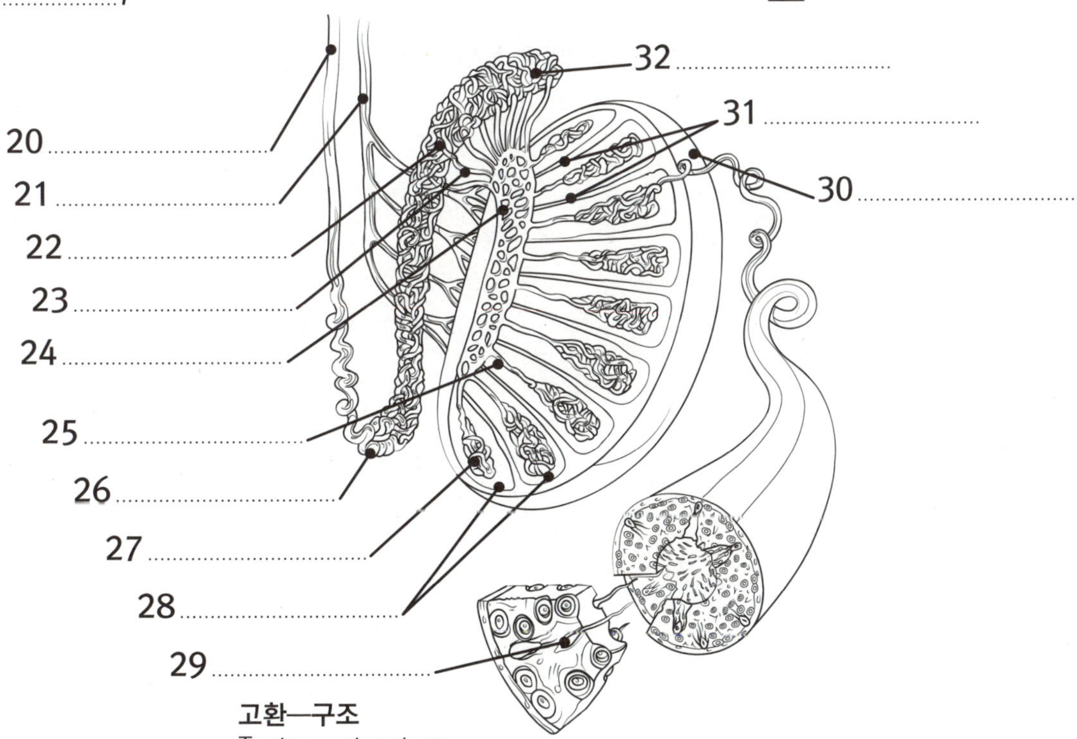

고환—구조
Testes—structure

Fill in the blanks 빈칸에 알맞은 답을 쓰시오.

1 정자의 꼬리를 ______________ 라고 한다.

2 고환의 정맥배출은 ______________ 얼기라고 하는 특수한 형태의 구조를 이루고 있다.

3 성숙한 정자의 핵을 덮고 있는 모자와 같은 구조를 ______________ 라고 한다.

4 정자발생의 최적의 온도는 ______________ 이다.

5 고환을 떠난 정자세포는 부고환의 머리까지 ______________ 을 통하여 지나간다.

6 부고환의 3가지 기능은 ______________ , ______________ , ______________ 이다.

7 정액샘의 상피 유형은 ______________ 와 ______________ 다.

8 전립샘의 속공간은 응집된 당단백질 덩어리와 ______________ 라고 하는 세포조각을 포함할 수 있다.

9 음경의 음경해면체를 둘러싸고 있는 질긴층을 ______________ 라고 한다.

10 ______________ 는 요도에서 윤활작용을 위해 점액이 풍부한 분비물을 분비한다.

Match the statement to the reason 각각의 문장과 이유가 타당한 것끼리 연결하시오.

1 고환하강의 이상은 불임을 유발한다. 그 이유는...

2 전립샘의 양성비대는 요도를 폐색한다. 그 이유는...

3 전립샘의 비대는 곧창자검사에 의하여 진단할 수 있다. 그 이유는...

4 남성요도의 부주의한 도관삽입은 요도망울속오목의 파열을 일으킬 수 있다. 그 이유는...

5 음낭의 피부는 추운 날씨에 주름이 잡혀 있다. 그 이유는...

a 샘의 중심부위의 확장은 둘러싸고 있는 속공간을 좁아지게 한다.

b 요도는 이 지점에서 직각으로 회전한다.

c 음낭근은 고환을 몸에 더욱 가까이 올리기 위하여 수축한다.

d 만질 수 있는 뒤정중고랑은 샘이 커지면 종종 사라진다.

e 정자발생의 최적의 온도는 신체의 중심 체온보다 낮다.

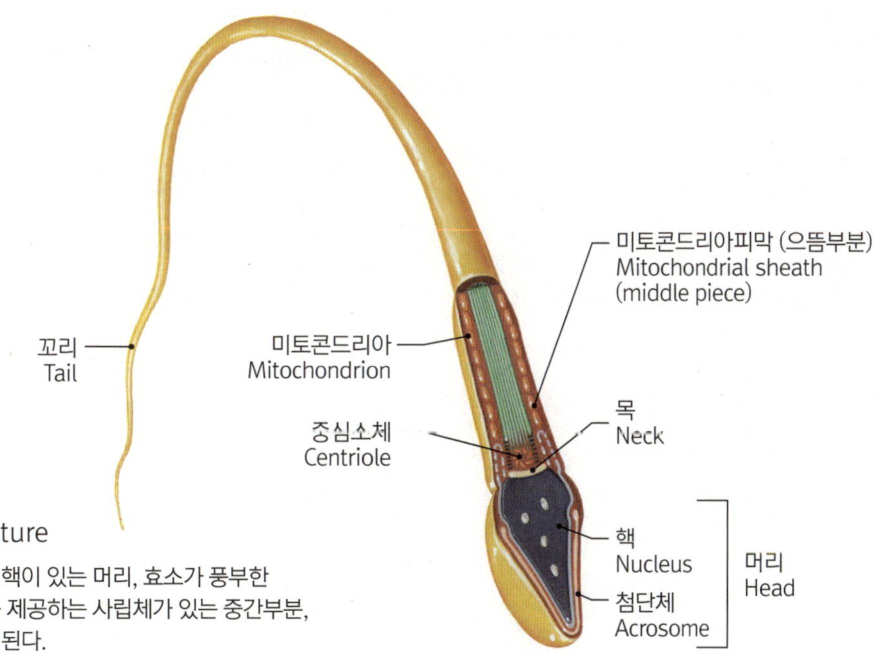

정자—구조 Sperm—structure

정자세포는 유전물질을 갖고 있는 핵이 있는 머리, 효소가 풍부한 첨단체모자, 유영을 위한 에너지를 제공하는 사립체가 있는 중간부분, 운동을 위한 긴 꼬리부분으로 구성된다.

여성생식계통

Female Reproductive System

여성의 생식샘인 난소는 가쪽 골반벽에 위치하여 난자를 생산하고 여성성호르몬(에스트로겐과 프로게스테론)을 분비한다. 자궁관은 난자를 자궁으로 운반하고, 그곳에서 착상시키고 태아의 발육을 담당한다. 분만 또는 출산은 산도(자궁목과 질)를 통해 태아를 외부로 배출하는 것을 말한다. 질은 발기된 음경을 받아들여 정액이 배출되는 여성의 교접기관이다. 질은 외음부와 연결되어 있다.

주요 용어(key terms)

지방조직 Adipose tissue 성인의 피부 아래에서 관찰되는 노란색 지방조직으로서 에너지를 저장한다. 갈색지방은 사립체가 많으며 신생아의 등 위쪽에서 관찰된다.

젖꽃판 Areola 젖꼭지 주위의 색소가 침착된 원형의 부위. 땀샘과 기름샘이 있어 유두를 습하게 한다.

자궁목 Cervix 자궁의 입구. 질의 위부분이며 자궁목관이 자궁목을 통하여 나간다.

음핵 Clitoris 작은 발기조직의 구조물이다. 음핵다리가 궁둥두덩가지에 붙어 있고, 포피가 음핵귀두를 덮고 있다.

자궁관 Fallopian (uterine) tube 정자, 난자 및 수정난을 자궁벽에 착상시키기 위하여 운반하는 도관

대음순 Labium majus 불두덩으로부터 뒤쪽으로 펼쳐진 지방 위를 덮고 있는 두 개의 긴 피부주름 중 하나이다. 대음순 옆에는 질과 요도구멍이 열리는 대음순틈새가 위치한다.

소음순 Labium minus 대음순 사이의 두 개의 작은 피부주름 중 하나이다. 소음순 사이에는 질구와 요도가 열리고, 앞쪽으로 주행하는 주름은 음핵 위에서 포피를 형성한다.

젖샘관 Lactiferous duct 각 젖샘의 소엽으로 뻗은 젖을 운반하는 도관. 유두에 열리기 전에 확장되어 젖샘관팽대가 된다.

젖샘관팽대 Lactiferous sinus 젖꽃판 아래의 젖샘관의 확장된 부분

젖샘의 소엽 Lobules of mammary gland 젖은 결합조직에 의하여 나뉜 샘조직으로 된 15~20개의 소엽을 형성한다.

젖샘 Mammary glands 변형된 땀샘으로서 신생아나 유아에게 필요한 젖을 분비한다. 유방조직은 가슴벽에 위치하고, 일부 조직은 겨드랑이까지 펼쳐져 있다(겨드랑꼬리).

불두덩 Mons pubis 두덩뼈 몸통과 연골결합 위에 있는 융기된 지방. 성숙 이후 두덩털로 덮여 있다.

젖꼭지 Nipple 유방의 돌출부위로서 젖샘관이 열린다. 도관을 압박하기 위하여 수축하거나 유두를 발기시키는 민무늬근육으로 되어 있다.

요도구멍 Orifice of urethra 소음순의 주름 사이에 위치한 여성 요도의 구멍

난소 Ovary 여성의 성세포를 생산하는 쌍으로 된 구조물이며, 에스트로겐과 프로게스테론을 분비하고, 생식기관의 출생 후 발달 및 여성의 이차성징(여성의 지방분포와 두덩털)의 발달을 조절한다.

큰가슴근 Pectoralis major 안쪽 빗장뼈와 위쪽 6개 갈비연골에서 시작하여 위팔뼈의 큰결절에 부착하는 근육. 팔을 모으고, 안쪽으로 돌리며, 굽히게 한다.

뒤음순연결 Posterior labial commissure 샅의 힘줄이 붙는 중심부에서 대음순의 뒤쪽끝 연결부위가 시작하는 대음순틈새쪽으로 난 돌출 구조

자궁 Uterus 임신이 되는 기관이다. 자궁은 자궁바닥, 자궁몸통, 자궁잘록, 자궁목으로 구성된다. 자궁관이 자궁바닥과 몸통이 만나는 부위로 들어간다.

질 Vagina 여성의 교접기관이며 산도의 아래쪽 끝나는 부위이다. 매우 확장성이 있는 관으로 자궁목에서 시작하여 질어귀까지 위치한다.

여성음부 Vulva 여성의 외부생식기관이다. 이 곳에는 불두덩, 대음순, 소음순, 음핵, 질의 입구가 위치한다.

질벽 Wall of vagina 질의 앞쪽벽은 방광의 바닥과 접촉되어 있다.

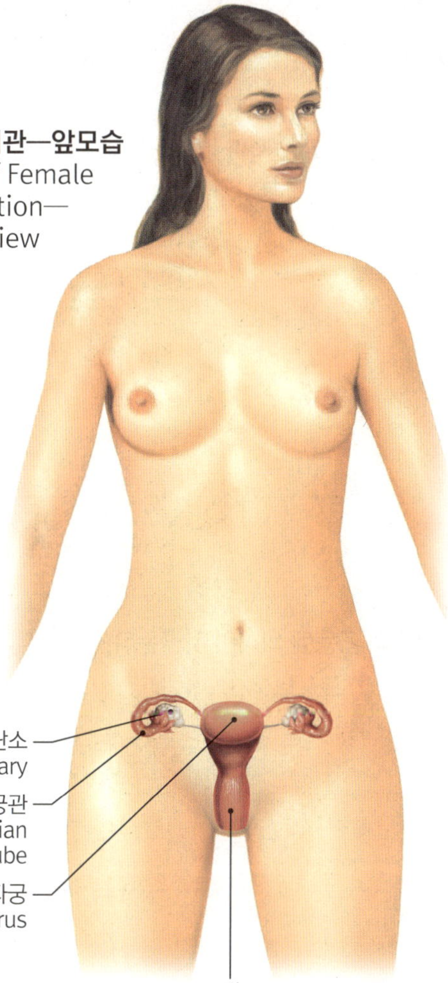

여성생식기관—앞모습
Organs of Female Reproduction—anterior view

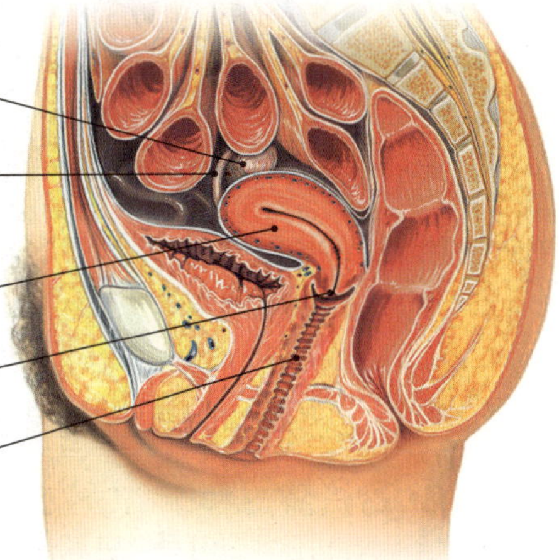

여성생식계통—시상면
Female Reproductive System—sagital sectional view

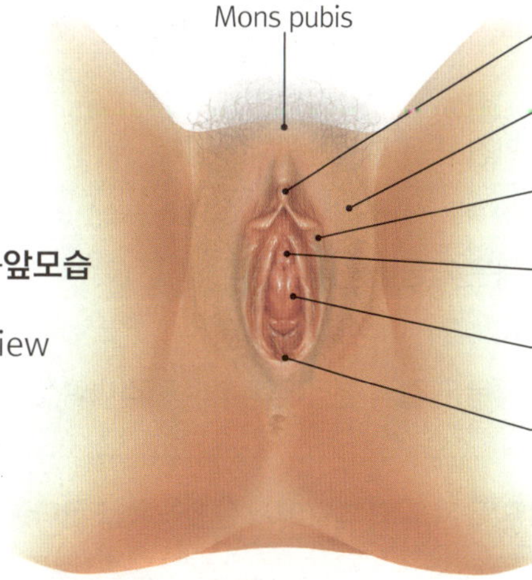

여성음부—앞모습
Vulva—anterior view

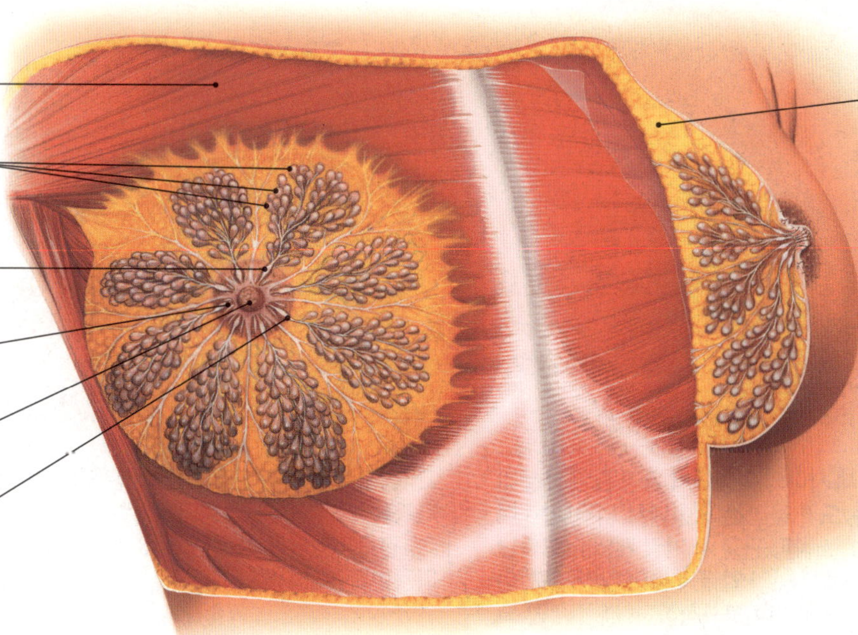

젖샘 Mammary Glands

True or false 문장의 설명이 옳으면 T, 옳지 않으면 F로 표시하시오.

1	난소는 한 층의 편평하거나 입방 형태의 상피로 둘러싸여 있으며, 이 상피를 뚫고 난자가 배란된다.	
2	3단계의 난소주기는 난포기, 배란기, 황체기이다.	
3	난소의 질긴 바깥층에 있는 막을 고환집막이라고 한다.	
4	성숙한 난포는 액체가 차 있는 공간을 방사관이라고 한다.	
5	난자 주위의 당단백질이 풍부한 층을 투명대라고 한다.	
6	배란 시 성숙한 난포가 난소 밖으로 파열되는 것은 오직 난포자극호르몬의 급등에 의하여 자극된다.	
7	자궁관의 가장 좁은 부위는 팽대부이다.	
8	자궁의 근육은 자궁근육층에 있다.	
9	질속의 자궁목은 질의 천장에 의하여 둘러싸여 있다.	
10	질어귀의 망울은 질의 입구에서 윤활작용을 한다.	

다낭성난소증후군

Polycystic ovarian syndrome

이 질환은 18세에서 45세 사이의 여성에서 가장 흔한 내분비 질환이다. 안드로겐의 농도가 올라간 여성에서 나타나는 여러 가지 증상이 나타난다. 초음파 관찰 시 여러 개의 미성숙난포가 관찰된다. 증상과 징후는 몸과 얼굴에 털이 많아지고, 여드름이 생기고, 월경주기가 없거나 불규칙하며, 배란이 안 되고, 임신이 어려워진다. 이 질환은 대개 비만, 부적절한 운동, 가족력에 의하여 발생한다. 치료는 체중을 줄이고, 운동을 하며, 경구피임약을 사용하고, 임신을 위하여 체외수정 방법을 이용한다.

Multiple choice 질문에 맞는 답을 고르시오.

1 난소를 지배하는 주요 동맥은 무엇인가?
Ⓐ 속엉덩동맥
Ⓑ 대동맥에서 온 난소동맥
Ⓒ 바깥엉덩동맥
Ⓓ 위방광동맥에서 온 난소동맥
Ⓔ 속엉덩동맥에서 온 자궁동맥

2 자궁관의 끝단에서 관찰되는 구조는?
Ⓐ 난관술
Ⓑ 잘록
Ⓒ 팽대부
Ⓓ 깔때기
Ⓔ 바닥

3 자궁관이 자궁과 연결되는 부위는?
Ⓐ 자궁목
Ⓑ 자궁몸통
Ⓒ 자궁바닥
Ⓓ 자궁잘록
Ⓔ 정답이 없다.

4 자궁의 근육층을 무엇이라 하는가?
Ⓐ 속막
Ⓑ 장막
Ⓒ 점막근육층
Ⓓ 바깥막
Ⓔ 자궁근육층

5 자궁목관을 닫히게 하는 데 도움을 주는 자궁목관의 특징적인 내부구조는?
Ⓐ 종상주름
Ⓑ 질천장
Ⓒ 자궁근육층
Ⓓ 잘록
Ⓔ 속자궁구멍

6 질의 아래쪽 앞벽과 관련된 구조는?
Ⓐ 방광의 바닥
Ⓑ 곧창자
Ⓒ 항문
Ⓓ 요도
Ⓔ 질어귀망울

7 성적 흥분 시 혈액으로 차 있는 구조는?
Ⓐ 자궁바닥
Ⓑ 자궁속막
Ⓒ 질어귀망울
Ⓓ 큰질어귀샘
Ⓔ 대음순

난소의 구조와 기능
Structure and Function of Ovary

쌍으로 된 난소는 난자의 생산과 방출, 이차성징을 유도하기 위한 에스트로겐의 생산, 자궁속막의 지지, 분비 및 증식을 유도하기 위한 에스트로겐과 프로게스테론의 생산에 관여한다. 난소는 자궁넓은인대층 사이에 있는 자궁관의 개구부에 인접한 가쪽 골반을 따라 위치한다.

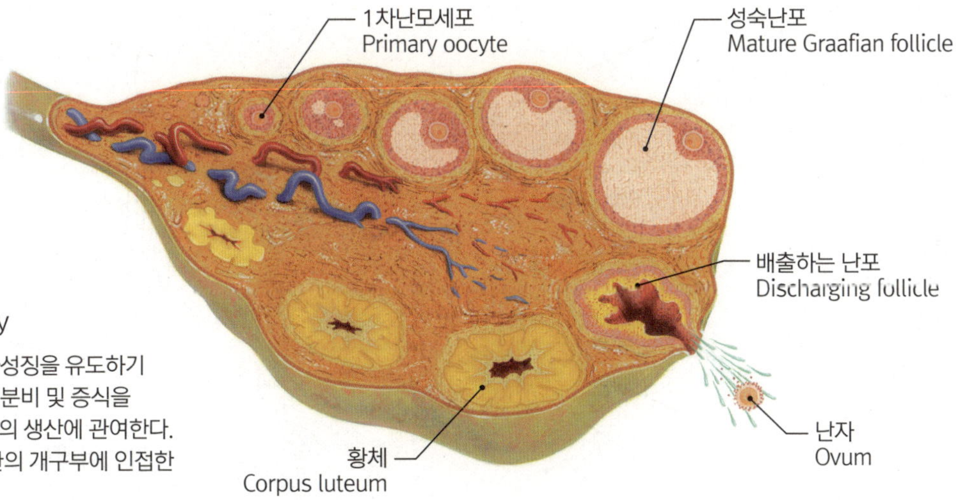

Color and label

i) 그림에 표시된 구조의 이름을 쓰시오.

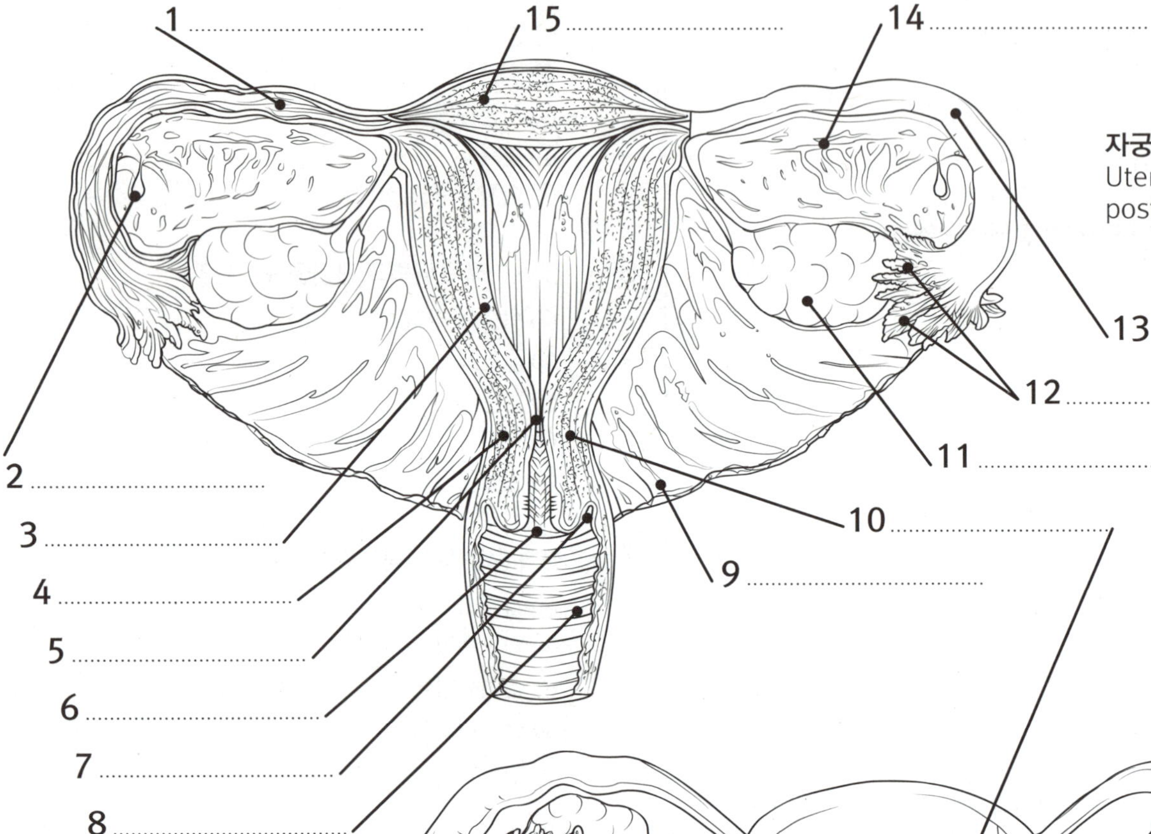

자궁—뒷모습
Uterus—posterior view

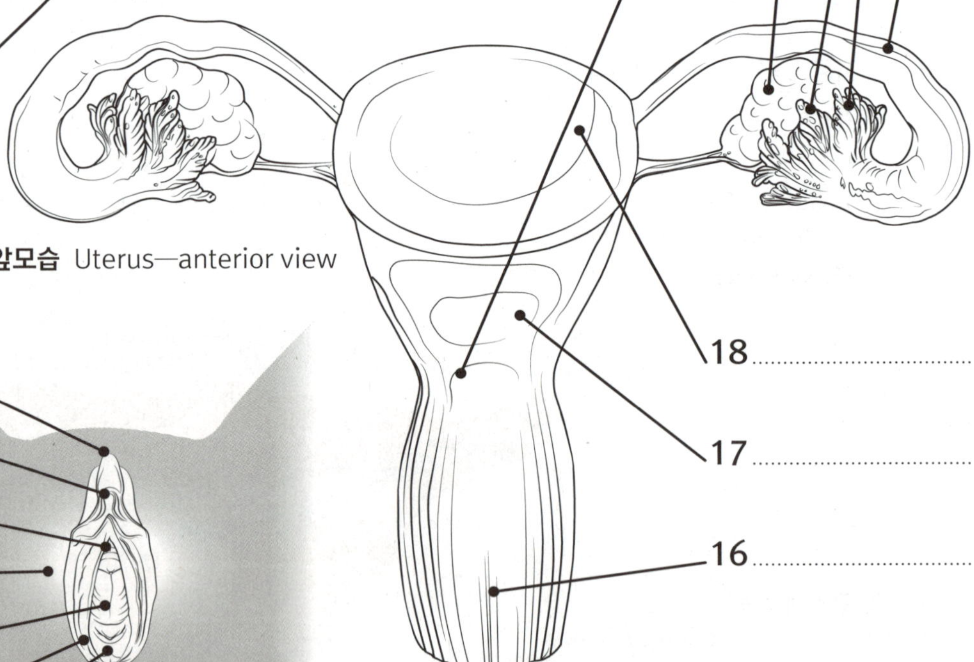

자궁—앞모습 Uterus—anterior view

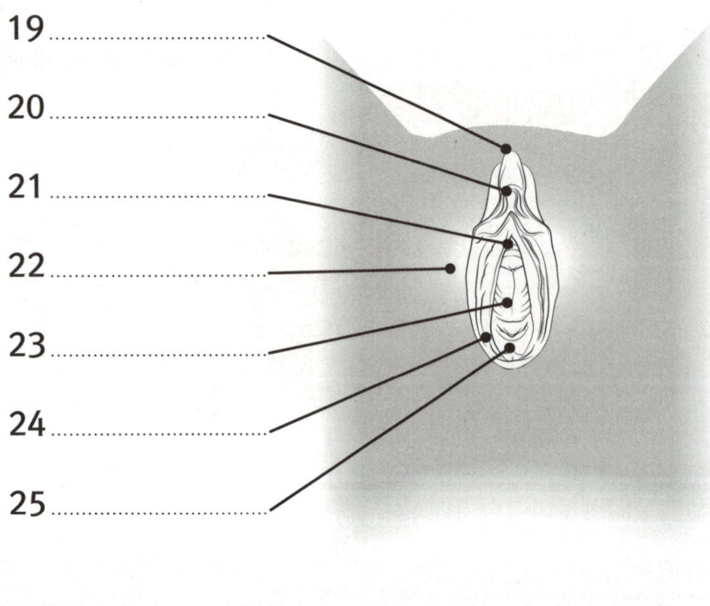

바깥생식기—아래모습
External Genitalia—inferior view

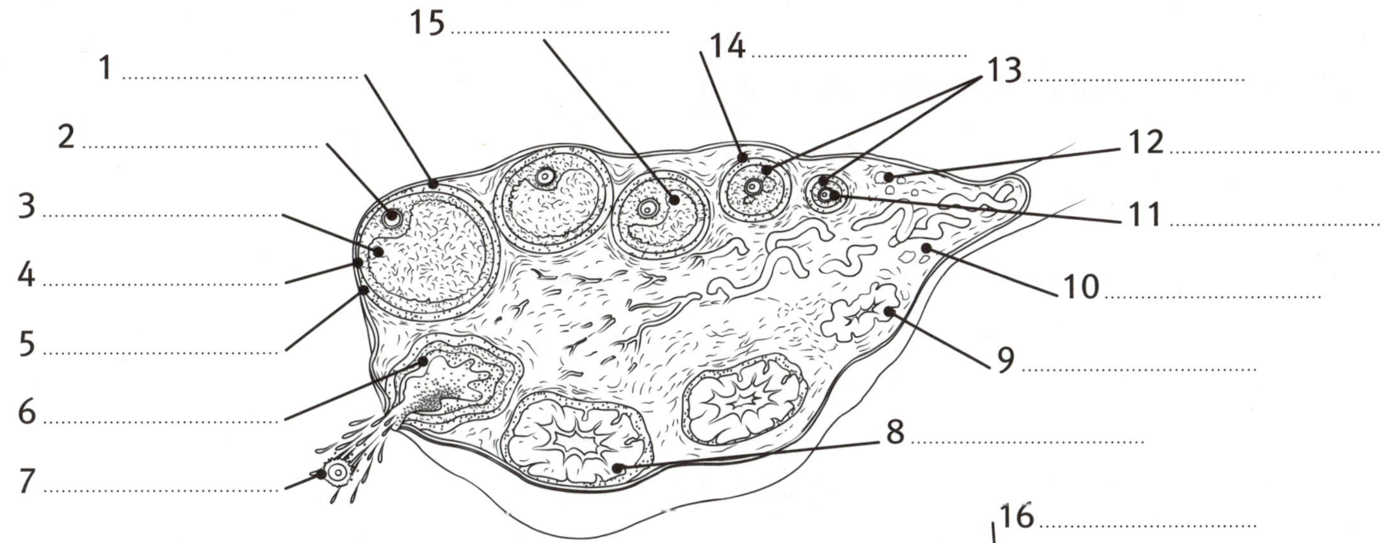

난소 Ovary

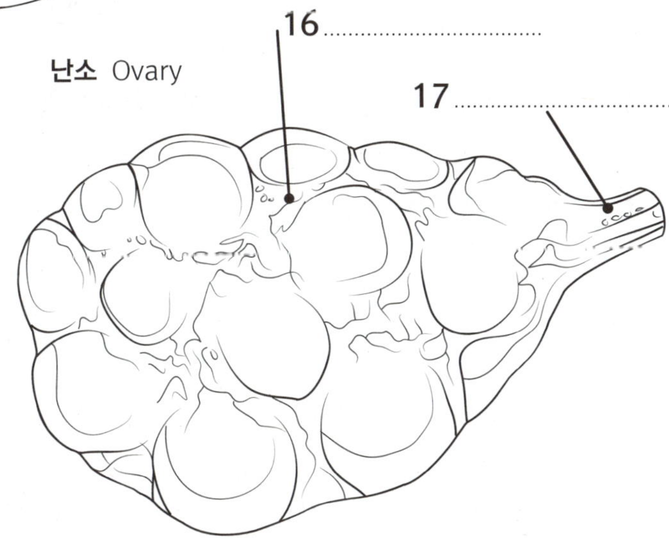

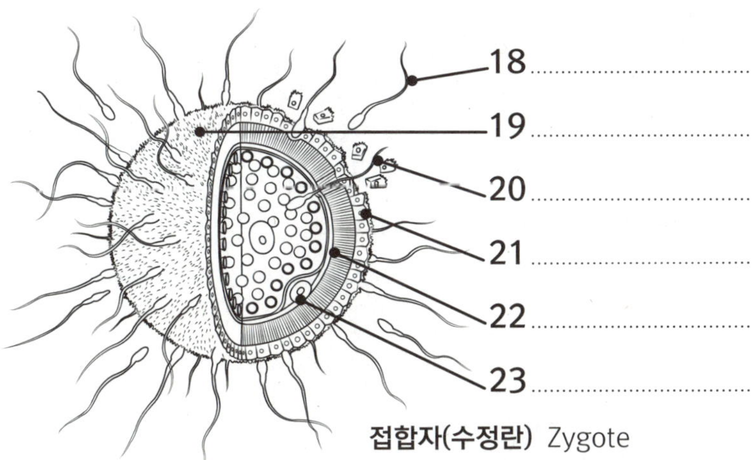

접합자(수정란) Zygote

ii) 그림에 있는 구조의 이름을 쓰시오

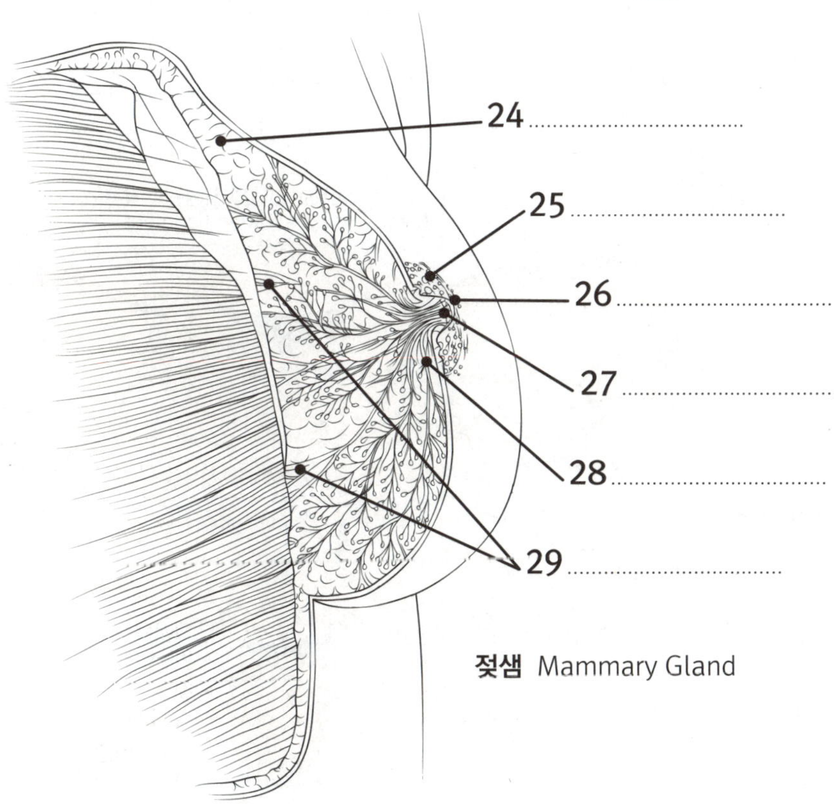

젖샘 Mammary Gland

Fill in the blanks 빈칸에 알맞은 답을 쓰시오.

1 난관술은 자궁관의 ______________ 가장자리에 붙어 있다.

2 난소를 달아매는 창자간막의 부착 부위는 ______________ 이다.

3 난소의 동맥은 ______________ 에서 내려간다.

4 수정은 대개 자궁관의 ______________ 에서 일어난다.

5 자궁근육층은 ______________ 로 구성되어 있다.

6 질속의 자궁목은 ______________ 라고 하는 공간에 의하여 둘러싸여 있다.

7 ______________ 와 ______________ 는 질과 요도입구를 둘러싸고 있는 쌍으로 된 주름이다.

8 음핵을 덮고 있는 주름은 ______________ 이다.

9 여성에서 궁둥두덩가지를 따라 위치하는 발기조직은 ______________ 이다 .

10 여성에서 두덩연골결합 위의 지방 융기를 피부가 덮고 있는 구조를 ______________ 라고 한다.

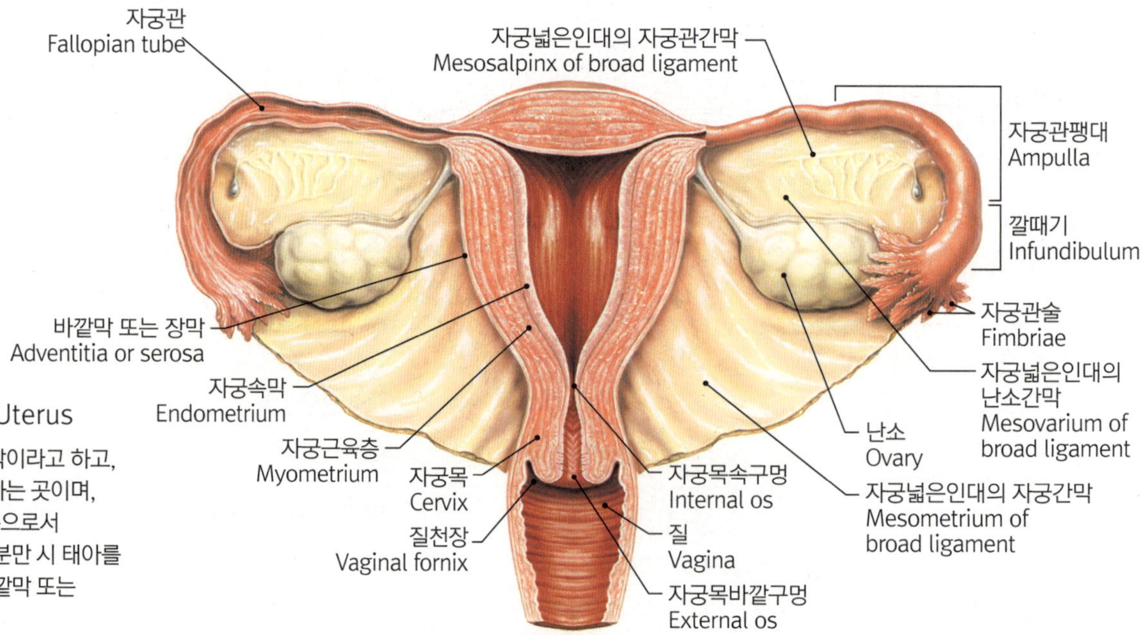

자궁의 구조
Structure of the Uterus

자궁은 속층을 자궁속막이라고 하고, 배아가 착상하여 발육하는 곳이며, 중간층은 민무늬근육층으로서 자궁근육층이라 하며, 분만 시 태아를 방출하며, 바깥층은 바깥막 또는 장막이라고 한다.

Match the statement to the reason 각각의 문장과 이유가 타당한 것끼리 연결하시오.

1 골반염증질환에 의한 자궁관의 폐쇄는 불임을 유발한다. 그 이유는...

2 자궁은 월경초기에 자궁속막이 탈락한다. 그 이유는...

3 자궁이 뒤쪽으로 굽어지면 성교 시 통증이 일어난다. 그 이유는...

4 골반바닥이 지지가 안 되면 질입구에서 자궁목이 관찰된다. 그 이유는...

5 큰질어귀샘의 농양은 고통스러운 성교를 일으킨다. 그 이유는...

6 자궁처짐증은 종종 요실금이 동반된다. 그 이유는...

7 자궁목의 바깥자궁구멍의 모양은 질을 통한 출산 후에 작은 원형 형태에서 가로로 틈새가 있는 형태로 변한다. 그 이유는...

a 정자는 생식기도로 올라갈 수 없고 난자는 자궁쪽으로 이동할 수 없다.

b 질의 입구는 부드럽다.

c 자궁처짐증, 내려오면서 질점막을 뒤집어지게 한다.

d 자궁바닥은 엉치뼈를 밀어버린다.

e 프로게스테론에 의해 유지되던 자궁속막은 호르몬 농도가 떨어지면 속막을 탈락시킨다.

f 골반바닥을 이루는 근육은 직접, 간접적으로 방광과 자궁을 지지한다.

g 작은 찢어짐이 분만 중에 일어난다.

수정과 임신

Conception and Pregnancy

수정은 배란 후 곧 자궁관의 팽대부에서 일어난다. 정자는 수영하여 여성의 생식기도로 올라간다. 정자가 난자를 만나자마자 효소를 방출하여 난자를 둘러싸고 있는 방사관의 세포 사이에 있는 당단백질을 용해시킨다. 정자는 투명대를 뚫고 들어가 난자의 세포막과 융합한다. 수정된 접합자는 수정 후 약 6~7일에 자궁벽에 착상한다.

주요 용어(key terms)

양막 Amnion 태막의 가장 안쪽층. 배아와 태아를 둘러싸고 있는 보호기능을 하는 양수가 차 있는 주머니

주머니배 Blastocyst 한층의 세포로 둘러싸여 있고 가운데에 액체가 차 있는 공간이 있는 배아기 단계. 자궁벽에 묻혀 있는 발생단계이다.

융모막융모 Chorionic villi 태아순환에서 잎사귀와 같은 돌기가 모체혈액에 떠 있는 융모사이공간으로 돌출된 구조

태반엽 Cotyledon 결합조직 사이막에 의하여 인접한 구역과 분리된 태반의 구역

배아 Embryo 수정 후부터 8주말까지의 발생단계

자궁속막 Endometrium 자궁의 점막상피층. 융합영양막에 의하여 침습되어 융모사이공간을 형성한다.

수정 Fertilization 남성과 여성의 성세포의 결합. 자궁관의 팽대부에서 일어난다.

태아 Fetus 수정 후 9주에서 태어날 때까지의 발생단계

모체혈관 Maternal blood vessels 모체혈액은 태아순환을 위한 확산에 의한 영양소와 산소를 공급하기 위하여 융모사이공간으로 운반된다.

자궁근육층 Myometrium 자궁벽의 민무늬근육층이다. 임신 중에는 두꺼워져 분만 시 자궁으로부터 태아를 배출하게 한다.

난자 Ovum 배란 시 배출되는 난자는 난자 이외에도 난자를 둘러싸고 있는 투명대와 방사관세포층이다.

난황주위공간 Perivitelline space 난자와 투명대의 세포막사이에 있는 좁은 공간

태반 Placenta 자궁벽에 부착된 기관으로 배아와 태아에 영양을 공급한다.

극체 Polar body 배란 바로 전 감수분열의 한 단계가 완료된 후 남은 유전물질이 함유된 조각

정자 Sperm 남성의 성세포. 정자는 머리, 연결부분, 꼬리로 구성되어 있다. 난자와 결합하기 위해 투명대와 과립층을 침투해야 한다.

융합영양막 Syncytiotrophoblast 태막의 구성층 가운데 한 층. 배아의 착상 중 모체조직을 부식하고 침습하는 능력이 좋아 융모막사이공간을 형성한다.

배꼽동맥 Umbilical artery 두 개의 혈관 가운데 한 개로 태아로부터 태반까지 비교적 산소가 적고, 영양소가 적은 혈액을 운반하는 혈관이다. 속엉덩동맥의 분지이다.

탯줄 Umbilical cord 태아와 태반을 연결하는 꼬인 끈이다. 두 개의 배꼽동맥과 한 개의 배꼽정맥이 배아결합조직에 매달려 있다.

배꼽정맥 Umbilical vein 태반으로부터 태아까지 산소와 영양소가 풍부한 혈액을 운반하는 혈관이다. 보통 2개이며, 오른배꼽정맥은 배아기 때 사라진다.

투명대 Zona pellucida 난자를 둘러싸고 있는 투명한 부위. 난자에서 만든 당단백질로 구성된다. 이 부위도 방사관세포의 기전에 의하여 침투당한다.

접합자 Zygote 분열이 일어나기 전 남성과 여성 성세포의 융합에 의해 형성된 세포이다.

임신의 초기단계
Early Stages of Pregnancy

수정되자마자 난자는 접합자가 되고, 즉시 분열하기 시작한다. 발생 중인 세포덩이는 자궁관을 따라 수정 후 5~6일에 자궁에 도달한다. 덩이세포들(주머니배)은 자궁벽에 착상하여 배아로 발생하기 시작한다.

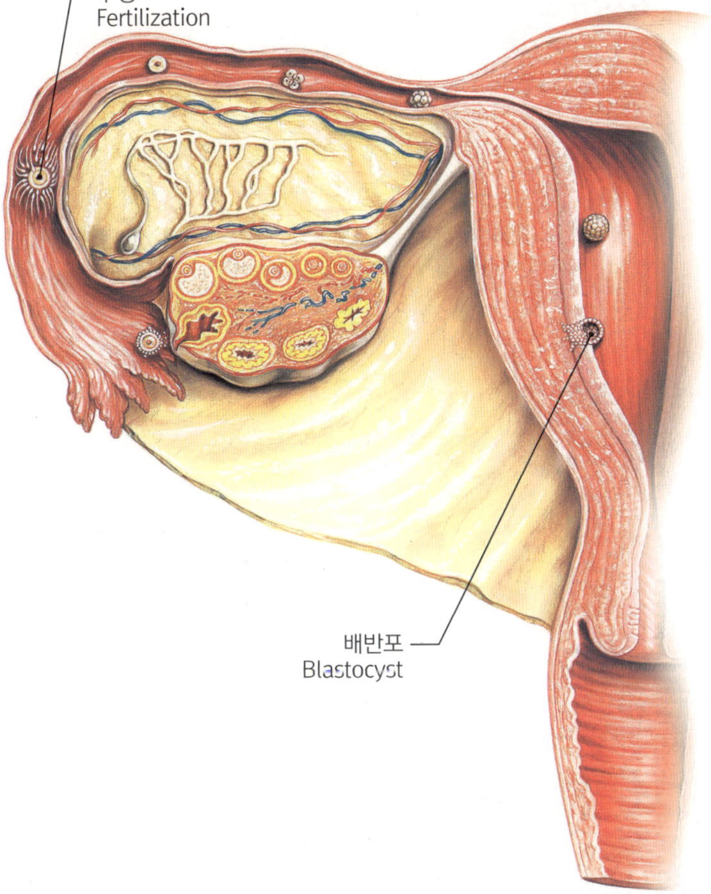

접합자(수정란) Zygote

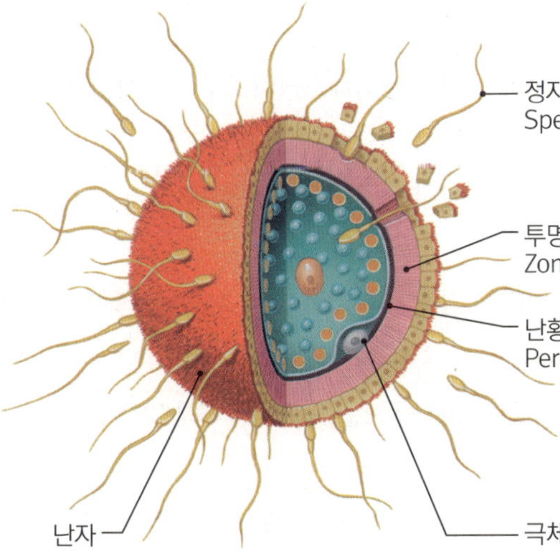

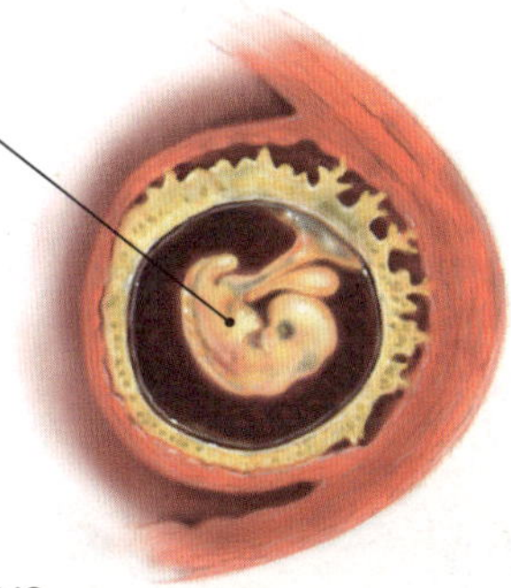

배아
Embryo

태아
Fetus

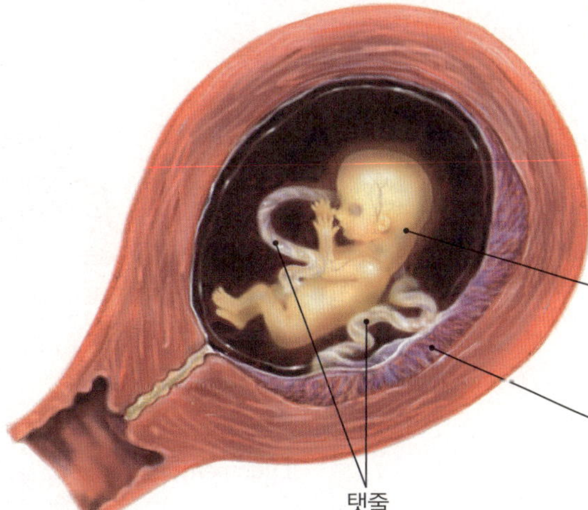

True or false 문장의 설명이 옳으면 T, 옳지 않으면 F로 표시하시오.

1	투명대는 난자를 둘러싸고 있는 두꺼운 당단백층이다.	
2	투명대는 배아기에 걸쳐서 접합자 주위를 둘러싸고 있다.	
3	배아는 대개 난포기 중에 자궁벽에 착상한다.	
4	임신초기 단계는 오디배라고 하는 세포들의 딱딱한 덩어리로 구성된다.	
5	내부에 공간이 있는 구형의 초기 배아단계를 주머니배라고 한다.	
6	태반은 주머니배의 속세포덩이로부터 형성된다.	
7	자궁벽에 착상하는 것은 대개 수정 후 10일에 이루어진다.	
8	영양막에서 가장 침투력이 있는 층은 세포영양막이다.	
9	착상부위의 일차융모는 융합영양막에 의해 둘러싸인 세포영양막의 중심으로 구성된다.	
10	17일째, 배아는 세 층인 외배엽, 중배엽, 내배엽으로 발생한다.	

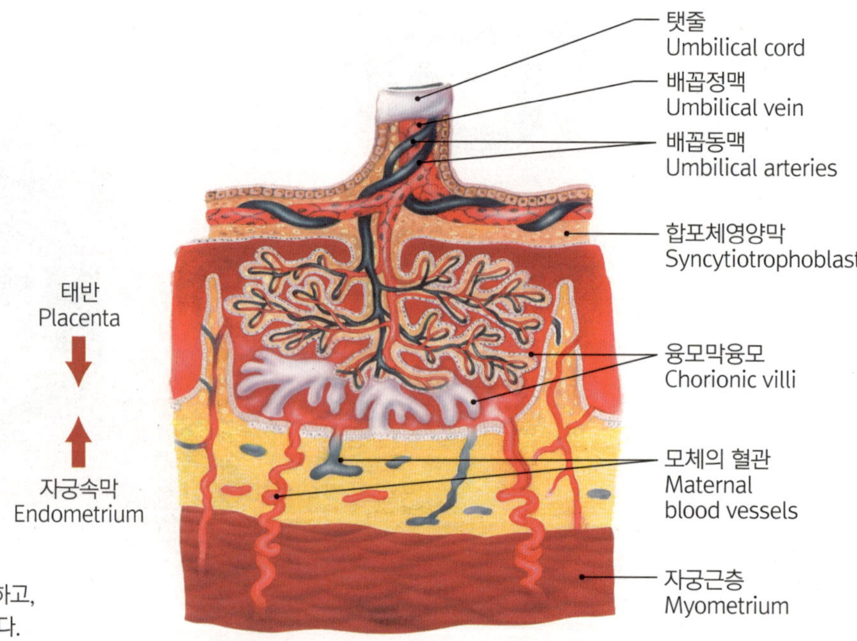

태반—시상면
Placenta—sagital sectional view

태반은 모체순환으로부터 태아순환으로 영양소와 산소를 전달하고, 이산화탄소와 노폐물을 제거하는 기관이다. 또한 내분비기관이다.

Multiple choice 질문에 맞는 답을 고르시오.

1 약 19일째 배아를 둘러싸고 있는 액체가 차 있는 주머니는?
Ⓐ 난황주머니
Ⓑ 양막주머니
Ⓒ 바닥탈락막
Ⓓ 자궁속막
Ⓔ 배아속체강

2 배아의 장관은 무엇으로 둘러싸여 있는가?
Ⓐ 자궁속막
Ⓑ 배아속체강
Ⓒ 외배엽
Ⓓ 양막
Ⓔ 배아바깥중배엽

3 신경계통은 배아의 무엇으로부터 유래하는가?
Ⓐ 내배엽
Ⓑ 배아속중배엽
Ⓒ 외배엽
Ⓓ 양막
Ⓔ 배아바깥중배엽

4 말초신경계통의 세포를 발생시키는 것은?
Ⓐ 중배엽
Ⓑ 내배엽
Ⓒ 양막
Ⓓ 신경능선
Ⓔ 난황주머니

5 정상적인 배아의 염색체의 수는?
Ⓐ 23쌍
Ⓑ 46쌍
Ⓒ 24쌍
Ⓓ 48쌍
Ⓔ 정답이 없다.

6 자궁공간 밖에서 주머니배가 착상하는 것을 무엇이라 하는가?
Ⓐ 오디배 임신
Ⓑ 전치태반
Ⓒ 포도송이기태
Ⓓ 자궁외임신
Ⓔ 신경관결함

7 초기의 접합자가 갈라져서 두 개의 배아를 초래할 가능성이 있는데 이를 무엇이라 하는가?
Ⓐ 이란성 쌍둥이
Ⓑ 샴쌍둥이
Ⓒ 신경관결함
Ⓓ 쌍둥이
Ⓔ 일란성 쌍둥이

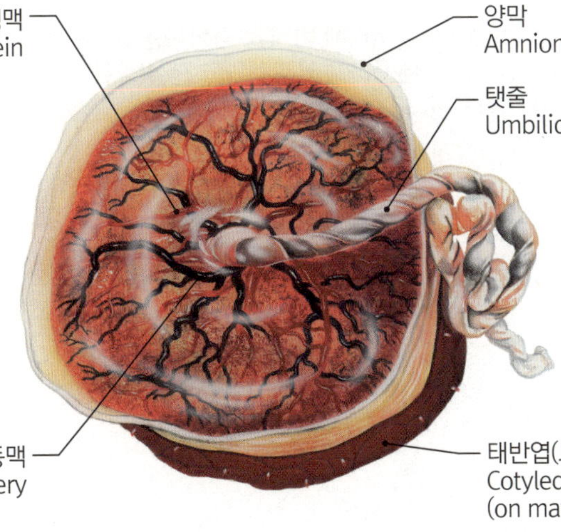

태반—앞모습
Placenta—anterior view

태반은 원반모양이며, 가운데에 태아의 탯줄이 붙어 있다. 탯줄에는 태아의 산소가 적은 혈액을 운반하는 두 개의 배꼽동맥과 태반으로부터 산소가 풍부한 혈액을 태아에게 전달하는 한 개의 배꼽정맥이 있다.

태아의 발달

Fetal Development

배아가 모든 기관계통을 갖추었을 때(약 수정 후 6주)의 수태산물을 태아라고 한다. 태아기는 출생과 외부환경에 살아가기 위한 준비단계로 몸계통의 성숙이 일어난다. 태아기 중 수태산물은 산소공급, 영양소 요구 및 독소와 노폐물의 제거를 태반에 의존한다. 태반은 중요한 내분비기관으로서 태반성 락토겐, 융모성 생식샘자극호르몬, 에스트로겐, 프로게스테론을 분비한다.

주요 용어(key terms)

앞숫구멍 Anterior fontanelle 쌍으로 된 이마뼈와 마루뼈 사이의 공간. 출생 후 2년째에 사라지고, 성인에서 그 지점을 정수리점이라고 한다.

관상봉합 Coronal suture 이마뼈와 마루뼈를 분리하는 봉합

바깥귀길 External auditory (acoustic) meatus 머리뼈에서 관찰되는 바깥귀의 구멍. 관자뼈에 위치한다.

이마뼈 Frontal bone 이마 아래에 있는 뼈

시옷봉합 Lambdoid suture 한 개의 뒤통수뼈와 쌍으로 된 마루뼈 사이에 있는 봉합. 그리스어로 람다와 같은 모양이라서 람다봉합이라고 한다.

아래턱뼈 Mandible 배아의 아래턱돌기에 있는 결합조직에서 발생한 뼈

뒤가쪽숫구멍 Mastoid fontanelle 마루뼈, 뒤통수뼈, 관자뼈 사이에 있는 봉합

관자뼈의 꼭지 부분 Mastoid part of temporal bone 관자뼈의 꼭지돌기는 머리뼈에서 분리된 뼈중심으로서 발생한다.

위턱뼈 Maxilla 앞쪽 뺨에 있는 뼈. 배아 얼굴의 위턱돌기에서 발생한다.

이마봉합 Metopic suture 두 개의 이마뼈 사이에 있는 정중봉합. 이 봉합은 성인에서는 사라진다.

코뼈 Nasal bone 뼈로된 코의 뼈콧구멍의 가쪽과 위쪽 모서리를 형성하는 작은 뼈

뒤통수뼈 Occipital bone 머리뼈 바닥을 형성하는 큰 뼈. 목의 척추뒤근육의 부착점을 제공하고 고리뼈와의 관절을 위한 뒤통수뼈관절융기가 위치한다.

마루뼈 Parietal bone 뇌를 둘러싸고 있는 편평한 뼈. 이마뼈, 관자뼈, 나비뼈, 뒤통수뼈와 관절한다.

마루결절 Parietal tuber 발생 중인 마루뼈에서 중앙의 약간 융기된 부위

뒤숫구멍 Posterior fontanelle 발생 중인 마루뼈와 뒤통수뼈 사이에 있는 공간

관자놀이점 Pterion 이마뼈, 마루뼈, 나비뼈 및 관자뼈가 만나는 부위

시상봉합 Sagittal suture 양쪽의 마루뼈 사이에 있는 머리뼈 정중선을 따라 위치한 봉합

뒤통수뼈의 비늘부분 Squamous part of occipital bone 뒤통수뼈의 편평한 부분. 뒷머리뼈우묵을 형성하며, 이곳에 소뇌가 자리잡고 있다.

관자뼈의 비늘부분 Squamous part of temporal bone 관자뼈의 편평한 부분. 뇌를 둘러싸고 있는 머리덮개뼈의 일부이다.

붓돌기 Styloid process 관자뼈에서 아래쪽으로 긴 가시같이 돌출한 돌기이다. 붓목뿔근과 붓인두근과 같은 여러 가지 근육이 부착한다.

관자뼈 Temporal bone 태아 머리뼈에 있는 뼈되기중심으로부터 여러 개의 작은 뼈로 구성된 뼈

관자뼈의 고막틀고리 Tympanic ring of temporal bone 고막을 지지하는 뼈고리

광대뼈 Zygomatic bone 위가쪽 뺨에 위치한 뼈. 이 뼈는 위턱뼈, 관자뼈, 이마뼈와 관절한다.

관자뼈의 광대돌기 Zygomatic process of temporal bone 관자뼈의 앞쪽 돌기

태아 머리뼈 발달
Fetal Skull Development

12주

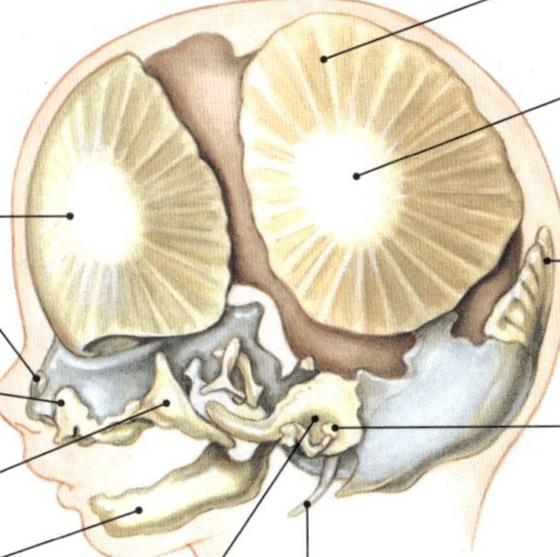

16주

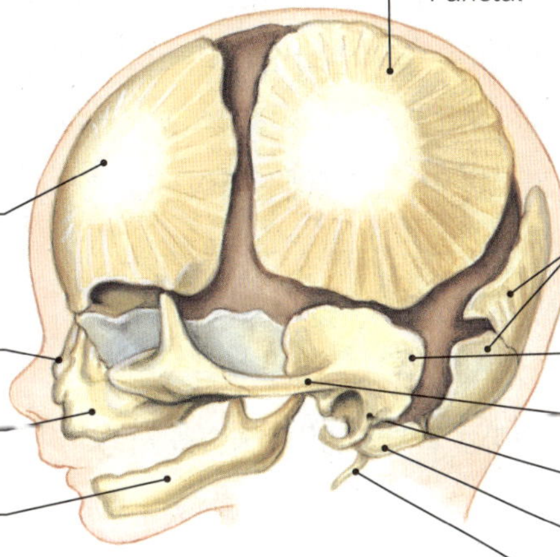

만삭—옆모습
Full Term—
lateral view

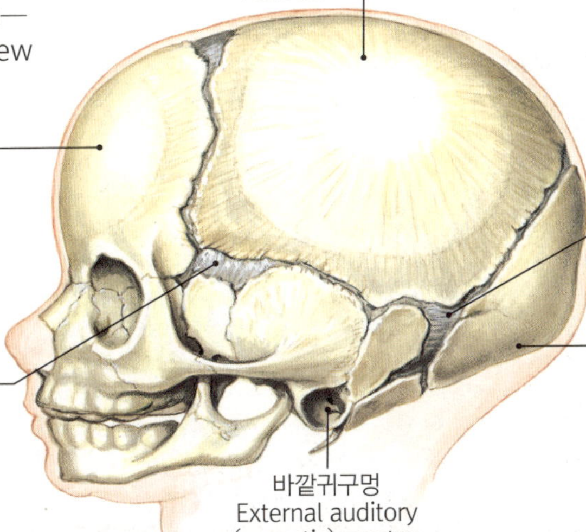

만삭—위모습
Full Term—
superior view

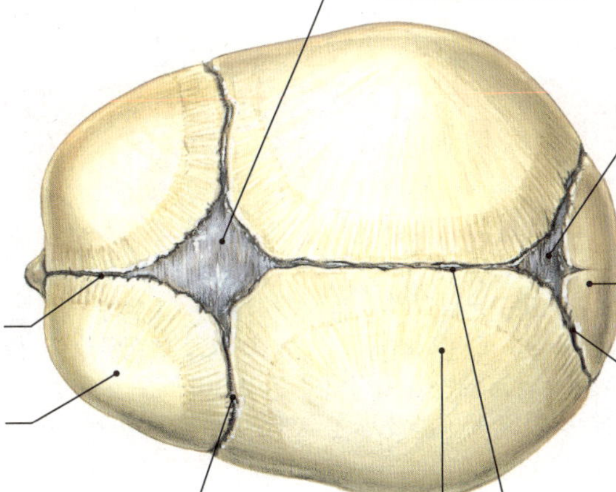

True or false 문장의 설명이 옳으면 T, 옳지 않으면 F로 표시하시오.

1 대부분의 뇌발달은 임신 3개월째 일어난다.

2 탯줄에는 2개의 배꼽정맥이 있다.

3 배꼽정맥을 경유하여 태아까지 돌아오는 정맥은 정맥관을 통하여 간을 지나간다.

4 태아의 오른심방으로 들어오는 혈액은 산소가 적은 혈액이다.

5 허파의 표면활성제는 빠르면 임신 20주에 만들어진다.

6 모체의 IgM 분자는 태반을 통과할 수 있다.

7 양수는 바늘을 찔러 생검하는 절차인 양막천자술을 시행하여 표본을 채취할 수 있다.

8 임신 중 젖분비호르몬, 태반성 락토겐, 에스트로겐, 프로게스테론 모두는 유즙분비를 위한 유방을 준비하는 데 도움을 준다.

9 태아에 에탄올을 노출하면 얼굴이상과 지적장애를 일으킬 수 있다.

10 산소와 이산화탄소 같은 가스들은 능동수송에 의하여 태반장벽을 지나가야 한다.

전치태반

Placenta previa

태반이 비정상적으로 자궁목관의 속구멍 가까이 또는 그 위에 자리 잡고 있는 것을 전치태반이라 한다. 전치태반의 위험은 중등도의 자궁수축에 의해 태반이 자궁벽과 분리되어 질의 출혈, 산소부족현상, 태아의 사망을 초래한다. 태반이 자궁목관을 완전히 덮고 있다면 태아는 사망하지 않고는 질을 통하여 출산이 불가능하다. 이런 경우 태아는 제왕절개수술에 의하여 분만을 해야 한다.

Multiple choice 질문에 맞는 답을 고르시오.

1 산소가 풍부한 혈액을 온몸에 보내는 정상적인 태아순환의 특징적인 구조는?
Ⓐ 원인대
Ⓑ 타원구멍
Ⓒ 심실사이막결함
Ⓓ 동맥관
Ⓔ B와 D가 옳다

2 발달 중인 뇌의 어느 부분에서 가장 많은 뉴런이 생성되는가?
Ⓐ 심실의 종자층
Ⓑ 심실아래층
Ⓒ 맥락막
Ⓓ 제4뇌실
Ⓔ 바닥신경절

3 T림프구를 만드는 태아와 신생아의 가슴에 위치하는 구조물은?
Ⓐ 갑상샘
Ⓑ 대동맥
Ⓒ 림프절
Ⓓ 가슴샘
Ⓔ 허파

4 임신 중 황체를 유지하는 호르몬은?
Ⓐ 융모성 생식샘자극호르몬
Ⓑ 모체 황체호르몬
Ⓒ 난포자극호르몬
Ⓓ 안드로스테네디온
Ⓔ 에스트로겐

5 태어난 후 곧 배출하는 태아 소화관의 내용물은 무엇인가?
Ⓐ 양막
Ⓑ 태변
Ⓒ 페규룸
Ⓓ 익스크리툼
Ⓔ 헤파튜룸

6 모체가 이전에 태아 Rh 양성 혈액에 노출된 적이 있었다면 무슨 결과가 일어날 수 있는가?
Ⓐ 포상기태
Ⓑ 팔로네증후
Ⓒ 쓸개관폐색
Ⓓ 소아당뇨병
Ⓔ 태아적아구증

7 분만 시 자궁수축을 일으키는 호르몬은?
Ⓐ 에스트로겐
Ⓑ 프로게스테론
Ⓒ 옥시토신
Ⓓ 항이뇨호르몬
Ⓔ 젖분비호르몬

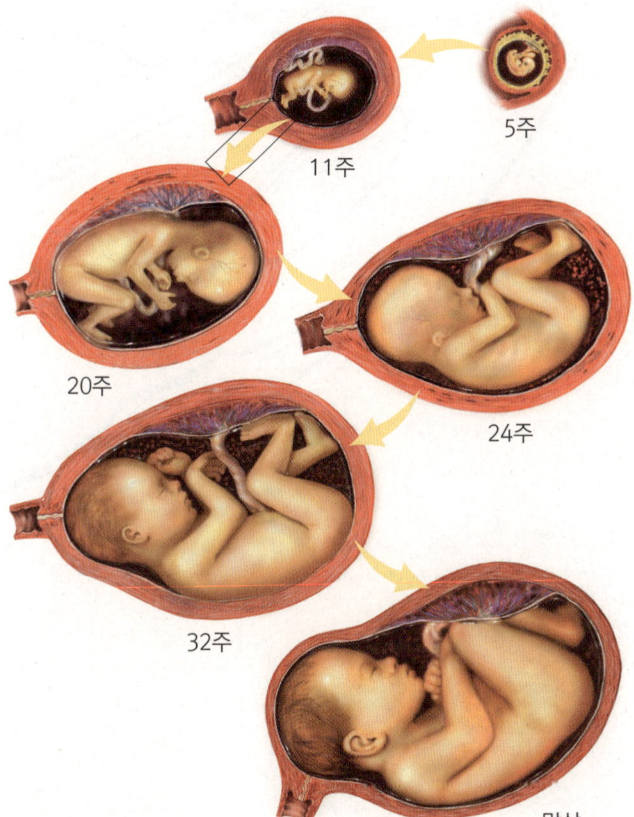

자궁과 태아의 변화
Changes in the Uterus and Fetus

임신 중 산모 체중의 증가는 대개 2.5~3.0㎏의 태아 무게와 1㎏의 자궁벽과 태반 덩어리의 증가에 의한다. 임신 말에 자궁과 자궁내 내용물의 무게는 약 10㎏ 정도 된다.

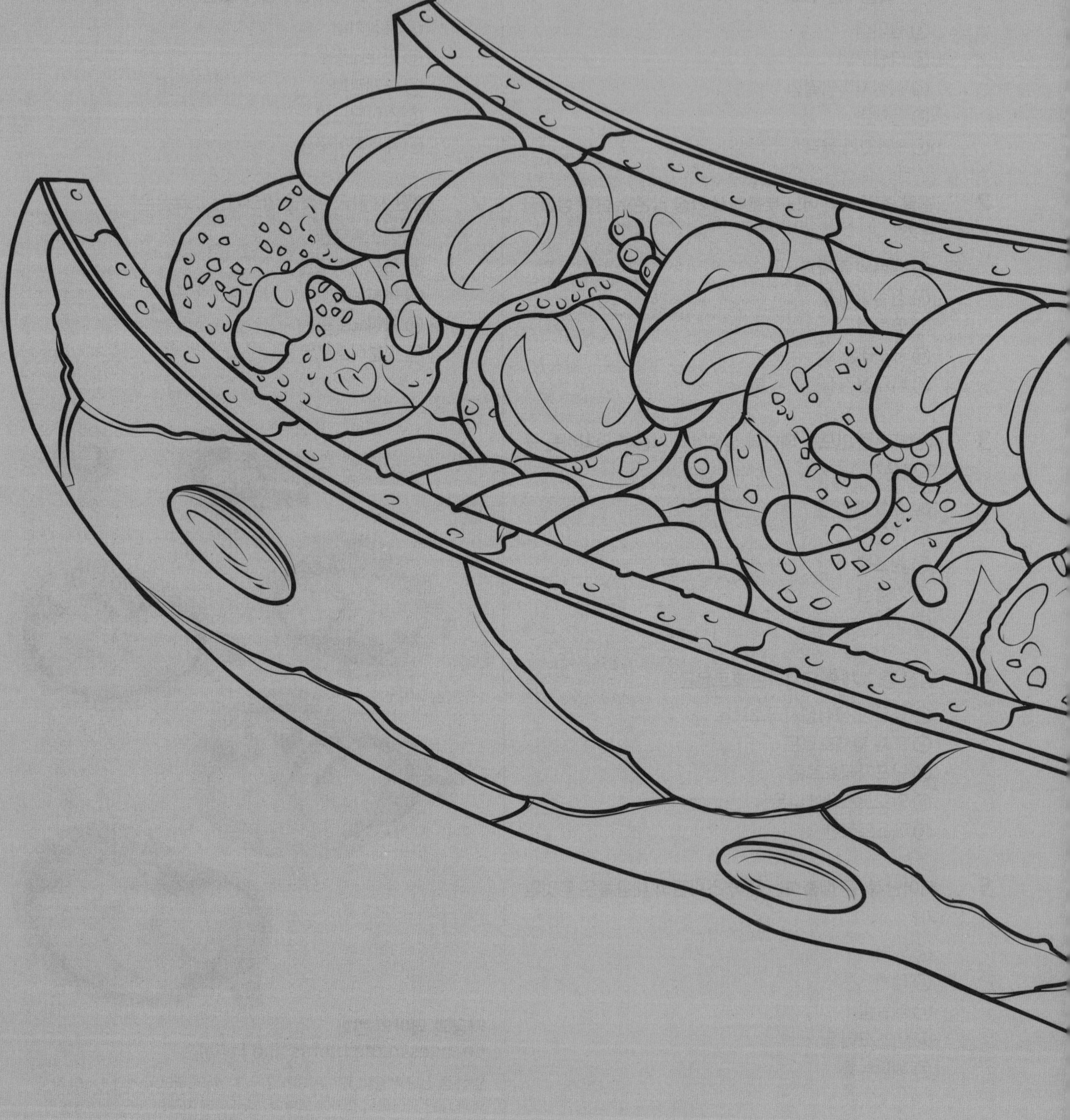

10

혈액

THE BLOOD

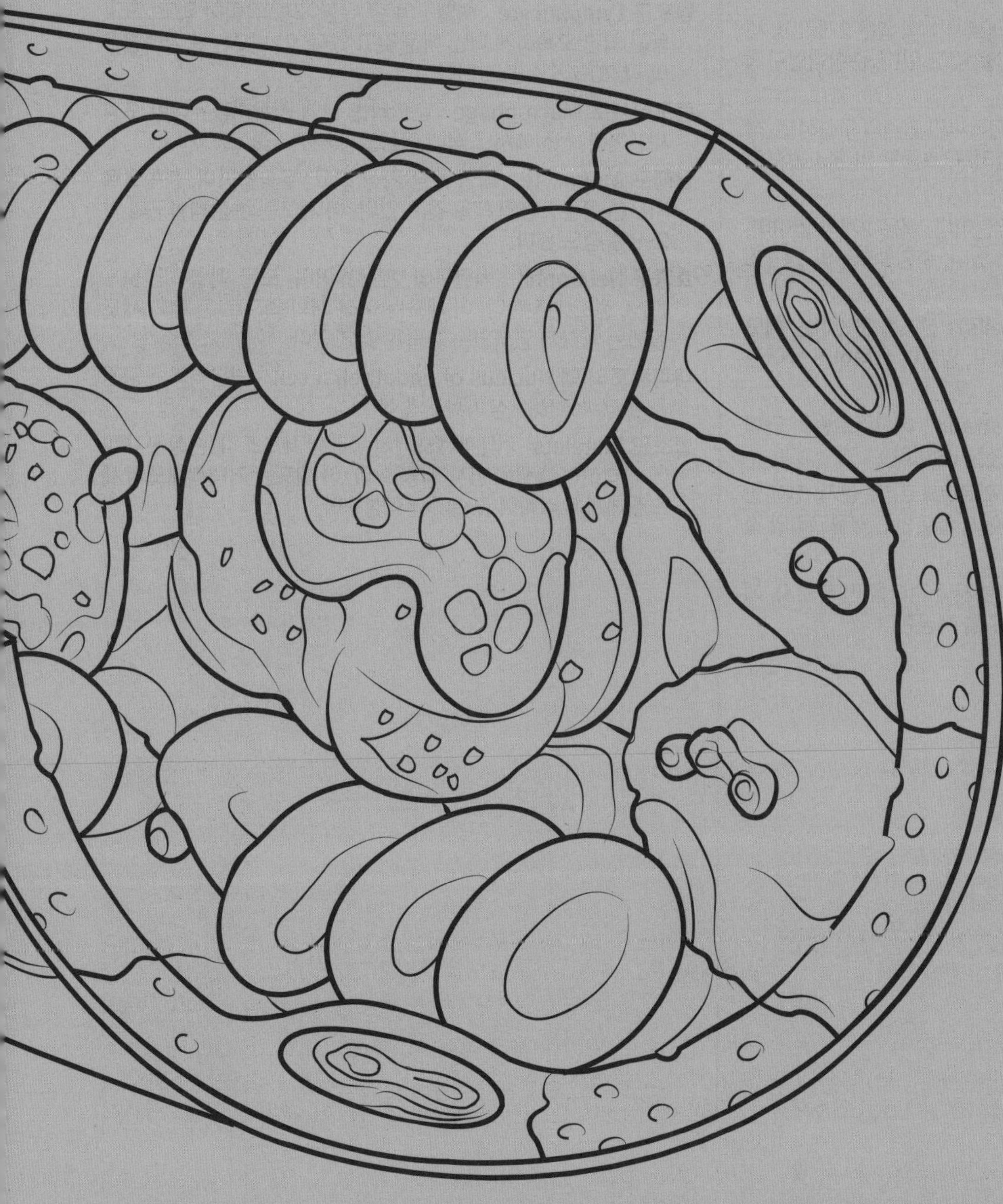

혈구세포

Blood Cells

혈구세포는 혈액용적의 약 46%를 차지한다. 나머지는 혈장이라고 하는 액체성분이다. 혈구세포에는 적혈구와 백혈구가 있다. 적혈구는 산소와 이산화탄소를 운반하며, 백혈구는 면역기능을 한다. 백혈구는 더 세분하면 과립백혈구(세포질내 과립의 종류에 따라: 호중구, 호산구, 호염기구)와 무과립백혈구(세포질 내 과립이 없다: 림프구와 단핵구)로 나눈다. 혈소판을 세포 조각으로 지혈과 관련된 중요한 역할을 수행한다.

주요 용어(key terms)

바닥판 Basal lamina 상피세포가 위치하는 곳에 있는 물질층. 대개 상피세포 자체에서 만든 물질이다.

호염기구 Basophil 백혈구의 한 형태로서 핵의 엽은 2개이며, 세포질 내 파란색으로 염색되는 과립을 갖고 있다. 순환백혈구의 1% 정도이다.

혈구세포 Blood cells 세포막으로 둘러싸인 혈액의 구성성분. 적혈구, 림프구, 단핵구, 호산구, 호염기구, 호중구 및 혈소판으로 구성된다.

호산구 Eosinophil 백혈구의 한 유형이다. 핵은 2개의 엽이며, 빨간색으로 염색되는 과립을 갖고 있다. 순환백혈구의 2~4% 정도이다.

적혈구 Erythrocytes (red blood cells) 산소를 운반하는 헤모글로빈을 함유한 세포이다. 핵은 없고, 양쪽이 오목하게 들어간 원반모양이다.

글로빈단백질가닥 Globin protein strand 헤모글로빈의 단백지를 형성하는 접혀 형태의 아미노산 사슬이다.

헴 Heme 철이온을 둘러싸고 있는 프로토포르피린분자. 헴복합체는 산소원자를 운반하고, 적혈구에서 글로빈 딘백질고리와 결합되어 있다.

철이온 Iron ion 프로토포르피린 헴분자내 전하를 띤 철원자. 헤모글로빈에서 산소와 결합하는 부위를 제공한다.

백혈구 Leukocytes (white blood cells) 헤모글로빈을 포함하지 않은 혈구세포. 주로 면역 또한 방어기능을 한다. 백혈구에는 림프구, 단핵구, 호중구, 호산구 및 호염기구가 있다.

림프구 Lymphocyte 백혈구의 한 유형이며, 과립이 없고, 크고 둥근 약간 오목하게 패인 핵을 갖고 있다. 이 세포는 순환백혈구의 약 20~45% 정도 된다.

큰포식세포 Macrophage 순환하는 단핵구로부터 유래한 포식세포이다. 전신에서 조직내 미생물과 찌꺼기를 포식한다.

단핵구 Monocyte 백혈구 중 가장 크고, 무과립이며, 한쪽으로 치우친 콩팥모양의 핵을 갖고 있다. 이 세포는 순환백혈구의 약 2~8% 정도 된다.

호중구 Neutrophil 백혈구의 한 유형이며, 모든 백혈구의 50~75% 정도 차지한다. 이 세포는 여러 개의 엽으로 된 핵과 세포질에는 약하게 염색되는 과립을 갖고 있다.

내피세포의 핵 Nucleus of endothelial cell 혈관벽의 속공간을 둘러싸고 있는 상피세포의 핵

혈소판 Platelets 거대핵세포에서 유래한 세포조각. 손상된 내피에 부착하여 출혈을 방지(지혈)한다. 이 세포는 거대핵세포의 세포질에서 유래하여 골수에서 형성된다.

혈액의 구성성분
Components of Blood

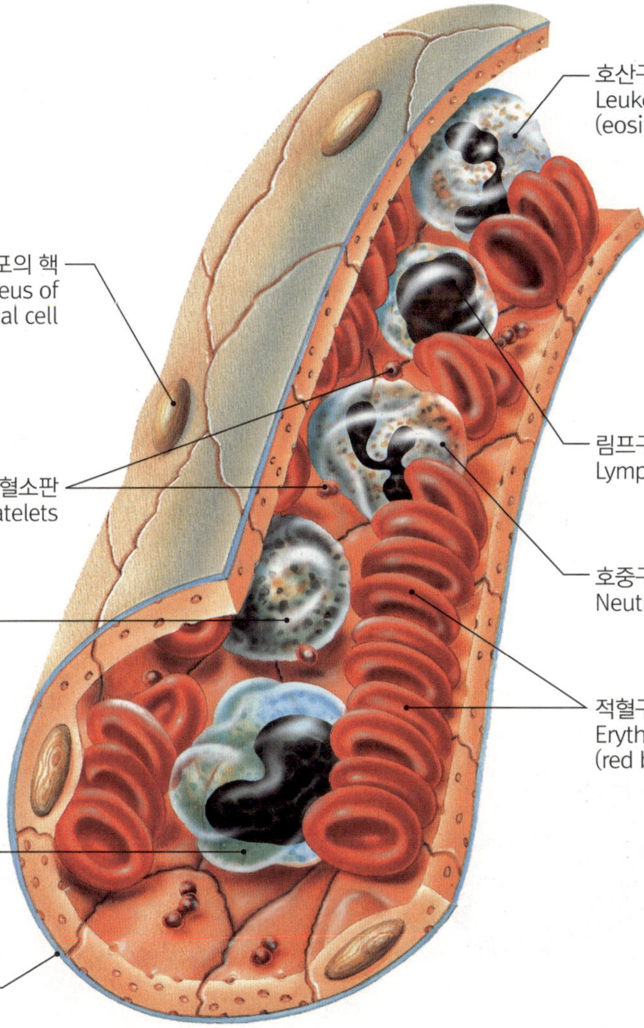

적혈구
Erythrocyte (Red Blood Cell)

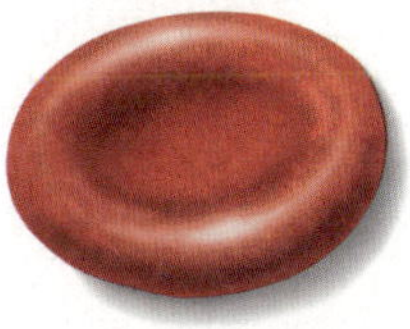

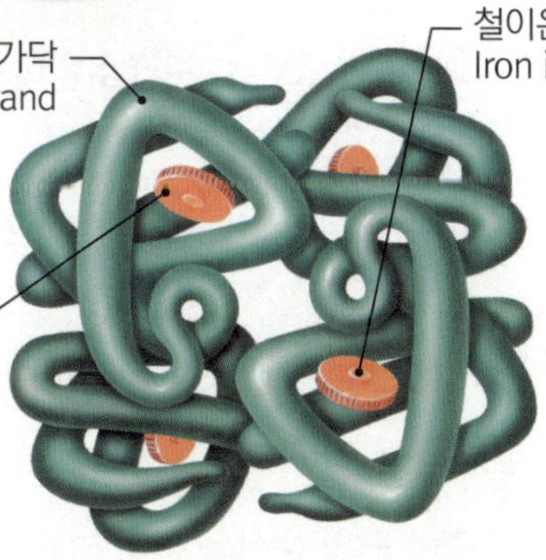

적혈구를 구성하는 물질들
Erythrocyte
(Red Blood Cell) Content

True or false 문장의 설명이 옳으면 T, 옳지 않으면 F로 표시하시오.

1	성숙한 포유동물의 적혈구는 핵을 갖고 있지 않다.	
2	림프구는 가장 흔한 무과립백혈구이다.	
3	호중구세포질의 과립은 히스타민이 있다.	
4	적혈구는 양쪽이 오목하게 들어간 원반모양이다.	
5	헤모글로빈은 4개의 글로빈사슬과 각각의 사슬 중심에 헴집단을 갖고 있다.	
6	지중해빈혈은 헤모글로빈의 델타 또는 입실론 사슬의 결함에 의해 발생하는 빈혈이다.	
7	림프구는 순환백혈구의 약 20~40% 정도 된다.	
8	단핵구는 혈액에서 약 100일 정도 순환한다.	
9	혈소판의 생산은 간과 콩팥에서 방출하는 혈소판자극인자의 조절하에 있다.	
10	혈소판은 호중구의 조각이다.	

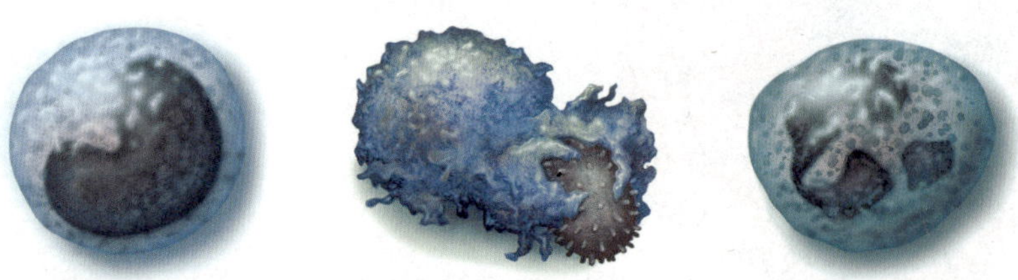

단핵구 Monocyte　큰포식세포 Macrophage　호중구 Neutrophil

백혈구 Leukocytes (White Blood Cells)

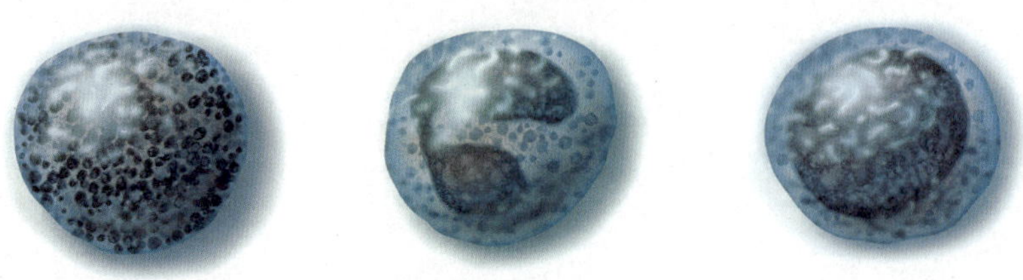

호염기구 Basophil　호산구 Eosinophil　림프구 Lymphocyte

Multiple choice 질문에 맞는 답을 고르시오.

1 일반적인 정상 적혈구의 직경은 얼마인가?

Ⓐ 2~3㎛
Ⓑ 5~6㎛
Ⓒ 7~8㎛
Ⓓ 9~10㎛
Ⓔ 13~14㎛

2 적혈구의 대체적인 수명은?

Ⓐ 7일
Ⓑ 15일
Ⓒ 30일
Ⓓ 60일
Ⓔ 120일

3 원심분리한 혈액에서 적혈구가 차지하는 비율은 얼마나 되는가?

Ⓐ 20%
Ⓑ 35%
Ⓒ 45%
Ⓓ 55%
Ⓔ 65%

4 가장 흔한 형태의 과립백혈구는?

Ⓐ 호중구
Ⓑ 호산구
Ⓒ 호염기구
Ⓓ 비만세포
Ⓔ 단핵구

5 기생충에 대항하여 가장 처음 반응하여 방어하는 백혈구는 무엇인가?

Ⓐ 호중구
Ⓑ 호산구
Ⓒ 호염기구
Ⓓ 비만세포
Ⓔ 단핵구

6 백혈구 종류 중 조직 내 큰 포식세포로 변환되는 것은 무엇인가?

Ⓐ 호중구
Ⓑ 호산구
Ⓒ 호염기구
Ⓓ 비만세포
Ⓔ 단핵구

7 고름에 다량으로 존재하는 백혈구의 종류는 무엇인가?

Ⓐ 호중구
Ⓑ 호산구
Ⓒ 호염기구
Ⓓ 림프구
Ⓔ 단핵구

8 혈소판을 만드는 세포는?

Ⓐ 호중구
Ⓑ 호산구
Ⓒ 거대핵세포
Ⓓ 림프구
Ⓔ 큰포식세포

9 세포 내에 존재하는 박테리아에 의해 가장 흔히 침범 당하는 혈구 세포는 다음 중 어떤 것인가?

Ⓐ 적혈구
Ⓑ 호중구
Ⓒ 호산구
Ⓓ 림프구
Ⓔ 호염기구

Color and label

i) 그림에 표시된 구조의 이름을 쓰시오.

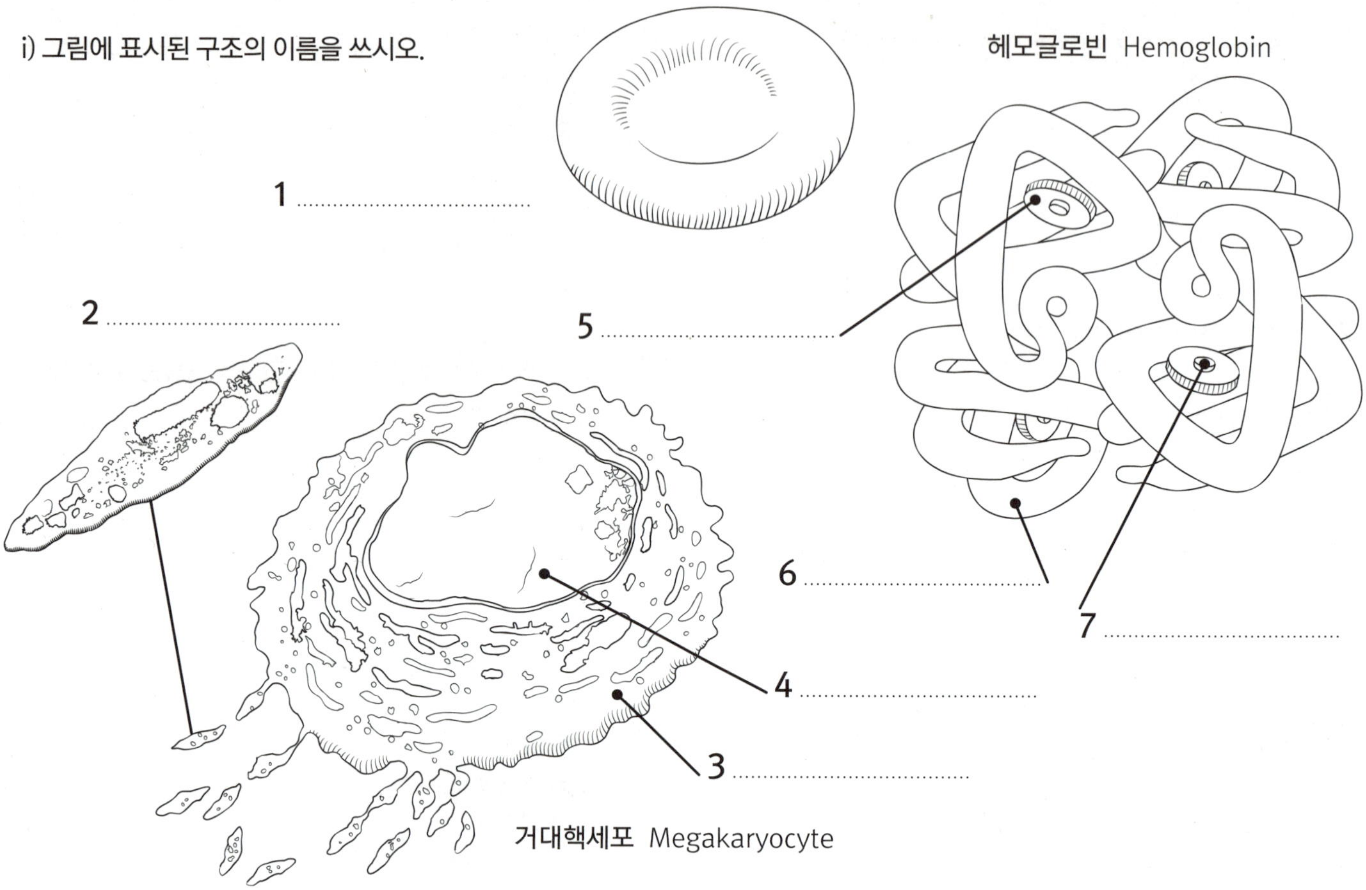

혈액세포 Blood Cells

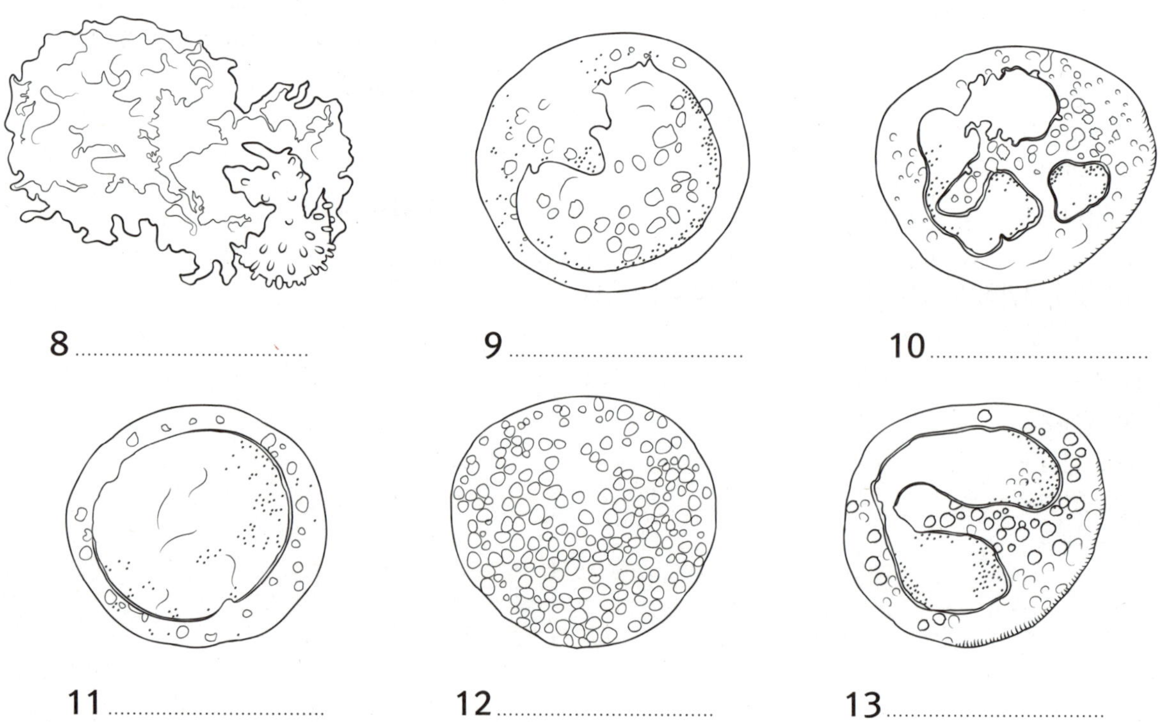

ii) 그림에 표시된 구조의 이름을 쓰시오.

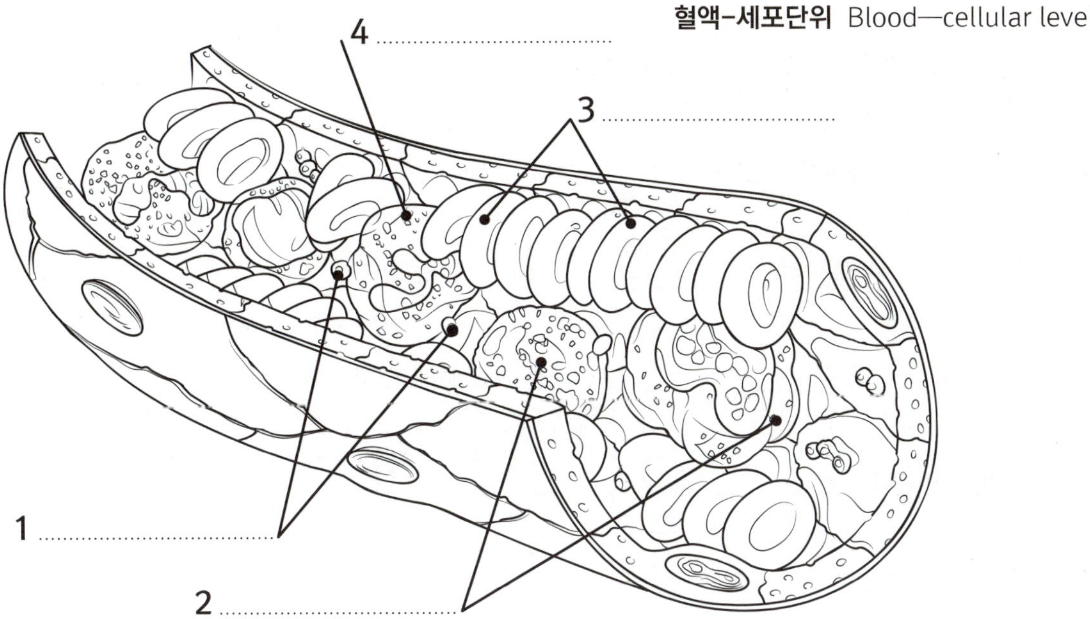

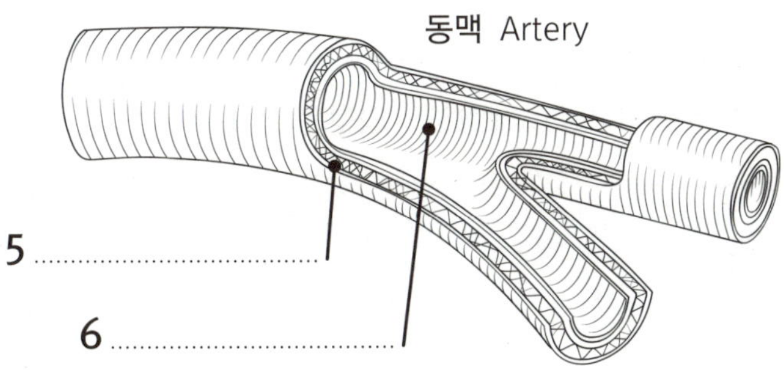

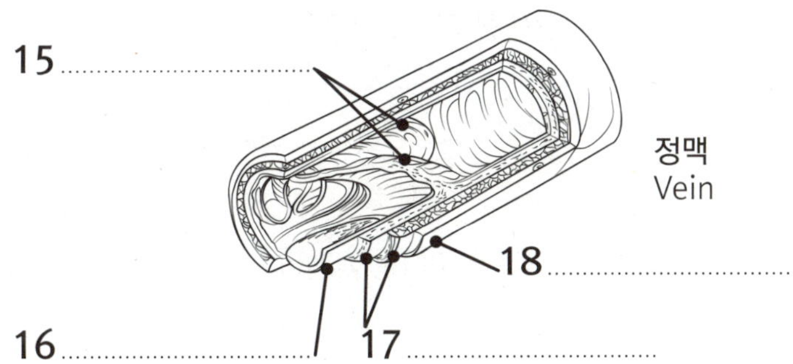

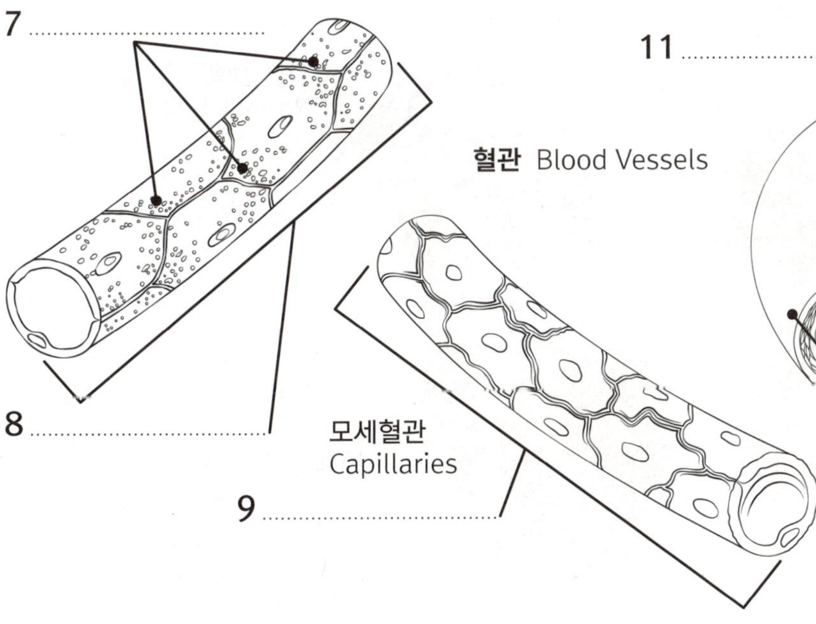

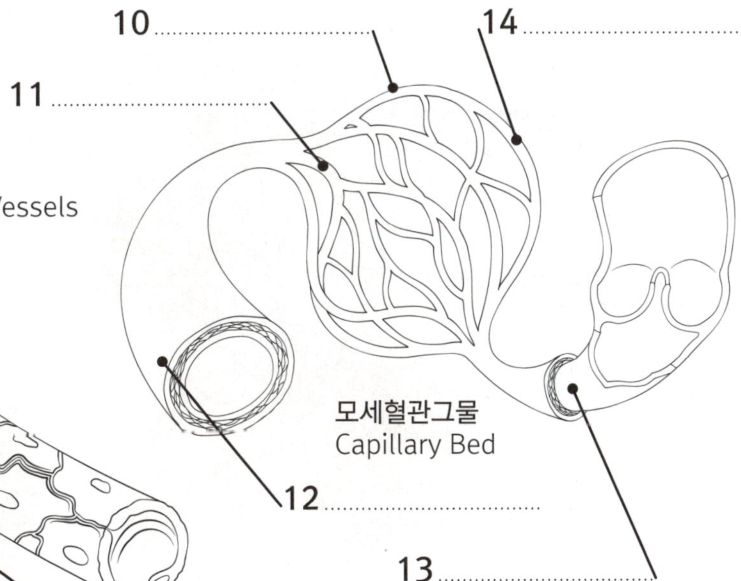

Fill in the blanks 빈칸에 알맞은 답을 쓰시오.

1 세포질내 핵조각을 가지고 있는 미성숙 적혈구는 ______________ 이다.

2 가장 흔한 유형의 무과립백혈구는 ______________ 이다.

3 호중과립백혈구는 특징적인 ______________ 핵을 갖고 있다.

4 원반모양의 적혈구는 ______________ 라고 하는 세포뼈대 단백질 때문에 생긴다.

5 주요 혈장단백질은 ______________ 와 ______________ 이다.

6 원심분리한 혈액표본에서 백혈구는 한 층으로 관찰되는데 이를 ______________ 라고 한다.

7 호염기과립백혈구는 조직공간의 ______________ 와 유사하게 생겼다.

8 ______________ 은 순환하고 있는 혈액 중 노쇠하고 결함 있는 적혈구들을 제거하는 역할을 한다.

9 백혈구가 혈류를 떠나는 기전을 ______________ 라고 한다.

10 ______________ 인 상황에서 적혈구는 원모양으로 적응해 나간다.

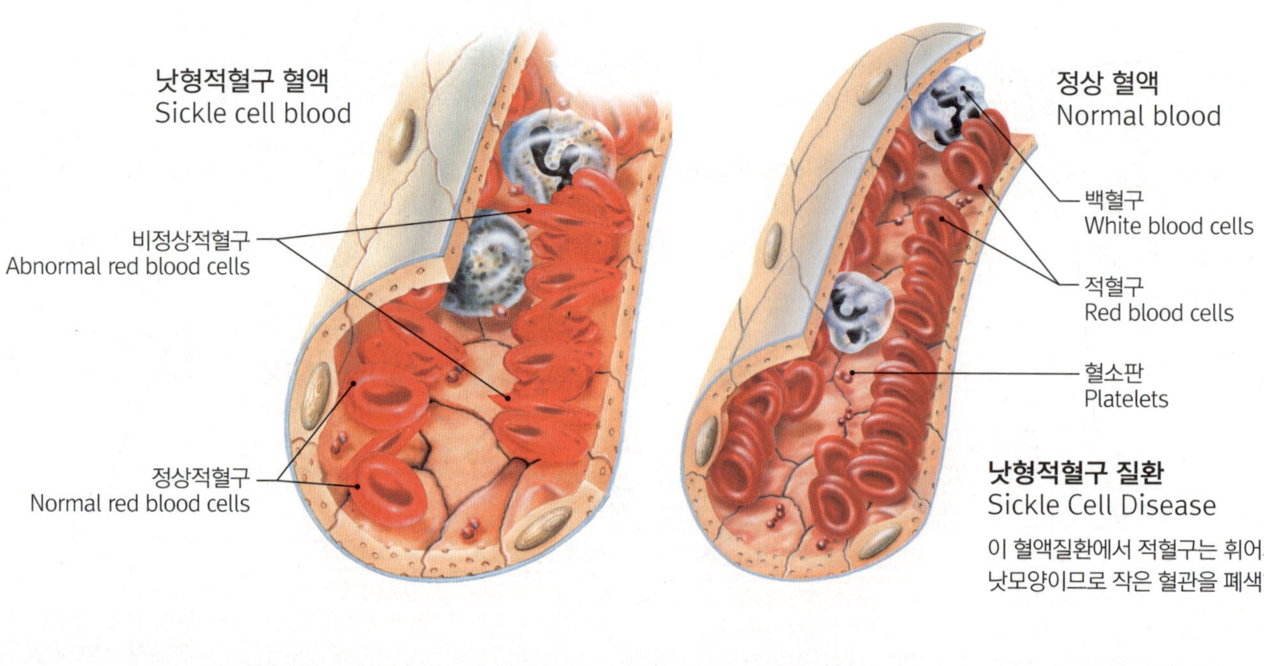

낫형적혈구 질환
Sickle Cell Disease

이 혈액질환에서 적혈구는 휘어지거나 낫모양이므로 작은 혈관을 폐색하게 된다.

11 각각의 정상적인 성인의 헤모글로빈 분자는 2개의 ______________ 과 2개의 ______________ 글로빈사슬로 되어 있다.

12 각각의 헤모글로빈사슬은 한 개의 ______________ 색소분자가 있다.

13 산소가 붙은 형태의 헤모글로빈을 ______________ 라고 한다.

14 헤모글로빈에 이산화탄소가 붙은 형태를 ______________ 라고 한다.

15 노쇠한 적혈구가 파열되는 것을 ______________ 라고 한다.

16 백혈구가 신체에 침투한 병원균을 공격하는 과정을 ______________ 이라고 부른다.

17 백혈구의 세포질이 세포돌기를 형성하여 미끄러지는 백혈구의 운동을 ______________ 운동이라고 한다.

18 백혈구세포의 세포질로부터 과립의 방출을 ______________ 라고 한다.

19 혈액도말표본에서 백혈구의 서로 다른 종류들이 각각 몇 % 차지하고 있는지를 구분하는 계산법을 ______________ 법이라고 한다.

20 호산구 세포질의 과립은 산성염료에 염색되는데 그래서 이 세포를 ______________ 라고 한다.

낫형적혈구 질환(빈혈)

Sickle cell disease (anemia)

낫형적혈구 질환은 유전질환으로서 비정상적인 헤모글로빈으로 인해 적혈구가 낫 모양으로 변해가는 것을 의미하며, 어떤 특성한 소건에서는 작은 혈관을 폐색시키기도 한다. 남부 사하라 아프리카, 아라비안 반도, 그리고 인도의 일부 지역에 존재하는 사람들에게 흔히 발생한다. 낫 모양을 가진 세포들은 잘 파괴되고(깨지고), 파열되기 쉽기 때문에(prone), 순환하는 일반 적혈구보다 수명이 짧다. 이 질환의 합병증으로는 빈혈, 손발의 부종, 감염, 그리고 뇌졸중이 있다. 환자들은 겸상적혈구 위기라는 것을 경험하기도 하는데, 이는 낫 모양의 적혈구가 모세혈관들을 폐색시킴으로써 급성 허혈(부족한 재관류로 인함), 통증, 그리고 조직 괴사로 이어지는 것을 의미한다. 그러나, 돌연변이 유전자의 운반은 말라리아 감염으로부터 신체를 보호해주는 이점이 존재하기도 한다.

Match the statement to the reason 각각의 문장과 이유가 타당한 것끼리 연결하시오.

1 적혈구는 양쪽이 오목하게 들어간 원반모양이다. 그 이유는...

2 철결핍에 의한 빈혈은 작고, 희미한 색을 띠는 세포의 유형을 나타낸다. 그 이유는...

3 혈액의 소실은 혈액내 그물적혈구의 비율이 증가한다. 그 이유는...

4 호산구는 회충에 감염된 환자의 혈액에서 더욱 흔하게 관찰된다. 그 이유는...

5 세균감염은 호중구증가증을 초래한다. 그 이유는...

6 공모양의 적혈구는 작은 혈관을 폐색시킨다. 그 이유는...

a 헤모글로빈을 만드는 데 필요한 이온의 양이 부족하기 때문이다.

b 가스 전달을 위한 헤모글로빈의 노출을 최대화한다.

c 이러한 유형의 과립백혈구에는 미생물의 세포막을 공격하는 효소가 있다.

d 이러한 세포의 유형은 기생충에 대한 면역반응에 주요한 기능을 한다.

e 미성숙 적혈구는 순환 헤모글로빈을 유지하기 위하여 성숙되기 전에 혈류로 방출된다.

f 그들은 작은 모세혈관을 통하여 이동할 수 있는 유연성이 부족하다.

1 낫모양적혈구 빈혈의 적혈구는 모세혈관에 위치한다. 그 이유는...

2 비정상적인 적혈구를 갖고 있는 환자는 종종 커진 지라를 갇고 있다. 그 이유는...

3 호중구는 용해소체 효소가 많다. 그 이유는...

4 아나필락시스는 장기관류의 소실을 일으킨다. 그이유는...

5 정맥혈액은 파란색을 띤다. 그 이유는...

a 비만세포에서 방출되는 히스타민은 혈액의 체액을 조직공간으로 새어 나오게 한다.

b 그들은 세균을 파괴하기 위하여 이것을 이용한다.

c 고농도의 일산화탄소헤모글로빈이 있다.

d 결함이 있는 세포들은 순환혈액을 깨끗하게 한다.

e 세포들은 딱딱하고 끈적거리다.

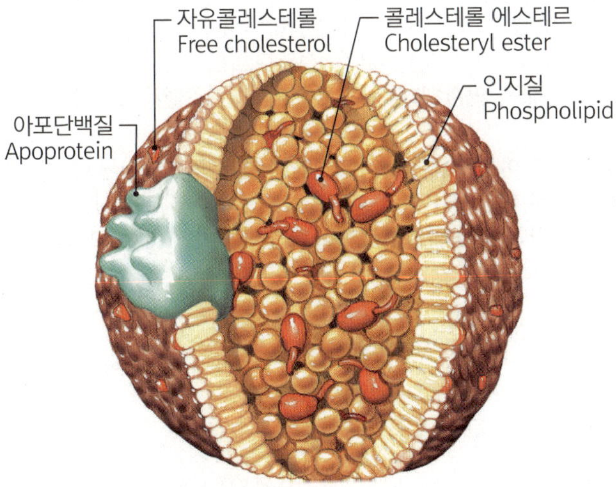

콜레스테롤과 지질단백질
Cholesterol and Lipoprotein

지질단백질은 혈액내 지방을 운반하는 단백질분자이다. 지질단백질의 유형에는 고밀도지질단백질(HDL), 저밀도지질단백질(LDL), 중밀도지질단백질(IDL), 초저밀도지질단백질(VLDL)이 있다.

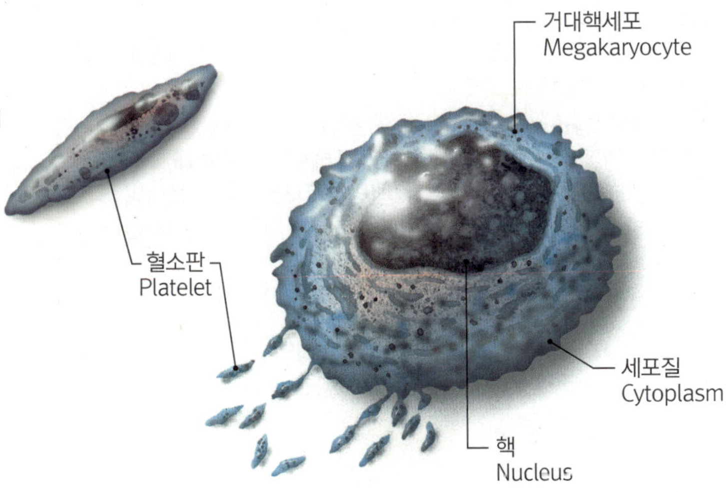

혈소판
Platelets

혈소판은 혈액을 순환하고, 손상된 혈관에 부착하는 능력을 갖고 있는 세포조각이다. 이렇게 함으로써 작은 출혈 부위를 폐색시킬 수 있다.

혈액의 생성

Blood Production

출생 후 적혈구와 백혈구는 조혈작용이라는 기전에 의하여 적골수에서 만들어진다. 조혈줄기세포는 자체-재생능력이 있다. 이들 세포는 각각 과립구/적혈구 또는 림프구를 생성하는 수임받은 골수성 또는 림프성 선조세포를 발생시킨다. 골수성줄기세포는 적혈구 또는 다른 유형의 과립백혈구 또는 큰포식세포를 생성하는 집락형성단위를 발생시킨다. 적혈구계를 형성하는 세포는 점차적으로 헤모글로빈이 만들어지고 결국에는 핵을 잃게 된다.

주요 용어(key terms)

호염기적혈구모세포 Basophilic erythroblast 적혈구계통에 있는 미성숙 세포유형은 성숙한 적혈구를 발생시킨다. 조직학적 염색 시 핵이 있고, 세포질은 염기성염료를 흡수한다. 파란색 염료를 흡수하는 성질은 현미경하에서 파란색을 띠게 한다. 의미있는 양의 헤모글로빈은 만들지 못하나 글로빈단백질을 만드는 무리리보소체는 있다.

수임받은 세포 Committed cell 이 세포(풋적혈구모세포 단계)는 다른 유형의 혈구세포(백혈구 또는 혈소판)보다는 적혈구가 되도록 수임받은 세포이다.

적혈구모세포 Erythroblast 미성숙적혈구이다. 세포질내 헤모글로빈 증가, 핵의 퇴행 및 핵탈출과 같은 여러 가지 단계(호염기, 뭇색듦, 정상색소 적혈구모세포)를 거쳐 성숙한다.

적혈구 Erythrocyte 성숙한 적혈구. 핵이 없고, 양쪽이 오목한 원반모양이고 세포질은 헤모글로빈이 가득 차 있다.

적혈구집락형성단위 Erythroid colony-forming unit (CFU) 적혈구와 적혈구계 세포로 분화할 집단을 만들어낼 수 있는 선조세포집단이다.

적혈구형성인자 Erythropoietin 콩팥의 안쪽겉질과 바깥속질의 세관주위 사이질세포에서 주로 만들어지는 당단백질. 적혈구의 생산을 조절한다.

헤모글로빈 Hemoglobin (Hb) 산소와 이산화탄소를 운반하는 적혈구 안에 있는 금속단백질. 성인의 헤모글로빈은 대개 4개의 글로빈사슬(2개의 알파사슬, 2개의 베타사슬)로 구성되며, 각각은 헴분자를 둘러싸고 있고, 가운데에는 철이온이 위치한다.

콩팥 Kidneys 뒤배벽에 위치하는 쌍으로 된 기관으로서 몸에서 체액과 이온균형을 조절하고, 적혈구 생산을 조절하는 데 관여한다.

정상색소적혈구모세포 Orthochromatic erythroblast 수축된 핵과 많은 양의 헤모글로빈을 갖고 있는 적혈구계통의 미성숙한 적혈구 유형. 핵은 이 단계에서 세포로부터 제거 중에 있는 상태이다.

무리리보소체 Polyribosomes 전령RNA 사슬에 있는 암호화된 정보를 사용하여 아미노산으로부터 단백질을 만드는 세포질에 있는 큰분자

뭇색듦적혈구모세포 Polychromatophilic erythroblast 적혈구계통의 미성숙 적혈구세포의 유형으로서 호염기적혈구모세포와 정상색소적혈구모세포 사이의 중간단계이다. 세포질은 무리리보소체가 있으므로 염기성 염료(파란색)에 염색되고, 생성된 헤모글로빈 때문에 산성 염료(분홍색)에도 염색된다.

풋적혈구모세포 Proerythroblast 미성숙한 유형이며 수임받은 세포는 성숙경로를 따라서 적혈구가 된다. 이 단계는 적혈구계통의 인정된 첫단계로서 적혈구형성인자에 의하여 유도되었다.

적색골수 Red bone marrow 혈구세포를 만드는 골수의 한 유형이다. 이 골수는 조혈작용을 조절하는 조절인자와 지지에 관여하는 골수기질구획(지방세포, 섬유모세포, 기질세포, 내피세포, 큰포식세포, 혈관)과 혈구세포를 만드는 조혈세포구획으로 나눈다.

그물적혈구 Reticulocyte 세포질에 잔여 무리리보소체가 있는 거의 성숙한 적혈구이다. 혈액 내에 이 세포가 관찰되면 적혈구생성인자에 의한 적혈구생산이 최근에 자극된 것임을 나타낸다.

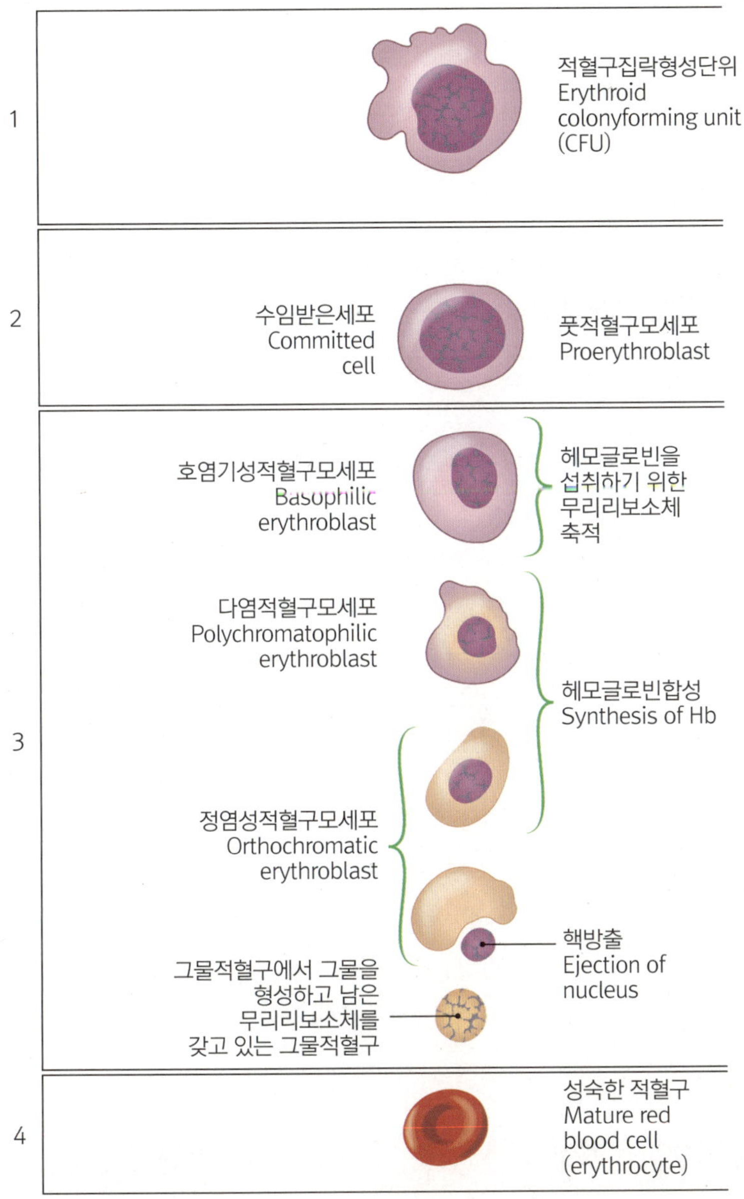

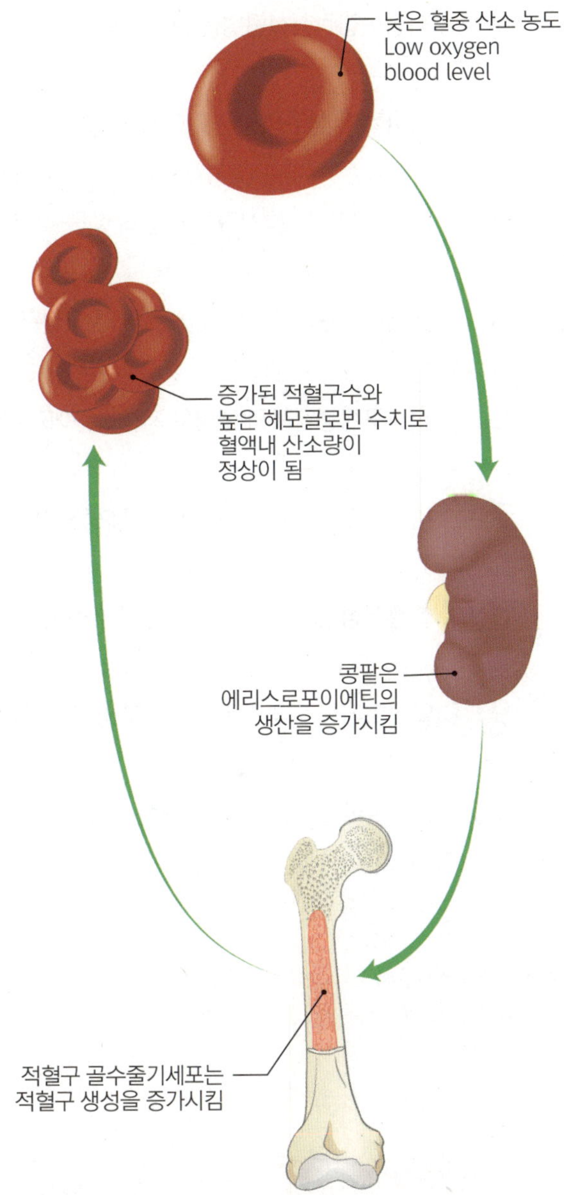

적혈구의 생성
Production of Red Blood Cells

적혈구는 조혈줄기세포로부터 적색골수에서 생성된다. 기전은 콩팥에서 만들어진 적혈구생성인자에 의하여 조절된다. 분화하는 적혈구는 풋적혈구모세포, 적혈구모세포 및 그물적혈구를 거쳐서 성숙한다.

True or false 문장의 설명이 옳으면 T, 옳지 않으면 F로 표시하시오.

1 성인에서 대부분의 혈구세포의 생성은 적색골수에서 일어난다.

2 적혈구집락형성단위는 큰포식세포를 발생시킨다.

3 태아기의 혈구생성은 간에서 일어난다.

4 거대핵세포는 특징적인 다엽의 핵을 갖고 있다.

5 거대핵세포의 생성은 간으로부터 적혈구생성인자의 조절하에 이루어진다.

6 적혈구생성인자의 생성은 저산소증에서 증가한다.

7 비타민 B_6는 적혈구생성에 가장 중요한 비타민이다.

8 철결핍성 빈혈은 만성적인 혈액소실에 의하여 야기된다.

9 알레르기성 피부반응은 호중구성 백혈구가 관여한다.

10 농은 주로 호중구성 과립백혈구의 산물로 구성된다.

급성 림프구모세포 백혈병

Acute lymphoblastic leukemia

급성 림프구모세포 백혈병은 통제할 수 없는 미성숙 림프구(림프구모세포)인 백혈구 암이다. 림프구모세포가 정상적인 적색골수에 많이 생성되어 정상적인 적혈구와 백혈구의 생성을 감소시킨다. 림프구모세포는 역시 다른 기관에도 모여 있다. 면역계통은 면역반응이 제대로 이루어지지 않아 환자는 종종 폐렴같은 세균감염이 나타난다. 상태는 어린이(2~5세)와 노인에게서 가장 흔하게 발병한다. 증상은 창백하고, 피곤하고, 고열, 호흡이 짧고, 가슴통증, 기침, 메스꺼움, 구토 및 출혈(혈소판수가 감소)이다. 치료는 화학요법, 방사선치료요법, 골수와 줄기세포 치료방법이 있다.

Multiple choice 질문에 맞는 답을 고르시오.

1 적색골수의 단핵구모세포는 결국 무엇이 되는가?

Ⓐ 큰포식세포
Ⓑ 적혈구
Ⓒ 림프구
Ⓓ 호중과립백혈구
Ⓔ 호산과립백혈구

2 조혈작용을 위한 성장인자가 아닌 것은?

Ⓐ 집락지극인자
Ⓑ 적혈구생성인자
Ⓒ 혈소판자극인자
Ⓓ 인터류킨
Ⓔ 안지오텐신

3 소적혈구성 저색소성빈혈은 무엇 때문에 발생하는가?

Ⓐ 비타민 B_{12} 결핍
Ⓑ 구리결핍
Ⓒ 마그네슘결핍
Ⓓ 철결핍
Ⓔ 정답이 없다.

4 비정상적으로 큰 적혈구(큰적혈구모세포)는 어느 유형의 빈혈인가?

Ⓐ 만성적인 혈액소실
Ⓑ 철결핍성빈혈
Ⓒ 비타민 B_{12} 결핍
Ⓓ 급성혈액소실
Ⓔ 낫적혈구

5 세포분열을 할 수 없는 세포는?

Ⓐ 잠재능력있는 줄기세포
Ⓑ T세포 선조세포
Ⓒ B세포 선조세포
Ⓓ 적혈구
Ⓔ 골수성 줄기세포

6 과립백혈구를 발생시키는 세포는?

Ⓐ 늦골수세포
Ⓑ 단핵구모세포
Ⓒ 림프구모세포
Ⓓ 그물적혈구
Ⓔ 풋적혈구모세포

7 적색골수를 떠나는 세포들은 무엇을 통하여 혈류로 지나가야 한다.

Ⓐ 골수동맥
Ⓑ 중심정맥
Ⓒ 림프관
Ⓓ 모세혈관 치밀결합
Ⓔ 굴모양창

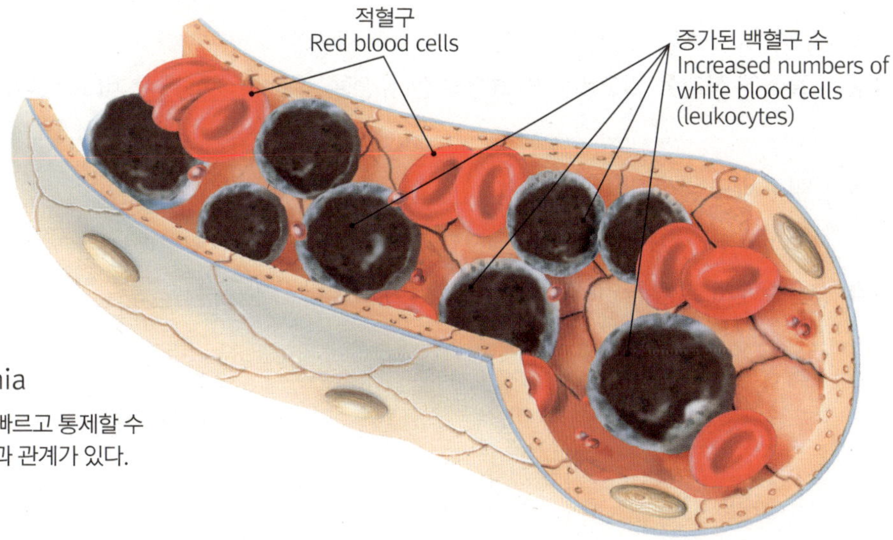

백혈병 Leukemia

이러한 악성질환은 빠르고 통제할 수 없는 백혈구의 증식과 관계가 있다.

Fill in the blanks 빈칸에 알맞은 답을 쓰시오.

1 많은 서로 다른 유형의 성숙한 세포를 발생시키는 줄기세포의 능력을 ______________ 라고 한다.

2 혈류에서 호중구의 결핍을 ______________ 라고 한다.

3 혈액에서 백혈구세포 수의 증가를 ______________ 라고 한다.

4 혈액에서 백혈구세포 수의 감소를 ______________ 라고 한다.

5 ______________ 집락형성단위는 적혈구를 생성한다.

6 조혈작용에 직접 관여하지 않는 적색골수의 일부분을 ______________ 라고 한다.

7 혈액에서 혈소판의 수가 감소하는 것을 ______________ 라고 한다.

8 ______________ 집락형성단위는 호중구와 단핵구를 발생시킨다.

9 ______________ 는 시험관 내에서 세포집단을 생성하기 위하여 혈액선조세포를 유도한다.

10 림프구의 전구세포는 ______________ 라고 하는 세포이다.

11 골수에서 적혈구가 지나치게 많이 생성되는 것을 ______________ 라고 한다.

12 골수에 상흔을 일으키는 백혈병의 한 유형을 ______________ 라고 한다.

13 혈구세포 생성기전을 ______________ 라고 한다.

14 골수에서 발생 중인 적혈구로부터 핵이 빠져나간 핵은 ______________ 에 의해서 집어삼킨다.

Match the statement to the reason

각각의 문장과 이유가 타당한 것끼리 연결하시오.

1 적혈구 생성은 콩팥질환 시에 손상을 받는다. 그 이유는...

2 엽산결핍은 빈혈을 일으킨다. 그 이유는...

3 위점막의 위축은 거대적혈구모세포성 빈혈을 일으킨다. 그 이유는...

4 혈색소증을 앓는 환자는 주기적으로 혈액을 채혈하여 치료할 수 있다. 그 이유는...

5 골수섬유증 질환은 빈혈을 일으킨다. 그 이유는...

a 적혈구생성 성장인자는 그 기관에서 생성된다.

b 혈액소실은 몸으로부터 지나치게 철을 제거한다.

c 골수성 기질세포의 증식은 정상적인 조혈조직을 배제한다.

d 이러한 세포로부터 나온 내재인자는 비타민 B_{12} 흡수에 필수적이다.

e 비타민은 DNA 합성에 필수적이다.

악성빈혈

Pernicious anemia

악성빈혈은 위점막에서 내재인자가 부적절하게 생성되어 발생한다. 이 인자는 종말 돌창자에서 비타민 B_{12}의 효과적인 흡수에 필수적이다. 비타민 B_{12}는 적혈구 생성에 필수적이므로 나타나는 증상과 징후는 대개 적혈구수 감소 시 나타나는 증상(피곤, 창백, 호흡이 짧음, 가슴통증)과 유사하다. 적혈구는 정상보다 크나(큰적혈구) 정상적인 헤모글로빈을 갖고 있다. 감소된 비타민 B_{12}에 의한 신경학적인 영향은 손과 발의 무감각, 균형을 잘 잡지 못하고, 반사기능이 떨어지고, 우울증, 혼란을 일으킨다. 치료는 고농도의 비타민 B_{12}의 복용약이나 주사제로 치료한다.

혈액형과 지혈

Blood Groups and Hemostasis

적혈구는 세포표면에 특수한 분자가 있는데 이를 항원이라고 한다. ABO형은 혈액형에서 가장 중요하며, 적혈구 표면에 있는 두 항원(A항원과 B항원)의 유무에 따라서 4개의 유형(A형, B형, AB형, O형)으로 구성된다. 다른 중요한 형은 Rh인자와 관련이 있다. 개인들은 그들의 적혈구에 Rh인자(Rh+ 또는 Rh−)를 가지고 있다. 지혈은 혈관으로부터 혈액의 소실을 멈추게 하는 자연적인 기전이다.

주요 용어(key terms)

항체 Antibody 형질세포에서 만든 면역단백질의 한 유형. 대부분의 항체는 면역글로불린(IgG)으로서 혈액 내에서 순환한다. 그러나 일부는 상피세포 표면에 분비된다. 항체는 항원이라고 하는 특이한 분자에 부착하는 결합부위를 갖고 있다. 이러한 항원에는 미생물에 있는 분자, 미생물의 독소 또는 신체 자신의 세포들이 있다.

항원 Antigen 항체와 결합하는 분자. 항원은 이물질이다—예를 들면 침입한 세균, 바이러스, 기생충 또는 곰팡이—또는 신체 자신의 세포들.

적혈구 Red blood cell 핵이 없고 세포질에 대분자의 헤모글로빈이 있는 혈구세포의 한 유형이다. 이 세포는 산소와 일부 이산화탄소를 운반한다.

Rh음성 Rhesus negative 자신의 적혈구에 Rh인자 항원(D항원)을 갖고 있지 않은 것을 말한다. 오직 백인 유럽인의 약 15%와 아프리카 자손들의 6%는 Rh음성이다.

Rh양성 Rhesus positive 자신의 적혈구에 Rh인자 항원(D항원)을 갖고 있는 것을 말한다. 모든 민족에게는 흔한 상태이다. 전에 Rh+혈액에 노출되었던 Rh양성인 모체의 혈액은 태반을 거쳐 항체가 Rh−태아에게 전달되어 아기에게 해를 입힐 수 있다.

A형 Type A 적혈구 표면에 A항원이 나타나는 혈액형. A항원은 특이한 탄수화물 사슬(각각 1분자의 N-acetyl galactosamine, N-acetyl glucosamine, fucose와 2분자의 galactose가 함유)로 구성되어 있다.

AB형 Type AB 적혈구 표면에 A항원과 B항원이 나타나는 혈액형

B형 Type B 적혈구 표면에 B항원이 나타나는 혈액형. B항원은 특이한 탄수화물 사슬(각각 1분자의 N-acetyl glucosamine과 fucose와 3분자의 galactose가 함유)로 구성되어 있다.

O형 Type O 적혈구 표면에 A항원과 B항원이 나타나지 않는 혈액형

만능공여자 Universal donor O형과 Rh−인 사람은 "만능공여자"라고 한다. 그 이유는 이들 혈액은 수혈반응 없이 어느 사람에게나 줄 수 있기 때문이다. 이들의 적혈구는 면역반응을 일으킬 어떠한 A, B 또는 D(Rh인자)항원을 갖고 있지 않기 때문이다.

만능수혈자 Universal recipient AB형과 Rh+인 사람은 "만능수혈자"라고 한다. 그 이유는 어떠한 사람으로부터 혈액을 수혈받을 수 있기 때문이다. 이들의 혈액은 A, B 또는 D항원에 대한 항체가 없기 때문이다.

ABO 혈액형 ABO Blood Groups

혈액형을 구분하는 데 고려해야 하는 것은 혈액 내 항원을 찾아내는 여러 가지 방법이 있다. 가장 중요한 것은 ABO혈액형이다. 사람은 적혈구 표면에 A 또는 B항원(A형 또는 B형)을 갖고 있거나, 2개의 항원을 갖고 있거나(AB형), 어떠한 항원도 갖고 있지 않는(O형) 혈액형이 있다. 한 혈액형을 가진 사람은 다른 혈액형의 항원을 갖고 있는 사람으로부터 적혈구에 대한 항체를 만든다. 만약 한 혈액형을 갖고 있는 사람이라면, 같은 형의 혈액을 받을 수 있거나 또는 O형의 혈액을 받을 수 있다. AB형인 사람은 A, B 또는 O형인 사람으로부터 혈액을 받을 수 있다.

항원 (적혈구표면)	항체 (혈장)	혈액형의 유형
A항원 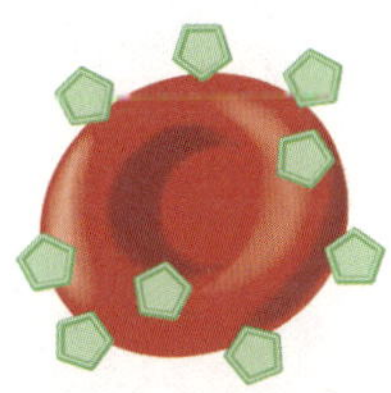	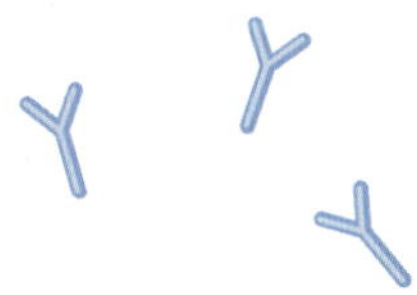	A형 B형 또는 AB형을 받을 수 없다. A형 또는 O형만 받을 수 있다.
B항원 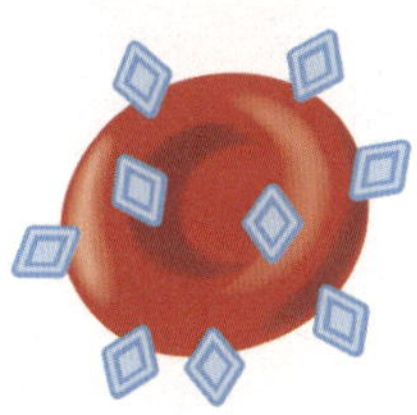	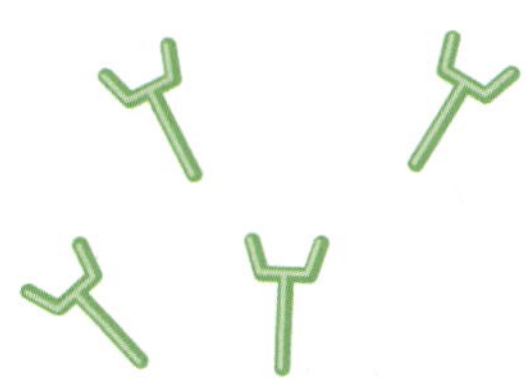	B형 A형 또는 AB형을 받을 수 없다. B형 또는 O형만 받을 수 있다.
A와 B항원 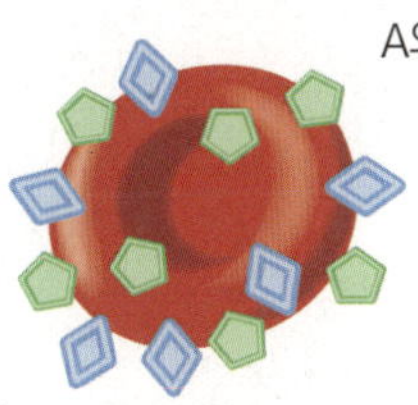	항체가 없음 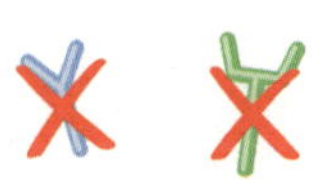	AB형 어느 혈액형도 받을 수 있다. 만능수혈자
A와 B항원이 없음 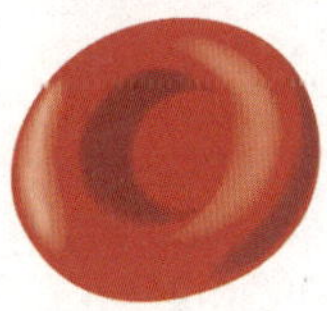	A와 B항체 둘 다 있음 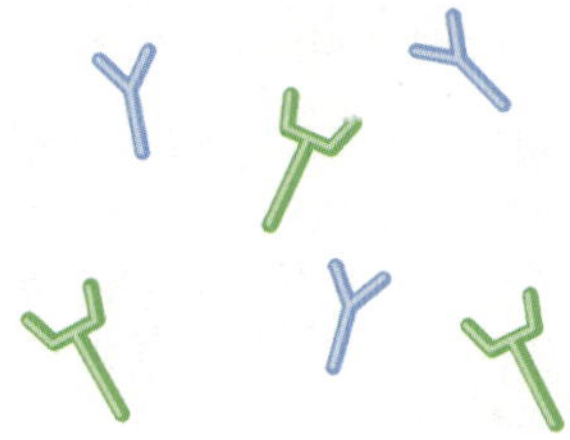	O형 O형만 받을 수 있다. 만능공혈자

True or false 문장의 설명이 옳으면 T, 옳지 않으면 F로 표시하시오.

1	지혈 시 일어나는 첫 번째 사건은 혈관확장이다.	
2	가장 중요한 혈액형 판별법은 ABO형이다.	
3	AB형 사람은 ABO혈액형의 어떠한 유형의 혈액형을 갖고 있는 사람으로부터 혈액을 받을 수 있다(만능수혈자).	
4	혈소판은 혈관벽에 있는 작은 새는 곳을 막을 수 있는 작용을 한다.	
5	혈소판 감소는 큰 규모의 타박상을 야기한다.	
6	혈액응고의 내재적인 응고경로는 내피의 국소적인 손상에 의하여 활성화된다.	
7	응고인자는 콩팥에서 만들어진다.	
8	혈액응고의 외재적인 응고경로는 대개 혈관 안에서 활성화된다.	
9	혈액응고의 내재적인 응고경로와 외재적인 응고경로의 마지막 공통된 응고경로는 섬유소원이 섬유소로의 전환이다.	
10	플라스민은 피떡을 용해하기 위하여 섬유소를 분해할 수 있다.	

지혈

Hemostasis

지혈은 파괴된 혈관의 구멍을 막아주는 신체의 기전이다. 지혈에 기여하는 일련의 사건이 있다. 첫째, 혈관의 경련은 손상된 혈관이 있는 부위를 지배하는 세동맥을 수축한다. 둘째, 끈적끈적한 혈소판 마개가 손상된 혈관에서 형성된다. 셋째, 혈액은 많은 혈액응고인자에 의하여 섬유소원을 섬유소로 변화시키고, 혈액성분을 단단한 겔상태로 결합하여 응고가 된다. 지혈의 마지막 단계는 혈소판에 있는 액틴과 미오신이 상처 부위의 양쪽 모서리를 잡아당겨 피떡을 수축시킨다. 응고된 혈액에서는 액체성분이 빠져나오는데, 이를 혈청이라 한다.

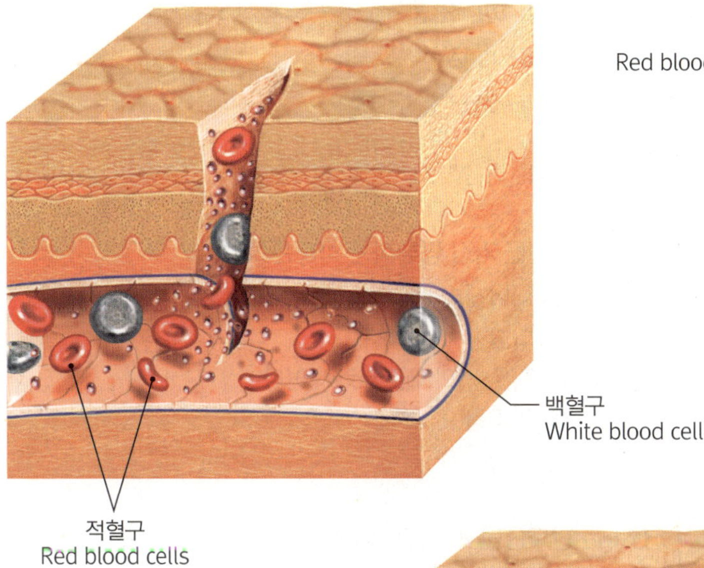

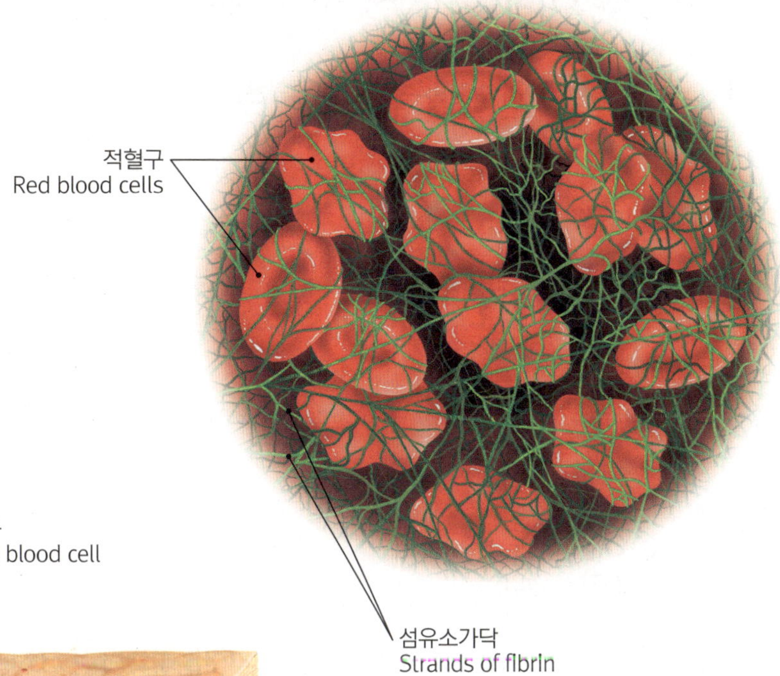

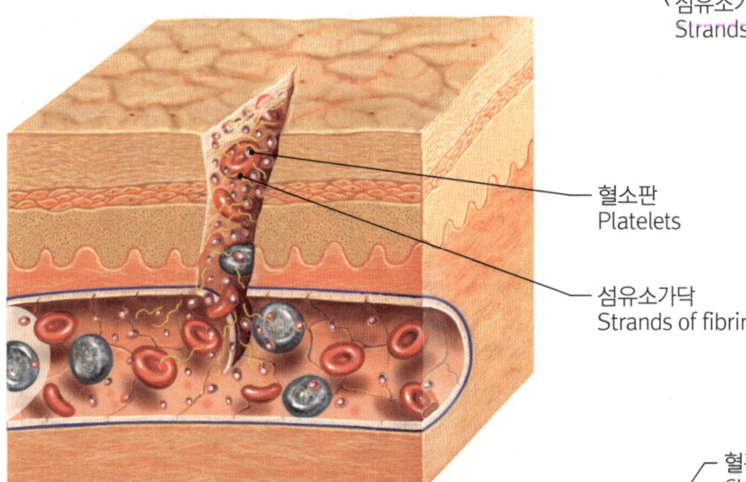

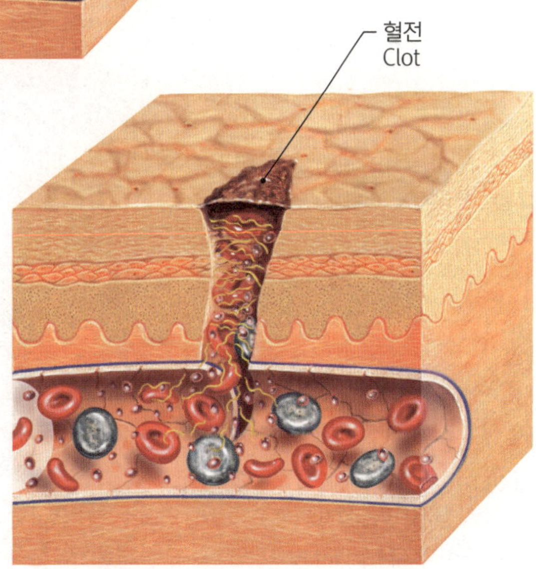

지혈 시 일어나는 변화들
Events in Hemostasis

작은 혈관의 벽이 찢어지거나 절단되었을 때(위왼쪽 그림), 혈액은 압력에 의하여 자연적으로 새어 나온다. 그러나 손상된 조직과 아교섬유가 혈소판과 접촉하여 혈소판의 응집이 일어나 피떡을 형성한다(가운데 그림). 새어 나온 혈액의 응고는 응고의 외재경로가 시작되어 피떡이 형성될 때 일어난다(아래 그림). 마지막으로, 적혈구는 섬유소 단백질 사슬의 치밀한 그물 속에 갇히게 된다(위오른쪽 그림).

Multiple choice 질문에 맞는 답을 고르시오.

1 A형인 사람에게 수혈할 수 있는 혈액형은?
Ⓐ A형과 B형
Ⓑ 오직 A형
Ⓒ A형과 O형
Ⓓ B형
Ⓔ A형과 AB형

2 만능공혈자의 혈액형은?
Ⓐ AB형
Ⓑ A형
Ⓒ B형
Ⓓ O형
Ⓔ 정답이 없다.

3 차후의 임신 시 태아적아구증은 분만 후 무엇을 모체의 Rh+태아에 주입하여 방지할 수 있는가?
Ⓐ anti-D IgM
Ⓑ 태아 IgM
Ⓒ antifetal IgE
Ⓓ anti-G IgD
Ⓔ 정답이 없다.

4 비타민 K 의존성 응고인자는?
Ⓐ II, VII, IX, X
Ⓑ I, VII, IX
Ⓒ II, VIII, IX
Ⓓ I, II, III, IV
Ⓔ II, III, IV, X

5 지혈을 가장 방해하는 약물은?
Ⓐ 페니실린
Ⓑ 디고신
Ⓒ 적은 양의 메토트렉세이트
Ⓓ 와파린
Ⓔ 비타민 D

6 항트롬빈 III 응고인자를 안정화하여 항응고 효과를 내는 약물은?
Ⓐ 와파린
Ⓑ 아스피린
Ⓒ 페나세틴
Ⓓ 플라스민
Ⓔ 헤파린

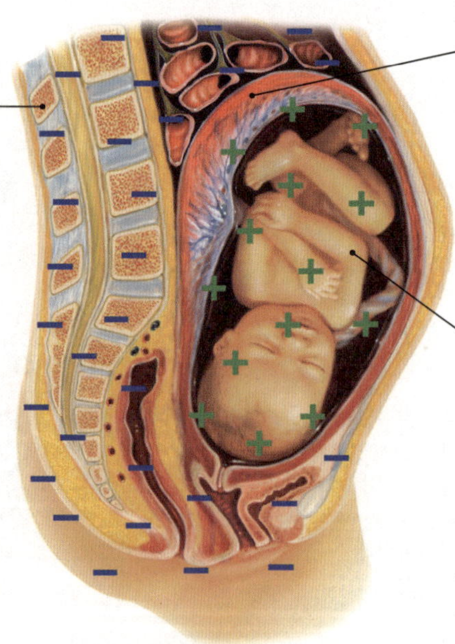

Rh 인자
Rhesus (Rh) Factor
(see three images to the right)

임신 시 문제는 모체가 Rh-이거나 태아가 Rh+라면 일어난다. 태아의 적혈구는 모체의 Rh항체에 의하여 파괴될 것이다.

첫 번째 임신 First pregnancy

혈류가 섞이지 않으므로 문제는 드물게 나타난다.

7 혈액응고의 연속단계는 몇 초 정도에 시작하는가?

Ⓐ 100밀리세컨드
Ⓑ 1초
Ⓒ 3초
Ⓓ 15초
Ⓔ 3분

8 응고인자가 생산되는 부위는 어느 기관인가?

Ⓐ 지라
Ⓑ 골수
Ⓒ 간
Ⓓ 소화관 벽
Ⓔ 정답이 없다.

9 지혈의 초기 사건은 어느 것인가?

Ⓐ 세동맥 혈관수축
Ⓑ 섬유소혈병의 융해
Ⓒ 섬유모세포 수축
Ⓓ 섬유소원이 섬유소로 전환
Ⓔ 플라스미노겐이 플라스민으로 전환

10 혈소판의 활성화 되었을 때 일어나는 것과 관련이 없는 것은?

Ⓐ 칼슘 방출
Ⓑ ADP의 방출
Ⓒ 트롬복산 A_2 방출
Ⓓ 플라스미노겐 방출
Ⓔ 다른 혈소판을 끌어들임

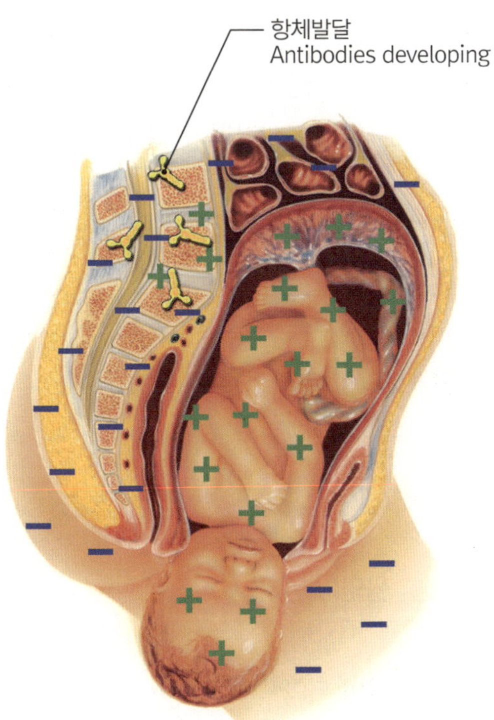

첫 번째 임신 후 분만 First pregnancy delivery

신생아의 혈액은 분만 중에 모체 혈액으로 새어 나와 Rh-모체는 Rh+혈구를 파괴할 항체가 만들어지게 된다.

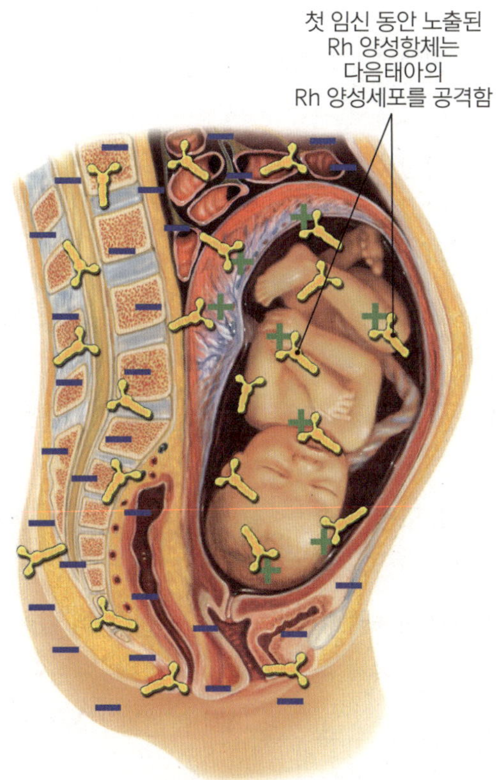

두 번째 임신 Second pregnancy

모체는 첫 번째 임신 후에 anti-D gammaglobulin 주사를 맞지 않으면, 모체는 이후 출산 될 신생아의 혈구세포를 공격할 항체가 만들어질 것이다.

Fill in the blanks 빈칸에 알맞은 답을 쓰시오.

1 O형인 사람을 ______________ 라고 한다.

2 태아와 모체 상이의 Rh 부적합성은 ______________ 을 야기한다.

3 섬유소 피떡의 용해는 ______________ 작용에 기인한다.

4 순환혈액내 응고인자 VIII은 단단히 ______________ 에 결합되어 있다.

5 혈관 분지에서 비정상적인 혈소판의 응집은 ______________ 라고 하는 상태로 발생한다.

6 내피세포가 손상되었을 때 구조적 단백질인 ______________ 과 ______________ 의 노출은 혈소판 유착을 일으킨다.

7 ______________ 으로 빨리 치료하면 중요한 동맥속의 혈전을 용해할 수 있다.

8 혈액응고의 기계적인 힘은 주로 ______________ 에 의한다.

9 혈관 수선의 일부로서 민무늬근육의 수축과 내피세포의 증식을 자극하는 내피에서 분비되는 호르몬을 ____________ 라고 한다.

10 임상적으로 사용하는 비타민 K의 길항제는 ______________ 와 ______________ 이다.

11 혈소판으로부터 ______________ 이온의 방출은 응고인자 연속단계에 기여한다.

12 응고인자 VIII은 항 ______________ 인자라고 한다.

13 대뇌동맥에서 ______________ 의 갑작스러운 형성은 뇌졸중의 흔한 원인이 된다.

14 ______________ 에서 혈전의 갑작스러운 형성은 심근경색의 흔한 원인이 된다.

Match the statement to the reason

각각의 문장과 이유가 타당한 것끼리 연결하시오.

1 O형은 어떠한 ABO 혈액형에게 수혈할 수 있다. 그 이유는…	a 이것은 비타민 K 의존성 응고인자의 형성을 차단한다.
2 와파린은 항응고제이다. 그 이유는…	b O형인 사람의 적혈구는 세포 표면에 A 또는 B항원을 가지고 있지 않다.
3 헤파린은 빠르게 항응고제로 작용한다. 그 이유는…	c 섬유소를 용해하기 위하여 플라스미노겐을 플라스민으로 전환한다.
4 심장동맥에 혈전이 형성된 후 바로 조직플라스미노겐 활성제의 투여는 혈관 폐색을 없앨 수 있다. 그 이유는…	d 대부분의 응고인자는 그 기관에서 만들어진다.
5 간질환은 혈액응고기전에 결함을 일으킨다. 그 이유는…	e 그것은 항트롬빈 III 응고인자를 안정화한다.

혈우병

Hemophilia

응고인자는 로마숫자로 이름을 명명한다. 혈액응고 기전은 한 인자가 연속된 다음 물질로의 전환을 촉매하는 식으로 생화학적인 연속단계에 의존한다. 혈우병은 대개 유전적인 질환으로서 한 개 또는 그 이상의 응고인자가 결핍된 질환이다. 혈우병 A는 응고인자 VIII의 결핍에 의하여 야기되고, 혈우병 B는 응고인자 IX의 결핍에 의하여 일어난다. 이 질환은 대개 X염색체에 열성적으로 유전되고, 남성에서 흔하게 발병한다. 혈우병환자의 경우, 특히 윤활관절에서 일어났을 때 손상을 주는 내부 출혈을 피하기 위하여 응고인자의 수혈이 필요하다.

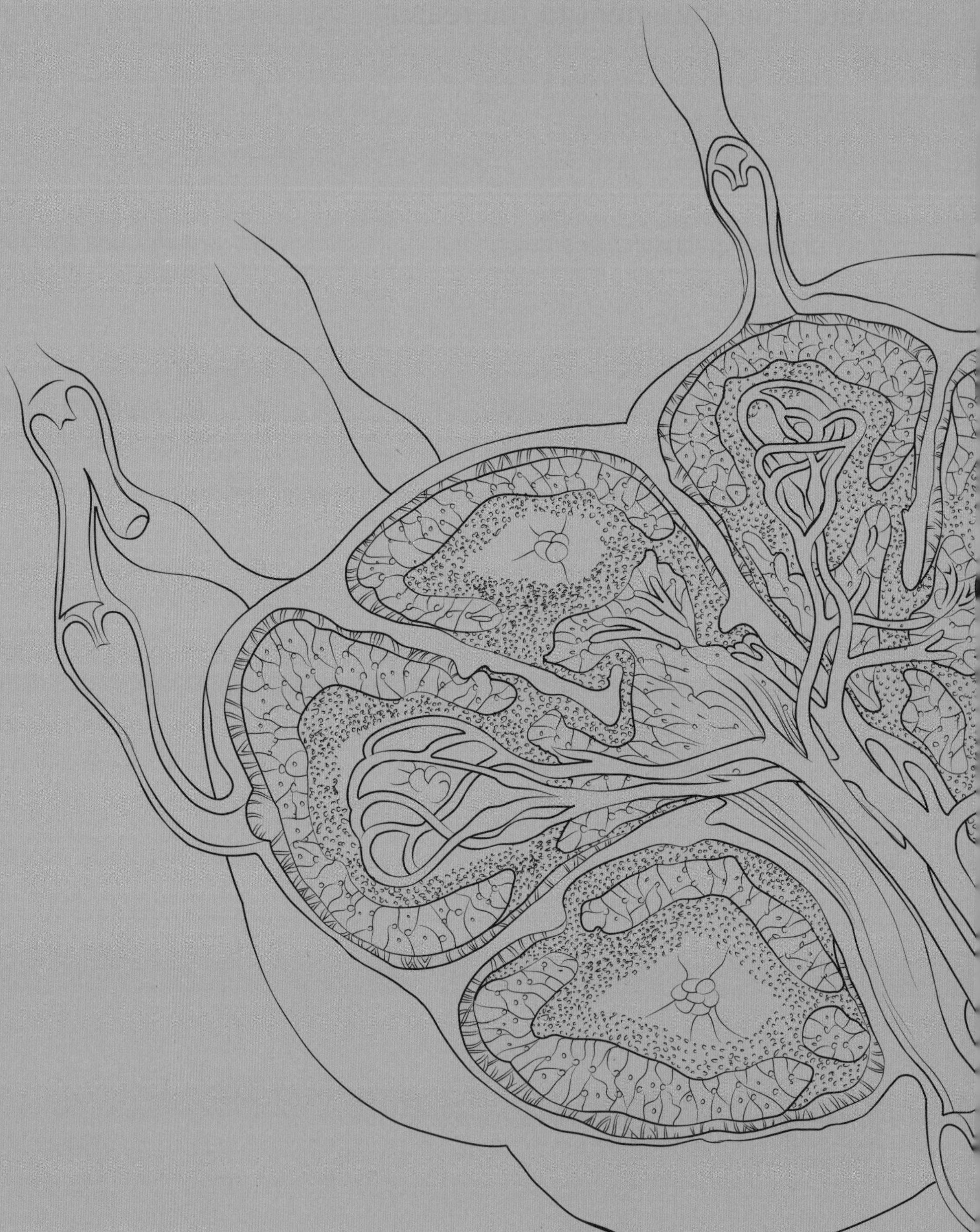

11

면역계통

THE IMMUNE SYSTEM

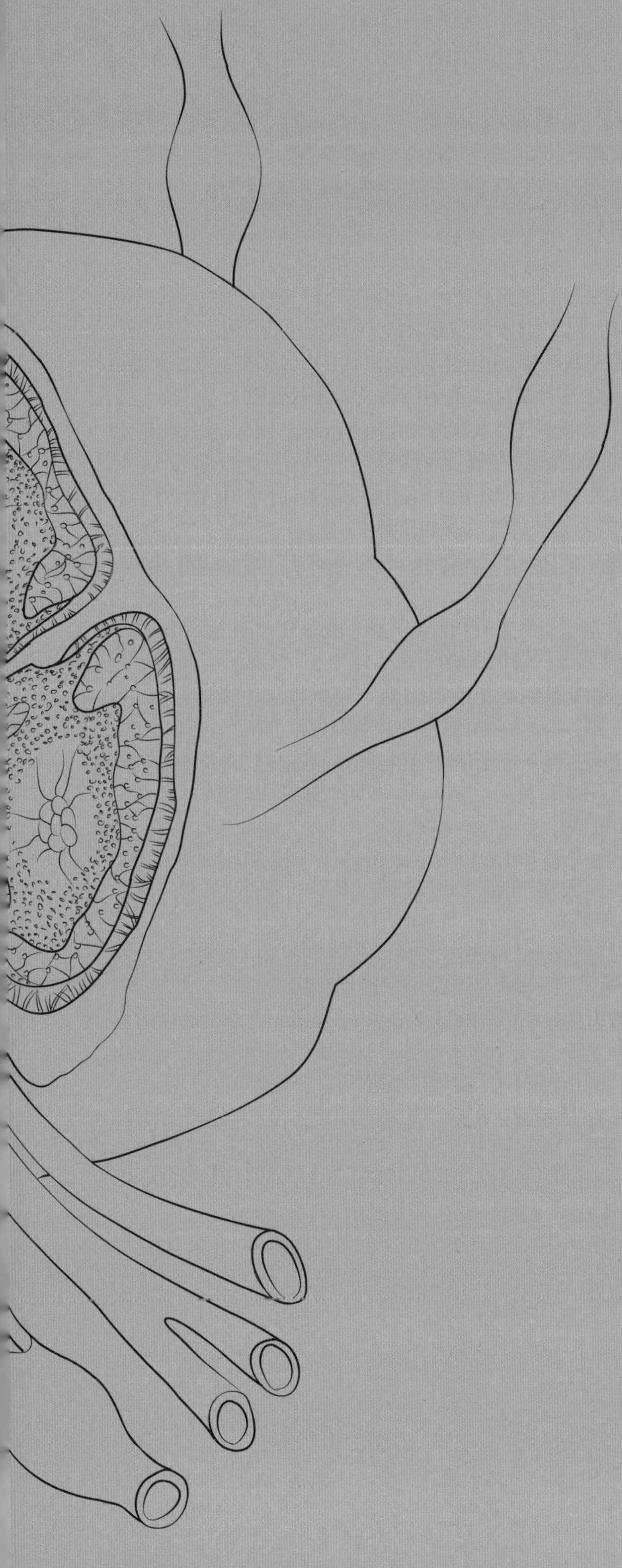

림프절

Lymph Nodes

림프절은 면역계통 세포들의 집단으로서 지나친 조직액을 몸순환의 정맥으로 운반하는 림프관을 따라 위치한다. 각 림프절은 겉질과 속질로 구성되며, 이들은 모두 피막으로 덮혀 있다. 들림프관은 피막을 뚫고 림프를 림프절로 이동시킨다. 림프절에는 문이 있어 이곳으로 혈관이 들어오고 나가며, 날림프관은 림프절로부터 림프를 멀리 내보낸다.

주요 용어(key terms)

앞겨드랑림프절 Anterior group 작은가슴근의 모서리를 따라 위치하는 림프절. 가쪽 위가슴과 가쪽 젖에서 온 림프를 배출한다.

꼭대기겨드랑림프절 Apical axillary nodes 림프가 가슴공간으로 지나가기 전 겨드랑의 꼭대기에 있는 겨드랑림프절의 마지막 집단이다.

겨드랑림프절 Axillary nodes 겨드랑의 벽 주위에 위치한 림프절 집단. 이들 림프는 꼭대기 림프절로 배출된 후 빗장밑림프줄기로 배출된다.

볼림프절 Buccal nodes 입안의 가쪽벽에 있는 얕은림프절. 이들은 뺨, 입술, 가쪽 입안에서 온 림프를 배출한다.

목림프절 Cervical nodes 목에 있는 림프절. 대개 깊은층집단과 얕은층집단으로, 깊은층은 속목정맥을 따라 위치하고, 얕은층은 바깥목정맥을 따라 위치한다.

가슴림프관팽대 Cisterna chyli 가로막의 대동맥구멍 근처에 있는 가슴림프관이 시작하는 확장된 주머니. 이 가슴림프관팽대는 창자림프줄기, 허리림프줄기, 내림갈비사이림프줄기를 받아들인다.

온엉덩림프절 Common iliac nodes 온엉덩정맥을 따라 주행하는 깊은림프절. 이들은 다리, 골반, 아래배벽에서 온 림프를 받아들인다.

팔오금림프절 Cubital nodes 팔꿉 앞에 있는 얕은림프절. 이들은 손과 아래팔에서 온 림프를 배출한다.

바깥엉덩림프절 External iliac nodes 바깥엉덩정맥을 따라 위치하는 깊은림프절. 이들은 다리와 고샅부위에서 온 림프를 배출한다.

갈비사이림프절 Intercostal nodes 갈비사이공간을 따라 위치하는 뒤가슴벽의 깊은림프절. 이들은 가쪽 가슴벽에서 온 림프를 배출한다.

속엉덩림프절 Internal iliac nodes 가쪽 골반안에 있는 깊은림프절. 이들은 골반의 기관에서 온 림프를 배출한다.

가쪽겨드랑림프절 Lateral group 겨드랑의 가쪽모서리를 따라 위치하는 림프절집단. 팔에서 온 림프를 배출한다.

손바닥과 손등림프얼기 Palmar and dorsal plexus 손바닥과 손등에 있는 가는 림프관의 얼기

복장옆림프절 Parasternal nodes 복장뼈와 갈비연골 바로 뒤의 앞쪽 가슴에 있는 깊은림프절

귀밑샘림프절 Parotid nodes 바깥귀 바로 앞의 귀밑샘 위에서 만져지는 얕은림프절

발바닥과 발등림프얼기 Plantar and dorsal plexus 발바닥과 발등에 있는 가는 림프관의 얼기

다리오금림프절 Popliteal nodes 무릎 뒤에서 만져지는 얕은림프절. 종아리와 발에서 온 림프를 배출한다.

뒤세로칸림프절 Posterior mediastinal nodes 가슴 뒤쪽에 위치한 깊은림프절. 이들은 식도, 큰혈관 및 뒤가슴벽에서 온 림프를 배출한다.

귓바퀴뒤림프절 Retroauricular nodes 바깥귀 뒤에서 만져지는 얕은림프절. 이들은 머리덮개 뒤쪽과 바깥귀에서 오는 림프를 배출한다.

엉치림프절 Sacral nodes 엉치뼈앞에 위치하는 림프절로서 골반 뒤쪽의 기관으로부터 온 림프를 배출한다.

얕은고샅림프절 Superficial inguinal nodes 고샅부위에서 만져지는 림프절. 고샅인대 바로 아래에서 T자 모양으로 배열되어 있으며, 다리에서 온 림프를 배출한다.

가슴림프관 Thoracic duct 몸에서 가장 크고 긴 림프관. 이들은 아래 몸통, 다리, 왼가슴, 왼팔, 왼머리와 목에서 온 모든 림프를 왼빗장밑정맥과 왼팔머리정맥이 만나는 부위에서 정맥으로 배출한다.

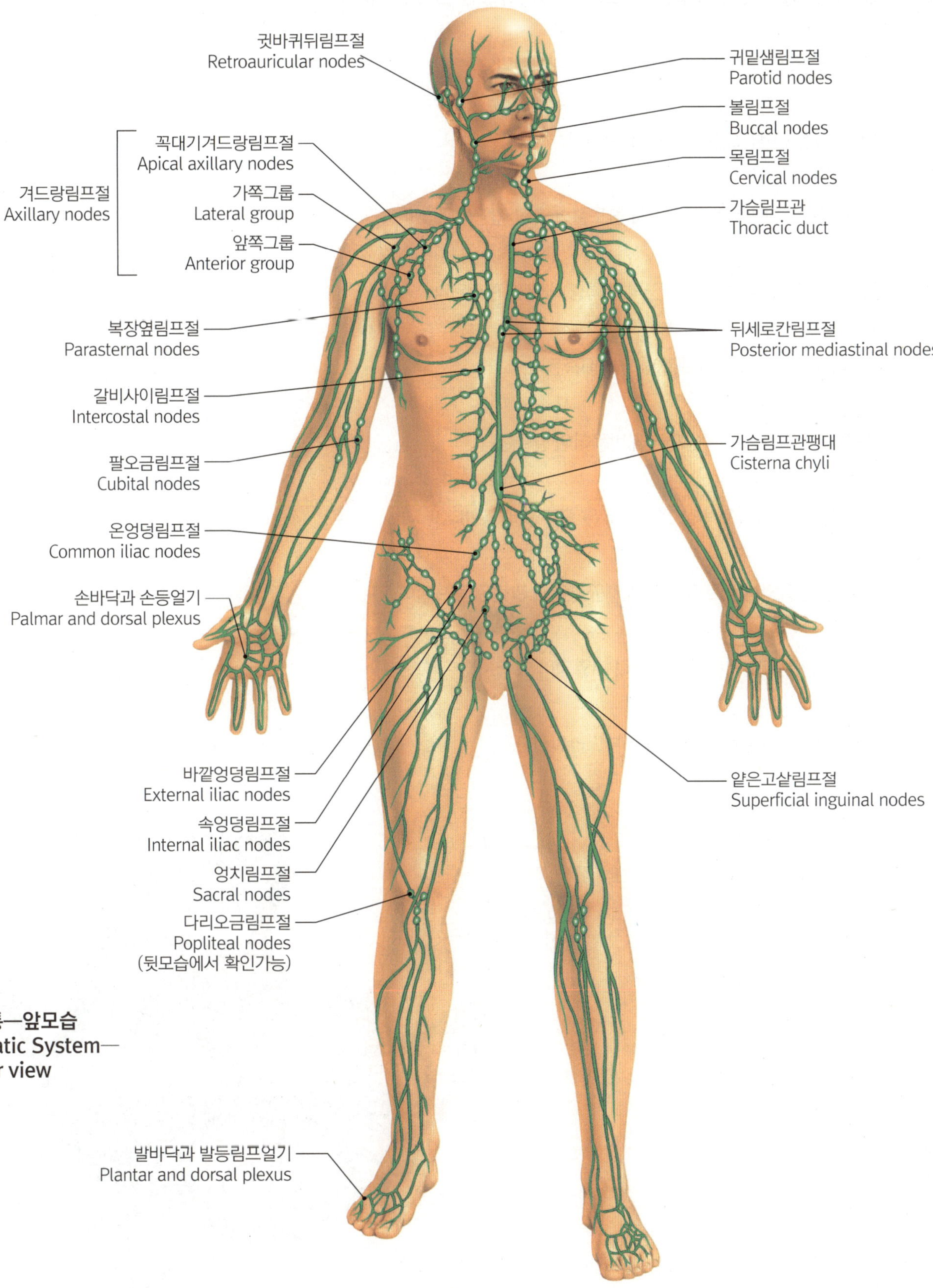

림프계통—앞모습
Lymphatic System—anterior view

True or false 문장의 설명이 옳으면 T, 옳지 않으면 F로 표시하시오.

1	대부분의 림프절은 팔다리와 얕은조직에 위치한다.	
2	몸에서 가장 큰 림프관은 가슴림프관이다.	
3	중간세로칸에 위치하는 가슴에서 림프절이 가장 집중되어 있다.	
4	창자의 림프절은 부착된 창자간막 주름층 내에서 관찰된다.	
5	뇌는 머리뼈안에 있는 림프절에 의해 배출된다.	
6	림프절의 종자중심은 항원자극에 반응하여 발달한다.	
7	림프관은 몸의 아래쪽 반절 전체에서 온 림프를 배출한다.	
8	커지고 물렁물렁한 림프절은 대개 세균감염과 관련된 림프절이다.	
9	고샅림프절은 고샅인대에 평행하여 배열되어 있다.	
10	암과 관련된 림프절은 빨갛게되고 부드러워진다.	

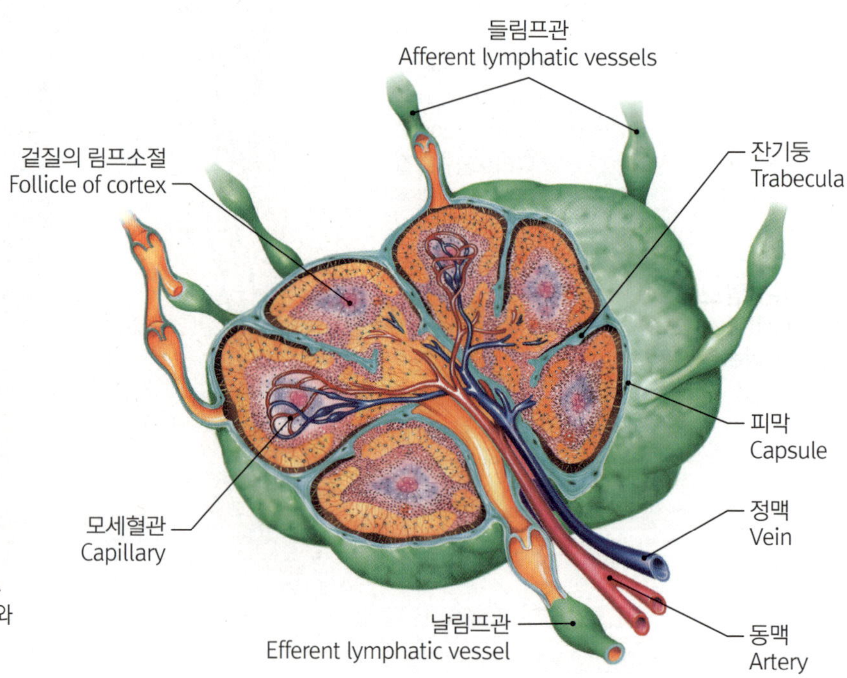

림프절 Lymph Nodes

림프절은 림프관을 따라 위치하는 림프구의 집단이다. 이들은 림프를 여과하고, 세균, 바이러스 또는 곰팡이와 같은 다른 분자들을 감시하는 기능을 한다.

Multiple choice 질문에 맞는 답을 고르시오.

1 다리에서 온 림프는 주로 어느 부위에 있는 림프절로 배출되는가?

Ⓐ 볼기부위
Ⓑ 속엉덩부위
Ⓒ 고샅부위
Ⓓ 배꼽부위
Ⓔ 도르래부위

2 손가락을 뱀에 물렸을 때 독은 무엇을 통하여 운반되는가?

Ⓐ 동맥
Ⓑ 림프관
Ⓒ 세정맥
Ⓓ 근막
Ⓔ 근육막

3 가슴림프관이 시작되는 잠재적인 부위는?

Ⓐ 가슴림프관팽대
Ⓑ 고샅림프절
Ⓒ 속엉덩림프절
Ⓓ 왼속목정맥
Ⓔ 다리오금림프절

4 혀 끝에 발생한 종양은 처음에 어디로 전이될 가능성이 있는가?

Ⓐ 턱끝밑림프절
Ⓑ 목정맥두힘살근림프절
Ⓒ 목정맥어깨목뿔근림프절
Ⓓ 턱밑림프절
Ⓔ 빗장위림프절

5 겨드랑림프절로 배출하지 않는 몸의 부위는?

Ⓐ 손
Ⓑ 팔꿉
Ⓒ 안쪽 유방
Ⓓ 가쪽 유방
Ⓔ 큰가슴근

6 림프절에서 대부분의 B림프구가 위치하는 곳은?

Ⓐ 피막
Ⓑ 피막밑동굴
Ⓒ 속질끈
Ⓓ 속질굴
Ⓔ 림프소절

7 림프절에서 대부분의 T림프구가 위치하는 곳은?

Ⓐ 깊은겉질
Ⓑ 피막밑동굴
Ⓒ 속질끈
Ⓓ 속질굴
Ⓔ 림프소절

림프부종
Lymphedema

림프부종은 림프관의 폐색에 의한 세포밖 체액의 축적에 의한 조직의 종창이다. 정상적으로 동맥이 있는 말초조직으로 운반된 적은 양의 체액은 림프관에 의하여 몸의 깊은 곳까지 다시 운반된다. 이 관이 암세포나 기생충의 침입에 의하여 막히면 조직 내 체액이 축적된다. 림프부종은 흔히 암의 외과적인 수술(유방암, 흑색종) 후 림프관과 림프절을 제거한 서양의 환자에서 관찰된다. 개발도상국에서, 이 질환은 사상충증(선충의 감염)에 의하여 역시 야기된다.

Fill in the blanks 빈칸에 알맞은 답을 쓰시오.

1 림프절 피막밑의 공간은 __________라고 한다.

2 림프관은 __________와 __________이 만나는 곳에 열린다.

3 __________는 오른팔과 오른머리에서 온 림프를 배출한다.

4 __________는 확장된 주머니와 같은 구조로서 약 20%의 사람에서 가슴림프관이 시작되는 곳이다.

5 __________는 악성신생물을 배출한다고 추측하는 첫번째 림프절이다.

6 __________림프절은 기관이 갈라지는 분기점 주위에서 관찰된다.

7 __________는 혈관이 들어가고 나가는 림프절의 일부분이다.

8 림프절의 속질끈에는 주로 __________와 __________세포가 위치한다.

9 림프절에 있는 B림프구는 __________세포로 분화한다.

10 림프절의 피막은 림프절 속으로 결합조직 __________을 분지한다.

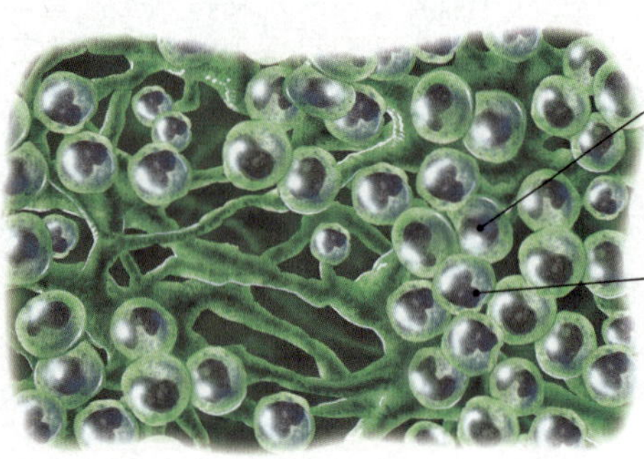

면역계통의 조직 Immune System Tissue

면역계통의 조직은 미생물에 대한 몸의 방어 기능을 한다. 또한 암세포와 같은 비정상적인 세포를 제거한다.

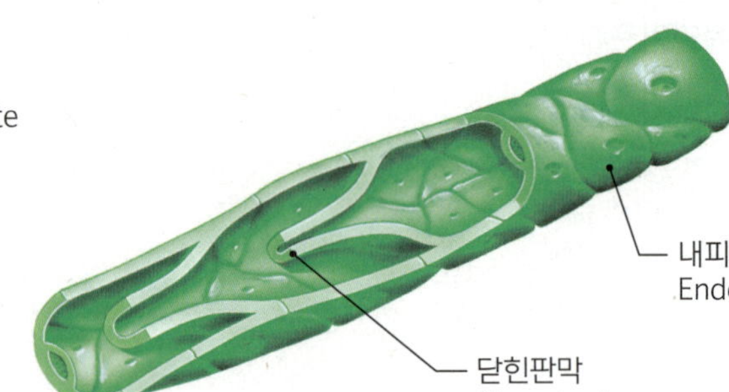

림프관 Lymphatic Vessel

림프관은 과잉의 조직액을 말초로부터 몸순환의 정맥계통으로 운반한다. 이들은 내부에 판막이 있으며 벽에는 적은 양의 민무늬근육이 있으나 압력은 낮은 관이다.

Match the statement to the reason 각각의 문장과 이유가 타당한 것끼리 연결하시오.

1 고환으로부터 배출되는 림프는 배림프절로 배출된다. 그 이유는...

2 유방암의 외과적인 수술은 종종 겨드랑림프절 제거를 동반한다. 그 이유는...

3 겨드랑림프절의 제거는 림프부종을 일으킬 수 있다. 그 이유는...

4 유방 안쪽면의 종양은 가슴으로 쉽게 전이될 수 있다. 그 이유는...

5 림프절은 종종 정맥을 따라서 관찰된다. 그 이유는...

a 이 기관은 태아기 때는 배의 위쪽에 위치한다.

b 림프관과 이들의 림프절은 종종 정맥을 따라 발달한다.

c 가슴의 안쪽면의 림프는 직접 복장옆림프절로 배출된다.

d 림프절의 제거는 역시 관련된 림프관도 제거한다.

e 이 기관의 대부분의 림프는 겨드랑의 가쪽으로 배출된다.

림프종

Lymphoma

림프종은 림프절의 세포에서 기원하는 악성신생물이다. 증상은 고열, 밤에 땀이 나고, 체중감소, 식욕을 잃고, 림프절이 커진다. 기도주위의 커진 림프절은 호흡을 어렵게 한다. 림프종은 역시 다른 림프기관인 지라로 침입하여 지라가 커질 수 있다. 림프종의 유형은 호지킨림프종과 비호지킨림프종(약 90% 정도)이 있다. Epstein-Barr바이러스는 호지킨림프종의 위험요인이다. 비호지킨림프종의 위험요인은 자가면역질환으로서 HIV감염, 면역억제제 투약, 살충제에 노출이 될 때이다. 치료는 화학요법, 방사선요법, 표적치료 및 외과적인 수술이다.

Color and label

i) 그림에 표시된 구조의 이름을 쓰시오.

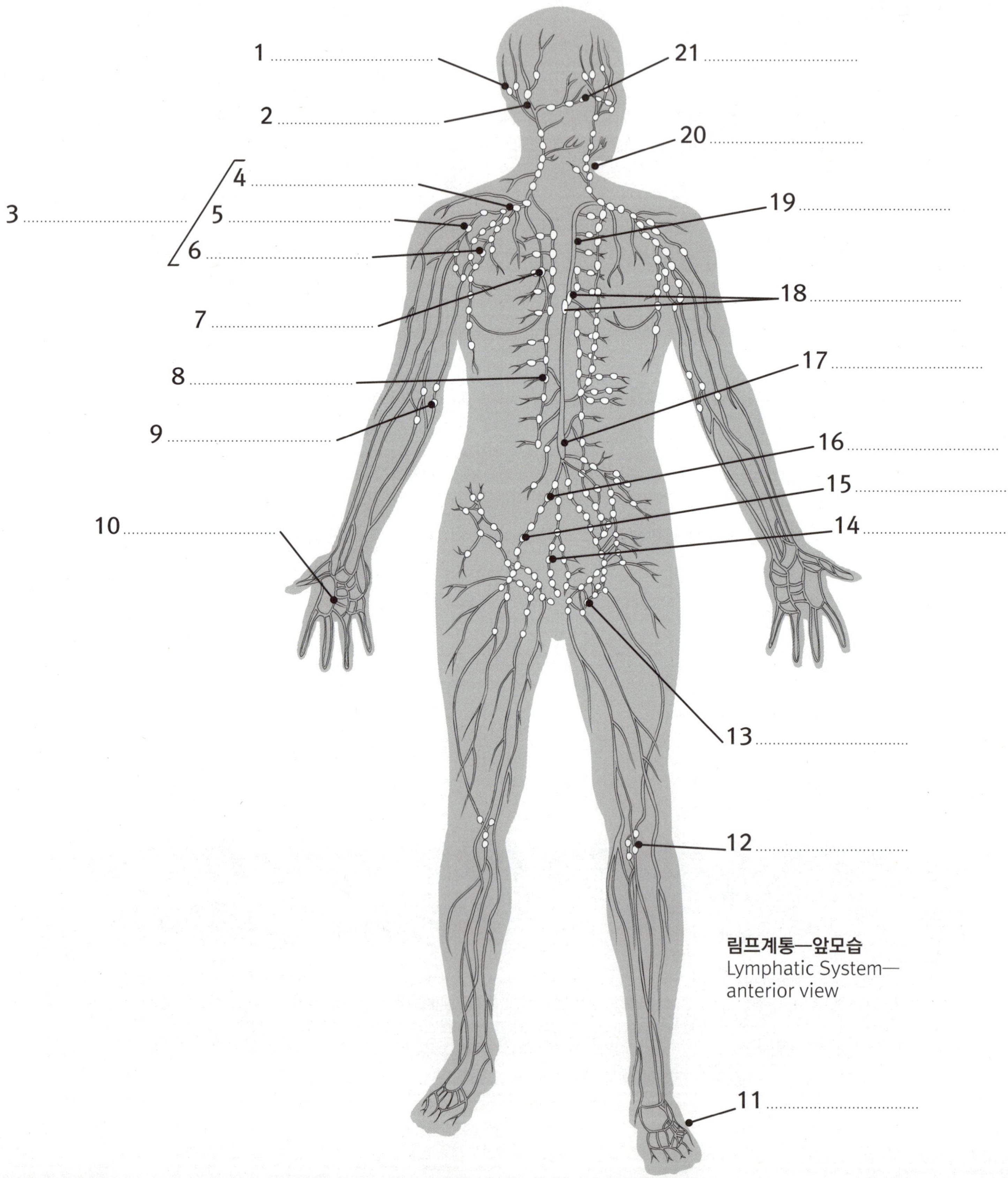

림프계통—앞모습
Lymphatic System—
anterior view

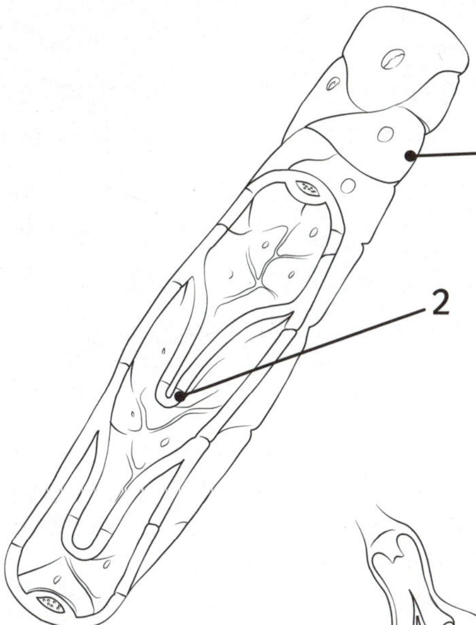

림프관
Lymph Vessel

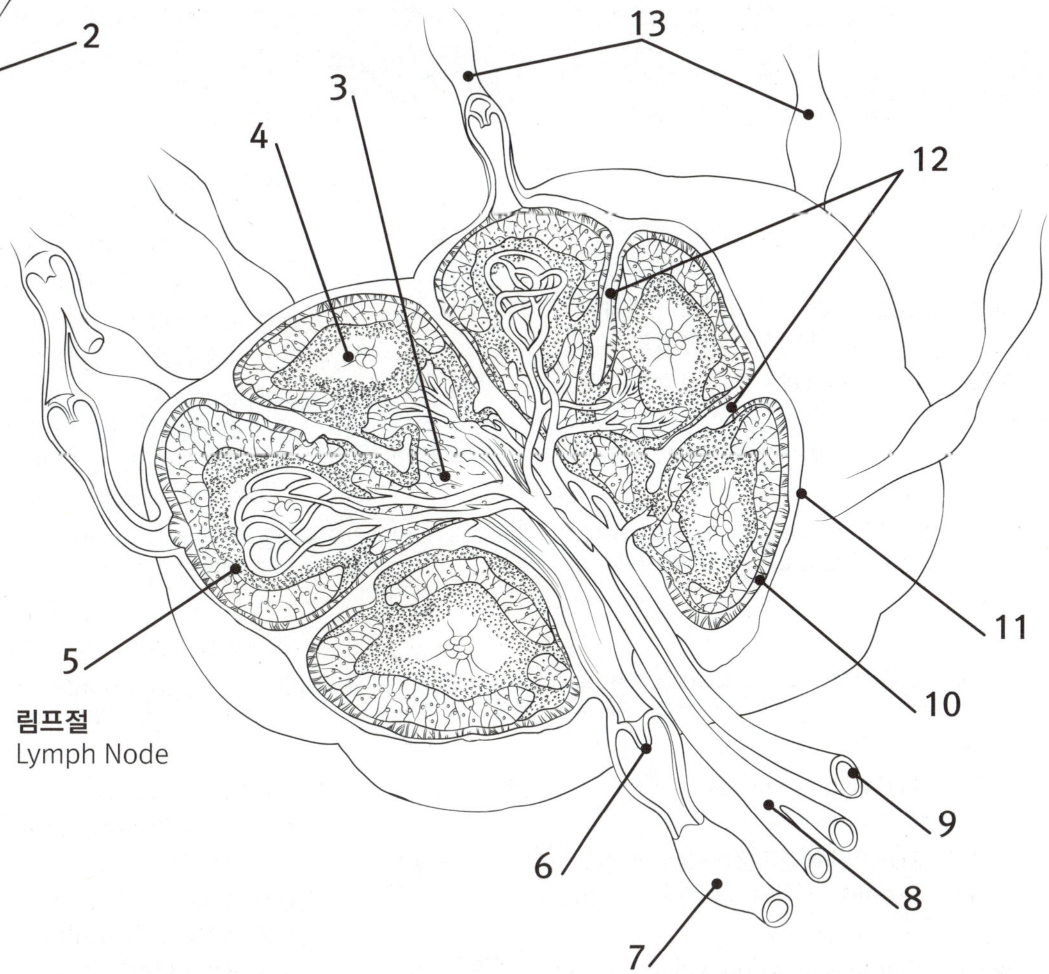

림프절
Lymph Node

ii) 그림과 일치하는 용어를 찾아 빈칸에 해당 번호를 쓰시오.

판막(Valve)	☐
닫힌판막(Closed valve)	☐
잔기둥(Trabeculae)	☐
겉질의 림프소절(Follicle of cortex)	☐
들림프관(Afferent lymphatic vessels)	☐
피막밑굴(Subcapsular sinus)	☐
날림프관(Efferent lymphatic vessel)	☐
동맥(Artery)	☐
정맥(Vein)	☐
림프관 내피세포(Lymphatic endothelial cell)	☐
피막(Capsule)	☐
속질굴(Medullary sinus)	☐
모세혈관(Blood capillary)	☐

지라와 가슴샘

Spleen and Thymus

지라는 소화관과 관련된 림프기관으로서 배의 위의 왼쪽면에 위치한다. 부드러운 결합조직 피막으로 덮혀 있고, 적색속질과 백색속질이 위치한다. 지라는 혈액을 여과하고, 세균과 바이러스, 노쇠하고 결함 있는 적혈구를 제거한다. 가슴샘은 T림프구를 생산하며 가슴에 위치한다. 가슴샘은 어린이일 때 가장 활성이 좋고 사춘기 때 퇴행한다.

주요 용어(key terms)

동맥 Artery 혈액을 심장으로부터 멀리 운반하는 압력이 높은 혈관

바닥판 Basal lamina 상피세포가 위치한 곳에서 분비한 물질. 대개 상피세포 자체에서 분비한 물질이다.

피막정맥 Capsular vein 가슴샘 겉질의 피막밑부위에서 배출하는 정맥그물의 일부분

피막 Capsule 지라를 덮고있는 결합조직. 지라의 속까지 결합조직이 뻗어 잔기둥을 이룬다.

결합조직사이막 Connective tissue septum 가슴샘의 피막이 속까지 뻗어 소엽을 나누는 사이막이 된다.

겉질 Cortex 가슴샘의 바깥부분으로서 이곳에서 T림프구가 생산된다.

첫째모세혈관세정맥 First capillary venule 가슴샘의 겉질속질 연결부위에 위치한 혈관. 모세혈관세정맥은 성숙한 T림프구가 떠나는 곳이다.

가슴샘소체 Hassall's corpuscle 가슴샘의 속질에 위치한 늙은 상피세포 집단이다.

잘록창자자국(왼잘록창자굽이) Impression of the colon (left colic flexure) 지라의 내장면으로서 왼잘록창자굽이와 접촉된 부위이다.

콩팥자국 Impression of the kidney 지라의 내장면으로서 왼콩팥과 왼부신의 위끝과 접촉된 부위이다.

위자국 Impression of the stomach 지라의 내장면에 있는 오목한 부위로서 위의 큰굽이와 위바닥과 접촉된 부위이다.

왼엽 Left lobe 가슴샘은 왼, 오른엽으로 구성되며, 엽은 불완전하게 소엽으로 나뉜다. 각 소엽은 겉질과 속질로 구성된다.

림프기관 Lymphoid organs 몸의 면역반응을 담당하는 세포들이 있는 기관. 림프절, 편도(혀편도,입천장편도, 인두편도), 지라 및 가슴샘이 있다.

속질 Medulla 속질은 가슴샘의 중심에 위치하며 남은 노쇠한 상피는 가슴샘소체를 형성한다.

위모서리패임 Notch in superior border 지라의 위모서리에 있는 패임으로서 태아기 때 소엽이 형성될 때의 잔유물이다.

적색속질 Red pulp 지라의 적색속질은 노쇠하고 결함있는 적혈구와 세포 찌꺼기가 재순환하고 감시하는 부위이다. 이곳에는 불연속적인 벽을 가진 지라동굴이 서로 얼기를 이루어 적색속질과 혈액 사이에서 세포의 이동을 가능하게 한다.

오른엽 Right lobe 가슴샘은 왼, 오른엽으로 구성되며, 엽은 불완전하게 소엽으로 나뉜다. 각 소엽은 겉질과 속질로 구성된다.

지라 Spleen 배의 왼쪽 위에 위치하는 림프기관이다. 가로막면은 가로막과 접해 있고 내장면은 위, 이자꼬리, 왼콩팥, 왼잘록창자굽이와 접해 있다. 노쇠하고 손상된 적혈구의 재순환과 혈액내 찌꺼기를 제거하는 기능을 한다.

지라동맥 Splenic artery 크고 구불구불한 복강동맥의 분지로서 위의 뒤쪽과 이자의 위모서리를 따라 지라문까지 주행한다.

지라정맥 Splenic vein 지라의 문에서 나오는 정맥으로서 지라에서 이자의 몸통과 꼬리 뒤쪽을 주행한다.

위모서리 Superior border 지라의 위모서리는 아홉째갈비뼈의 위치와 일치하며 태아기 때 소엽형성이 될 때의 잔유물이 패임이 있다.

T림프구 T lymphocyte 백혈구로서 가슴샘의 겉질에서 성숙. 선택기전에 의하여 자신의 조직을 공격하지 않는 지라에서 생산된 T림프구만을 선발한다.

가슴샘 Thymus 가슴의 앞세로칸에 위치하는 림프기관이다. 사춘기 이전에는 T림프구의 생산이 활발하고 성인이 되면 지방섬유조직으로 대치된다.

잔기둥동맥 Trabecular arteries 피막으로부터 지라의 내부를 뚫고 들어가는 결합조직으로 된 벽(잔기둥)에 있는 동맥

정맥 굴모양혈관 Venous sinusoids 지라의 굴모양혈관 불연속적인 벽으로 되어 있어 적색속질공간에서 혈구세포와의 교환을 가능하게 한다.

백색속질의 림프소절 White pulp nodule 지라에서 면역반응이 일어나는 부위. 백색속질의 림프소절에는 T와 B림프구, 항원인식세포, 형질세포가 들어 있다.

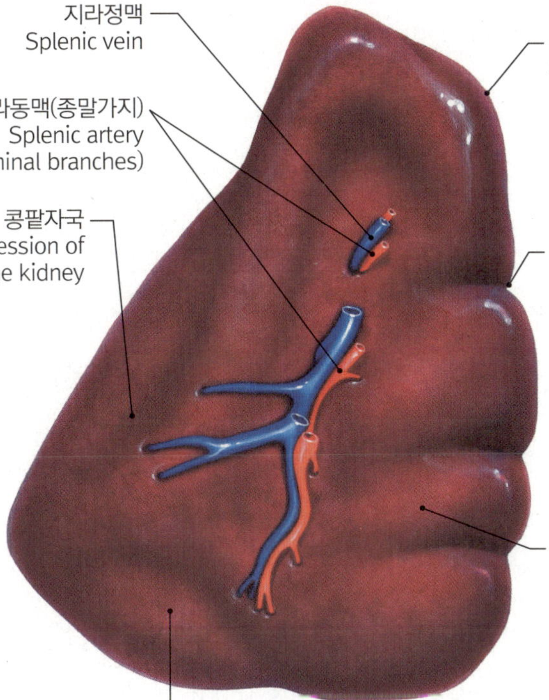

지라
Spleen

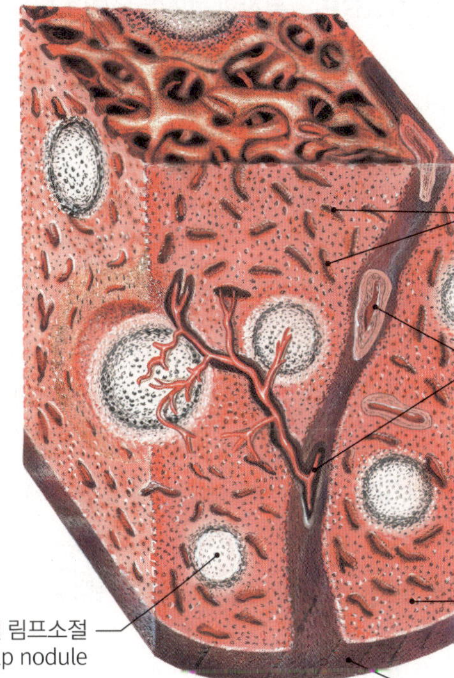

지라—미세구조
Spleen—microstructure

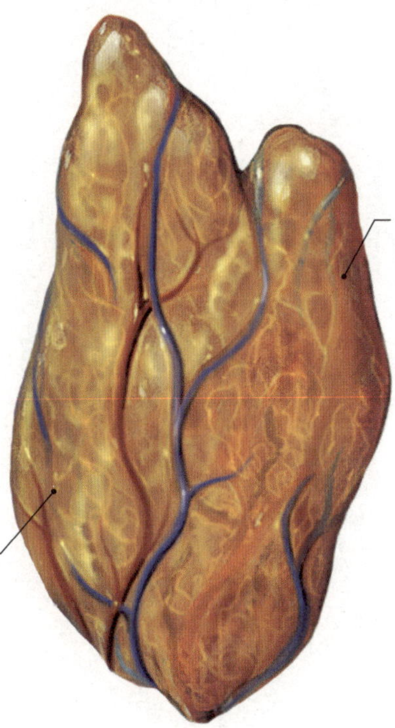

가슴샘
Thymus

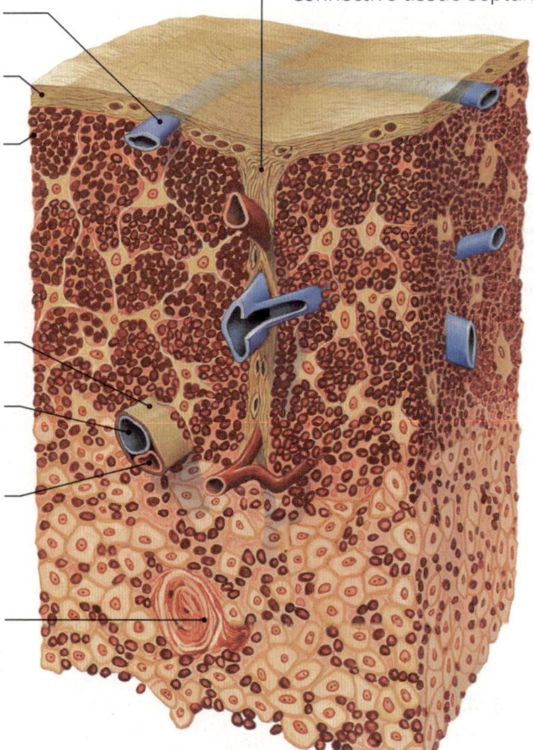

가슴샘—미세구조
Thymus—microstructure

True or false 문장의 설명이 옳으면 T, 옳지 않으면 F로 표시하시오.

1	지라는 견고하고 단단한 피막으로 되어 있다.	
2	지라는 백색속질과 적색속질로 구성된다.	
3	지라의 굴모양혈관은 적색속질에서 끝이 열린상태의 혈관으로 끝난다.	
4	백색속질은 지라의 혈액을 여과하는 구성성분이다.	
5	적색속질의 큰포식세포는 혈액에 있는 보체단백질로 코팅된 세균을 제거한다.	
6	가슴샘은 바깥쪽의 겉질과 안쪽의 속질로 구성된다.	
7	대부분의 T림프구의 발달은 가슴샘의 속질에서 일어난다.	
8	가슴샘에 있는 림프구는 본래 태아의 간에서 온 것이다.	
9	가슴샘은 왼심방과 가까이 위치한다.	
10	가슴샘은 내배엽과 외배엽 두 층의 배아층에서 발생한다.	

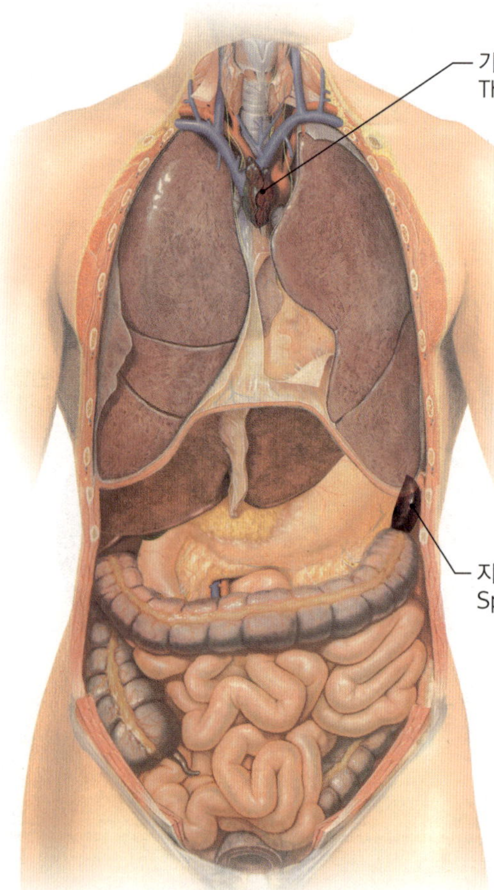

지라와 가슴샘의 위치
Location of Spleen and Thymus

지라와 가슴샘은 2개의 가장 큰 림프기관이다. 가슴샘은 큰혈관 앞에 있는 앞세로칸에 위치하고 지라는 배안의 왼쪽 위에 위치한다.

Multiple choice 질문에 맞는 답을 고르시오.

1 지라에 손상을 주는 갈비뼈의 골절은 몇 번째인가?

Ⓐ 6번째 갈비뼈
Ⓑ 7번째 갈비뼈
Ⓒ 8번째 갈비뼈
Ⓓ 10번째 갈비뼈
Ⓔ 12번째 갈비뼈

2 지라와 접촉하고 있지 않은 기관은?

Ⓐ 위
Ⓑ 간
Ⓒ 왼콩팥
Ⓓ 왼잘록창자굽이
Ⓔ 이자꼬리

3 지라는 무엇에 의하여 위와 연결되는가?

Ⓐ 작은그물막
Ⓑ 가로잘록창자간막
Ⓒ 가로막지라인대
Ⓓ 가로막의 왼다리
Ⓔ 위지라인대

4 지라를 커지게 할 가능성이 높은 것은?

Ⓐ 낫적혈구빈혈
Ⓑ 창자암
Ⓒ 유방암
Ⓓ 선천적 심장질환
Ⓔ 패혈증

5 가슴샘이 퇴행하는 시기는?

Ⓐ 배아기
Ⓑ 태아기
Ⓒ 출생 후 2년
Ⓓ 사춘기
Ⓔ 노인

6 가슴샘은 어디에 위치하는가?

Ⓐ 목이레
Ⓑ 앞세로칸
Ⓒ 뒤세로칸
Ⓓ 중간세로칸
Ⓔ 가슴막안

7 각질화된 상피로 구성된 가슴샘의 구조는?

Ⓐ 적색속질
Ⓑ 잔기둥
Ⓒ 가슴샘소체
Ⓓ 피막
Ⓔ 종자중심

파열된 지라

Ruptured spleen

지라는 왼쪽 9번째에서 11번째 갈비뼈 아래에 있는 배안에 위치한 림프기관이다. 결합조직으로 된 피막으로 덮혀 있지만 지라조직은 매우 부드럽고 손상받기 쉽다. 가슴 아래의 왼쪽(예, 오토바이 사고)을 무딘 물체와 부딪치면 지라는 파열될 수 있다. 파열이 되면 지라는 출혈이 심하고 생명을 위협할 정도로 혈액의 소실이 일어난다. 환자는 가로막 벽쪽배막의 출혈에 의한 자극에 의하여 아래쪽 왼쪽 가슴에서 통각이 느껴지거나 또는 왼쪽 어깨 끝에 통증이 나타난다. 지라는 말라리아, 백혈병 및 림프종 질환에서 파열을 일으키기 쉽다.

Fill in the blanks 빈칸에 알맞은 답을 쓰시오.

1 지라는 배막주름이라고 하는 ______________ 에 의하여 콩팥에 연결된다.

2 지라동맥은 ______________ 의 ______________ 을 따라 구불구불하게 주행한다.

3 지라의 문은 직접 ______________ 의 꼬리와 접촉되어 있다.

4 지라의 ______________ 면은 가슴우리와 면해 있다.

5 지라의 ______________ 는 노쇠하고 결함 있는 적혈구를 제거하는 기능을 한다.

6 지라의 ______________ 는 기관의 면역기능을 한다.

7 가슴샘의 배아기원은 셋째인두주머니 부위의 ______________ 과 ______________ 조직으로부터 유래하였다.

8 노화된 상피세포는 가슴샘에 축적되는데 이를 ______________ 라고 한다.

9 가슴샘의 ______________ 는 적합하지 않은 T림프구를 제거하는 음성선택을 하는 부위이다.

10 적합하지 않은 T림프구의 계획된 세포의 죽음기전을 ______________ 라고 한다.

11 왼쪽편의 ______________ 과 ______________ 의 갈비뼈의 골절은 지라에 손상을 일으킨다.

12 지라의 기질은 ______________ 결합조직 섬유로 구성되어 있다.

13 가슴샘은 주로 ______________ 와 ______________ 세로칸에 위치한다.

14 가슴샘의 소엽은 결합조직 ______________ 에 의하여 분리되어 있다.

Match the statement to the reason 각각의 문장과 이유가 타당한 것끼리 연결하시오.

1 말라리아는 종종 지라를 커지게 한다. 그 이유는...

2 지라는 최소한 3번 정도 만져서 커져야 한다. 그 이유는...

3 디조지증후군에서는 T림프구의 결핍이 있다. 그 이유는...

4 지라의 파열은 어깨 끝에 통증을 일으킨다. 그 이유는...

5 선천적인 T림프구의 결핍은 종양에 민감하게 만든다. 그 이유는...

a 기관은 많은 수의 감염된 적혈구를 제거하기 위하여 커진다.

b 혈액은 가로막 벽쪽배막을 자극한다.

c 가슴샘의 겉질 상피세포가 발달하지 않는다.

d 이 세포는 세포성면역반응에서 중요한 기능을 한다.

e 기관은 대개 왼중간겨드랑선에서 관찰된다.

선천적인 T림프구 결핍(디조지증후군)

Congenital T cell deficiency (DiGeorge syndrome)

디조지증후군은 22번 염색체에 40개의 유전자가 삭제된 유전 질환이다. 증상은 비정상적인 얼굴, 선천적인 심장질환, 부갑상샘 결핍, 입천장갈림증, 발육지체이다. 또한 가슴샘의 겉질이 발달하지 않으므로 면역결핍현상도 나타난다. 가슴샘의 구조적 이상은 T림프구가 분화할 수 없다는 의미이다. 결과적으로 바이러스와 암세포에 대한 세포성면역반응에 결함을 일으키나 비특이적이고 체액성면역반응은 덜 영향을 미친다. 어린이들은 역시 류마티스성 관절염과 그레이브스질환과 같은 자가면역질환으로 발달한다.

Color and label

i) 그림에 표시된 구조의 이름을 쓰시오.

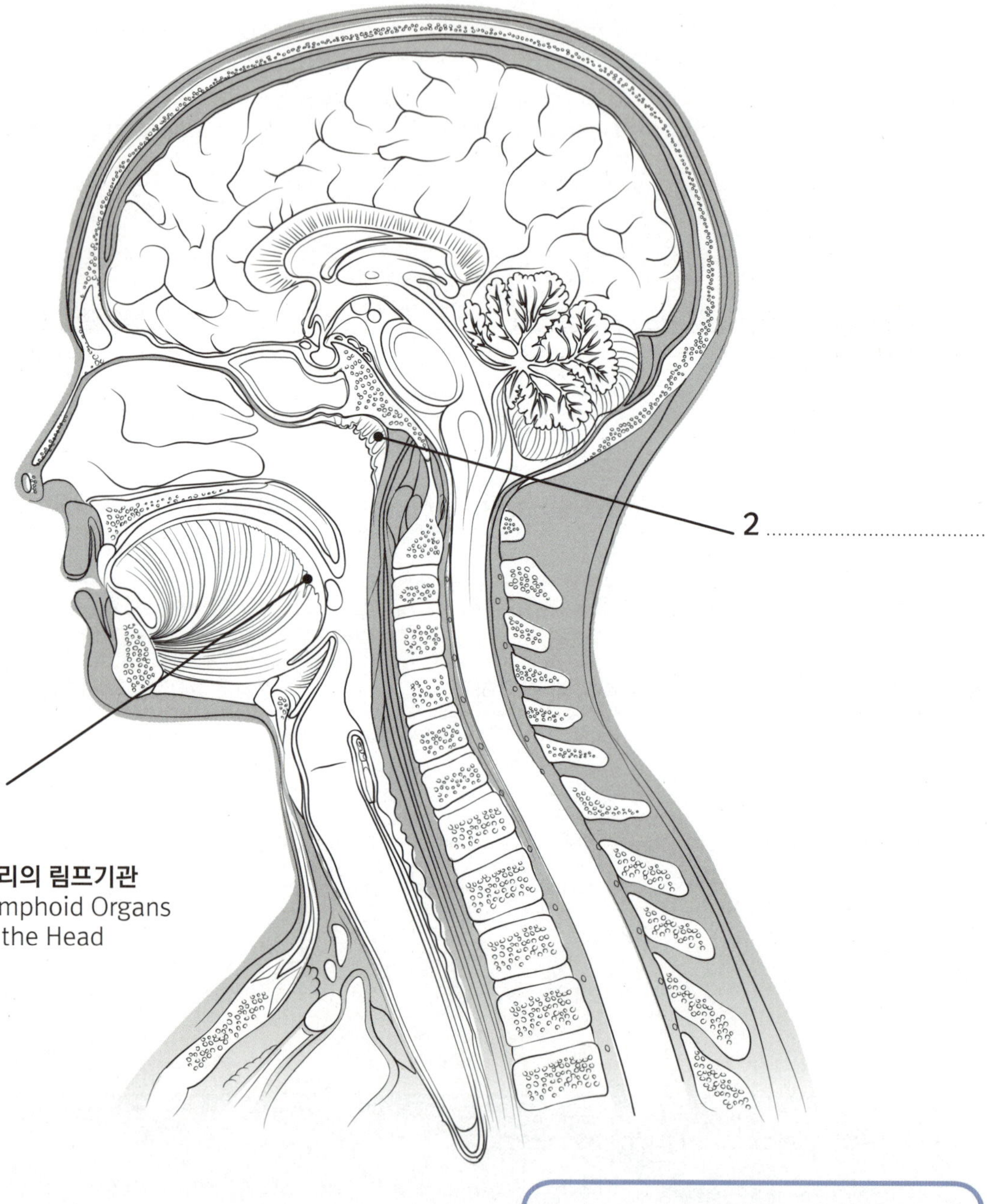

머리의 림프기관
Lymphoid Organs
in the Head

ii) 다음과 같은 구조를 표시된 색으로 색칠하시오.

- 혀편도(Lingual tonsil)
- 인두편도(아데노이드) (Pharyngeal tonsil (adenoid))

iii) 그림에 표시된 구조의 이름을 쓰시오.

가슴샘-앞모습
Thymus—anterior view

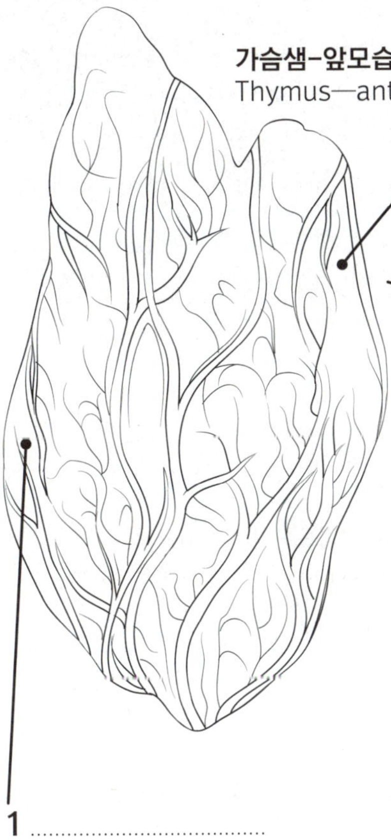

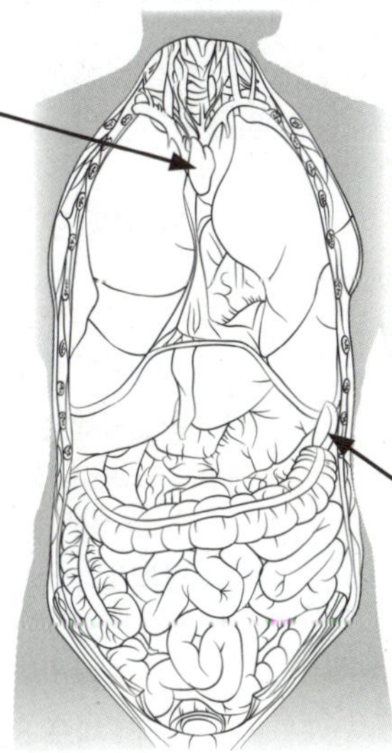

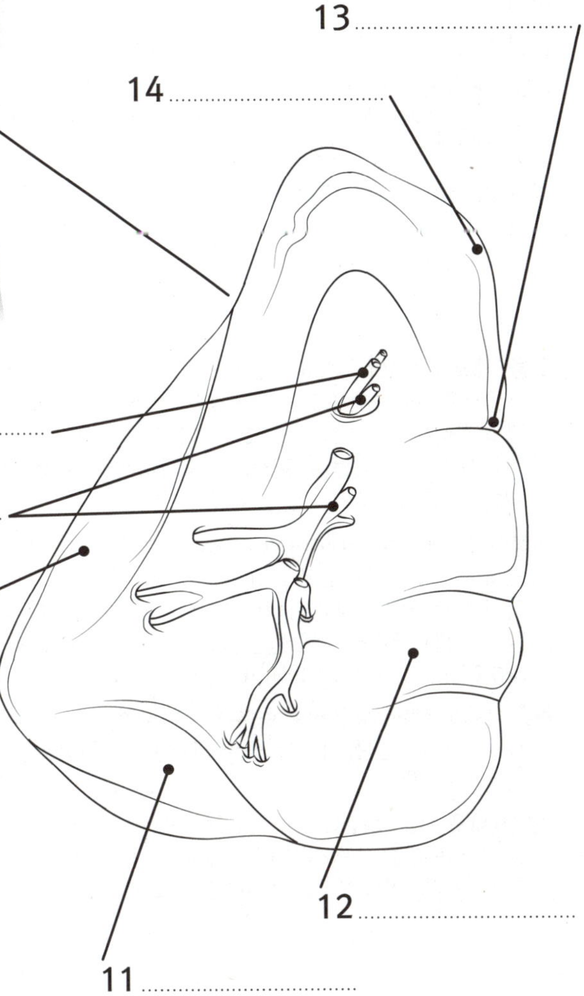

지라—내장면
Spleen—visceral surface

지라—미세구조
Spleen—microstructure

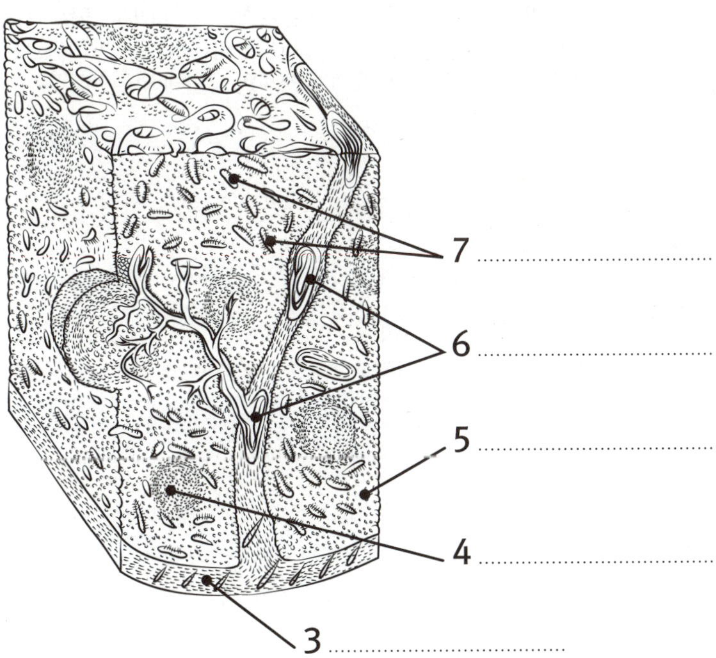

세포성/체액성 반응

Cellular/Humoral Response

체액성 면역반응은 외부 항원분자에 부착한 항체에 의존하는 면역반응이다. B림프구가 의도했던 특이 항원과 만난다면 이들은 활성화되어 반복적으로 딸세포를 만들기 위하여 분열하여 형질세포와 기억B림프구로 성숙한다. 형질세포는 특이항원에 대항하여 즉시 항체를 분비한다. 반면에 기억B림프구는 연속적으로 노출되는 항원에 대하여 반응한다. 세포성 면역반응은 여러 가지 다른 종류의 T림프구가 관여한다. 세포성 면역반응은 주로 바이러스, 세포내 세균(예, 결핵균)과 같은 세포내 병원균에 감염된 세포에 반응한다.

주요 용어(key terms)

항체 Antibody pp. 324-325 참조

항원 Antigen pp. 324-325 참조

B림프구 B lymphocyte 림프성 줄기세포로부터 골수에서 기원하는 림프구의 한 유형. 성숙한 B림프구는 순환 혈액으로 들어가 항체를 만드는 형질세포가 된다.

혈관 Blood vessel 혈액을 전신으로 운반하는 관 구조. 압력이 높은 혈관은 혈액을 심장으로부터 멀리 운반하는데 이를 동맥이라 한다. 말초에서 심장까지 혈액을 운반하는 혈관은 정맥이라고 하며, 조직 내에서 영양소와 가스를 교환하는 혈관을 모세혈관이라고 한다.

도움T세포 Helper T cell T림프구의 한 유형으로서 항원전달세포(예, 가지돌기세포 또는 큰포식세포)가 있는 곳에서 B림프구와 상호작용한다. 이러한 상호작용에 의하여, B림프구는 새로운 항원에 접근하여 B림프구의 증식을 자극하여 그 항원에 대한 항체를 만들게 한다.

세포독성T세포 Killer (or cytotoxic) T cell T림프구의 한 유형. 큰포식세포와 같은 감염된 항원전달세포와 결합하고 이러한 결합이 일어나면 세포독성T세포는 감염된 큰포식세포의 세포막을 파괴하기 위하여 퍼포린을 방출하여 세포와 세포에 상주하는 바이러스 또는 마이코박테리아를 파괴한다.

큰포식세포 Macrophage 순환혈액내 단핵구에서 유래한 포식세포. 이 세포는 전신에서 조직내 미생물과 찌꺼기를 포식하는 기능을 한다.

기억B세포 Memory B cell B림프구의 한 유형으로서 특이항원에 대한 노출을 기억하고 있는 세포. 다시 노출이 될 때 항원에 대한 항체를 만들기 위하여 빠르고 효과적인 반응을 나타낸다.

기억T세포 Memory T cell T림프구의 한 유형으로서 특이항원에 대한 노출을 기억하고 있는 세포. 다시 노출이 될 때 T세포 매개성 면역반응을 일으키기 위하여 빠르고 효과적인 반응을 나타낸다.

형질B세포 Plasma B cell B림프구가 분화하고 있는 단계의 세포로 미생물과 다른 이종조직과 같은 항원에 대한 항체를 만드는 항체생산공장 역할을 하는 세포이다.

단백질 Proteins 아미노산이 펩타이드 결합된 긴 사슬로서 삼차원 모양을 하고 있다. 항체, 보체, 사이토카인 또는 인터류킨과 같은 면역단백질은 면역계통의 세포에 의해 사용된다.

억제T세포 Suppressor T cell T림프구의 한 유형으로서 도움T세포의 활성을 억제 또는 조절하기 위하여 도움T세포에 작용한다. 억제T세포는 B림프구가 형질세포로 분화하는 기전을 조절하는 데 도움을 준다.

T세포 T cell T림프구 참조

T림프구 T lymphocyte 출생 후 초기에 가슴샘에서 발달하는 림프구의 한 유형. T세포는 오직 자신의 MHC(주조직적합복합체) 분자와 결합한 외부항원에 반응한다. T세포는 자신의 항원에 대하여 반응하지 않는 면역 관용을 나타낸다.

바이러스 Virus 생물형태는 단백질로 둘러싸인 DNA 또는 RNA 사슬(바이러스 유전암호)로 구성된다. 바이러스는 자체적으로 복제하기 위하여 개체 세포의 유전적인 장치에 의존한다.

바이러스침입에 대한 면역반응
Immune Response to Viral Invasion

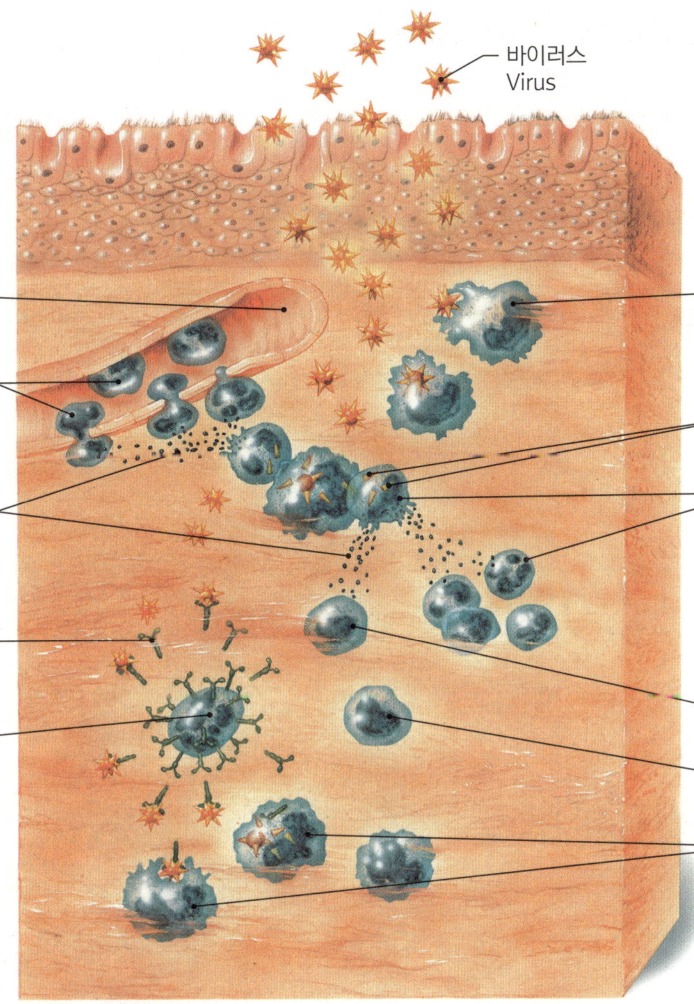

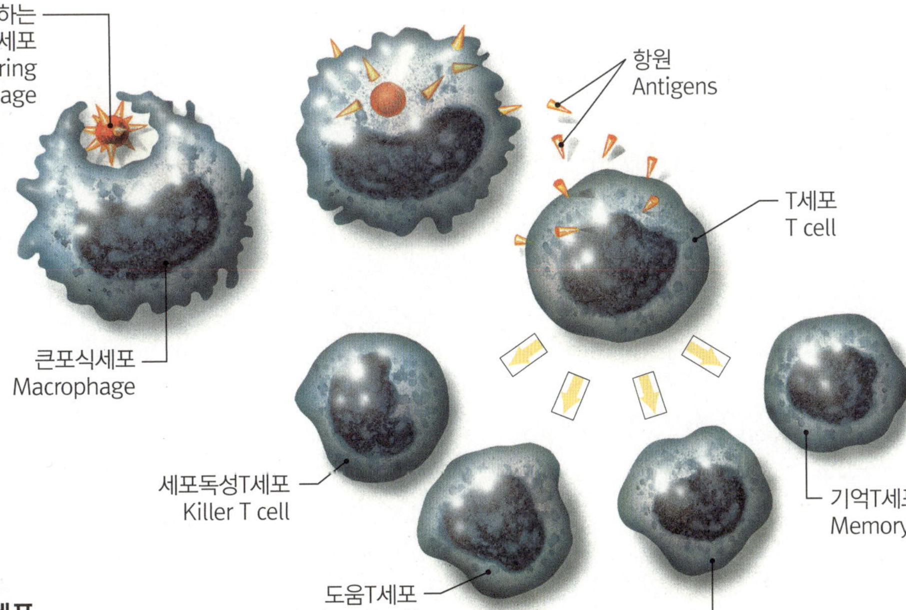

면역계통의 세포
Cells of the Immune System

True or false 문장의 설명이 옳으면 T, 옳지 않으면 F로 표시하시오.

1	호중구와 큰포식세포는 선천적인 면역계통의 한 부분이다.	
2	획득면역은 종종 감염된 병원균에 노출된 반응에 의해 발달한다.	
3	보체계통의 분자들은 지라에서 합성된다.	
4	형질세포는 대개 혈류를 순환한다.	
5	T림프구는 형질세포를 발생시킨다.	
6	자가면역질환은 자가면역관용의 이상에 의하여 일어난다.	
7	가슴샘은 셋째인두주머니와 인두고랑에서 발생한다.	
8	가슴샘은 성인에서 크기가 꾸준히 증가한다.	
9	지라절제술은 건강에 나쁜 영향을 미치지 않는다.	
10	사람면역결핍바이러스는 주로 B림프구에 감염된다.	

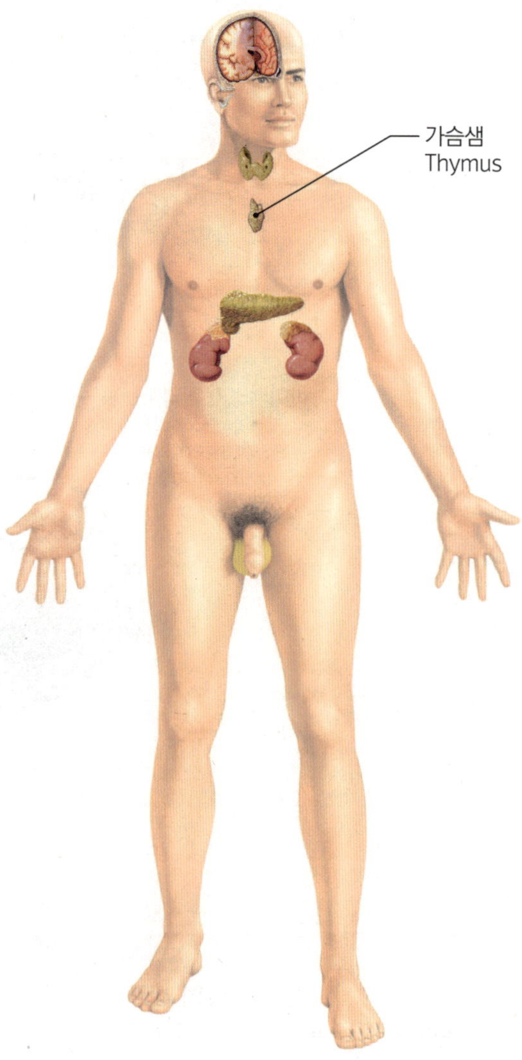

가슴샘 The Thymus

가슴샘은 T림프구를 생산하는 가슴안의 앞쪽에 위치하는 림프기관이다.

Multiple choice 질문에 맞는 답을 고르시오.

1 면역글로불린이 아닌 것은?

Ⓐ IgG
Ⓑ IgM
Ⓒ IgE
Ⓓ IgZ
Ⓔ IgG

2 상피세포 표면에서 분비되는 면역글로불린은?

Ⓐ IgG
Ⓑ IgM
Ⓒ IgE
Ⓓ Ig kappa
Ⓔ IgA

3 면역글로불린을 만드는 세포는?

Ⓐ 형질세포
Ⓑ T림프구
Ⓒ 큰포식세포
Ⓓ 호중과립구
Ⓔ 비만세포

4 세포 속 병원균에 대항하는 가장 효과적인 세포는?

Ⓐ 형질세포
Ⓑ T림프구
Ⓒ 큰포식세포
Ⓓ 호중과립구
Ⓔ 비만세포

5 형질세포로 분화하는 세포는?

Ⓐ 비만세포
Ⓑ T림프구
Ⓒ 큰포식세포
Ⓓ 호중과립구
Ⓔ B림프구

6 비활성의 이물질을 잡아먹는 세포는?

Ⓐ 비만세포
Ⓑ T림프구
Ⓒ 큰포식세포
Ⓓ 호중과립구
Ⓔ B림프구

7 단핵구/큰포식세포계통의 일부인 뇌에 있는 세포는?

Ⓐ 신경세포
Ⓑ 희소돌기아교세포
Ⓒ 별모양세포
Ⓓ 내피세포
Ⓔ 미세아교세포

자가면역질환

Autoimmune disease

자가면역질환은 신체의 면역계통이 자신의 조직을 공격하기 시작할 때 발생한다. 그래서 발생 중인 림프구에서 일어나는 면역 관용 이상에 의하여 발생한다. 예를 들면, 류마티스성 관절염, 전신홍반루푸스, 소아발병당뇨병, 류마티스성 심장질환, 강직성척추염이 자가면역질환이다. 증상과 징후는 영향을 받는 실제 조직에 따라 다르나, 대개 이 질환은 남성보다 여성에서 흔하게 발병한다. 일부 질환은 신체 자신의 세포에 있는 분자와 유사한 구조로 된 항원을 갖고 있는 미생물(바이러스와 세균)의 감염에 의하여 촉발된다.

Fill in the blanks 빈칸에 알맞은 답을 쓰시오.

1 가장 큰 면역글로불린 분자는 ______________ 이다

2 림프구는 항원에 노출되었던 사실을 기억하고 있고, 재노출에 대하여 초기 반응을 하는 세포는 ______________ 세포이다.

3 병원성 미생물에 있는 분자는 면역반응을 시작하는데 이를 ______________ 라고 한다.

4 아나필락시스는 ______________ 를 수축하고, ______________ 를 떨어뜨리므로 생명을 위협한다.

5 아나필락시스 시, 즉시형 반응은 ______________ 로부터 ______________ 의 방출이다.

6 암에 대항하여 방어하는 주요 세포 유형은 ______________ 와 ______________ 세포이다.

7 코 뒤의 편도조직은 ______________ 의 벽에 위치한다.

8 인두와 혀의 뒤쪽 1/3에 위치하는 편도조직을 집단적으로 ______________ 라고 한다.

9 편도조직이 커지는 것은 흔하게 발생하는데 이를 ______________ 라고 한다.

10 AIDS의 원인은 ______________ 에 감염되어 발생한다.

11 고샅부위의 림프절은 ______________ 림프절이다.

12 림프절은 대개 몸순환의 ______________ 쪽의 혈관을 따라 위치한다.

13 목의 깊은림프절은 ______________ 정맥을 따라 위치한다.

Match the statement to the reason 각각의 문장과 이유가 타당한 것끼리 연결하시오.

1 형질세포 전구세포의 비정상적인 증식은 혈액에서 면역글로불린을 증가시킨다. 그 이유는...

2 보체계통이라는 이름이 명명된 이유는...

3 사람면역결핍바이러스는 기회감염과 암을 일으킨다. 그 이유는...

4 면역계통의 세포는 입과 코의 통로 근처의 편도조직에 집중되었다. 그 이유는...

5 면역계통의 세포는 창자의 점막과 점막밑층에 있는 파이어반점에 집중되어 있다. 그 이유는...

a 항체를 만드는 세포계통이다.

b 바이러스는 큰포식세포, 가지돌기세포 및 도움T세포를 감염시킨다.

c 이 세포는 소화기 미생물에 의한 신체 조직으로의 침입을 막아준다.

d 구성된 분자들은 항체의 효과를 증강시킨다.

e 소화계통과 호흡계통의 입구를 보호한다.

악성신생물에 의한 전이
Metastasis by a Malignant Neoplasm

악성신생물(암)은 국소적으로 또는 먼 부위까지 퍼져나간다. 먼 기관까지 도달하기 위하여 세포들은 그들이 기원한 상피의 바닥막을 피괴하고, 기원한 부위에서 배출되는 모세혈관과 림프관으로 들어간다. 그때, 암세포는 다른 모세혈관그물(허파, 간, 뇌)에 도달할 때까지 수동적으로 혈액과 함께 흘러가서 그곳에 정착하여 자라게 된다.

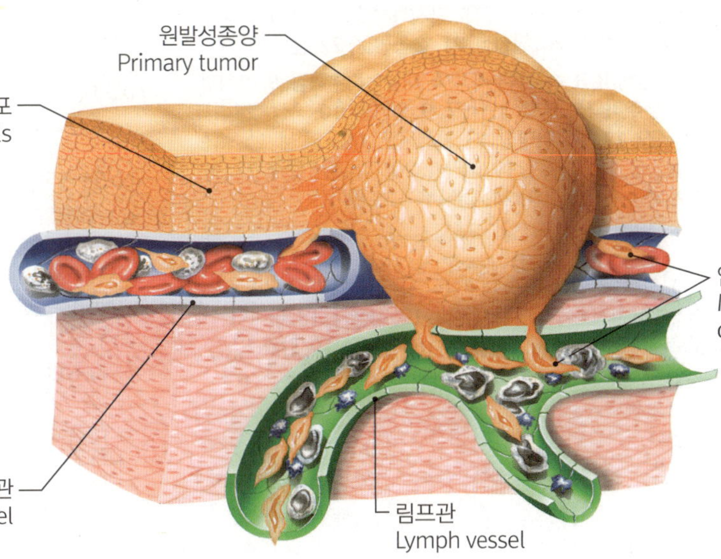

정답

1장 인체계통과 조직

pp.22-23

1. T, **2.** T, **3.** F—가로막은 가슴안과 배안을 나눈다, **4.** T, **5.** F—가로막은 가슴안과 배안을 나눈다, **6.** F—등쪽공간은 중추신경계통이 위치한다, **7.** F—대부분의 림프계통은 림프관과 작은 림프절이 흩어져 있다, **8.** T, **9.** T, **10.** F—핵 안에는 DNA가 위치한다, **11.** F—핵소체는 핵 안에 위치한다, **12.** T, **13.** F—뼈에 있는 무기질은 수산화인회석(인산칼슘)이다, **14.** F—그들은 유리연골로 덮혀 있다, **15.** T, **16,** F—관모양의 구조는 최대한으로 무게를 위한 기계적인 힘을 제공한다, **17.** F—뼈의 바깥막은 섬유로 되어 있고, 근육은 아니다, **18.** F—신경계통은 0.001초에서 수분 이상 작용한다, **19.** T, **20.** T

pp.24-25

1—E, 2—B, 3—D, 4—E, 5—C, 6—D, 7—B, 8—A, 9—C, 10—D, 11—A, 12—D, 13—B, 14—E.

pp. 26-27

i) **1.** 핵, **2.** 골지장치, **3.** 섬모, **4.** 미세융모, **5.** 염색질의 위치, **6.** 사립체, **7.** 세포질그물, **8.** 리보소체, **9.** 과산화소체, **10.** 핵, **11.** 세포질, **12.** 핵구멍, **13.** 용해소체, **14.** 중심소체, **15.** 연접단추, **16.** 축삭종말, **17.** 축삭, **18.** 말이집, **19.** 가지돌기, **20.** 사립체, **21.** 핵소체, **22.** 핵막, **23.** 골지장치, **24.** 세포체

iii) **1.** 적혈구, **2.** 혈소판, **3.** 세포질, **4.** 핵, **5.** 헴, **6.** 글로빈단백질가닥, **7.** 철이온, **8.** 큰포식세포, **9.** 단핵구, **10.** 호중구, **11.** 림프구, **12.** 호염기구, **13.** 호산구

pp.28-29

1—D, 2—C, 3—E, 4—C, 5—A, 6—E, 7—A, 8—D, 9—E, 10—B, 11—A, 12—D, 13—C, 14—E.

pp.30-31

i) **1.** 표피, **2.** 진피, **3.** 피부밑지방, **4.** 땀샘, **5.** 루피니소체, **6.** 자유신경종말, **7.** 신경종말, **8.** 망울소체, **9.** 층판소체, **10.** 진피유두, **11.** 깊은근막, **12.** 털주머니, **13.** 기름샘, **14.** 가시층, **15.** 가시층, **16.** 각질층, **17.** 털, **18.** 촉각소체, **19.** 손톱뿌리, **20.** 털껍질, **21.** 손톱반달, **22.** 손톱

ii) **1.** 표피, **2.** 큐티클앞상피, **3.** 속상피뿌리집, **4.** 바깥상피뿌리집, **5.** 진피털유두, **6.** 신경, **7.** 털주머니집, **8.** 멜라닌세포, **9.** 털망울, **10.** 속상피뿌리집, **11.** 바깥상피뿌리집, **12.** 털주머니집, **13.** 털세움근, **14.** 기름샘, **15.** 속질, **16.** 겉질, **17.** 털껍질, **18.** 털줄기, **19.** 머리뼈, **20.** 머리뼈바깥막, **21.** 성긴결합조직, **22.** 널힘줄, **23.** 피부, **24.** 털주머니, **25.** 털

pp.32-33

1. 위팔, **2.** 배꼽, **3.** 고샅, **4.** 아래팔, **5.** 해부학적 자세, **6.** 다리, **7.** 겨드랑이, **8.** 목, **9.** 다리오금, **10.** 엄지손가락, **11.** 내분비, **12.** 심장막, **13.** 발바닥, **14.** 피부, **15.** 팔오금, **16.** 리보소체, **17.** 축삭, **18.** 염색질, **19.** 탄력소, **20.** 아교

p.34

1—C, 2—A, 3—E, 4—D, 5—B.

p.35

1—D, 2—B, 3—A, 4—E, 5—C.

2장 근육뼈대계통

pp.44-45

1. T, **2.** F—목뿔뼈는 직접 척주와 접촉하지 않는다. 목뿔뼈는 근육과 긴 인대에 의해서만 지지되고 있다. **3.** F—두 쌍의 뜬갈비가 있다. **4.** F—허리뼈의 모양은 오직 앞으로 펴고 굽히는 운동과 일부 가쪽으로 굽히는 운동을 가능하게 하며, 몸통회전은 불가능하다. **5.** T, **6.** F—어깨뼈와 빗장뼈만 팔이음뼈이다. **7.** T, **8.** T, **9.** T, **10.** F—손바닥뼈는 손허리뼈이다, **11.** T, **12.** F—볼기뼈를 구성하는 3개의 뼈는 절구에서 만난다, **13.** F—궁둥뼈결절로 의자에 앉는다, **14.** T, **15.** T, **16.** T, **17.** T

pp.46-47

1—C, 2—A, 3—D, 4—B, 5—C, 6—A, 7—E, 8—B, 9—B, 10—A, 11—D, 12—B, 13—C, 14—E.

pp.48-49

i) **1.** 해면뼈, **2.** 근육, **3.** 힘줄, **4.** 뼈끝판, **5.** 골수공간, **6.** 골수, **7.** 겉질뼈, **8.** 뼈막, **9.** 뼈속막, **10.** 속둘레층판, **11.** 관통관, **12.** 사이층판, **13.** 바깥둘레층판, **14.** 동심원층판, **15.** 중심관, **16.** 해면뼈 잔기둥

ii) **1.** 마루뼈, **2.** 위턱뼈, **3.** 윗니, **4.** 아랫니, **5.** 아래턱뼈, **6.** 턱끝구멍, **7.** 코사이막, **8.** 광대뼈, **9.** 큰날개, **10.** 관자뼈, **11.** 나비뼈의 작은날개, **12.** 코뼈, **13.** 이마뼈, **14.** 시옷봉합, **15.** 꼭지돌기, **16.** 아래턱뼈, **17.** 바깥뒤통수뼈융기, **18.** 뒤통수뼈, **19.** 관자뼈, **20.** 시옷, **21,** 마루뼈, **22.** 시상봉합

pp.50-51

1. 관통관, **2.** 중심관, **3.** 뼈막, **4.** 뼈막; 뼈속막, **5.** 머리뼈; 얼굴뼈, **6.** 영양구멍, **7.** 7; 12; 5; 5; 3~5, **8.** 목뿔뼈, **9.** 골반 또는 앞, 뒤, **10.** 큰 그리고 작은 결절, **11.** 도르래, **12.** 첫, 끝; 첫, 중간, 끝, **13.** 폐쇄구멍, **14.** 엉덩뼈; 궁둥뼈, **15.** 엉덩뼈 **16.** 거친선, **17.** 융기사이결절, **18.** 안쪽복사, **19.** 목말뼈; 쐐기뼈, **20.** 목말뼈

p.52

1—D, 2—A, 3—B, 4—E, 5—C.

p.53

1—D, 2—A, 3—E, 4—B, 5—C.

pp.54-55

i) **1.** 목뼈(C1-C7), **2.** 등뼈(T1-T12), **3.** 허리뼈(L1-L5), **4.** 엉치뼈, **5.** 꼬리뼈, **6.** 목부위(C1-C7), **7.** 등부위(T1-T12), **8.** 허리부위(L1-L5), **9.** 엉치부위(S1-S5), **10.** 꼬리부위, **11.** 가로돌기, **12.** 가시돌기, **13.** 중쇠뼈(C2), **14.** 고리뼈(C1).

iii) **1.** 몸통, **2.** 가로구멍, **3.** 고리뿌리, **4.** 고리판, **5.** 가시돌기, **6.** 척추뼈구멍, **7.** 위관절돌기, **8.** 뒤결절, **9.** 앞결절, **10.** 아래관절돌기, **11.** 척수신경의 앞가지고랑, **12.** 몸통, **13.** 가로돌기, **14.** 고리뿌리, 위척추뼈패임, **15.** 가시돌기, **16.** 고리판, **17.** 가로갈비오목, **18.** 위관절돌기(관절면), **19.** 위갈비오목의 반관절면, **20.** 몸통, **21.** 아래관절돌기(관절면), **22.** 아래갈비오목의 반관절면, **23.** 위관절돌기(관절면), **24.** 고리판, **25.** 가시돌기, **26.** 가로돌기, **27.** 꼬지돌기, **28.** 고리뿌리, **29.** 척추뼈구멍, **30.** 몸통, **31.** 아래관절돌기(관절면), **32.** 고리뿌리

Answers

p.56

1. F—섬유관절은 가장 안정화되어 있다, **2.** T, **3.** T, **4.** F—타원관절은 두 축으로 운동을 가능하게 한다, **5.** T, **6.** F—속질핵은 섬유테 속에 있다, **7.** F—안장 모양의 관절, **8.** F—무릎관절은 두 개의 관절융기사이의 관절이며, 넙다리뼈의 장축 주위를 회전하거나 굽힘/폄운동을 가능하게 한다, **9.** T, **10.** T

p.57

1—A, 2—E, 3—E, 4—C, 5—E, 6—C, 7—D.

p.58

1. 이마면; 시상면, **2.** 턱뼈의 관절돌기; 관자뼈의, **3.** 고리중쇠관절 또는 C1/C2 척추사이관절, **4.** 고리뒤통수, **5.** 시상옆; 굽힘과 폄; 회전, **6.** 엎침; 뒤침, **7.** 굽힘; 폄; 회전, **8.** 굽힘; 폄; 안쪽과 가쪽 회전, **9.** 안쪽번짐; 가쪽번짐, **10.** 목말종아리인대; 발꿈치종아리인대

p.59

1—E, 2—B, 3—A, 4—C, 5—D.

pp. 66-67

1. T, **2.** F—수축하기 위해서 액틴과 미오신 사이의 상호작용이 있어야 한다. **3.** T, **4.** T, **5.** F—올바른 순서는 바깥에서 안으로 배바깥빗근, 배속빗근, 배가로근이다, **6.** T, **7.** T, **8.** T, **9.** T, **10.** F—위팔세갈래근은 오목아래결절에 부착한다, **11.** F—위팔두갈래근은 아래팔을 뒤침하고 어깨를 굽힌다, **12.** F—위팔세갈래근은 자뼈의 팔꿈치머리에 부착한다, **13.** T, **14.** T, **15.** F—손의 자체기원 근육은 손바닥에서 관찰된다, **16.** F—큰볼기근은 주로 엉덩관절의 폄근이다. 작은볼기근과 중간볼기근은 디딤기 때 엉덩이를 지지하는 주요 근육이다, **17.** T, **18.** T, **19.** F—장딴지근(안쪽갈래와 가쪽갈래)은 역시 무릎을 굽힌다, **20.** F—발에는 4층의 근육이 있다.

pp.68-69

i) **1.** 근육세포질그물, **2.** 가로소관, **3.** 근육원섬유마디, **4.** 근육원섬유, **5.** 미오신, **6.** 액틴, **7.** 미오신 머리, **8.** 미오신 교차다리, **9.** 액틴, **10.** 미오신 꼬리, **11.** 근섬유, **12.** 근육원섬유, **13.** 핵

ii) **1.** 반깃근, **2.** 깃근, **3.** 뭇깃근, **4.** 나선근, **5.** 방사상근, **6.** 네모근, **7.** 끈모양의 근 , **8.** 십자근, **9.** 삼각근, **10.** 뭇꼬리근, **11.** 두힘살근, **12.** 돌림근, **13.** 방추근, **14.** 두갈래근, **15.** 세갈래근, **16.** 네갈래근

pp.70-71

1—D, 2—B, 3—A, 4—C, 5—E, 6—A, 7—C, 8—D, 9—B, 10—E, 11—E, 12—C, 13—A, 14—C.

pp.72-73

1. 깨물근; 관자근; 안쪽날개근; 가쪽날개근. **2.** 목을 굽힘; 반대편으로, **3.** 복장뼈; 갈비뼈; 허리뼈, **4.** 두덩뼈; 엉덩뼈; 궁둥뼈; 꼬리뼈, **5.** 두덩꼬리근; 엉덩꼬리근; 두덩곧창자근; (궁둥)꼬리근, **6.** 큰가슴근; 위팔세갈래근, **7.** 네모엎침근; 원엎침근, **8.** 굽힘; 굽힘; 뒤침, **9.** 위팔두갈래근; 뒤침근, **10.** 자체기원근육, **11.** 얕은굽힘근과 깊은굽힘근, **12.** 엉덩관절 벌림근, **13.** 모음근; 넙다리뒤근, **14.** 궁둥뼈결절, **15.** 넙다리곧은근, **16.** 넙다리두갈래근; 반막근; 반힘줄근, **17.** 궁둥구멍근; 쌍둥이근; 속폐쇄근; 넙다리네모근, **18.** 큰모음근; 긴모음근; 짧은모음근; 두덩근; 두덩정강근; 바깥폐쇄근

pp.74-75

i) **1.** 관자근, **2.** 깨물근, **3.** 앞목갈비근, **4.** 중간목갈비근, **5.** 어깨올림근, **6.** 등세모근(절단), **7.** 등세모근, **8.** 목빗근, **9.** 복장목뿔근, **10.** 이마근

ii) **1.** 등세모근, **2.** 넓은등근, **3.** 배바깥빗근, **4.** 등허리근막

p.76

1—C, 2—B, 3—A.

p.77

1—C, 2—E, 3—A, 4—B, 5—D.

3장 신경계통

p.84

1. F—오름신경로와 내림신경로는 백색질에 있다, **2.** T, **3.** T, **4.** F—등쪽뿌리신경절은 오직 감각기능을 한다, **5.** T, **6.** T, **7.** F—궁둥신경은 몸에서 가장 큰 신경이다, **8.** T, **9.** F—자신경은 안쪽위관절융기에서 손상받기 쉽다, **10.** T

p.85

1—A, 2—C, 3—C, 4—B, 5—D, 6—A, 7—E.

p.86

1. 중심관, **2.** 회색질, **3.** C5; T1, **4.** 어깨세모근; 어깨의 끝, **5.** 근육피부, **6.** 첫째가슴(T1); 첫째 또는 둘째 허리(L1 or L2), **7.** 골반내장, **8.** 폐쇄, **9.** 두렁; 넙다리, **10.** 정강; 궁둥

p.87

1—D, 2—B, 3—A, 4—C.

p.88-89

i) **1.** 노신경, **2.** 정중신경, **3.** 자신경, **4.** 근육피부신경, **5.** 앞뼈사이신경, **6.** 자신경의 손가락가지, **7.** 노신경의 얕은가지, **8.** 노신경의 깊은가지, **9.** 겨드랑신경, **10.** 정중신경의 온바닥쪽손가락가지, **11.** 자신경의 얕은가지, **12.** 굽힘근지지띠, **13.** 정중신경, **14.** 노신경의 얕은가지, **15.** 자신경

ii) **1.** 가쪽넙다리피부신경, **2.** 넙다리신경, **3.** 폐쇄신경, **4.** 궁둥신경, **5.** 두렁신경, **6.** 온종아리신경, **7.** 얕은종아리신경, **8.** 깊은종아리신경, **9.** 가쪽발바닥신경, **10.** 안쪽발바닥신경, **11.** 가쪽장딴지피부신경, **12.** 안쪽장딴지피부신경, **13.** 정강신경, **14.** 넙다리신경의 가지, **15.** 뒤넙다리피부신경

pp.94-95

1. T, **2.** F— 축삭은 정보를 다른 신경세포에 전달한다, **3.** T, **4.** F—대뇌겉질의 주요 신경세포는 피라미드 신경세포이다, **5.** F—일차운동겉질은 중심앞이랑에 있다, **6.** T, **7.** T, **8.** T, **9.** T, **10.** T, **11.** F—겉질척수로는 척수의 운동신경세포를 조절한다, **12.** F—꼬리핵과 조가비핵은 주로 운동기능과 언어에 관여한다. 중격핵과 중격영역은 보상과 중독과 관련되었다, **13.** T, **14.** F—후각은 안쪽관자엽에서 인지한다, **15.** F—대개 언어영역은 왼쪽 대뇌빈구에 있다, **16.** T, **17.** T, **18.** F—교감신경계통은 동공확장과 같은 자율적인 운동신호를 운반한다, **19.** T-이것을 얼굴인식불능증이라 한다, **20.** T

pp.96-97

1—A, 2—D, 3—E, 4—B, 5—A, 6—E, 7—C, 8—A, 9—A, 10—E, 11—B, 12—C, 13—D, 14—A.

pp.98-99

i) **1.** 이마엽, **2.** 관자엽, **3.** 뒤통수엽, **4.** 마루엽, **5.** 일차몸감각겉질, **6.** 일차운동겉질, **7.** 언어운동(브로카)영역, **8.** 청각연합영역, **9.** 청각겉질, **10.** 베르니케감각언어영역, **11.** 독해영역, **12.** 시각겉질, **13.** 시각연합영역, **14.** 몸감각연합영역, **15.** 중심고랑

ii) **1.** 후각망울(I), **2.** 시각신경(II), **3.** 눈돌림신경(III), **4.** 도르래신경(IV), **5.** 삼차신경(V), **6.** 갓돌림신경(VI), **7.** 얼굴신경(VII), **8.** 속귀신경(VIII), **9.** 혀인두신경(IX), **10.** 미주신경(X), **11.** 척수더부신경(XI), **12.** 혀밑신경(XII)

pp.100-101

1. 맥락얼기, **2.** 가쪽, **3.** 뇌척수, **4.** 정맥굴, **5.** 뇌활, **6.** 뇌들보, **7.** 속섬유막, **8.** 시각교차, **9.** 혀밑, **10.** 눈돌림; 도르래; 갓돌림, **11.** 가쪽무릎, **12.** 안쪽무릎, **13.** 중간소뇌, **14.** 삼차; 얼굴, **15.** 혀인두; 미주, **16.** 중심, **17.** 새발톱, **18.** 가쪽, **19.** 넷째

p.102

1—D, 2—A, 3—B, 4—E, 5—C.

pp.104-105

i) **1.** 시상, **2.** 가쪽뇌실의 맥락얼기, **3.** 솔방울샘, **4.** 대뇌다리, **5.** 도르래신경(VI), **6.** 소뇌다리, **7.** 고리뼈(C1), **8.** 둘째목신경, **9.** 척수더부신경(XI), **10.** 경계고랑, **11.** 얼굴둔덕, **12.** 등쪽정중고랑, **13.** 다리뇌, **14.** 아래둔덕, **15.** 위둔덕, **16.** 가쪽무릎체, **17.** 안쪽무릎체, **18.** 시상베개, **19.** 고삐

iii) **1.** 척수신경 C1-C8, **2.** 척수신경 T1-T12, **3.** 척수신경 L1-L5, **4.** 척수신경 S1-S5, **5.** 꼬리척수신경, **6.** 복강신경얼기, **7.** 말초신경, **8.** 척수, **9.** 교감신경절, **10.** 대동맥활

pp.110-111

1. T, **2.** T, **3.** F—후각로는 감각정보를 뇌까지 운반한다, **4.** T, **5.** F— 맛봉오리는 각 성곽유두를 둘러싸고 있는 고랑 내에 위치한다, **6.** T, **7.** F—후각은 맛의 예민함에 중요하다. 왜냐하면 맛수용체는 제한된 범위의 반응(단맛, 신맛, 짠맛, 감칠맛)을 갖고 있기 때문이다, **8.** F—눈물샘은 눈확의 위가쪽부분에 위치한다, **9.** T, **10.** T, **11.** T, **12.** F—유리체는 안구의 뒤구역에 위치한다, **13.** T, **14.** F—중심오목은 시각신경원반의 가쪽에 위치한다, **15.** T, **16.** F—가운데귀는 공기로 차 있다, **17.** F—귀인두관은 가운데귀와 코인두를 연결한다, **18.** T, **19.** T, **20.** F—등자근은 큰소리가 날 때 귓속뼈의 운동을 약화시키는 데 중요하다.

pp.112-113

1—A, 2—D, 3—E, 4—A, 5—C, 6—B, 7—D, 8—C, 9—E, 10—E, 11—D, 12—B, 13—D, 14—D.

pp.114-115

i) **1.** 귀둘레, **2.** 귓바퀴, **3.** 연골, **4.** 귓불, **5.** 바깥귀길, **6.** 관자뼈, **7.** 가운데귀, **8.** 귀인두관, **9.** 달팽이, **10.** 달팽이신경가지, **11.** 안뜰신경가지, **12.** 반고리뼈관, **13.** 귓속뼈(망치뼈, 모루뼈, 등자뼈), **14.** 고막

ii) **1.** 이마굴, **2.** 코뼈, **3.** 코연골, **4.** 콧방울연골, **5.** 코안뜰(콧구멍), **6.** 위턱뼈(단단입천장), **7.** 물렁입천장, **8.** 아래코선반뼈, **9.** 중간코선반뼈, **10.** 위코선반뼈, **11.** 나비굴, **12.** 뇌의 후각중추, **13.** 후각수용체, **14.** 나비뼈, **15.** 코안, **16.** 후각망울, **17.** 뇌의 이마엽, **18.** 후각점막, **19.** 보우만샘(후각샘), **20.** 섬모, **21.** 후각세포, **22.** 벌집뼈의 체판, **23.** 후각로

pp.116-117

1. 부교감; 교감, **2.** 홍채, **3.** 부교감; 조절, **4.** 맥락막 모세혈관그물/맥락막모세혈관, **5.** 막대; 원뿔, **6.** 광수용체; 망막신경절세포, **7.** 오목, **8.** 안뜰; 뼈미로, **9.** 속털세포; 바깥털세포, **10.** 속림프, **11.** 귀인두관; 급성중이염, **12.** 혈관줄무늬, **13.** 반고리, 팽대, **14.** 고주파수, **15.** 안뜰; 안뜰달팽이, **16.** 바닥, **17.** 손잡이 같은 종말; 섬모, **18.** 과자엽의 후각부, **19.** 고립로핵; 섬, **20.** 고실끈; 얼굴

p.118

1—C, 2—D, 3—A, 4—E, 5—B.

p.119

1—E, 2—C, 3—A, 4—D, 5—B.

4장 순환계통

pp. 126-127

1. F—심장은 복장뼈 뒤 중심에 위치하나 왼심실이 약간 왼쪽으로 치우쳐 있다, **2.** F—섬유심장막은 장막심장막 바깥에 위치한다, **3.** T, **4.** F—심장의 왼쪽(왼심방)은 허파정맥으로부터 혈액을 받는다, **5.** T, **6.** T, **7.** F—양쪽에 2개의 허파정맥이 위치한다, **8.** F—왼심실의 근육벽은 오른심실벽의 두께보다 두껍다. 그 이유는 수축기에 높은 압력이 발생하기 때문이다, **9.** T, **10.** F—왼과 오른 심실 사이의 사이막은 가장 두꺼운 벽으로 되어 있다, **11.** T, **12.** F—비교적 산소가 적은 혈액은 허파까지 가는 허파동맥을 통하여 흐른다, **13.** F—이첨판은 왼심방과 왼심실 사이의 구멍을 조절한다. 왼과 오른 심방 사이에는 판막이 없다, **14.** T, **15.** F—심장의 방은 심장속막으로 둘러싸여 있다. 심장막은 심장의 바깥에 위치한다, **16.** F—오른심방의 앞쪽부분은 속에 근육성 융기가 있으며, 이를 빗살근이라고 한다, **17.** T, **18.** T, **19.** F—왼심방은 심장의 바닥에 위치한다. **20.** T

pp.128-129

1—C, 2—A, 3—B, 4—C, 5—E, 6—D, 7—D, 8—E, 9—C, 10—D, 11—B, 12—A, 13—D, 14—E, 15—A.

pp.130-131

ii) **1.** 팔머리동맥, **2.** 오른팔머리정맥, **3.** 위대정맥, **4.** 오름대동맥, **5.** 오른허파동맥, **6.** 오른위허파정맥, **7.** 오른아래허파정맥, **8.** 오른심방, **9.** 삼첨판막의 첨판, **10.** 오른심실, **11.** 꼭지근, **12.** 아래대정맥, **13.** 내림가슴대동맥, **14.** 힘줄끈, **15.** 이첨판막의 첨판, **16.** 허파동맥판막, **17.** 왼심방, **18.** 왼아래허파정맥, **19.** 왼위허파정맥, **20.** 동맥인대, **21.** 왼허파동맥, **22.** 대동맥활, **23.** 왼팔머리정맥, **24.** 왼빗장밑동맥, **25.** 왼온목동맥

iii) **1.** 왼팔머리정맥, **2.** 팔머리동맥, **3.** 오른온목동맥, **4.** 오른빗장밑동맥, **5.** 오른팔머리정맥, **6.** 오른허파(위엽), **7.** 오름대동맥, **8.** 위대정맥, **9.** 심장막, **10.** 오른심방, **11.** 오른심실, **12.** 가슴막, **13.** 오른허파(아래엽), **14.** 가로막, **15.** 왼심실, **16.** 허파동맥, **17.** 왼허파동맥, **18.** 왼허파(위엽), **19.** 대동맥활, **20.** 왼빗장밑동맥, **21.** 왼온목동맥

p.132

1. 심장정맥굴, **2.** 대동맥, **3.** 꼭대기, **4.** 근육; 막, **5.** 삼첨판, **6.** 허파동맥, **7.** 오른심방, **8.** 오름대동맥, **9.** 근육기둥, **10.** 빗살근, **11.** 오른심실, **12.** 왼심실

p.133

1—C, 2—E, 3—A, 4—D, 5—B.

pp.138-139

1. F—뇌로 가는 산소가 풍부한 혈액은 주로 속목동맥을 통하여 공급한다, **2.** T, **3.** T, **4.** F—바깥엉덩동맥은 다리를 지배한다. 속엉덩동맥은 볼기와 골반내장을 지배한다, **5.** T, **6.** F—복강동맥은 대개 위, 지라, 간, 쓸개 및 샘창자의 일부분을 지배한다, **7.** T, **8.** F—자동맥은 손목의 안쪽면에서 관찰된다, **9.** F—바깥엉덩동맥은 넙다리의 바닥에서 넙다리동맥이 된다, **10.** F—넙다리

동맥은 넙다리신경과 같이 주행한다, **11.** T, **12.** T, **13.** T, **14.** T, **15.** F—콩팥동맥은 가로막 아래의 배대동맥의 분지이다, **16.** T, **17.** F—넙다리동맥은 모음근굴에서 오금동맥이 된다. 오금동맥은 무릎관절 뒤에 위치한다, **18.** T, **19.** T, **20.** F—발등동맥은 발의 등쪽에서 만져진다. 뒤정강동맥은 안쪽복사 뒤에서 만 만져진다.

pp.140-141

1—D, 2—B, 3—C, 4—A, 5—E, 6—B, 7—D, 8—B, 9—A, 10—B, 11—E, 12—A, 13—D, 14—D.

pp.142-143

i) **1.** 아래대정맥, **2.** 간, **3.** 문맥, **4.** 샘창자, **5.** 이자샘창자정맥, **6.** 위창자간막정맥, **7.** 오른잘록창자정맥, **8.** 막창자꼬리정맥, **9.** 잘록창자, **10.** 곧창자, **11.** 작은창자, **12.** 왼잘록창자정맥, **13.** 아래창자간막정맥, **14.** 이자, **15.** 지라정맥, **16.** 지라, **17.** 왼위정맥, **18.** 위, **19.** 가슴대동맥, **20.** 이자샘창자동맥, **21.** 오른잘록창자동맥, **22.** 돌잘록창자동맥, **23.** 막창자꼬리동맥, **24.** 곧창자동맥, **25.** 구불잘록창자동맥, **26.** 공장동맥, **27.** 왼잘록창자동맥, **28.** 아래창자간막동맥, **29.** 위창자간막동맥, **30.** 지라동맥, **31.** 위샘창자동맥, **32.** 온간동맥, **33.** 복강동맥, **34.** 고유간동맥, **35.** 가슴대동맥, **36.** 아래대정맥

iii) **1.** 복강동맥, **2.** 위창자간막동맥, **3.** 구역동맥, **4.** 오른콩팥동맥, **5.** 왼콩팥동맥, **6.** 왼콩팥동맥의 요관가지, **7.** 오른성샘동맥, **8.** 요관, **9.** 배대동맥, **10.** 아래창자간막동맥, **11.** 활꼴동맥, **12.** 엽사이동맥, **13.** 콩팥피라미드(속질), **14.** 겉질, **15.** 왼부신, **16.** 온엉덩동맥, **17.** 속엉덩동맥, **18.** 바깥엉덩동맥, **19.** 폐쇄동맥, **20.** 퇴화된 배꼽동맥, **21.** 위방광동맥, **22.** 자궁동맥, **23.** 질동맥, **24.** 중간곧창자동맥, **25.** 속음부동맥, **26.** 아래볼기동맥, **27.** 위볼기동맥, **28.** 가쪽엉치동맥, **29.** 엉덩허리동맥

p.144

1. 대동맥, **2.** 속목; 척추, **3.** 바깥목, **4.** 팔머리동맥, **5.** 갈비 사이, **6.** 허리, **7.** 속엉덩, **8.** 오금, **9.** 노와 자, **10.** 복강; 위창자간막; 아래창자간막

p.145

1—E, 2—D, 3—A, 4—C, 5—B.

p.148

1. T, **2.** T, **3.** T, **4.** F—긴 큰두렁정맥은 넙다리의 안쪽면을 주행한다, 짧은 작은두렁정맥은 다리오금에서 끝난다, **5.** F—위대정맥은 머리, 목, 팔 및 가슴위에서 온 정맥혈을 배출한다, **6.** T, **7.** T, **8.** F—왼콩팥정맥은 오른쪽 정맥보다 길다. 그 이유는 아래대정맥이 배의 오른쪽에 위치하기 때문이다, **9.** T, **10.** T

p.149

1—B, 2—C, 3—A, 4—E, 5—C, 6—B, 7—D.

p.150

1. 위대정맥; 아래대정맥, **2.** 바깥목정맥; 속목정맥, **3.** 자쪽피부; 노쪽피부, **4.** 콩팥, **5.** 작은두렁; 큰두렁, **6.** 넙다리, **7.** 위팔, **8.** 뒤정강; 앞정강, **9.** 문맥, **10.** 팔오금중간

p. 151

1—A, 2—B, 3—E, 4—D, 5—C, 6—G, 7—F.

pp.152-153

i) **1.** 온목동맥, **2.** 바깥목정맥, **3.** 겨드랑정맥, **4.** 위팔동맥, **5.** 위대정맥, **6.** 온엉덩정맥, **7.** 노동맥, **8.** 자동맥, **9.** 뒤정강동맥, **10.** 큰두렁정맥, **11.** 앞정강동맥, **12.** 종아리동맥, **13.** 작은두렁정맥, **14.** 오금정맥, **15.** 넙다리동맥, **16.** 폐쇄동맥, **17.** 폐쇄정맥, **18.** 온엉덩동맥, **19.** 자쪽피부정맥, **20.** 아래대정맥, **21.** 노쪽피부정맥, **22.** 심장, **23.** 대동맥활, **24.** 빗장밑정맥

iii) **1.** 눈확위동맥, **2.** 얕은관자동맥의 뒤가지, **3.** 도르래위동맥, **4.** 얕은관자동맥의 앞가지, **5.** 뒤통수동맥, **6.** 얕은관자동맥, **7.** 가로얼굴동맥, **8.** 얼굴동맥, **9.** 가로목동맥, **10.** 바깥목동맥, **11.** 얕은관자정맥의 앞가지, **12.** 눈확위정맥, **13.** 도르래위정맥, **14.** 얼굴정맥, **15.** 턱끝밑정맥, **16.** 속목정맥, **17.** 팔머리정맥, **18.** 빗장밑정맥, **19.** 바깥목정맥, **20.** 뒤통수정맥, **21.** 뒤귓바퀴정맥, **22.** 뒤통수정맥, **23.** 얕은관자정맥의 뒤가지

p.154

1. F—동맥은 모든 혈관 중에서 가장 두꺼운 벽을 갖고 있다, **2.** T, **3.** F—심장에서 시작되는 허파동맥과 대동맥에는 반달판막이 있지만, 일반 동맥에는 판막이 없다. 동맥에서의 높은 압력과 속도의 혈액흐름에 있어서는 판막이 불필요하다, **4.** F—모든 모세혈관에는 창이 있는 것은 아니다. 창은 큰분자가 혈관벽을 가로질러 통과할 때 필요하다(예, 내분비샘, 창자, 이자), **5.** T, **6.** F—압력은 넙다리동맥에서 더 높다, **7.** T, **8.** T, **9.** F—민무늬근육은 주로 중간막에서 관찰된다, **10.** T

p.155

1—D, 2—E, 3—A, 4—D, 5—B, 6—E, 7—C.

p.156

1. 내피, **2.** 중간막, **3.** 속막, **4.** 중간막, **5.** 혈관주위세포, **6.** 바깥막, **7.** 창, **8.** 속공간, **9.** 속탄력막, **10.** 바깥탄력막

p.157

1—D, 2—A, 3—E, 4—B, 5—C.

5장 호흡계통

pp.162-163

1. F—대개 3개의 코선반이 양쪽 코에 위치한다, **2.** T, **3.** T, **4.** F—나비굴은 뒤쪽 코천장에 위치한다, **5.** T, **6.** T, **7.** F—코안의 호흡부는 잔세포가 있는 거짓섬모원주상피로 둘러싸여 있다, **8.** F—위턱굴은 중간코선반 아래의 중간콧길에 열려 있다. **9.** T, **10.** F—후두의 딱딱한 부분의 구성성분은 연골이다, **11.** T, **12.** F—후두입구는 후두덮개와 다른 작은 연골로 보강되었다, **13.** T, **14.** F—안뜰주름은 성대주름 위쪽에 위치한다, **15.** F—소리는 성대주름의 진동에 의하여 발생한다, **16.** F—모뿔연골은 성대주름을 움직이기 위하여 미끄러지거나 회전한다, **17.** F—후두실주머니는 성대주름에 윤활작용을 한다, **18.** F—후두덮개는 위쪽 후두의 위와 앞에 위치한다, **19.** T, **20.** F—후두근육은 미주신경의 지배를 받는다.

pp.164-165

1—E, 2—D, 3—C, 4—A, 5—C, 6—B, 7—D, 8—E, 9—D, 10—B, 11—C, 12—A, 13—E.

pp.166-167

i) **1.** 이마굴, **2.** 나비굴, **3.** 벌집굴, **4.** 위턱굴, **5.** 눈물샘, **6.** 눈물관, **7.** 코눈물관

ii) **1.** 머리뼈 바닥, **2.** 중간코선반, **3.** 아래코선반, **4.** 물렁입천장, **5.** 목젖, **6.** 입천장편도, **7.** 혀등, **8.** 후두덮개, **9.** 모뿔덮개주름, **10.** 식도, **11.** 부갑상샘, **12.** 갑상샘(가쪽엽), **13.** 아래인두수축근, **14.** 중간인두수축근, **15.** 목뿔뼈의 큰뿔의 끝, **16.** 붓인두근, **17.** 턱뼈각, **18.** 붓목뿔근, **19.** 위인두수축근, **20.** 귀밑샘

p. 168

1. 발기, **2.** 중간콧길, **3.** 나비, **4.** 중간코선반, **5.** 안뜰 **6.** 안뜰, **7.** 성대주름, **8.** 기도의 보호; 발성, **9.** 후두덮개; 잔뿔; 쐐기, **10.** 목뿔

p.169

1—D, 2—C, 3—A, 4—B, 5—E.

p.172-173

1. F—기관연골은 완전한 고리를 형성하지 않고, U자 모양이다, **2.** F—기관의 뒤쪽벽은 민무늬근육(기관근)으로 되어 있다, **3.** T, **4.** T, **5.** F—내장 또는 허파가슴막은 각각의 허파 표면을 둘러싸고 있다, **6.** F—기관의 분지는 복장뼈의 몸통 위치(등뼈 5-6)에서 일어난다, **7.** T, **8.** F—정상적으로 가슴막액은 20㎖ 이하이다, **9.** T, **10.** F—허파가 엽으로 나뉘는 것은 가변적이다. 왼허파는 부분적인 수평틈새가 있고, 오른허파는 일부 사람에서는 불완전한 수평틈새로 되어 있다, **11.** F—왼허파의 두 엽은 빗틈새에 의하여 나누어졌다, **12.** F—복장뼈각은 둘째갈비연골 위치에 있고, 수평틈새는 대개 넷째갈비연골 위치에 있다, **13.** T, **14.** T, **15.** F— 왼허파의 앞모서리에는 패임이 있는데, 이를 심장패임이라고 한다, **16.** T, **17.** T, **18.** T, **19.** T. **20.** T

pp.174-175

1—A, 2—B, 3—E, 4—A, 5—E, 6—D, 7—D, 8—A, 9—C, 10—B, 11—A, 12—B, 13—E, 14—B.

pp.176-177

ii) **1.** 기관, **2.** 왼일차(주)기관지, **3.** 오른일차(주)기관지, **4.** 위엽기관지, **5.** 중간엽기관지, **6.** 아래엽기관지, **7.** 오른허파, **8.** 왼허파

iii) **1.** 기관, **2.** 오른일차(주)기관지, **3.** 왼일차(주)기관지, **4.** 점막밑샘, **5.** 기관근, **6.** 고리인대, **7.** 연골, **8.** 호흡상피, **9.** 점막밑층, **10.** 민무늬근육, **11.** 호흡상피, **12.** 연골, **13.** 점막밑샘

p.178-179

1. 기관근, **2.** 식도, **3.** 기관용골, **4.** 되돌이후두, **5.** 천식, **6.** 기관지의, **7.** 목; 갈비; 세로칸; 가로막, **8.** 아래, **9.** 허파혀, **10.** 바닥, **11.** 심장패임, **12.** 꼭대기, **13.** 네 번째, **14.** 오른심방, **15.** 갈비; 가로막, **16.** 종말세기관지, **17.** 1형의 허파세포(허파꽈리 상피세포); 바닥막; 허파꽈리 모세혈관 내피세포, **18.** 호흡, **19.** 허파; 기관지허파(문); 기관기관지; 기관지옆, **20.** 1형 허파세포 또는 허파꽈리세포

p.180

1—E, 2—C, 3—A, 4—B, 5—D.

p.181

1—A, 2—E, 3—D, 4—C, 5—B.

pp.182-183

i) **1.** 인두, **2.** 기관, **3.** 오른일차(주)기관지, **4.** 위엽기관지, **5.** 중간엽기관지, **6.** 가로막, **7.** 왼일차(주)기관지, **8.** 코안

ii) **1.** 복장뼈자루, **2.** 복장뼈몸통, **3.** 갈비연골, **4.** 칼돌기, **5.** 배곧은근, **6.** 바깥갈비사이근, **7.** 속갈비사이근, **8.** 갈비뼈 11-12(뜬갈비뼈), **9.** 갈비뼈 1-7(참갈비뼈), **10.** 코안, **11.** 코인두, **12.** 입인두, **13.** 후두인두, **14.** 후두, **15.** 기관. **16.** 복장뼈몸통, **17.** 칼돌기, **18.** 식도, **19.** 아래대정맥, **20.** 중심널힘줄, **21.** 열두째갈비뼈, **22.** 복강동맥, **23.** 배대동맥, **24.** 가로막의 오른다리, **25.** 척주, **26.** 가로막의 왼다리, **27.** 허리네모근

6장 소화계통

pp.188-189

1. F—귀밑샘관은 위턱 둘째큰어금니 치아머리 바깥쪽에 열려 있다, **2.** T, **3.** T, **4.** F—에나멜질은 사람 치아의 치아머리의 가장 얕은 층에 있는 물질이다, **5.** T, **6.** F—사랑니는 대개 약 18세에 돋는다, **7.** T, **8.** T, **9.** F—혀편도는 혀의 뒤쪽 1/3지점에서 관찰된다, **10.** F—목뿔혀근은 혀를 내리는 근육이다, **11.** T, **12.** T, **13.** T, **14.** T, **15.** F—실유두는 원뿔모양이다, **16.** F—귀밑샘은 바깥귀의 앞에 위치한다, **17.** T, **18.** F—식도 아래부분의 벽은 민무늬근육으로만 되어 있다, **19.** F—식도는 왼심실이 아닌, 왼심방의 뒤쪽에 위치한다.

pp.190-191

1—D, 2—E, 3—A, 4—C, 5—D, 6—A, 7—C, 8—A, 9—B, 10—E, 11—D, 12—B, 13—A, 14—B, 15—C, 16—E.

p.192

1. 송곳니, **2.** 치아주위인대, **3.** 작은어금니, **4.** 위턱, **5.** 아래턱, **6.** 덧, **7.** 턱목뿔근, **8.** 부교감; 얼굴, **9.** 분계고랑, **10.** 붓혀근, **11.** 입천장혀근, **12.** 입천장혀근, **13.** 인두수축근, **14.** 미주신경

p.193

1—D, 2—A, 3—B, 4—G, 5—F, 6—C, 7—E.

pp.194-195

i) **1.** 입천장인두활과 근육, **2.** 혀편도, **3.** 입천장편도, **4.** 입천장혀활과 근육, **5.** 분계고랑, **6.** 성곽유두, **7.** 정중고랑, **8.** 실유두, **9.** 버섯유두, **10.** 가운데앞니, **11.** 가쪽앞니, **12.** 송곳니, **13.** 첫째작은어금니, **14.** 둘째작은어금니, **15.** 첫째큰어금니, **16.** 둘째큰어금니, **17.** 셋째큰어금니, **18.** 모세혈관얼기, **19.** 상아질, **20,** 에나멜질, **21.** 치아머리, **22.** 치아목, **23.** 치아뿌리, **24.** 이틀정맥, **25.** 이틀동맥, **26.** 이틀신경, **27.** 치아뿌리끝구멍, **28.** 이틀돌기, **29.** 치아뿌리관, **30.** 치수공간, **31.** 잇몸

ii) **1.** 혀밑주름(혀밑샘관의 구멍이 열림), **2.** 혀밑언덕(턱밑샘관의 구멍이 열림), **3.** 혀밑주름, **4.** 턱밑샘관, **5.** 혀밑샘, **6.** 혀신경, **7.** 깊은혀신경, **8.** 덧귀밑샘, **9.** 귀밑샘관, **10.** 혀, **11.** 혀밑주름, **12.** 혀밑샘, **13.** 턱밑샘, **14.** 얼굴정맥, **15.** 속목정맥, **16.** 깨물근, **17.** 귀밑샘

pp.198-199

1. F—바닥은 가로막의 왼쪽 원형돔 아래에 있다, **2.** T, **3.** F—왼콩팥은위의 몸통 뒤쪽에 위치한다. 지라는 가로막의 바닥과 면해 있다, **4.** T, **5.** F—주세포는 단백질 분해효소 전구물질인 펩시노겐을 만든다, **6.** T, **7.** F—복강동맥은 대부분의 혈액이 위에 공급하기 위하여 분지를 낸다, **8.** F—큰그물막은 위의 큰굽이를 따라 위치한다, **9.** F—날문조임근은 민무늬근육이다, **10.** T, **11.** F—쓸개관은 샘창자의 둘째부분에 열린다, **12.** T, **13.** T, **14.** T, **15.** F—잘록창자띠는 근육층의 바깥세로층에서 유래한다, **16.** F—복막주렁은 가로잘록창자와 구불잘록창자에서 가장 흔하게 관찰된다. **17.** T, **18.** T, **19.** F—암치질은 항문곧창자 연결부위에 있는 속정맥얼기가 확장되어 발생한다, **20.** T

pp.200-201

i) **1.** 장막(중피), **2.** 장막(결합조직), **3.** 돌림주름, **4.** 점막밑층, **5.** 근육층(바깥세로층), **6.** 점막, **7.** 점막근육층, **8.** 창자간막신경얼기로 가는 신경, **9.** 근육층(속돌림층), **10.** 융모, **11.** 창자간막, **12.** 샘창자, **13.** 가로잘록창자, **14.** 오름잘록창자, **15.** 막창자, **16.** 막창자꼬리, **17.** 곧창자, **18.** 항문, **19.** 돌창자, **20.** 구불잘록창자, **21.** 빈창자, **22.** 날문(위의), **23.** 내림잘록창자, **24.** 위

ii) **1.** 돌림주름, **2.** 돌림근육층, **3.** 세로근육층, **4.** 작은창자의 벽, **5.** 고유층, **6.** 바닥판, **7.** 창자상피, **8.** 중심림프관, **9.** 림프구, **10.** 곧창자, **11.** 항문기둥, **12.** 항문, **13.** 항문판막, **14.** 바깥항문조임근, **15.** 속항문조임근, **16.**

속항문조임근, **17.** 바깥문조임근, **18.** 곧창자, **19.** 구불잘록창자

pp.202-203

1—A, 2—D, 3—D, 4—E, 5—A, 6—A, 7—B, 8—C, 9—B, 10—D, 11—E, 12—D, 13—B, 14—D.

pp.204-205

1. 들문, **2.** 들문패임, **3.** 점막주름, **4.** 위간; 작은그물막, **5.** 내인인자, **6.** 속비스듬층, 중간돌림층, 바깥세로층, **7.** 가스트린, **8.** 단층원주상피, **9.** 샘창자의 위부분, **10.** 잔세포, **11.** 세크레틴, **12.** 콜레시스토키닌, **13.** 파이어반, **14.** 지방흡수, **15.** 소화관 관련 림프조직, **16.** 막창자꼬리, **17.** 돌막창자; 막창자꼬리, **18.** 가로잘록창자간막, **19.** 온엉덩동맥, **20.** 가로곧창자주름

p.206

1—E, 2—B, 3—D, 4—C, 5—A.

p.207

1—A, 2—C, 3—B, 4—E, 5—D.

p.210

1. F—글리코겐은 탄수화물울 저장하는 분자이다, **2.** F—왼간관과 오른간관이 만나서 온간관이 된다. **3.** T, **4.** F—간정맥은 간조직을 지나간 후 아래대정맥으로 들어간다, **5.** T, **6.** T, **7.** T, **8.** F—쓸개관은 위샘창자동맥과 위이자샘창자동맥과 함께 주행한다, **9.** T, **10.** F—이자섬은 오로지 내분비조직이다.

p.211

1—A, 2—E, 3—A, 4—E, 5—C, 6—D, 7—B.

p.212-213

i) **1.** 쓸개동맥, **2.** 쓸개바닥, **3.** 쓸개몸통, **4.** 쓸개목, **5.** 쓸개주머니관, **6.** 온간관, **7.** 왼간관, **8.** 오른간관, **9.** 쓸개주머니관, **10.** 쓸개, **11.** 온쓸개관, **12.** 아래대정맥, **13.** 간, **14.** 문맥, **15.** 샘창자, **16.** 이자샘창자정맥, **17.** 위창자간막정맥, **18.** 오름잘록창자, **19.** 오른잘록창자정맥, **20.** 막창자꼬리정맥, **21.** 막창자, **22.** 곧창자, **23.** 빈창자, **24.** 왼잘록창자정맥, **25.** 아래창자간막정맥, **26.** 이자(절단), **27.** 지라정맥, **28.** 왼위정맥, **29.** 위, **30.** 지라

ii) **1.** 이자목, **2.** 이자머리, **3.** 덧이자관, **4.** 주이자관, **5.** 갈고리돌기, **6.** 이자꼬리, **7.** 이자몸통, **8.** 위바닥, **9.** 들문, **10.** 날문부, **11.** 위몸통, **12.** 세로근육층, **13.** 들문근육, **14.** 세로근육층, **15.** 점막밑 신경혈관층, **16.** 작은굽이, **17.** 샘창자(첫째부분), **18.** 날문조임근, **19.** 날문, **20.** 점막과 점막밑층, **21.** 큰굽이

p.214

1. 꼬리엽, **2.** 관상, **3.** 가로막밑, **4.** 간콩팥오목, **5.** 바닥, **6.** 문맥, **7.** 쓸개관; 주이자관; 쓸개이자관팽대, **8.** 지라, **9.** 지라동맥; 지라정맥, **10.** 갈고리

p.215

1—C, 2—A, 3—E, 4—B, 5—D.

7장 비뇨계통

p.220

1. F—오른 콩팥은 간 때문에 왼 콩팥보다 약간 아래쪽에 위치한다, **2.** T, **3.** T, **4.** F—콩팥동맥은 거의 길이가 같다. 그러나 콩팥정맥은 비대칭적이다, **5.** T, **6.** T, **7.** T, **8.** F—요관은 전부 복막 뒤에 위치하는 기관이다, **9.** F—방광은 대개 셋째 또는 그 아래 엉치뼈 위치에 있다, **10.** F—남성요도는 여성요도보다 더 길다.

p.221

1—E, 2—D, 3—A, 4—A, 5—D, 6—B, 7—E.

p.222

1. 콩팥주위공간, **2.** 동굴, **3.** 콩팥깔때기, **4.** 겉질의 콩팥기둥, **5.** 유두, **6.** 콩팥혈관, **7.** 정액샘, **8.** 두덩꼬리근, **9.** 요도, **10.** 자궁

p.223

1—B, 2—E, 3—D, 4—A, 5—C.

p.228-229

1. F—토리는 오직 콩팥겉질에만 위치한다, **2,** T, **3.** F—양쪽 콩팥에는 약 100만 개 정도가 있다. **4.** F—토리는 초미세여과가 일어나는 주요 부위이다, **5.** T, **6.** T, **7.** F—각각의 콩팥소체를 떠나는 혈관은 날토리세동맥이다. **8.** T, **9.** F—몸쪽곱슬세관은 요세관극에 붙어 있다, **10.** T, **11.** T, **12.** F—콩팥세관고리의 오름다리는 가는 부분과 굵은 부분으로 되어 있다, **13.** F—속질곁콩팥단위에서 콩팥세관고리는 속질까지 내려간다, **14.** T, **15.** F—티아지드 이뇨제는 먼쪽곱슬세관에 작용하여 Na^+, K^+ ATPase를 억제하여 NaCl과 물의 재흡수를 줄인다, **16.** F—ADH는 주로 집합세관에 작용하여 물의 재흡수를 촉진한다, **17.** T, **18.** T, **19.** T, **20.** T

pp.230-231

i) **1.** 아래대정맥, **2.** 오른부신, **3.** 오른콩팥, **4.** 오른콩팥동맥, **5.** 오른부신정맥, **6.** 콩팥주위지방, **7.** 오른요관, **8.** 배대동맥, **9.** 왼콩팥, **10.** 왼콩팥, **11.** 왼콩팥동맥, **12.** 구역동맥, **13.** 왼콩팥, **14.** 왼부신, **15.** 아래대정맥, **16.** 오른부신, **17.** 콩팥피라미드(속질), **18.** 콩팥유두의 끝, **19.** 겉질, **20.** 콩팥깔때기, **21.** 콩팥기둥, **22.** 큰술잔, **23.** 작은술잔, **24.** 오른요관, **25.** 배대동맥

ii) **1.** 부신, **2.** 오른콩팥, **3.** 왼콩팥, **4.** 아래대정맥, **5.** 배대동맥, **6.** 오른요관, **7.** 왼요관, **8.** 방광, **9.** 들토리세동맥, **10.** 토리모세혈관, **11.** 토리 주위의 토리주머니, **12.** 토리, **13.** 동맥, **14.** 콩팥세관고리, **15.** 모세혈관그물, **16.** 몸쪽곱슬세관, **17.** 날토리세동맥

p.232-233

1—A, 2—A, 3—C, 4—D, 5—E, 6—A, 7—E, 8—C, 9—A, 10—B, 11—A, 12—D, 13—B, 14—C.

p.234-235

1. 발세포, **2.** 토리주머니의 벽층, **3.** 혈관사이세포, **4.** 몸쪽곱슬세관, **5.** 치밀결합, **6.** 바닥가쪽영역; 형질막 주름, **7.** 용해소체, **8.** 콩팥세관고리 내림다리의 굵은 부분, **9.** 단층편평상피, **10.** 낮은 단층입방, **11.** 치밀반점, **12.** 들; 날, **13.** 토리곁복합체, **14.** 겉질의, **15.** 곧은 혈관, **16.** 심방나트륨이뇨인자, **17.** 토리 초미세여과, **18.** 집합세관, **19.** 엽사이, **20.** 활꼴

p.236

1—A, 2—C, 3—E, 4—B, 5—D.

p.237

1—B, 2—E, 3—D, 4—A, 5—C.

p.240

1. F—요관은 허리뼈의 가로돌기앞을 주행한다, **2.** F—요관은 내부 직경이 1 ㎜ 이하이므로 작은 결석이 통과하기 어렵다, **3.** T, **4.** T, **5.** F— 소변이 가득 찼을 때 방광은 골반 안에서 위로 올라간다, **6.** T, **7.** F—여성 방광목 주변에는 샘이 없다, **8.** T, **9.** F—남성요도는 음경의 망울과 요도해면체를 지나간다, **10.** T p.241

1—A, 2—B, 3—D, 4—B, 5—A, 6—E, 7—C.

pp.242-243

i) **1.** 방광, **2.** 속요도조임근 부위, **3.** 두덩연골결합, **4.** 전립샘, **5.** 바깥요도조임근, **6.** 음경, **7.** 요도, **8.** 요도구멍, **9.** 요관, **10.** 방광, **11.** 속요도조임근, **12.** 두덩연골결합, **13.** 질, **14.** 바깥요도조임근, **15.** 요도

ii) **1.** 아래대정맥, **2.** 오른고환정맥, **3.** 오른고환동맥, **4.** 오른요관, **5.** 오른속엉덩동맥, **6.** 방광, **7.** 오른요관구멍, **8.** 전립샘, **9.** 해면체요됴, **10.** 음낭, **11.** 요도구멍, **12.** 해면체요도, **13.** 음경망울, **14.** 요도망울샘, **15.** 요도, **16.** 방광목, **17.** 왼바깥엉덩정맥, **18.** 왼바깥엉덩동맥, **19.** 왼요도구멍, **20.** 왼속엉덩정맥, **21.** 왼온엉덩정맥, **22.** 왼온엉덩동맥, **23.** 왼요관, **24.** 배대동맥, **25.** 아래대정맥, **26.** 오른난소정맥, **27.** 오른난소동맥, **28.** 오른요관, **29.** 오른속엉덩동맥, **30.** 오른요관구멍, **31.** 요도, **32.** 방광삼각, **33.** 왼요관구멍, **34.** 왼속엉덩정맥, **35.** 왼바깥엉덩동맥, **36.** 왼바깥엉덩정맥, **37.** 왼온엉덩정맥, **38.** 왼온엉덩동맥, **39.** 왼요관, **40.** 배대동맥

pp.244-245

1. 골반요관 연결부위, **2.** 골반요관 연결부위, **3.** 연동운동, **4.** 궁둥뼈가시, **5.** 콩팥동맥, **6.** 온엉덩혈관, **7.** 자궁목, **8.** 자궁동맥, **9.** 방광요관 연결부위, **10.** 방광삼각, **11.** 이행, **12.** 요막관/정중배꼽인대, **13.** 방광, **14.** 내장, **15.** 속요도조임근, **16.** 비뇨생식, **17.** 요도망울속오목, **18.** 요도망울속오목, **19.** 작은공간, **20.** 바깥요도구멍

p.246

1—D, 2—A, 3—E, 4—C, 5—B.

p.247

1—B, 2—E, 3—D, 4—C, 5—A.

8장 내분비계통

p.252

1. F—많은 호르몬은 작은 펩타이드분자이다, **2.** F—스테로이드호르몬은 활성을 발휘하기 위하여 핵수용체와 결합한다, **3.** F—뇌하수체 뒤엽은 뇌의 시상하부가 성장하여 발생한 것이다. **4.** T, **5.** F—위산과 효소는 펩타이드호르몬을 쉽게 분해한다, **6.** T, **7.** F—호르몬은 주로 효과를 몇 시간에서 몇 년간 발휘한다, **8.** T, **9.** T, **10.** F—일부 내분비샘(예, 부신겉질)은 중배엽에서 기원하였다, **11.** F—일부 호르몬은 다른 체액(예, 몸안에서)에 의하여 운반되거나 또는 국소적으로 세포바깥공간에서 확산된다, **12.** F—일부 펩타이드호르몬(예, 인슐린)은 길이가 50개 이상의 아미노산으로 되어 있다, **13.** F—음성되먹임고리는 호르몬의 기능이 충분할 때 호르몬 분비를 차단하여, 항상성을 조절하는 데 가장 중요한 생리학적 기전이다, **14.** T, **15.** T

p.253

1—C, 2—E, 3—C, 4—A, 5—D, 6—C, 7—E.

p.254

1. 코, **2.** 부갑상샘, **3.** 뇌하수체; 솔방울, **4.** 엽, **5.** 후두의 아래쪽; 기관, **6.** 이자, **7.** 부신, **8.** 부신, **9.** 속질, **10.** 겉질

p.255

1—E, 2—B, 3—D, 4—A, 5—C, 6—G, 7—F.

p.258

1. F—부신겉질자극호르몬은 정상적으로 뇌하수체 앞엽에서만 만들어진다, **2.** F—황체호르몬은 뇌하수체 앞엽의 호염기세포에서 만들어진다, **3.** T, **4.** T, **5.** T, **6.** F—솔방울샘세포는 분비세포이다, **7.** F—갑상샘호르몬은 요오드와 티로신으로부터 합성된다, **8.** T, **9.** F—갑상샘은 소포가 있으며, 그 안에는 콜로이드가 차 있다. 부갑상샘은 소포같은 배열은 하고 있으나 그 안에는 콜로이드가 없다, **10.** F—부갑상샘의 으뜸세포는 부갑상샘호르몬을 분비한다.

p.259

1—B, 2—D, 3—E, 4—A, 5—B, 6—D, 7—A.

pp.260-261

i) **1.** 대뇌, **2.** 솔방울샘, **3.** 뇌줄기, **4.** 소뇌, **5.** 신경분비세포, **6.** 시각교차, **7.** 깔때기, **8.** 뇌하수체동맥, **9.** 앞엽(샘하수체), **10.** 뒤엽(신경하수체), **11.** 뇌하수체문맥계통, **12.** 축삭, **13.** 유두체, **14.** 시상하부

ii) **1.** 속공간은 콜로이드로 차 있다, **2.** 갑상샘상피, **3.** 부갑상샘 피막, **4.** 으뜸세포, **5.** 모세혈관, **6.** 호산세포, **7.** 갑상연골(후두의), **8.** 갑상샘의 왼엽, **9.** 갑상샘 잘록, **10.** 갑상샘의 오른엽, **11.** 부갑상샘, **12.** 갑상, **13.** 식도

pp.262-263

1. 소마토스타틴, **2.** 시상하부-문맥, **3.** 시각교차위; 뇌실곁, **4.** 호산세포; 호염기세포; 색소안듦세포, **5.** 아침; 자각, **6.** 말단비대증, **7.** 뇌하수체 왜소증, **8.** 테스토스테론; 사이질세포, **9.** 난포자극호르몬, **10.** 코티솔, **11.** 신경분비소체(헤링소체), **12.** 심방나트륨이뇨펩타이드/바소프레신, **13.** 위목신경절, **14.** 신경능선, **15.** 갑상샘종, **16.** 삼요오드티로닌, **17.** 갑상샘자극호르몬, **18.** 칼시토닌(비타민 D), **19.** 호산세포, **20.** 칼시토닌

p.264

1—B, 2—E, 3—D, 4—A, 5—C.

p.265

1—D, 2—B, 3—E, 4—C, 5—A, 6—G, 7—F.

p.268

1. T, **2.** F—부신겉질의 가장 바깥층은 토리층이다, **3.** T, **4.** F—부신의 성스테로이드 호르몬은 겉질의 그물층에서 생성된다, **5.** T, **6.** T, **7.** F—대부분의 크롬친화성세포는 아드레날린(에피네프린)을 분비한다, **8.** F—베타세포는 인슐린을 분비한다, **9.** T, **10.** T

p.269

1—B, 2—D, 3—B, 4—B, 5—E, 6—D, 7—A.

pp. 270-271

i) **1.** 이자머리, **2.** 덧이자관, **3.** 갈고리돌기, **4.** 주이자관, **5.** 이자꼬리, **6.** 이자몸통, **7.** 이자목, **8.** 외분비이자, **9.** 이자문맥혈관

ii) **1.** 왼부신동맥, **2.** 왼부신속질, **3.** 왼콩팥, **4.** 왼부신, **5.** 왼부신겉질, **6.** 토리층, **7.** 다발층, **8.** 그물층, **9.** 속질정맥얼기, **10.** 속질정맥, **11.** 속질, **12.** 깊은정맥얼기, **13.** 굴모양혈관, **14.** 피막밑정맥얼기, **15.** 피막동맥, **16.** 피막

p. 272

1. 부신겉질자극호르몬, **2.** 다모증; 음핵, **3.** 포도당신생합성, **4.** 알파; 베타, **5.** 혈관확장, **6.** 중심정맥, **7.** 소마토스타틴, **8.** 이자섬, **9.** 베타, **10.** 글리코겐분해

p.273

1—D, 2—C, 3—A, 4—B, 5—E.

p.276

1. T, **2.** T, **3.** F—모든 세포와 같이 스테로이드호르몬을 만들고, 사이질세포는 세포질에 지질이 풍부하다, **4.** T, **5.** F—이러한 부생식샘은 주로 테스토스테론에 의하여 자극된다, **6.** T, **7.** F—안드로겐은 부신겉질과 여성의 일부 난소세포에서 분비한다. 여성에서 성욕을 조절하는 중요한 기능을 한다, **8.** T, **9.** F—황체자극호르몬은 주로 황체에서 프로게스테론의 분비를 자극한다, **10.** F—월경주기 후반에 분비되는 프로게스테론은 자궁속막의 샘분비를 자극한다.

p.277

1—E, 2—A, 3—C, 4—B, 5—A, 6—A, 7—D.

p.278

1. 인히빈(억제호르몬); 액티빈, **2.** 남성생식기, **3.** 뮬러관 억제물질, **4.** 여성형유방, **5.** 사이질세포, **6.** 난포, **7.** 속난포막, **8.** 황체호르몬, **9.** 사람융모생식샘자극호르몬, **10.** 프로게스테론

p.279

1—E, 2—D, 3—A, 4—B, 5—C.

9장 생식계통

p.284

1. T, **2.** T, **3.** F—고환날세관은 고환의 위끝 뒤쪽(posterosuperior pole)에서 떠난다, **4.** F—정관은 고샅굴을 통하여 배로 들어간다, **5.** T, **6.** F—사정관은 전립샘의 중심영역을 통하여 지나간다, **7.** T, **8.** F—망울요도샘은 해면체요도의 요도망울속오목에 열려 있다, **9.** F—음경의 망울은 망울해면체근으로 둘러싸여 있다. **10.** T

p.285

1—A, 2—D, 3—D, 4—B, 5—D, 6—E, 7—C.

p.286-286

i) **1.** 방광, **2.** 전립샘, **3.** 음경, **4.** 음낭, **5.** 방광, **6.** 정액샘, **7.** 전립샘, **8.** 정관, **9.** 음경, **10.** 부고환, **11.** 고환

ii) **1.** 음낭의 얕은근막, **2.** 음낭피부, **3.** 음낭사이막, **4.** 고환집막의 벽층, **5.** 부고환 몸통, **6.** 고환(고환집막의 내장층에 의해 덮혀 있다), **7.** 부고환 머리, **8.** 정관, **9.** 덩굴정맥얼기, **10.** 꼬리, **11.** 사립체집(중간부분), **12.** 세포막, **13.** 첨단체, **14.** 핵, **15.** 핵공포, **16.** 머리, **17.** 목, **18.** 중심소체, **19.** 사립체, **20.** 정관, **21.** 고환동맥, **22.** 부고환 몸통, **23.** 고환날세관, **24.** 고환그물, **25.** 고환세로칸, **26.** 부고환 꼬리, **27.** 정세관, **28.** 소엽, **29.** 정자, **30.** 백색막, **31.** 사이막, **32.** 부고환 머리

p.288

1. 편모, **2.** 덩굴, **3.** 첨단체, **4.** 35℃, **5.** 고환날세관, **6.** 정자성숙; 정자저장; 정자운반, **7.** 단층원주; 거짓중층, **8.** 전립샘돌, **9.** 백색막, **10.** 망울요도샘

p.289

1—E, 2—A, 3—D, 4—B, 5—C.

p.292

1. T, **2.** T, **3.** F—난소의 강한 바깥층을 백색막이라고 한다, **4.** F—방사관은 성숙난포에서 일차난모세포를 둘러싸고 있는 세포층이다, **5.** T, **6.** F—황체호르몬은 배란을 자극한다, **7.** F—잘록은 좁은 부분이며, 팽대부는 넓은 부분이다, **8.** T, **9.** T, **10.** F—질어귀망울은 발기조직이다. 큰질어귀샘은 질의 입구에서 윤활작용을 한다.

p.293

1—B, 2—A, 3—C, 4—E, 5—A, 6—D, 7—C.

pp.294-295

i) **1.** 자궁관(잘라서 열어봄), **2.** 모르가니낭포, **3.** 자궁속막, **4.** 자궁근육층, **5.** 속자궁구멍, **6.** 바깥자궁구멍, **7.** 질천장(가쪽), **8.** 질, **9.** 자궁광인대, **10.** 자궁목, **11.** 난소, **12.** 자궁관술, **13.** 자궁관, **14.** 자궁관간막, **15.** 자궁바닥, **16.** 질, **17.** 자궁몸통, **18.** 자궁바닥, **19.** 불두덩, **20.** 음핵, **21.** 요도구멍, **22.** 대음순, **23.** 질구멍, **24.** 소음순, **25.** 처녀막

ii) **1.** 성숙난포, **2.** 성숙난자, **3.** 난포액, **4.** 속난포막, **5.** 바깥난포막, **6.** 난포배출(배란), **7.** 난자, **8.** 황체, **9.** 백체, **10.** 난소기질, **11.** 일차난모세포, **12.** 일차난포, **13.** 난포막세포, **14.** 원시난포, **15.** 난포강, **16.** 난소표면상피, **17.** 난소문, **18.** 정자, **19.** 난자, **20.** 난자로 들어가는 정자, **21.** 투명층, **22.** 난황주위공간, **23.** 극체, **24.** 지방조직, **25.** 젖꽃판, **26.** 유두, **27.** 젖샘관팽대, **28.** 젖샘관, **29.** 섬유아교사이막(쿠퍼스걸이인대)

p.297

1—A, 2—E, 3—D, 4—C, 5—B, 6—F, 7—G.

p.300

1. T, **2.** F—접합자는 자궁 안으로 들어간 후 약 72시간에 투명층으로부터 나온다, **3.** F—배아는 월경주기의 분비기에 착상된다, **4.** T, **5.** T, **6.** F—속세포는 고유 배아를 야기시킨다; 바깥세포덩이는 태반과 막을 야기시킨다, **7.** T, **8.** 융합세포영양막은 가장 침투력이 있다, **9.** T, **10.** T

p.301

1—B, 2—A, 3—C, 4—D, 5—A, 6—D, 7—E.

p.304

1. F—뇌의 발달은 모든 임신기와 출생후 초기에 걸쳐 일어난다, **2.** F—탯줄에는 한 개의 배꼽정맥과 두 개의 배꼽동맥이 있다, **3.** T, **4.** F—이 혈액은 거의 태반으로 직접 나오기 때문에 산소가 풍부하다, **5.** F—허파 표면활성제는 임신 최소 35주가 되어서야 만들어진다, **6.** F—오직 모체 IgG 분자는 태반으로부터 태아까지 지나갈 정도로 작다, **7.** T, **8.** T, **9.** T, **10.** 이러한 가스는 단순확산에 의하여 태반막을 지나간다.

p.305

1—E, 2—B, 3—D, 4—A, 5—B, 6—E, 7—C.

10장 혈액

p.310

1. T, **2.** T, **3.** F—호중구 과립백혈구는 세포질속에 효소과립(골수세포형과산화효소, 탄력소분해효소, 용균효소)을 갖고 있다, **4.** T, **5.** T, **6.** F—지중해빈혈은 알파사슬 또는 베타사슬에 결함이 있는 합성을 일으킨다, **7.** T, **8.** F—단핵구는 대개 100시간 이내에 순환혈액을 떠난다, **9.** T, **10.** F—혈소판은 거대핵세포의 조작이다.

p.311

1—C, 2—E, 3—C, 4—A, 5—B, 6—E, 7—A, 8—C, 9—B.

p. 312

i) **1.** 적혈구, **2.** 혈소판, **3.** 세포질, **4.** 핵, **5.** 헴, **6.** 글로빈단백질가닥, **7.** 철이온, **8.** 큰포식세포, **9.** 단핵구, **10.** 호중구, **11.** 림프구, **12.** 호염기구, **13.** 호산구

ii) 1. 혈소판, 2. 백혈구, 3. 적혈구, 4. 백혈구(호중구), 5. 민무늬근, 6. 내피세포, 7. 창, 8. 창모세혈관, 9. 연속(민창)모세혈관, 10. 모세혈관, 11. 세동맥, 12. 동맥, 13. 정맥, 14. 세정맥, 15. 판막닫힘, 16. 속막, 17. 근육층, 18. 바깥막

p.316

1—B, 2—A, 3—E, 4—D, 5—C, 6—F.

p.317

1—E, 2—D, 3—B, 4—A, 5—C.

p. 320

1. T, 2. F—적혈구형 집락형성단위는 적혈구를 야기시킨다, 3. T. 4. T, 5. F—거대핵세포의 생성은 간으로부터 혈소판자극인자의 조절하에 이루어진다, 6. T, 7. F—엽산과 비타민 B_{12}는 적혈구 생성에 가장 중요한 비타민이다, 8. T, 9. F—호염기 과립구는 알레르기성 피부반응에 관여한다, 10. T

p.321

1—A, 2—E, 3—D, 4—C, 5—D, 6—A, 7—E.

p.322

1. 다기능성, 2. 호중구감소증, 3. 백혈구증가증, 4. 백혈구감소증, 5. 적혈구계의, 6. 골수기질구획, 7. 혈소판감소증, 8. 과립구-큰포식세포, 9. 집락자극인자, 10. 림프구모세포, 11. 진성적혈구증가증, 12. 골수섬유증, 13. 조혈작용, 14. 큰포식세포

p.323

1—A, 2—E, 3—D, 4—B, 5—C.

p. 326

1. F—지혈작용에서 첫 번재로 일어나는 일은 혈관수축이다, 2. T, 3. T, 4. T, 5. F—혈소판결핍은 대개 작은 점상출혈이다, 6. T, 7. F—대부분의 혈액응고인자(섬유소원, 비타민 K 의존성 응고인자)는 간에서 만들어진다, 8. F—외재성경로는 대개 혈관의 외부손상에 의하여 활성화된다, 9. T, 10. T

pp.328-329

1—C, 2—D, 3—A, 4—A, 5—D, 6—E, 7—D, 8—C, 9—A, 10—D.

p.330

1. 만능공여자, 2. 태아적아구증, 3. 플라스민, 4. 폰빌레브란트인자, 5. 혈전성 혈소판감소성 자반, 6. 라미닌; 콜라겐, 7. 조직플라스미노겐활성제, 8. 섬유성 응괴, 9. 엔도텔린, 10. 와파린; 디쿠마롤, 11. 칼슘, 12. 혈우병의, 13. 혈전, 14. 심장동맥

p.331

1—B, 2—A, 3—E, 4—C, 5—D.

11장 면역계통

p.336

1. F—대부분의 림프절은 내장기관을 따라 위치한다, 2. T, 3. F—대부분의 가슴림프절은 뒤세로칸과 위세로칸에 위치한다, 4. T, 5. F—뇌는 림프절을 배출하지 않는다, 6. T, 7. T, 8. F—감염된 림프절은 대개 열을 내고, 부드럽고, 고무 같지 않다, 9. T, 10. F—암세포가 침투한 림프절은 딱딱하거나 또는 고무와 같으나 추가 감염이 일어나지 않으며 부드러워지지 않는다.

p.337

1—C, 2—B, 3—A, 4—A, 5—C, 6—E, 7—A.

p.338

1. 피막밑림프동굴, 2. 왼속목정맥; 왼빗장밑정맥, 3. 오른림프관, 4. 가슴림프관팽대, 5. 감시림프절, 6. 기관기관지, 7. 문, 8. 큰포식세포; 혈장, 9. 혈장, 10. 잔기둥

p.339

1— A, 2—E, 3—D, 4—C, 5—B.

p.340-341

i) 1. 귓바퀴뒤림프절, 2. 귀밑샘림프절, 3. 겨드랑림프절, 4. 꼭대기겨드랑림프절, 5. 가쪽겨드랑, 6. 앞겨드랑림프절, 7. 복장옆림프절, 8. 뒤갈비사이림프절, 9. 팔오금림프절, 10. 손바닥림프얼기와 손등림프얼기, 11. 발바닥림프얼기와 발등림프얼기, 12. 다리오금림프절, 13. 고샅림프절과 넙다리림프절, 14. 속엉덩림프절, 15. 바깥엉덩림프절, 16. 온엉덩림프절, 17. 가슴림프관팽대, 18. 뒤세로칸림프절, 19. 가슴림프관, 20. 목림프절, 21. 볼림프절

ii) 1. 림프관내피세포, 2. 닫힌판막, 3. 속질굴, 4. 겉질의 림프소절, 5. 모세혈관, 6. 판막, 7. 날림프관, 8. 동맥, 9. 정맥, 10. 피막밑림프동굴, 11. 피막, 12. 잔기둥, 13. 들림프관

p.344

1. F—지라는 피막을 갖고 있지만 매우 부드럽다, 2. T, 3. T, 4. F—백색속질은 지라를 구성하는 면역계통이다, 5. T, 6. T, 7. F— 대부분의 T림프구 발달은 겉질에서 일어난다, 8. T, 9. F—왼심방은 가슴샘으로부터 심장의 왼편에 위치한다, 10. T

p.345

1—D, 2—B, 3—E, 4—A, 5—D, 6—B, 7—C.

p.346

1. 지라콩팥인대, 2. 위모서리; 이자, 3. 이자, 4. 가로막, 5. 적색속질, 6. 백색속질, 7. 외배엽의; 내배엽의, 8. 가슴샘소체, 9. 겉질, 10. 세포자멸사, 11. 9번째: 11번째, 12. 그물, 13. 앞; 위, 14. 잔기둥

p.347

1—A, 2—E, 3—C, 4—B, 5—D.

p.348-349

i) **1.** 혀편도, **2.** 인두편도(adenoid)

iii) **1.** 오른엽, **2.** 왼엽, **3.** 피막, **4.** 백색속질 림프소절, **5.** 적색속질, **6.** 잔기둥동맥, **7.** 정맥 동굴모양혈관, **8.** 지라정맥, **9.** 지라동맥(종말가지), **10.** 콩팥자국, **11.** 잘록창자자국(왼잘록창자굽이), **12.** 위자국, **13.** 위모서리패임, **14.** 위모서리

p.352

1. T, **2.** T, **3.** F— 보체분자는 간에서 만들어진다, **4.** F—형질세포는 대개 림프조직에 위치한다, **5.** F—B림프구는 혈질세포가 된다, **6.** T, **7.** T, **8.** F—가슴샘은 사춘기 이후 퇴행한다, **9.** F—지라는 노쇠한 적혈구 제거와 면역반응을 일으키는 주요 기능을 한다, **10.** F—HIV는 대개 T림프구를 감염시킨다.

p.353

1—D, 2—E, 3—A, 4—B, 5—E, 6—C, 7—E.

p.354

1. IgM, **2.** 기억, **3.** 항원, **4.** 기도; 혈압, **5.** 비만세포; 히스타민, **6.** T림프구; 자연살해세포, **7.** 코인두, **8.** 발다이어 편도고리, **9.** 편도염, **10.** 사람면역결핍바이러스(HIV, 주로 아형 B와 C), **11.** 고샅, **12.** 정맥, **13.** 속목

p.355

1—A, 2—D, 3—B, 4—E, 5—C.

찾아보기

Index

D

E

F

G

H

N

O

P

Q

R

해부학 워크북

The Anatomy Student's REVIEW WORKBOOK

Ken Ashwell

이창현 외 공역

해부학 워크북

The Anatomy Student's REVIEW WORKBOOK

Ken Ashwell

이창현 외 공역